Ernährung im Sport

Georg Neumann

ERNÄHRUNG IM SPORT

Meyer & Meyer Verlag

Ernährung im Sport

Bibliografische Information der Deutschen Nationalbibliothek
Die Deutsche Nationalbibliothek verzeichnet diese Publikation in der Deutschen Nationalbibliografie;
detaillierte bibliografische Details sind im Internet über <http://dnb.d-nb.de> abrufbar.

© 1996 by Meyer & Meyer Verlag, Aachen
7., überarbeitete Auflage 2014
Auckland, Beirut, Budapest, Cairo, Capo Town, Dubai, Hägendorf,
Indianapolis, Maidenhead, Singapore, Sydney, Tehran, Wien

Member of the World Sport Publishers' Association (WSPA)

Druck: B.O.S.S Druck und Medien GmbH
ISBN 978-3-89899-861-1
www.dersportverlag.de
E-Mail: verlag@m-m-sports.com

INHALT

| 1 | Einleitung | 12 |

| 2 | Energiestoffwechsel | 20 |

2.1 Kohlenhydrate 28

2.2 Fette 30

2.3 Proteine 35

| 3 | Ernährungsformen und Energieaufnahme im Sport | 40 |

3.1 Risikogruppen in der Sporternährung 41

    3.1.1 Halten niedriger Körpermasse 43

    3.1.2 Muskelaufbau (Bodybuilding, Gewichtheben, Kraftsport) ... 53

    3.1.3 Langzeitausdauerleistungsfähigkeit 56

    3.1.4 Häufige Massenveränderungen 64

3.2 Ernährungsweisen in Sportartengruppen 66

    3.2.1 Fitnesssport 67

    3.2.2 Sportartengruppen 71

        a) Ausdauersportarten 71

        b) Schnellkraftsportarten 73

        c) Zweikampfsportarten 75

        d) Sportspielarten 79

        e) Technische Sportarten 81

3.3 Kohlenhydrat- und Proteinaufnahme im Sport 82

    3.3.1 Kohlenhydrataufnahme vor Belastungen 83

    3.3.2 Kohlenhydrataufnahme während Training und Wettkampf ... 86

    3.3.3 Kohlenhydrataufnahme nach Belastung (Regeneration) 90

    3.3.4 Kohlenhydratanteil in Trinklösungen 93

    3.3.5 Leistungssteigerung durch Kohlenhydrataufnahme? 96

    3.3.6 Proteinaufnahme während Belastungen 98

3.4   Förderung der Regeneration durch Ernährung 99
       3.4.1   Belastung und Regeneration 99
       3.4.2   Sportmethodische Maßnahmen
                zur Verbesserung der Regeneration 102
       3.4.3   Sportmedizinische Maßnahmen 103
       3.4.4   Diätetische Maßnahmen 104

3.5   Regeneration und Magnetfeldtherapie 106

4   Umwelteinflüsse und Ernährung 110

4.1   Höhentraining 111

4.2   Training bei Kälte 115

4.3   Training bei Hitze 119
       4.3.1   Hitzeakklimatisation und Schweißbildung 119
       4.3.2   Hitzeschäden 122
       4.3.3   Übertrinkphänomen bei Belastung 124
       4.3.4   Wettkampfverhalten bei Hitze 126
       4.3.5   Bekleidung bei Hitze 132

4.4   Klimafaktor Luftverschmutzung 134

4.5   Wechsel der Zeitzonen 138

5   Flüssigkeitsaufnahme im Sport 142

5.1   Flüssigkeitsaufnahme und Leistungsfähigkeit 144

5.2   Flüssigkeitsaufnahme bei Hitzebelastungen 147

5.3   Flüssigkeitsaufnahme und Temperaturregulation 150

5.4   Flüssigkeitsaufnahme in Sportartengruppen 152
       a)   Ausdauersportarten 152
       b)   Schnellkraftsportarten 154
       c)   Kampfsportarten 155
       d)   Sportspielarten 156
       e)   Technische Sportarten 156

5.5   Flüssigkeitsaufnahme beim Höhentraining 158

5.6   Flüssigkeitsaufnahme bei Hitze 162

6   Vitamine und Sport 168

6.1   Vitamine A, D, E, K 173

6.2   Vitamine B1, B2, B6, B12, Biotin, Folsäure, Niacin,
      Pantothensäure, Vitamin C 182

7   Mineralien und Sport 200

7.1   Natrium, Kalium, Magnesium, Kalzium, Eisen, Zink 203

7.2   Spurenelemente: Kupfer, Selen, Chrom, Vanadium, Bor, Jod 224

8   Wirkstoffe und Leistungsfähigkeit 232

8.1   Aminosäuren 235

8.2   L-Carnitin 248

8.3   Ubichinon (Coenzym Q_{10}) 254

8.4   Taurin 255

8.5   Coffein 256

8.6   Alkalische Salze 262

8.7   Kreatin 264

8.8   Glycerol 273

8.9   Stoffwechselzwischenprodukte 275
      8.9.1   Pyruvat 276
      8.9.2   Hydroxymethylbutyrat (HMB) 277

8.10   Mittelkettige Fettsäuren (MCT) 278

8.11   Omegafettsäuren 279

8.12   Ginseng 282

8.13 Ballaststoffe 283

8.14 Inosin 284

8.15 Carnosin 285

8.16 Beta-Alanin 286

9 Sekundäre Pflanzenstoffe 290

10 Säure-Basen-Haushalt und Leistungsfähigkeit 298

11 Unerlaubte Substanzen im Leistungssport (Doping) 304

11.1 Geschichte des Dopings 304

11.2 Definition des Dopings im Leistungssport 307

11.3 Im Wettkampf verbotene Wirkstoffe und Methoden 313

11.4 Juristische Aspekte 316

12 Außenseiterdiäten 322

13 Abweichende Ernährungsformen 332

13.1 Vegetarische Ernährungsweisen und Sport 332

13.2 Ernährung und Sport bei Diabetes mellitus 343

14 Optimales Körpergewicht 352

Anhang 362

Literatur 362
Abkürzungsverzeichnis 386
Verzeichnis wichtiger Fachbegriffe 388
Sachwortverzeichnis 396
Bildnachweis 408

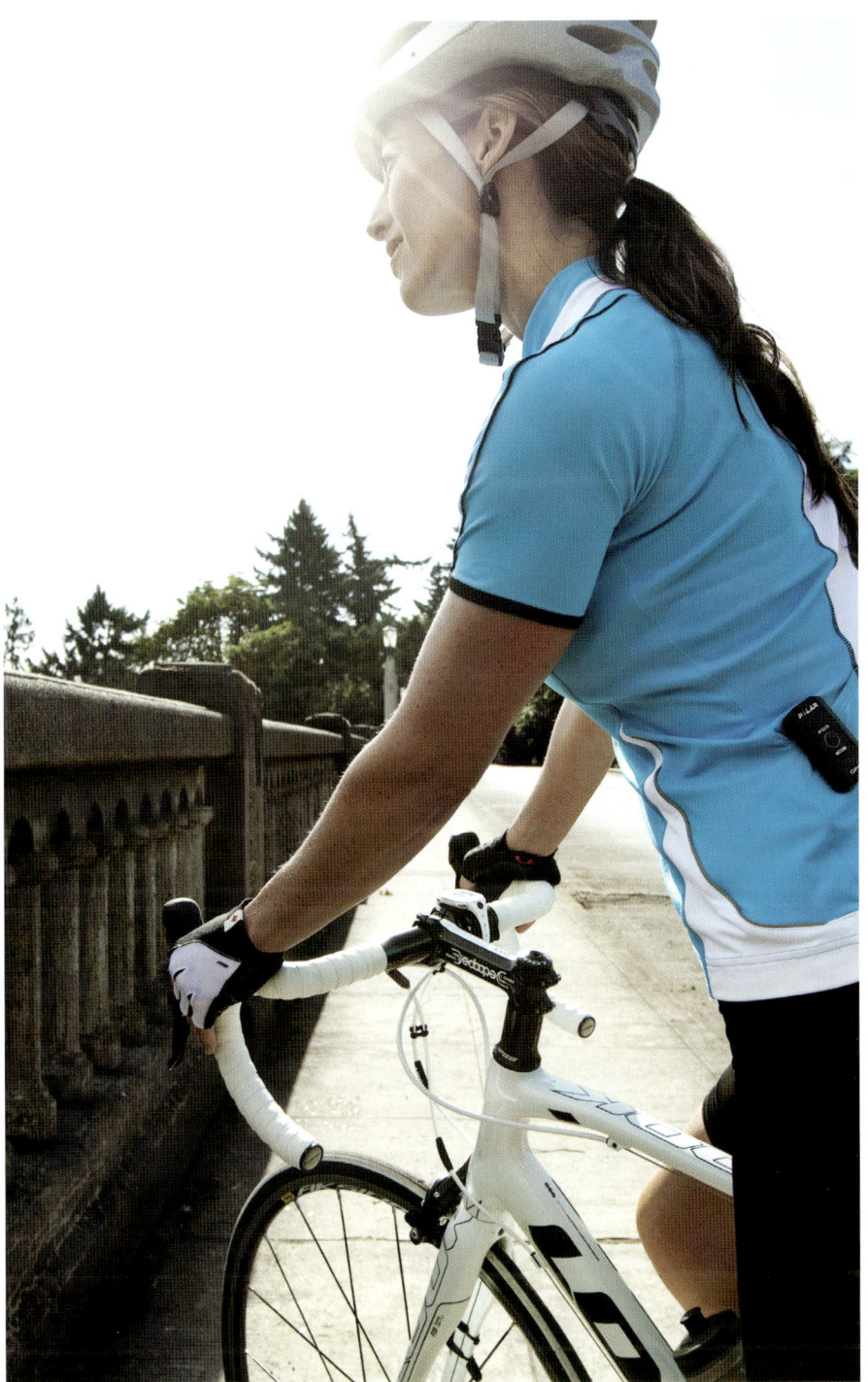

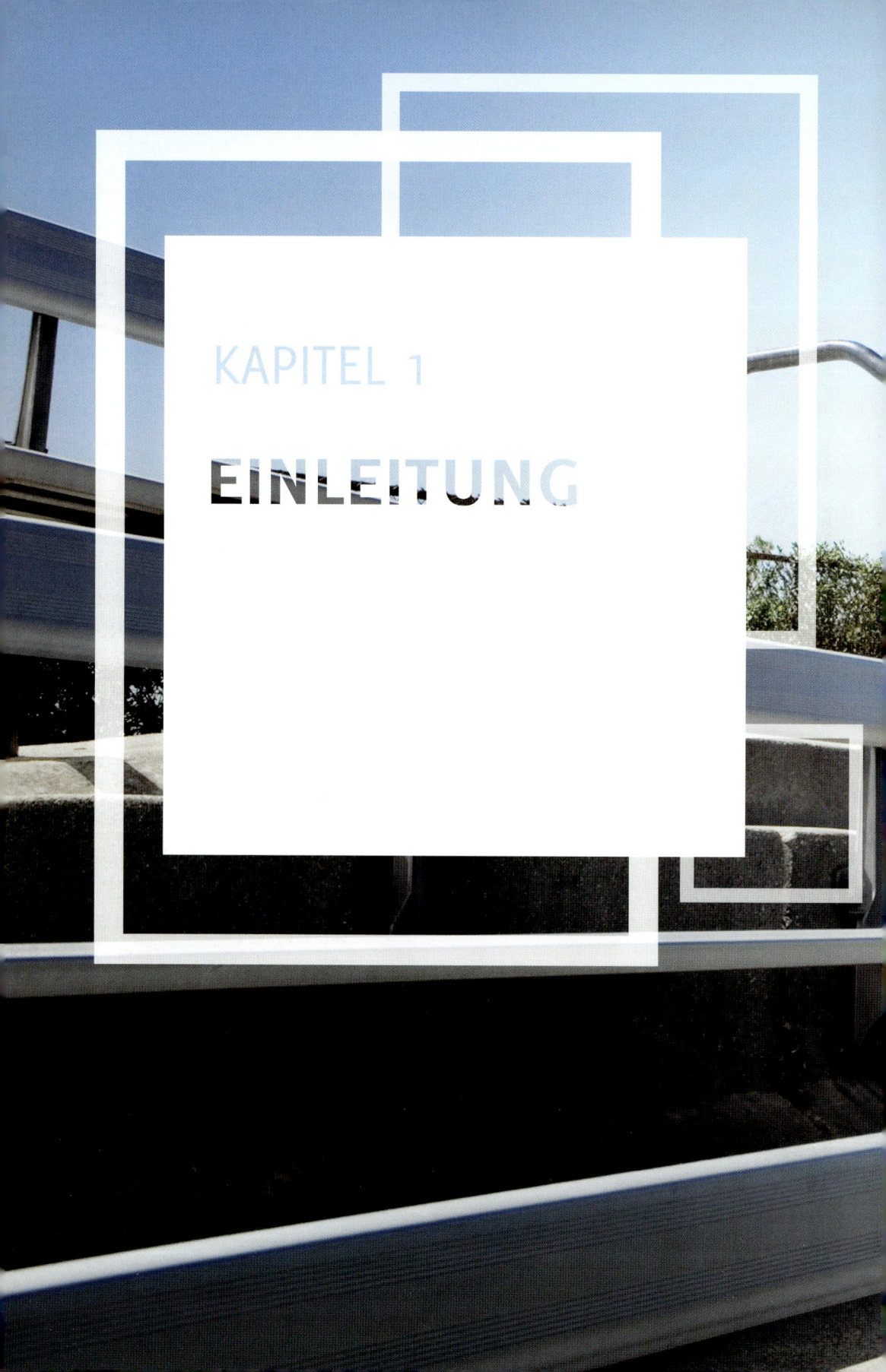

KAPITEL 1

EINLEITUNG

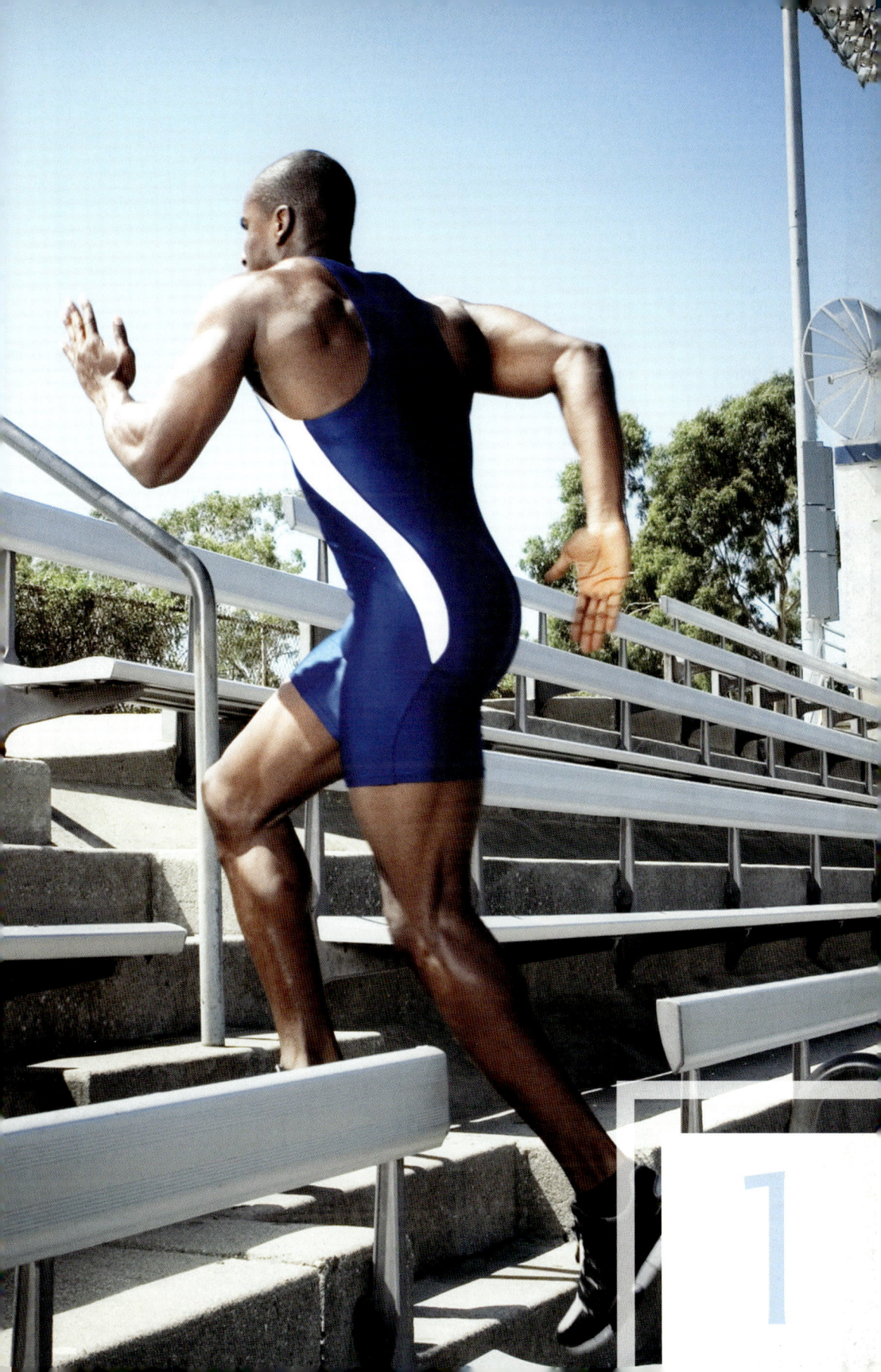

1

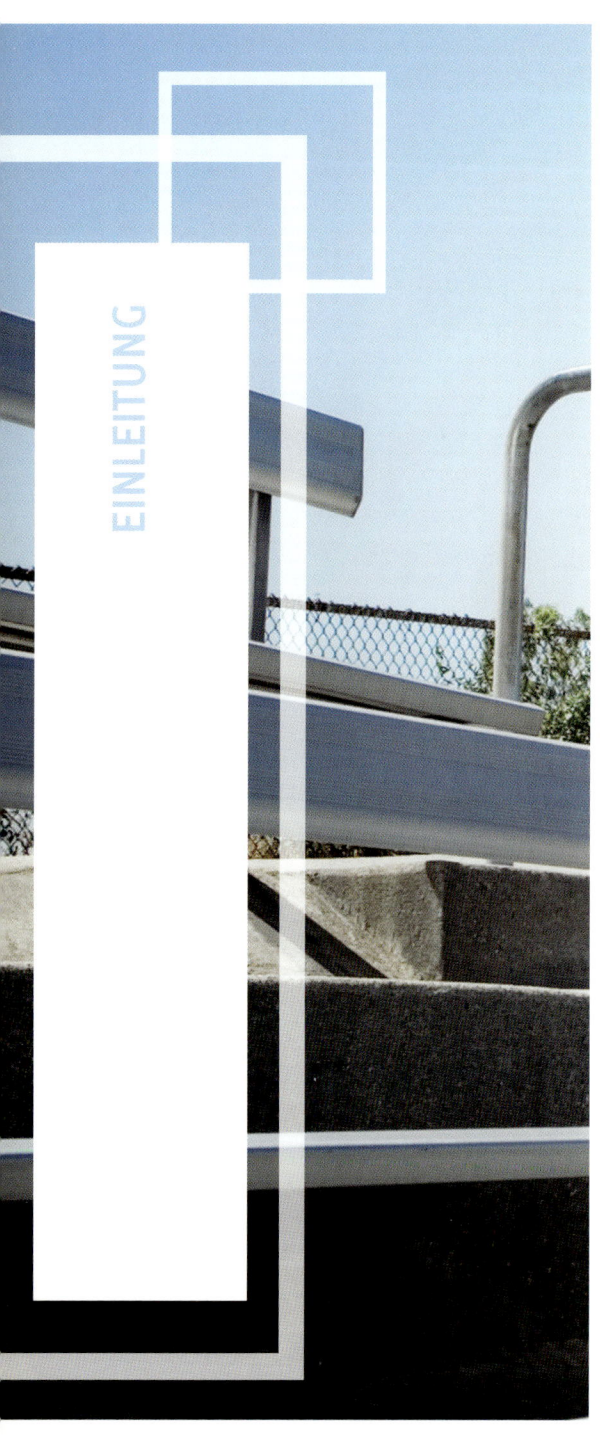

Zur Aufrechterhaltung des Lebens ist eine ständige Nahrungsaufnahme notwendig. Noch ernährt sich die Mehrzahl der Menschen im mitteleuropäischen Raum normal. Doch die Zunahme der Übergewichtigkeit, bis in das Kindesalter, stellt ein Signal für die zunehmende **Fehl- und Überernährung** dar.

Die Neigung zum Übergewicht ist wahrscheinlich ein genetisches Relikt aus der Steinzeit. Durch die unsichere Ernährungslage haben nur die Menschen überlebt, welche die Fähigkeit zur Fettspeicherung hatten. Mit Fettdepots konnten Hungerperioden überwunden werden. Der fettspeichernde Genotyp bringt heute Nachteile, weil es keine Nahrungskarenzzeiten mehr gibt und die tägliche Bewegung von vier Stunden außerhalb des Sports entfällt.

Das Übergewicht ist mit zahlreichen gesundheitlichen Risiken behaftet. Zu den bekannten Risiken gehören Blutdruckerhöhung, Herz-Kreislauf-Krankheiten, Diabetes Typ II, Gicht, Fettstoffwechselstörungen u. a. Wenn auf der einen Seite die auffallende Zunahme der Körpermasse bei 30-40 % der erwachsenen Population in Deutschland steht, bahnt sich auf der anderen Seite eine Entwicklung an, die das Gegenteil anstrebt, die Untergewichtigkeit. Das Schönheitsideal von Models wurde von den Medien bereits so in das Unterbewusstsein transportiert, dass immer mehr junge Mädchen mit großem

Aufwand versuchen, schlank zu werden. Die Folgen sind die bekannten Essstörungen mit *Magersucht* (Anorexia nervosa) und *Ess-Brechsucht* (Bulimia nervosa). Das Problem ist insofern tragisch, da trotz Klinikbehandlung etwa 5 % der essgestörten Mädchen versterben.

Auch im Sport ist eine neue Form Gewichtsverminderung bekannt geworden (Anorexie athletica). Sportler beiderlei Geschlechts werden in Gewichtsklassensportarten, technisch-akrobatischen Sportarten oder Ausdauersportarten, meist durch ihr Betreuerumfeld, motiviert, ihre Leistungen durch die Massenabnahme zu steigern. Die Konsequenz ist meist eine Leistungsabnahme und das Karriereende.

Nach wie vor wird die Ernährung stark von Glauben, Philosophie, Mythos, Extremvarianten, Trends u. a. Faktoren beeinflusst. Auch die Ernährung im Sport ist nicht frei von diesen Einflüssen. Nachdem die Nützlichkeit der Kohlenhydrataufnahme im Leistungssport durch wissenschaftliche Daten bestärkt wurde, hat dieser Aspekt eine gewisse Eigendynamik entwickelt, bis hin zu industriell hergestellten und zahlreich angebotenen Kohlenhydratprodukten. Erst die Untersuchungen der Ernährung bei mehrtägigen Extrembelastungen (z. B. Mehrfachlangtriathlon, Etappenläufe von über 1.000 Meilen (1.609 km) bis über 5.000 km, Extremradfahrten von 4.000-12.000 km u. a.) und die Auswertung der Erfahrungen der Athleten, führten wieder zur Einsicht, dass zum Standard der menschlichen Ernährung das ausgewogene Verhältnis von Kohlenhydrat-, Protein- und Fettaufnahme gehört. Zumindest sind nur so Dauerleistungen möglich. Diese Extremausdauerathleten verzichteten weitgehend auf Ernährungskonzentrate.

Erstaunlich war bei den Ernährungsanalysen der „Dauerleister", dass sie eine große Spannbreite in der Verteilung der Grundnahrungsmittel aufwiesen. In der Wettkampfernährung verteilten sich die zugeführten Energieprozentwerte der Kohlenhydrate von 50-80 %. Damit wurde klar, dass die Spannbreiten individueller Ernährung groß sind.

In diesem Zusammenhang ist die Auswertung der Ernährung unserer Vorfahren in der jüngeren Steinzeit, als vor 10.000 Jahren, von Interesse. Durch die Untersuchung von Speiseresten an Lagerfeuern und Vergleichen mit jetzt noch lebenden Urvölkern kamen interessante Befund zu Tage. Der angenommene Proteinmangel bei unseren Altvorfahren war ein Trugschluss, da schlichtweg die Fische als wichtiger Proteinträger vergessen wurden. Ernährungsvergleiche mit Steinzeitmenschen und der heutigen Ernährung der Industrienationen ergaben, dass damals die Proteinaufnahme doppelt so hoch war wie heute und die Kohlenhydratzufuhr aber nur halb so reichlich wie heute ausfiel. Zudem wiesen die Kohlenhydrate damals einen niedrigen glykämischen Index auf, da sie aus Wildfrüchten mit vielen Ballaststoffen bestanden. Der Fettkonsum hat sich, abgesehen von bestimmten regionalen Schwankungen, nicht wesentlich verändert.

Damit ist belegt, dass die Spannbreite in der Ernährung entwicklungsgeschichtlich viel größer war, als so mancher Ernährungsexperte derzeit mit seinen Idealrezepten empfiehlt.

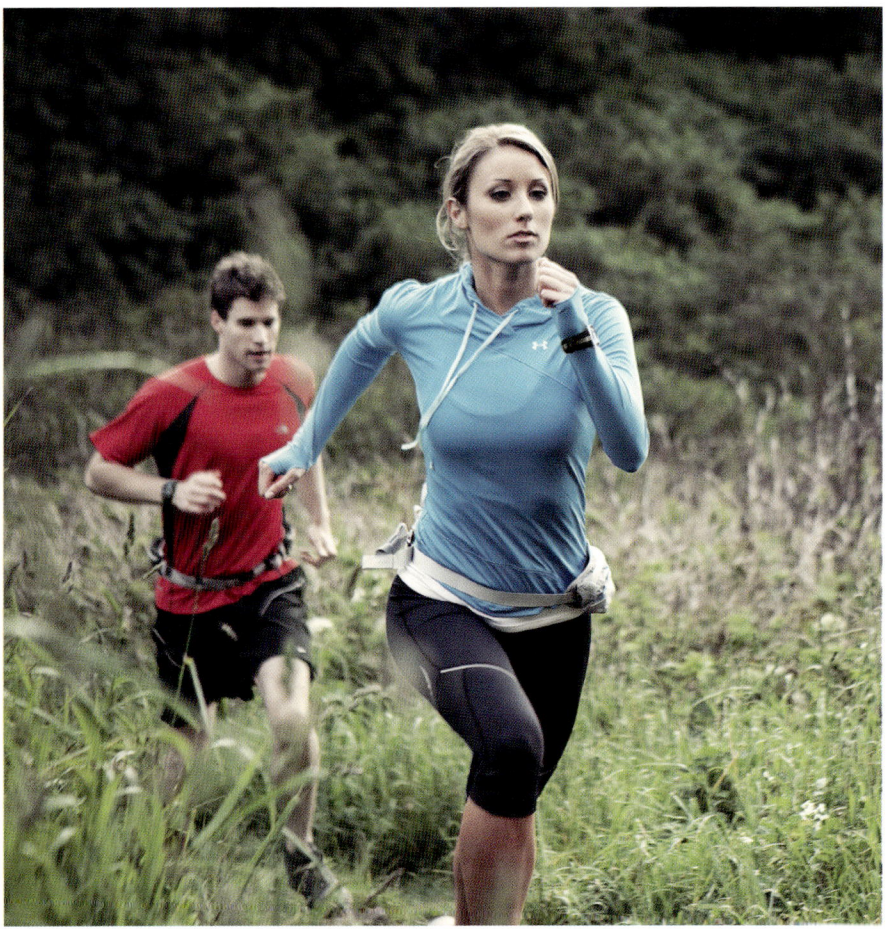

Als entscheidend wurde erkannt, dass die Balance zwischen aufgenommener Energie und Umsatz durch Bewegung eine Schlüsselfunktion für den Gesundheitserhalt einnimmt.

Fast alle Strategien, dem Übergewicht in großen Bevölkerungskreisen mit einer Ernährungsumstellung zu begegnen, waren bislang wenig erfolgreich. Die Varianten für Abmagerungskuren haben meist den Inauguratoren vorübergehend genutzt, nicht aber so sehr den Betroffenen. Belegt ist für die Massenreduktion, ohne größere körperliche Belastung, dass sich bisher nur zwei Medikamente und der chirurgische Eingriff zur Magenverkleinerung bewährt haben.

Die Ernährung oder Fehlernährung scheint nicht der alleinige Grund für die Gewichtszunahme zu sein. Noch wird die Bewegungsarmut als Mitauslöser der Gewichtszunahme gesellschaftlich unterbewertet. Die allgemeine Unterschätzung der Bewegung in Beruf und Freizeit ist ein bedeutender Schlüssel zur Lösung der Übergewichtsproblematik. Der *Energiemehrverbauch* durch Bewegung, von etwa 2.000 kcal/Woche, ist, wie große epidemiologische Studien wiederholt auswiesen, ein entscheidender Ansatz, das Gewicht zu halten oder eine weitere Gewichtszunahme nach dem 40. Lebensjahr zu stoppen.

Um den Body-Mass-Index (BMI) unter 25 oder den Bauchumfang unter 102 cm bei Männern oder 88 cm bei Frauen zu halten, muss das körperliche Belastungsmaß in der Freizeit bedeutend erhöht werden. Für die Vorbeugung von späteren Gesundheitsstörungen, haben ausdauerorientierte Sportarten eine entscheidende Bedeutung.

Die Ernährung bildet für den Sporttreibenden ein wichtiges Bindeglied zur Sicherung der Belastbarkeit und Regeneration. Hierbei geht es zunehmend um qualitative Aspekte, wie wissenschaftliche Erkenntnisse ausweisen.

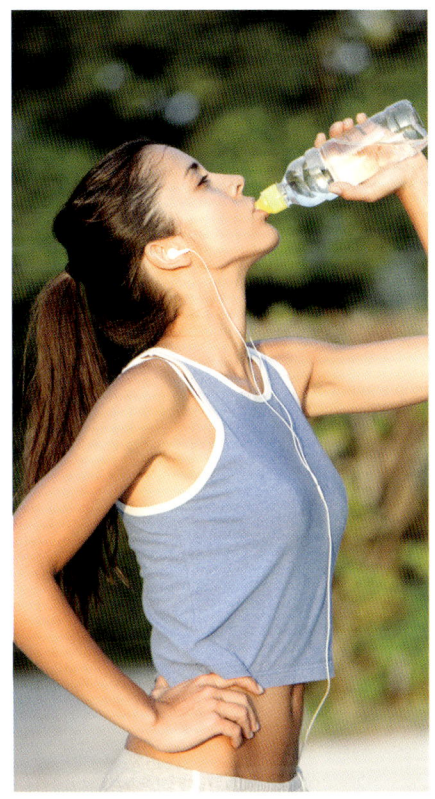

Das Wesen der Sporternährung besteht nicht in der Empfehlung von Nährstoffrelationen, d. h. wie viel Kohlenhydrate, Proteine und Fette am Gesamtenergiegewinn (Energieprozente) beteiligt sind. Wichtiger ist für das Training die bedarfsgerechte Ernährung und die Sicherung der Wiederbelastbarkeit (Regeneration) bei den vielfältigen Anforderungen in den Sportartengruppen.

Bei den *technisch-akrobatischen Sportarten* (z. B. Turnen, Gymnastik, Ballett) geht es um das Halten einer niedrigen Körpermasse über längere Lebenszeiträume. In den *Kraftsportarten* steht die Zunahme der Muskelmasse im Vordergrund. *Ausdauersportler* benötigen die meiste Energie und zählen bei einem Tagesbedarf von 4.000-6.000 kcal zu den besten Nahrungsverwertern. Zum Abschluss seien die *Kampfsportarten* erwähnt (z. B. Judo, Ringen, Boxen, Taekwondo), die ständig vor dem Wettkampf ihr Gewicht um 2-6 kg vermindern, um in der niedrigeren Gewichtsklasse erfolgreicher zu sein.

Im Leistungssport können nicht die üblichen Rituale in der Nahrungsaufnahme eingehalten werden, da die Probleme der Verdauung nach reichlicher Nahrungsaufnahme das Training stören würden. Bei Rundfahrten im Radsport nehmen die Athleten über 60 % ihres Energiebedarfs auf dem Fahrrad auf. Demnach müssen sich Auswahl und Zubereitung der Lebensmittel verändern.

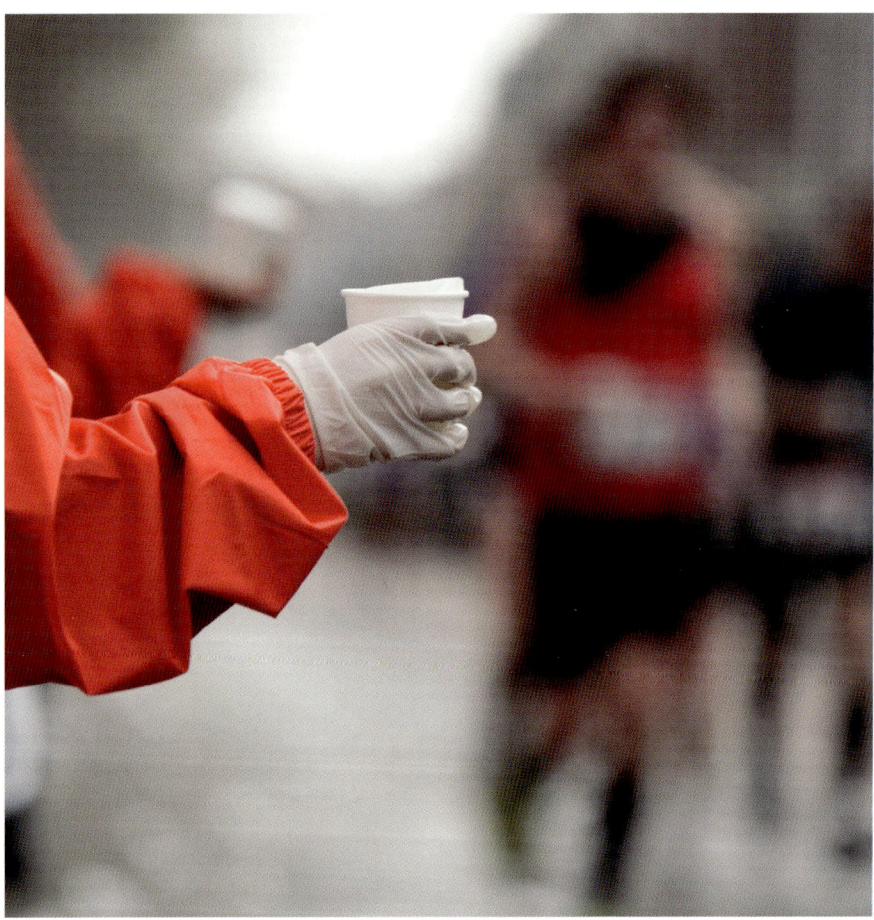

Um den qualitativen Ansprüchen in der Ernährung besser gerecht zu werden, hat sich ein großer Sektor für die Herstellung von Nahrungsergänzungsmitteln entwickelt. Der Markt für den Vertrieb von Vitaminen, Mineralien und weiteren Wirkstoffen ist riesig. Allein in den USA wird ein Umsatz von über 40 Milliarden Dollar pro Jahr geschätzt. Da Nahrungsergänzungsmittel oder diätetische Lebensmittel nicht dem Arzneimittelgesetz unterliegen, gab es bisher große Freiräume für die Hersteller. Eine Verpflichtung zur exakten Deklaration der Inhaltsstoffe bestand bisher nicht. Neu ist jetzt, dass die Europäische Lebensmittelbehörde in ihrer „Health-Claims-Verordnung", ab 2013 alle nährwert- und gesundheitsbezogenen Aussagen der angebotenen Nahrungsergänzungsmittel untersagt. Damit erfolgt eine weitere Abgrenzung zu Arzneimitteln und dämmt den Produktwildwuchs ein.

Unseriöse Hersteller vertrieben bisher, meist über das Internet, Nahrungsergänzungsmittel und mischten in diese, nicht im Leistungssport erlaubte Substanzen hinein. Die Häufung von Dopingfällen zu Beginn des Jahres 2000, die auf der Einnahme von Prohormonen (z. B. Nandrolon) beruhten, war Ausdruck dieser Entwicklung. In der Endkonsequenz wurde der Athleten bestraft. Nach gegenwärtiger Rechtslage trägt der im Leistungssport trainierende Athlet selbst die Verantwortung für die gekauften und aufgenommenen Supplemente. Entsprechende Warnungen sind in den Sportverbänden ausgesprochen worden. Für die Freizeitsportler gilt diese Reglementierung derzeit noch nicht, obgleich hier eine große Grauzone besteht.

Das Anliegen dieses Ernährungsbuches in nun aktualisierter 7. Auflage besteht darin, auf wesentliche und für den Sportler nützliche Tipps bezüglich der Ernährung beim Training und Wettkampf aufmerksam zu machen. Die Praxisempfehlungen zur Ernährung im Sport erfolgen weitgehend auf der Grundlage verfügbarer wissenschaftlicher Daten und eigener Erfahrungen.

Unbestritten gibt es Vitamine, Mineralien sowie weitere Wirkstoffe, mit denen ein Sportler aufgrund des Schweißverlustes, des höheren Energieumsatzes oder der Zerstörung muskulärer Strukturen, unterversorgt ist. Ihn darauf aufmerksam zu machen, ist Anliegen dieser Schrift. Die Zunahme der Wissensbestände zur Ernährung gab den Anlass, neue Erkenntnisse zur Ernährung im Sport einzuarbeiten. Neben dem Training ist die sportgerechte Ernährung eine Hauptsäule zum Erreichen persönlicher Leistungsziele.

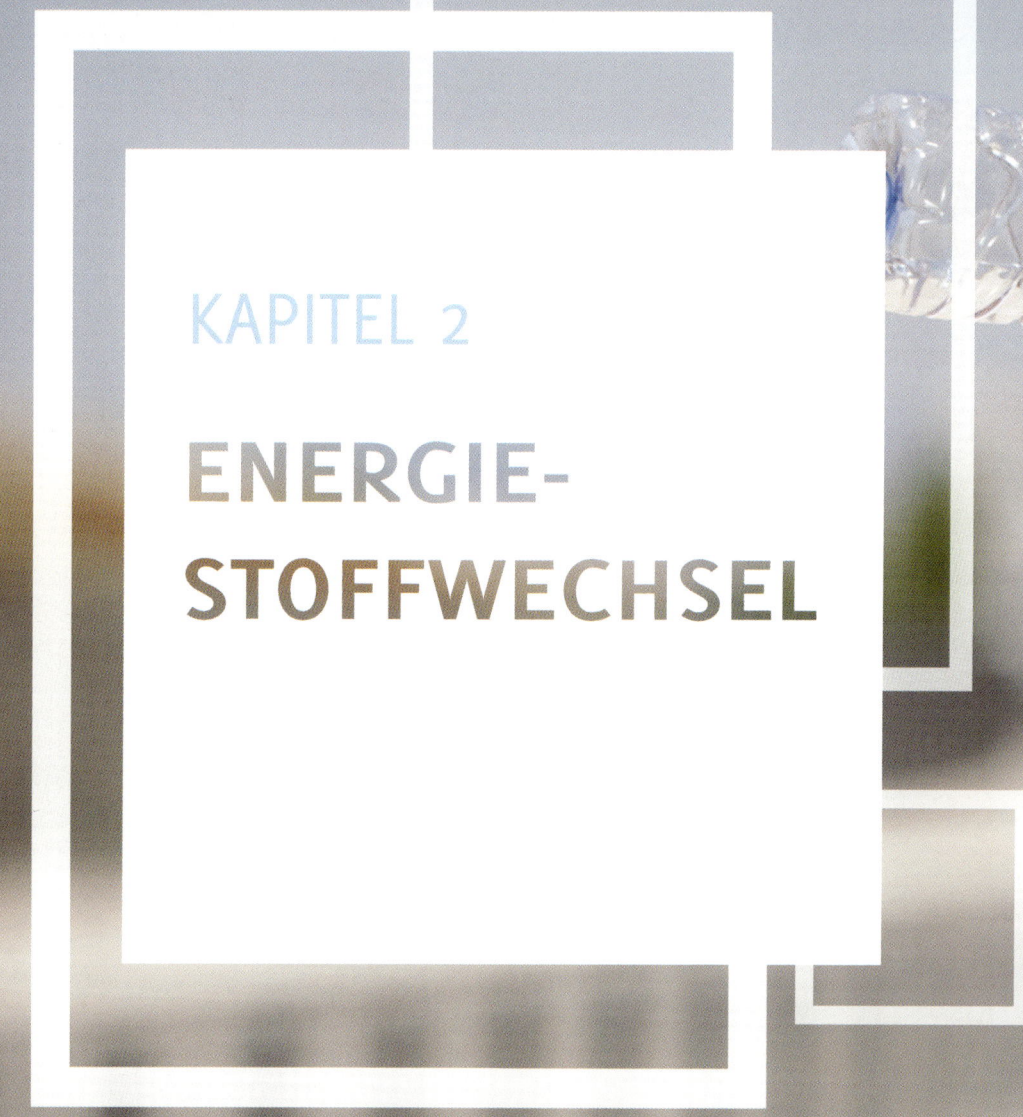

KAPITEL 2

ENERGIE-STOFFWECHSEL

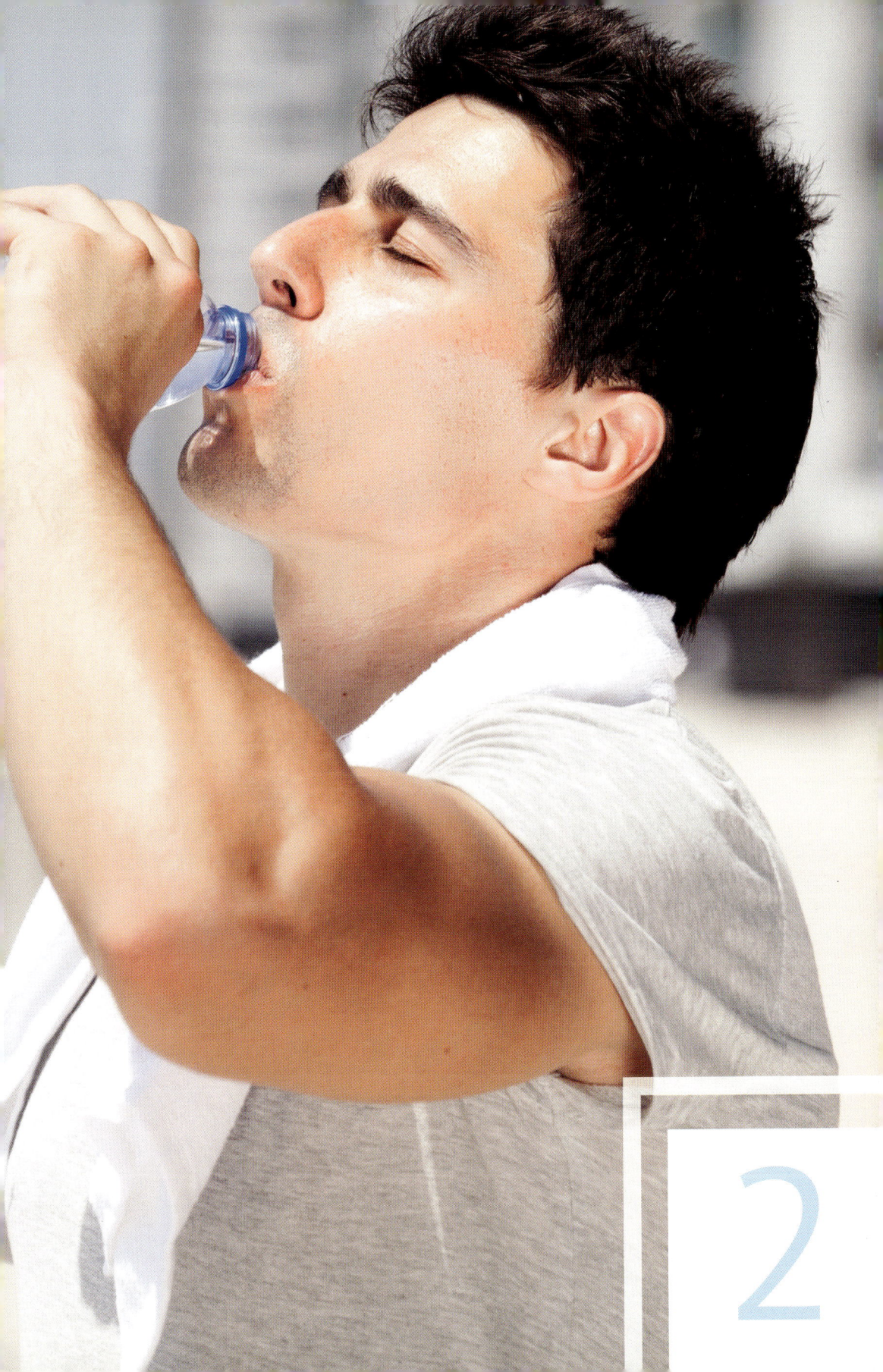

2

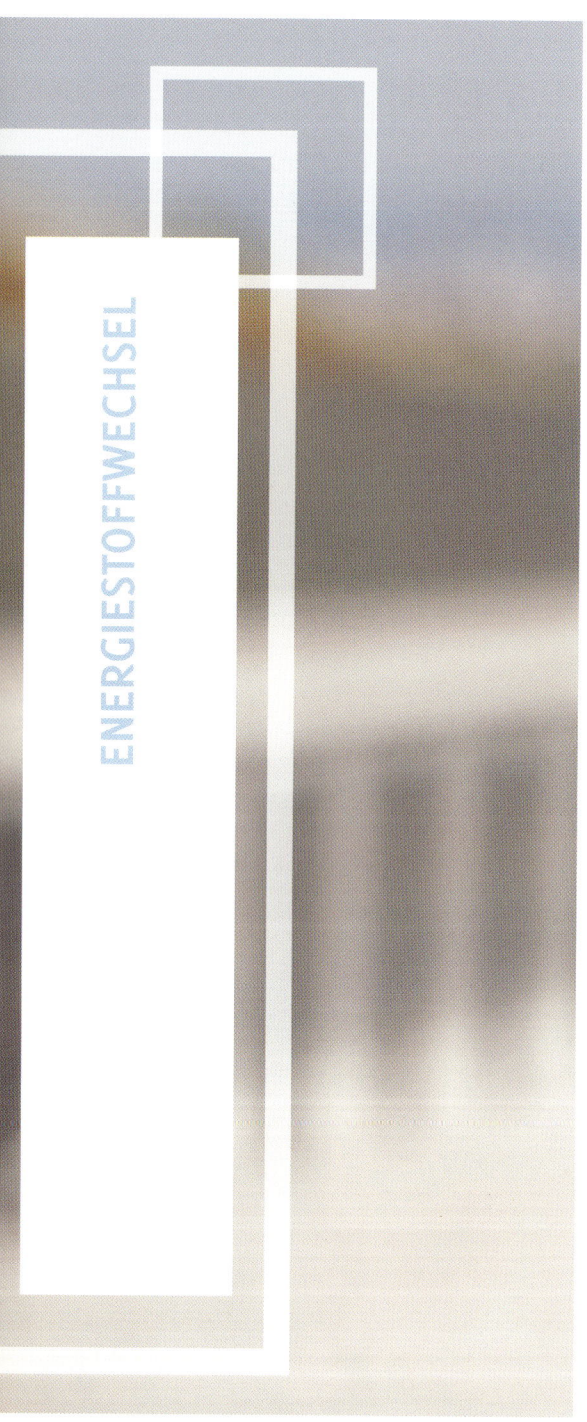

ENERGIESTOFFWECHSEL

Die muskuläre Leistungsfähigkeit hängt bei längeren körperlichen oder sportlichen Belastungen von einer ständigen Energieversorgung ab. Um im Bedarfsfall sofort reagieren zu können, hat jede Muskulatur eigene Energiereserven, die Energiespeicher (**Tab. 1/2**).

ENERGIESPEICHER

Der Energiegewinn aus Adenosintriphosphat (ATP) und Kreatinphosphat (CP) ist für Kurzzeitbelastungen unerheblich. Die ATP-Speicher sind so klein, dass sie nur für wenige Muskelkontraktionen oder 1-2 s Belastung alleine reichen. Mit dem CP-Speicher sind maximale Schnelligkeitsleistungen bis etwa 6-8 s Dauer möglich. Der Abruf der Energiespeicher erfolgt bei Belastungsbeginn übergreifend parallel, in einer bestimmten zeitlichen Folge.

Tab. 1/2: Verfügbare Energiesubstrate und Energieproduktionsrate (70 kg Körpergewicht und 28 kg Muskelmasse). Nach HULTMAN & GRENHAFF (2000)

Energiespeicher und Abbau	Verfügbare Energiemenge (mol)	Energiebildungsrate (mol/min)
ATP, PCr → ADP, Cr	0,67	4,40
Muskelglykogen → Laktat	6,70* (~ 1,6)	2,35
Muskelglykogen → CO_2	84	0,85-1,14
Leberglykogen → CO_2	19	0,37
Fettsäuren → CO_2	4.000*	0,40

* Diese Stoffwechselwege sind während sportlicher Belastung nicht voll nutzbar.

Tab. 2/2: Nutzbare Energiespeicher bei Dauerbelastungen

Energiespeicher	Speichergröße (g)	Theoretischer Energiegewinn (kcal)
Glykogen (Muskel)	400	1.620
Glykogen (Leber)	120	492
Triglyzeride (TG) im Muskel	200-300	1.860-2.790
TG im Unterhaut- und Organfett	8.000	74.400

Zuerst wird der Abbau der energiereichen Phosphatspeicher (ATP, CP) gestartet und dann beginnt sofort der Glykogenabbau. Ist die Belastung intensiv, dann muss das Glykogen anaerob, d. h. mit Laktatbildung verbunden, abgebaut werden. Bei moderaten Dauerbelastungen kommt keine Laktatbildung zu Stande, d. h. keine Glykolyse. Das Glykogen wird hierbei aerob abgebaut.

Da die muskulären Energiespeicher begrenzt sind, wird die Energiezufuhr bei längeren Belastungen von Substraten gestützt, die außerhalb der Muskulatur liegen und über das Blut antransportiert werden **(Tab. 2/2)**. Dazu zählen das *Glykogen* in der Leber und dann die *freien Fettsäuren* aus dem Unterhautfettgewebe oder den Fettspeichern in den Körperorganen. Zudem hat die Muskulatur ihren eigenen Fettspeicher, die Triglyzeride (Neutralfette). Die Aufgabe des Leberglykogens besteht darin, den Blutzuckerspiegel (Blutglukose) ständig auf einem Niveau von 4-5 mmol/l (72-90 mg/dl) zu halten. Ist das bei längeren Belastungen nicht möglich, weil die Reserven aufgebraucht sind, dann kann es zur Unterzuckerung (Hypoglykämie) kommen. Die direkt im Blut umlaufende Menge an Glukose ist mit 5-7 g gering. Umgangssprachlich wird eine Hypoglykämie als „Hungerast" bezeichnet, besonders im Straßenradsport. Die ständige Aufrechterhaltung der Blutglukosekonzentration in einem Normbereich ist deshalb so wichtig, weil Gehirn und Kleinhirn für ihre Funktion auf die Glukoseversorgung angewiesen sind.

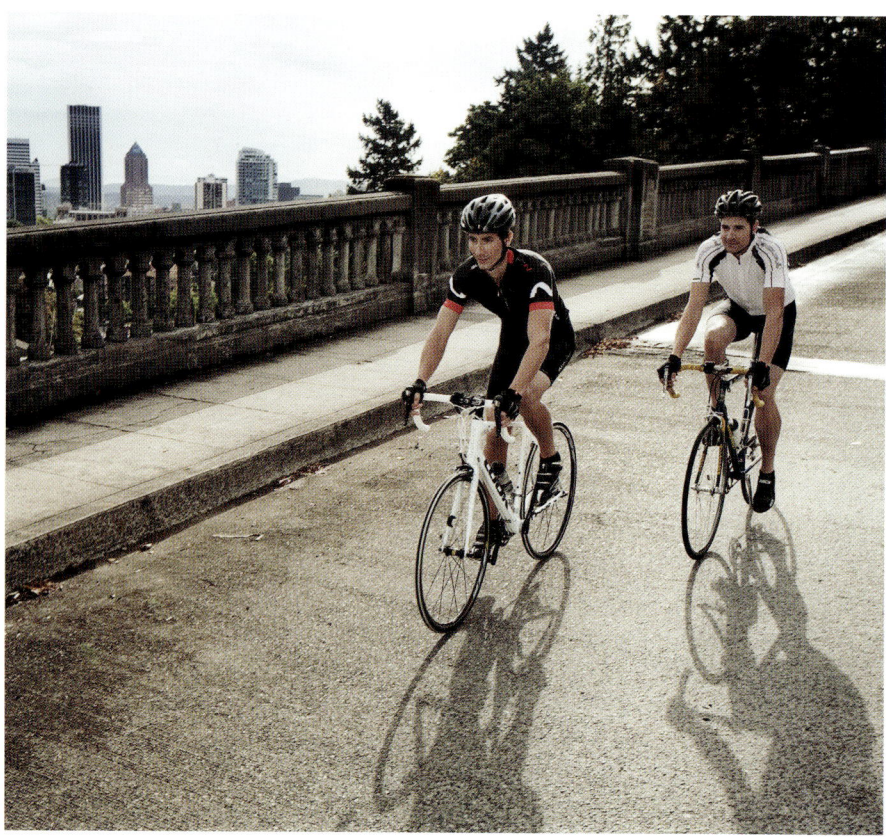

WIRKUNGSGRAD

Der Quotient aus Arbeit und Energieverbrauch wird als **Wirkungsgrad** (Eta) bezeichnet. Für den Wirkungsgrad bei der Muskelarbeit gibt es zahlreiche Definitionen und Berechnungsverfahren (LUHTANEN et al., 1987). Der bei der Fahrrad-Ergometrie gebräuchliche Begriff des *Wirkungsgrads* lässt sich nicht direkt auf das Laufen übertragen. Beim Laufen ist keine direkte Leistung erfassbar, sondern nur die Laufgeschwindigkeit. Um trotzdem eine veränderte Laufökonomie zu kennzeichnen, wurde der Begriff *Wirkungsindex* vorgeschlagen (CAVANAGH & KRAM, 1985; SIMON, 1998). Eine andere praktische Lösung schlägt DI PRAMPERO (1986) vor, der die Sauerstoffaufnahme (VO$_2$) einfach zur Laufgeschwindigkeit (v) in Beziehung setzt und als *Energieverbrauchsmaß* kennzeichnet.

Demnach ist das *Energieverbrauchsmaß* der Quotient aus Sauerstoffaufnahme (VO$_2$) und Laufgeschwindigkeit (km/h). Als Maßeinheit des Quotienten würde das VO$_2$ ml min*km/h ergeben.

Die Zunahme des Wirkungsgrads einer Muskelarbeit äußert sich im höheren kalorischen Äquivalent, d. h., bei einer vergleichbaren submaximalen Leistung nimmt der Energieaufwand ab. Auf sportliche Belastungen übertragen, bedeutet das die Abnahme der Sauerstoffaufnahme bei submaximaler Leistung. Die Zunahme des Wirkungsgrads ist nicht nur an der Sauerstoffabnahme und am niedrigeren respiratorischen Quotienten (RQ) zu erkennen, sondern auch am veränderten Regulationsverhalten von Atmung, Herz-Kreislauf-System und Stoffwechsel.

Die dem Muskel angebotene Energie über die Energieträger Glukose und freie Fettsäuren (FFS) kann nur zu 18-23 % in mechanische Arbeit umgesetzt werden. Demnach wird der größere Teil (77-88 %) als Wärme frei. Die Wärmefreisetzung wird beim Sport als Schwitzen wahrgenommen. Durch Ausdauertraining verbessert sich der Wirkungsgrad der Muskelarbeit, er kann nach mehrjährigem Leistungstraining im Radsport von 19 % bis auf 23 % ansteigen **(Abb. 1/2)**.

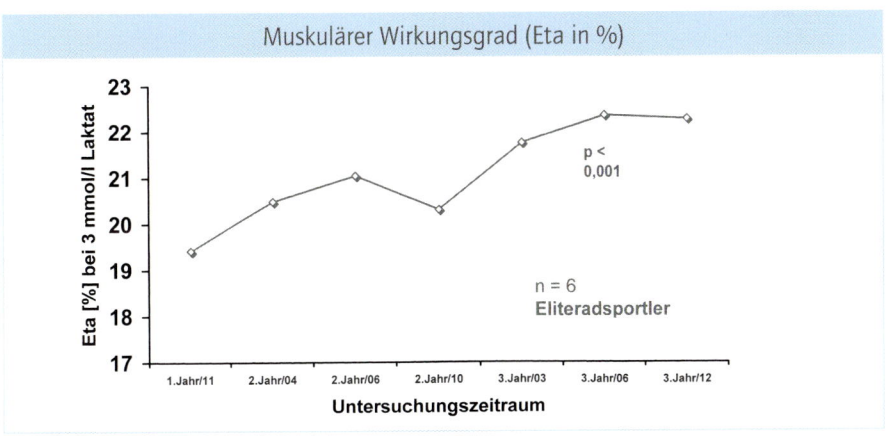

Abb. 1/2: Veränderung des muskulären Wirkungsgrads (Eta η) bei Eliteradsportlern über drei Trainingsjahre. Im Untersuchungszeitraum kam es zur Verbesserung des Wirkungsgrads von 19 % auf 22 %. Eigene Daten.

Der Wirkungsgrad der Muskelarbeit verbessert sich bevorzugt beim sportartspezifischen Training, welches mit Widerstand (Kraft) ausgeführt wird. Bei unspezifischem Training oder häufigem Sportartenwechsel verändert sich der Wirkungsgrad kaum. Der muskuläre Wirkungsgrad eines Sportlers ist stets höher als der eines Untrainierten bei vergleichbarer Belastung. Die Verbesserung des Wirkungsgrades lässt sich bei Leistungsradsportlern an der Abnahme der Sauerstoffaufnahme auf submaximalen Belastungsstufen erkennen (Abb. 2/2).

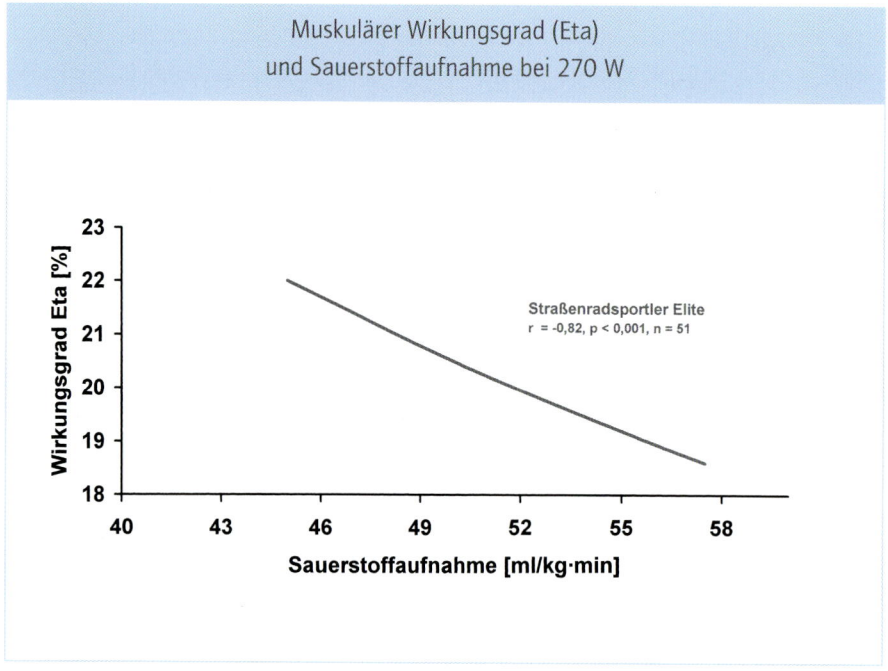

Abb. 2/2: Beziehung zwischen Wirkungsgrad (η) und Sauerstoffaufnahme bei Eliteradsportlern. Mit der Verbesserung des Wirkungsgrads nimmt die Sauerstoffaufnahme bei 270 W Ergometerleistung ab. Eigene Daten

Der Wirkungsgrad berechnet sich:

$$\text{Wirkungsgrad } \eta \text{ (Eta)} = \frac{\text{Fahrradleistung (W) x 60}}{\text{VO}_2 \text{ x kalorisches Äquivalent (kJ)}}$$

Tab. 3/2: Beispiel für Wirkungsgradberechnung bei Ergometrie

Bei einer Ergometerleistung von 280 W/min werden bei einem kalorischen Äquivalent von 0,95 genau 3,83 l Sauerstoff aufgenommen. Das entspricht einem Energieverbrauch von 80,24 kJ (19,2 kcal).	280 W = 280 J/s entsprechen in 60 s (1 min) = 16.800 J (16,8 kJ).	Wirkungsgrad (η) ist dann: 16,8 : 80,24 x 100 % = 20,94 %

ENERGETISCHE SICHERUNG DER MUSKELARBEIT

Bei der Muskelkontraktion wird das energiereiche ATP in die energieärmere Phosphatverbindung *Adenosindiphosphat* (ADP) abgebaut. Die dabei frei werdende Energie wird für die Muskelarbeit genutzt. Für den Wiederaufbau (Resynthese) des ADP zu ATP stehen mehrere Möglichkeiten zur Verfügung. Bei den für die Resynthese vorhandenen Substraten handelt es sich um: Kreatinphosphat, Glukose, freie Fettsäuren und einige Aminosäuren, die zu Glukose umgewandelt werden können.

Dauer und Intensität (Geschwindigkeit) der Muskelbelastung bestimmen, welche von den Substraten zur ATP-Resynthese genutzt werden **(Abb. 3/2)**.

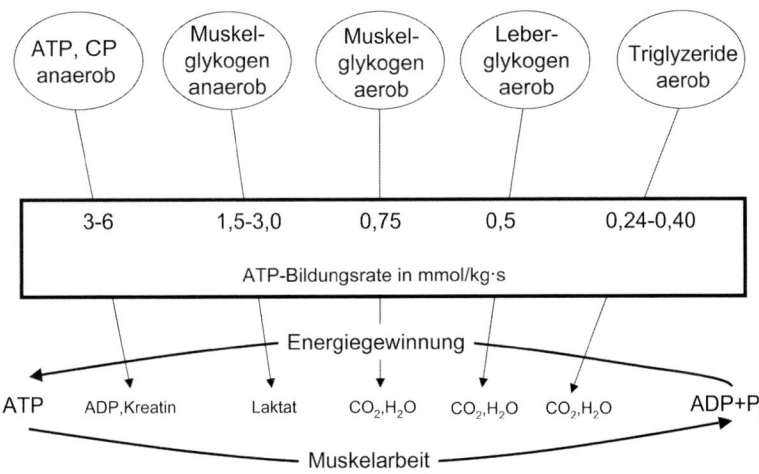

Abb. 3/2: Energiegewinn aus den verfügbaren Substarten. Die ATP-Bildungsraten für die Muskelarbeit erfolgen aus den verfügbaren Substraten unterschiedlich schnell. Sie sind aus ATP und Kreatinphosphat am höchsten und aus Fettsäuren am niedrigsten. Die Resynthese aus ADP und anorganischem Phosphat (Pi) zu ATP erfolgt unter anaeroben Bedingungen am schnellsten (höchste ATP-Bildungsrate). ATP-Bildungsraten modifiziert nach: Greenhaff, Hultman & Harris (2004).

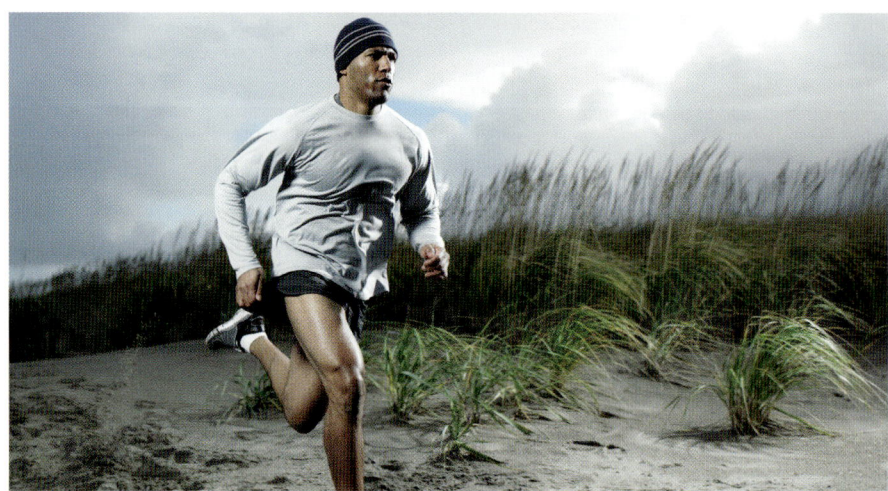

Für die schnelle ATP-Resynthese eignet sich bei längeren Intensivbelastungen nur das Muskelglykogen, welches über die Glykolyse abgebaut wird.

Der Energiegewinn kann mit und ohne muskuläre Sauerstoffversorgung erfolgen, d. h. aerob und anaerob. Ohne ausreichende Sauerstoffversorgung kann die Muskelarbeit nur für wenige Sekunden mit Hilfe der energiereichen Phosphate ausgeführt werden. Stabile Ausdauerleistungen sind ohne kontinuierliche Sauerstoffversorgung nicht möglich. Mit Beginn der Muskelarbeit steigt der Sauerstoffbedarf stark an. Zum Ausgleich des Sauerstoffdefizits wird die Energie aus dem Kreatinphosphat (CP)-Speicher und über die Glykolyse (anaerober Glykogenabbau) gewonnen. Aus dem CP-Abbau kann die Muskulatur nur für 6-8 s intensiv belastet werden. Sinkt der CP-Speicher auf 50 %, dann erfolgt die weitere Energiegewinnung zur ATP-Resynthese aus dem anaeroben Glykogenabbau in Muskulatur und Leber (Glykolyse).

Die belastungsadäquate maximale Sauerstoffversorgung des Muskels ist erst nach einer Verzögerung von 30-90 s möglich. In der Sportpraxis wird diese Verzögerung durch die *Vorstarterwärmung* ausgeglichen. Durch die Vorbelastung wird der aerobe Stoffwechsel auf seinen Betriebszustand gebracht und um das Mehrfache seiner Kapazität in Ruhe gesteigert. Wird z. B. schneller als mit 75 % der individuellen maximalen Sauerstoffaufnahme (VO_2max) gelaufen, dann atmet der Sportler über 100 l/min Luft und unterlässt das Sprechen bei der Belastung.

Die Energiebildung in der Zeiteinheit entscheidet, welches Substrat genutzt werden kann (s. **Abb. 3/2**). Aus **Abb. 3/2** ist zu entnehmen, dass in einer Minute etwa 10 x mehr

Energie aus der Verbrennung der Glukose (4,4 mmol/min) als aus Fettsäuren (0,4 mmol/min) zu gewinnen ist. Die Fettsäuren liefern in der Zeiteinheit die wenigste Energie, sie sind aber das unentbehrliche Substrat für die muskuläre Dauerbelastung, weil ihre Menge praktisch nicht erschöpfbar ist (**Abb. 4/2**). Bei langen Extrembelastungen werden bis zu 70 % der Energie aus der Fettverbrennung gewonnen. Die Fettverbrennung benötigt aber im Vergleich zur Kohlenhydratverbrennung 10 % mehr Sauerstoff. Dieser Umstand hat im Höhentraining Bedeutung (s. Kap. 4.1).

Die Fettreserven lassen sich bei Dauerbelastungen nicht erschöpfen, weil der Sportler zuvor aus anderen Gründen muskulär ermüdet oder pausiert. Beobachtungen bei wiederholten Laufextrembelastungen ergaben, dass über 41 Tage 120,9 km/Tag gelaufen werden können. Das würde einem täglichen Fettabbau von etwa 1 kg entsprechen. Mit der Nahrung werden aber 250-300 g Fette pro Tag wieder aufgenommen. Die Fettreserven der Sportler bewegen sich, je nach Sportart, zwischen 6-20 kg. Die durchschnittlichen Fettreserven der Ausdauerathleten betragen bei 70 kg Körpermasse etwa 8 kg.

Der Fettabbau kann nur erfolgen, wenn ein bestimmter Kohlenhydratanteil zu Verfügung steht. Da bei Extrembelastungen die Glykogenspeicher erschöpft sind, besteht die Alternative in einer ständigen Nahrungsaufnahme bei der Belastung und im Abbau körpereigener Proteine zu Glukose.

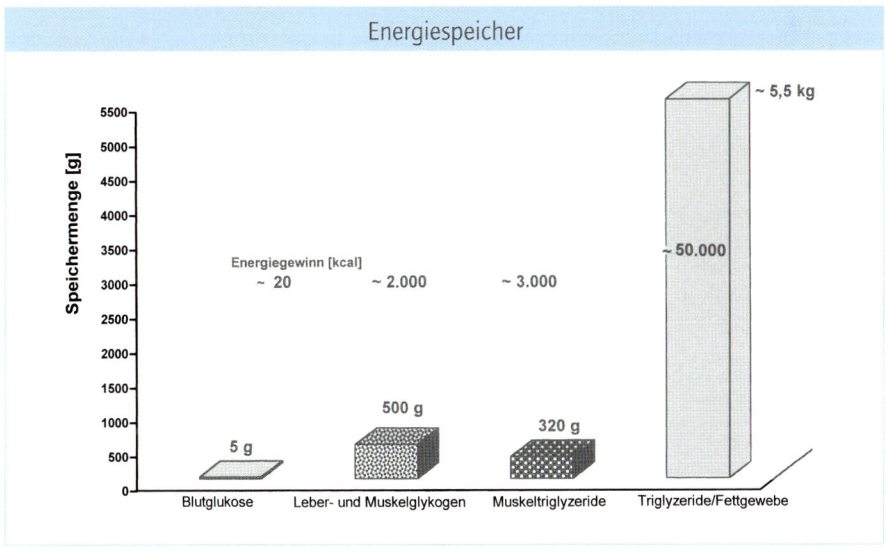

Abb. 4/2: Größe der Energiespeicher und der mögliche Energiegewinn (kcal)

2.1 KOHLENHYDRATE

Für die intensive Muskelarbeit bis zwei Stunden Dauer ist das Glykogen das maßgebliche energieliefernde Substrat. Wenn die Glykogenspeicher nach 90 min Wettkampfbelastung oder 120 min Trainingsbelastung weit gehend erschöpft sind, muss der Kohlenhydratbedarf durch Kohlenhydrataufnahme (30-60 g/h) während der weiteren Belastung ersetzt werden. Würde keine Kohlenhydrataufnahme erfolgen, dann käme es in kurzer Zeit zum Zusammenbruch des Energiestoffwechsels bei der ausgeführten Geschwindigkeit (Leistung).

Die Mitochondrien können nur die Glukose direkt verwerten. Alle Zuckerformen und auch das Glykogen, müssen vor der Verbrennung in den Mitochondrien *("Energiefabriken des Muskels")* zu Glukose umgebaut werden. Der Abbau der Glukose ist unter aeroben Bedingungen effektiver als unter anaeroben. Aus dem Abbau des Glykogens kann unter aeroben Stoffwechselbedingen (ohne Laktatbildung) 10 x mehr Energie gebildet werden als aus dem anaeroben Abbau (31 mol ATP zu 3 mol ATP). Allerdings ist beim anaeroben Glykogenabbau (Glykolyse) die ATP-Resynthese pro Zeiteinheit doppelt so schnell wie aus dem aeroben Glykogenabbau. Beim aeroben Glukoseabbau sind längere Belastungen mit hoher Geschwindigkeit oder Leistung als beim anaeroben Abbau möglich.

Erfahrene Sportler wissen, das anaerob-aerobe Belastungen (> Laktat 4 mmol/l) die Glykogenspeicher schneller erschöpfen als die aeroben (< Laktat 2 mmol/l). Deshalb wird in der Trainingsmethodik zwischen Belastungen ohne Laktatbildung (GA I-Training) und Belastungen mit Laktatbildung (GA II-Training) genau differenziert und proportioniert.

Ein über längere Zeit durchgeführtes Ausdauertraining erhöht die Glykogenspeicher. Wenn bei Untrainierten die Muskelglykogenspeicher etwa 250 g betragen, können sie bei Ausdauertrainierten auf etwa 400 g ansteigen. Im Zustand der *Superkompensation* (Belastungsreduzierung und Kohlenhydratmast) können die Glykogenspeicher bis auf ~ 600 g ansteigen. Auch das Lebeglykogen nimmt von 80 g bei Untrainierten auf 120 g bei Trainierten zu. Demnach können im Idealfall beide Speicher bei Trainierten eine Energie von ~ 2.000 kcal liefern (**Abb. 4/2**).

Allein mit diesen beiden Glykogenspeichern wären intensive Belastungen ohne Nahrungsaufnahme von 90-120 min möglich. Bei längeren Belastungen müssen, wie bereits erwähnt, Kohlenhydrate aufgenommen werden. Der Kohlenhydratstoffwechsel wird maßgeblich vom Hormon Insulin gesteuert. Insulin sorgt in Ruhe und teilweise bei Belastung dafür, dass die Glukose in die Muskelzelle gelangt.

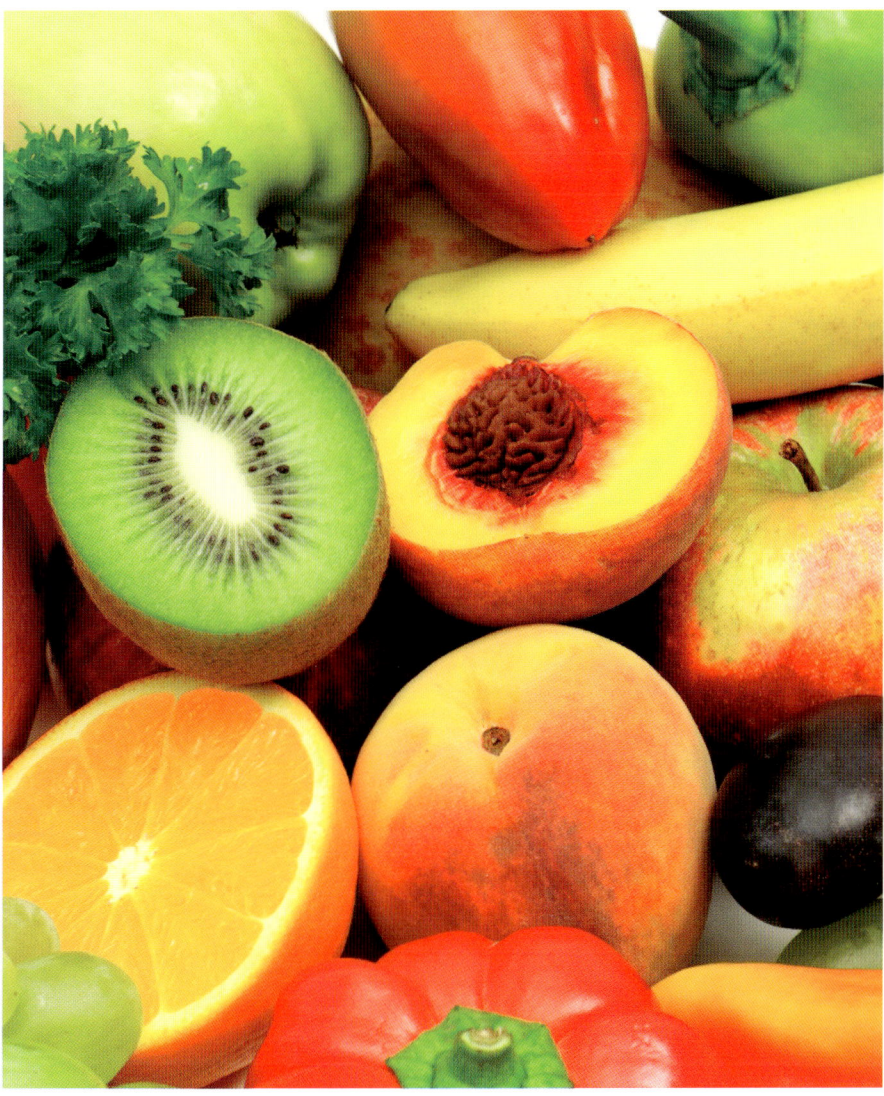

Das Insulin steigert die Glykogenbildung, weil es ein sehr wirksames anaboles Hormon ist. Auch die Aminosäurenaufnahme in die Muskulatur wird durch Insulin gesteigert und damit die Zunahme der Proteinbiosynthese. Befinden sich Fettsäuren im Überschuss in der Ernährung, dann werden diese mit Hilfe des Insulins ins Fettgewebe befördert und gespeichert. Auch in der Leber steigert das Insulin die Bildung von Triglyzeriden, Cholesterin und Lipoproteinen sehr niedriger Dichte (VLDL). Insulin hemmt die Freisetzung von FFS aus dem Fettgewebe und fördert die Glukoseaufnahme in die Fettzelle.

2.2 FETTE

Die Fette oder Fettsäuren sind neben den Kohlenhydraten der entscheidende Energielieferant, besonders bei mehrstündigen Belastungen. Der Abbau der Fettsäuren kann nur aerob erfolgen (**Abb. 1/2.2**). Für intensive Belastungen stellen die Fettsäuren keinen Energielieferanten dar. Wird bei einer intensiven Belastung mehr als 7 mmol/l Laktat gebildet, dann kommt die antilipolytische Wirkung des Laktats zur Geltung und die Verwertung der Fettsäuren wird blockiert (**Abb. 2/2.2**).

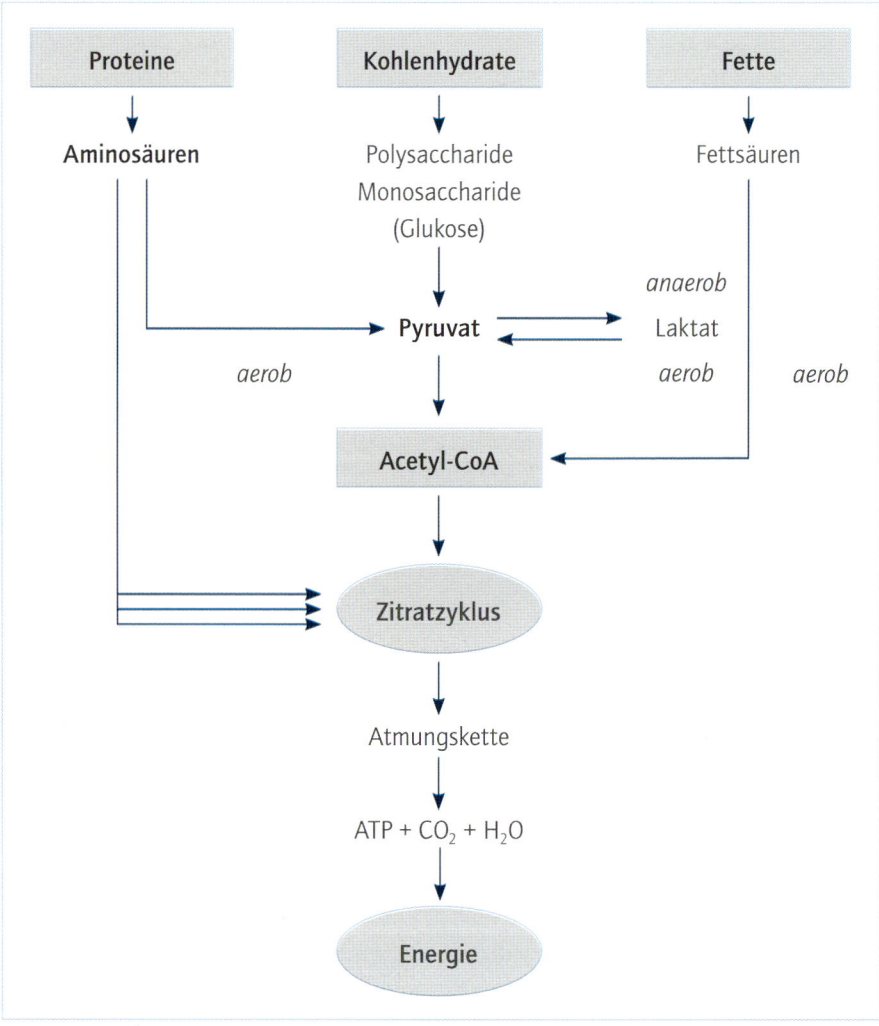

Abb. 1/2.2: Schema der Abbauwege der Proteine, Kohlenhydrate und Fette im Energiestoffwechsel

Um den Fettstoffwechsel zur energetischen Versorgung voll zu nutzen, darf nur eine geringe Laktatkonzentration (< 3 mmol/l) vorherrschen.

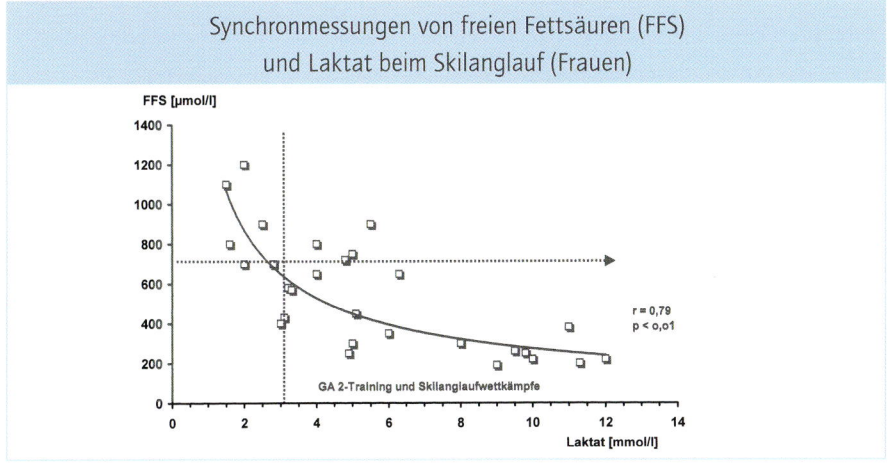

Abb. 2/2.2: *Beziehung zwischen den freien Fettsäuren (FFS) und Laktat bei Skilanglaufbelastungen. Bei einem Laktat über 3 mmol/l nimmt die Freisetzung der FFS ab, sie wird bei über 7 mmol/l Laktat völlig blockiert (antilipolytische Wirkung des Laktats). Eigene Daten*

Die Fettreserven in Muskulatur und Unterhautfettgewebe sind so groß, dass damit über 23 Marathonläufe möglich wären, wenn ein Lauf mit ~ 3.000 kcal Energieverbrauch veranschlagt würde (s. **Abb. 4/2**).

Bei Langzeitbelastungen (Langtriathlon, Mehrfachlangtriathlon, 100-km-Lauf, Straßenradfahren > 150 km u. a.) dominiert der Umsatz der Fettsäuren mit 65-70 % am Gesamtenergieaufkommen.

Der *Fettstoffwechsel lässt sich trainieren.* Voraussetzung dafür sind Dauerbelastungen von über 2 h Dauer. Die lange Belastungszeit ist notwendig, damit es durch die Verminderung der Glykogenspeicher zu einer energetischen Mangelsituation

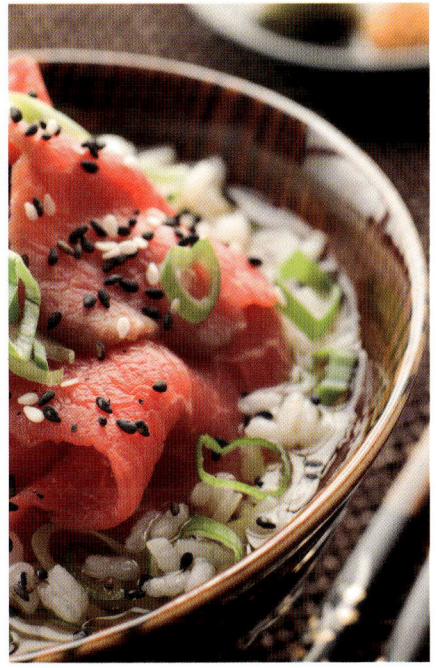

kommt. Kennzeichen eines trainierten Fettstoffwechsels ist, dass es zur Einlagerung von Triglyzeriden (Neutralfetten) in die Muskulatur kommt. Bei Langzeitbelastungen wird auf die muskulären und außermuskulären Fettsäuren zu gleichen Teilen bei der Energieversorgung zurückgegriffen. Die erhöhten muskulären Fettspeicher wurden zuerst bei 100-km-Läufern entdeckt.

Der Anstieg der freien Fettsäuren bei Kurzzeitbelastungen ist das Ergebnis einer Stress-lipolyse und hat mit dem Fettstoffwechseltraining nichts zu tun. Entscheidend ist der Anstieg der Aktivität der Enzyme des Fettstoffwechsels und der Fettsäureneinschleusung (z. B. Lipoproteinlipase, Beta-Hydroxy-Azyl-Koenzym A-Dehydrogenase/HAD; Karnitn-Azyltransferase/CAT) durch Dauerbelastungen im Zustand begrenzter Glykogenverfügbarkeit oder Fettmast. Bei Langzeitbelastungen in aerober Stoffwechsellage kommt es, abhängig von der Belastungsdauer, stets zu einem Anstieg der freien Fettsäuren (**Abb. 3/2.2**).

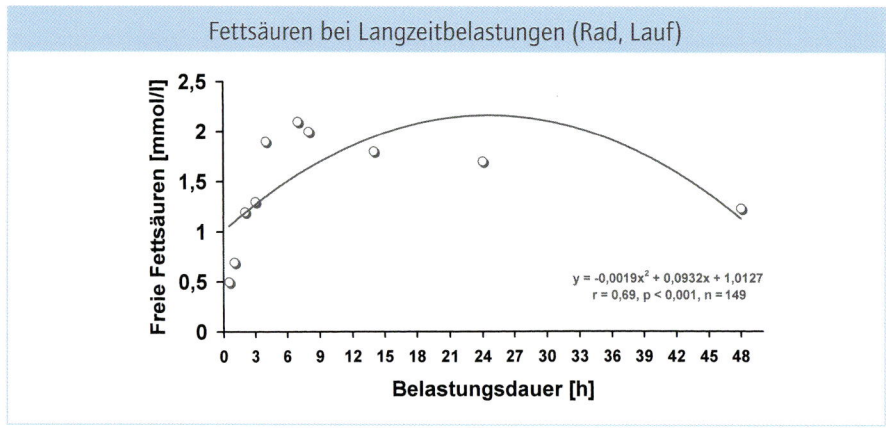

Abb. 3/2.2: Beziehung zwischen dem Konzentrationsanstieg der freien Fettsäuren (FFS) und der Belastungsdauer im Lauf und Radsport. Bei Belastungen über 10 Stunden Dauer nimmt die Intensität ab und damit auch der Energieumsatz. Mit dem Rückgang des Energieumsatzes, bei nachlassender Geschwindigkeit, nimmt die Serumkonzentration der FFS wieder ab. Eigene Daten

Bei einer Laufbelastung, mit ausschließlicher Wasseraufnahme, wurde die Freisetzung der FFS erhöht. Der Nachteil lag darin, dass die Belastungsdauer bei festgelegter Geschwindigkeit (14,4 km/h) früher abgebrochen werden musste, im Vergleich zur Kohlenhydrataufnahme (**Abb. 4/2.2**).

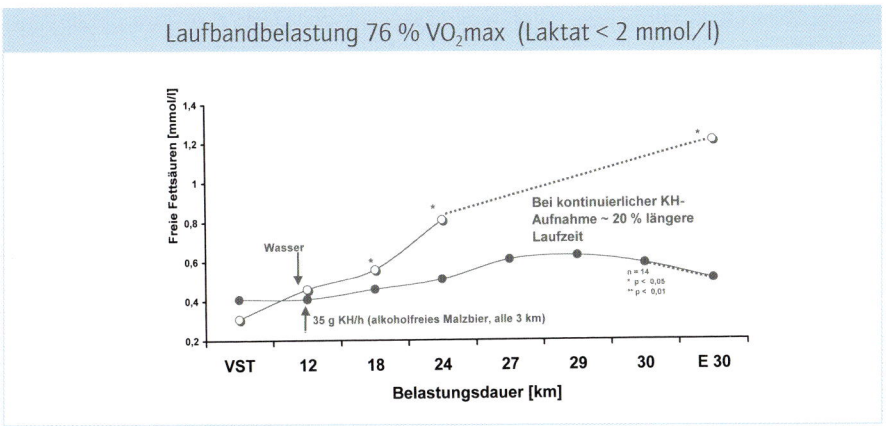

Abb. 4/2.2: Verhalten der freien Fettsäuren (FFS) bei Laufbandbelastungen mit Wasser- und Kohlenhydrat-(KH)-Aufnahme. Der Fettumsatz ist bei Wasseraufnahme höher. Bei KH-Aufnahme nimmt aber die Belastungsdauer bei vorgegebener Geschwindigkeit um 20 % signifikant zu. Eigene Daten

Auch im *Nüchternzustand*, wenn ohne Frühstück trainiert wurde, kam es zu einem erhöhten Umsatz der FFS zur Sicherung der Leistung. Dieser Effekt wirkte wahrscheinlich nur bei den besser trainierten Radsportlern (**Abb. 5/2.2**).

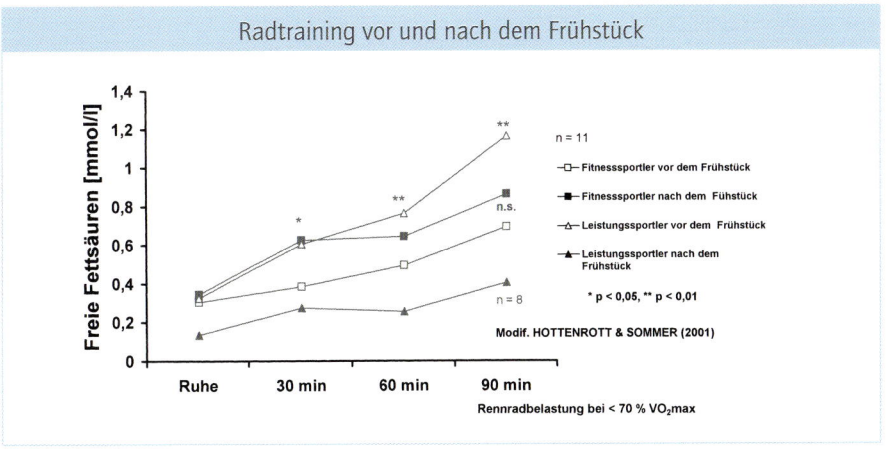

Abb. 5/2.2: Radtraining nüchtern und nach dem Frühstück. Die Leistungsradsportler zeigen eine deutliche Konzentrationszunahme der freien Fettsäuren (FFS) nach dem Nüchterntraining auf. Fitnesssportler zeigen keine Unterschiede im FFS-Anstieg. Modif. nach: HOTTENROTT & SOMMER (2001)

Der Fettstoffwechsel unterliegt einer hormonellen Kontrolle. Bei intensiven Belastungen führen Adrenalin und Noradrenalin zu einer Stresslipolyse. Die FFS werden aus den Triglyzeriden (Neutralfettspeichern) freigesetzt, ohne dass sie unmittelbar zur Energiegewinnung benötigt werden. Die Hormone Insulin und Glucagon beeinflussen wechselseitig den Fettstoffwechsel.

Solange der Insulinspiegel hoch ist und Glucagon niedrig, kommt es zu keiner Erhöhung der Anteiligkeit der FFS am Energieumsatz. Nach etwa 20-30 min sinkt bei Dauerbelastungen das Insulin ab und damit können die FFS ansteigen. Zugleich steigt auch der Gegenspieler des Insulins, das Glucagon, an. Glucagon fördert die Glukosefreisetzung aus der Leber und erhöht dadurch den Blutzucker. Durch den belastungsbedingten Abfall des Insulins und den Anstieg des Glucagons wird die Blutglukose erhöht. Der Abfall des Insulins unter Belastung führt zur Erhöhung der Mobilisation von Glukose und FFS. Während der Belastung ist der Abfall des Insulins der hauptsächlichste Faktor für die Aktivierung des Fettstoffwechsels. Durch Ausdauertraining wird der Anstieg des Insulins vermindert und gleichzeitig die Empfindlichkeit der Muskelzelle auf die Insulinwirkung erhöht.

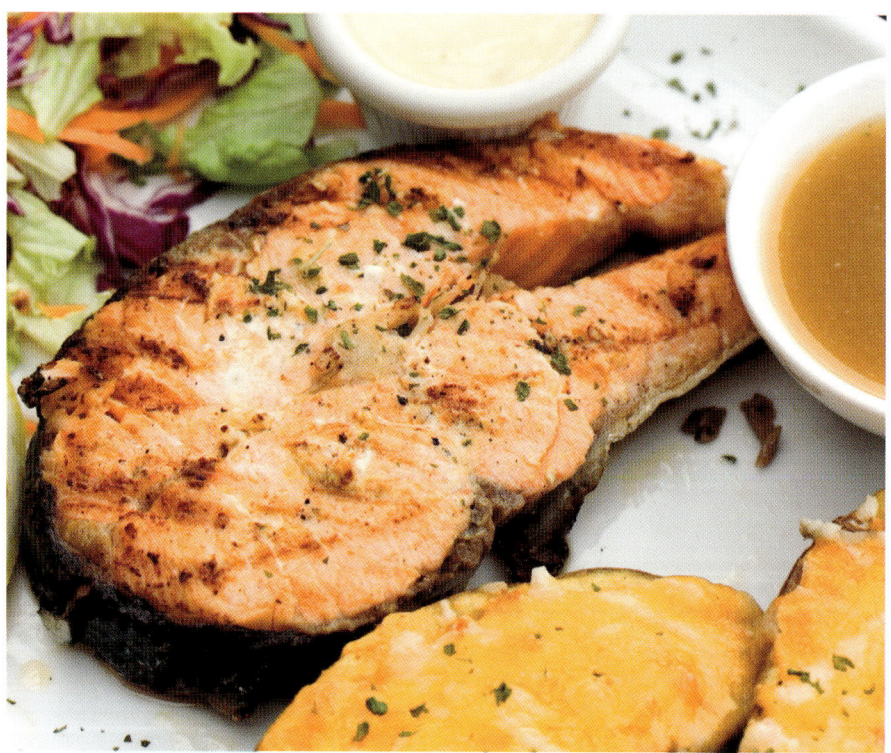

2.3 PROTEINE

Die Proteine (Eiweiße) sind unentbehrliche Bestandteile in der Ernährung, ihr Mangel ist auf Dauer mit der Lebensfähigkeit unvereinbar. In energetischen Notfallsituationen können bis zu 10 % der Proteine energetisch verwertet werden, insbesondere die verzweigtkettigen Aminosäuren (Valin, Leucin, Isoleucin) sowie Alanin. Voraussetzung für den Aminosäurenabbau ist ein Kohlenhydratmangel bei Erschöpfung der Glykogenspeicher oder unzureichender Kohlenhydrataufnahme während der Belastung. Die tägliche Proteinaufnahme von 1-2 g/kg Körpergewicht ist im Leistungssport normal.

Während des Trainings erfolgt ein erhöhter *Verschleiß von Muskelproteinen*, die durch eine erhöhte Proteinsyntheserate regeneriert werden müssen. Die tägliche Austauschrate der Aminosäuren kann 2-6 % betragen. Wird ohne genügende Regeneration trainiert, dann beträgt die Erneuerungsrate nur 2 %; jedoch kann bei bedarfsgerechter Belastungsreduzierung und Pausen die Erneuerung bis auf 6 % ansteigen. Das bedeutet eine Verdreifachung des Regenerationspotenzials und im Endeffekt eine höhere Belastbarkeit

Tab. 4/2: Biologische Wertigkeit von Proteinen und Proteinmischungen

Proteine	Biologische Wertigkeit (%)
Vollei	100
Fleisch	95
Fisch	94
Milch	88
Käse	85
Sojabohnen	84
Reis, Brot, Kartoffeln	70
Weizen	56
Mais	54

Proteinmischungen mit Lebensmitteln	
Bohnen und Mais	101
Milch und Weizen	105
Vollei und Milch	122
Vollei und Kartoffeln	137

Durch die Auswahl proteinreicher Lebensmittel und Kombinationen kann der erhöhte Proteinbedarf ausgeglichen werden (**Tab. 1/2.3**). Der Proteinbedarf steigt in der Regel mit der Vergrößerung der Energiezufuhr an. In der Spanne von 10-15 % Anteiligkeit der Proteine am der Gesamtenergieaufkommen ist eine ausreichende Proteinversorgung gewährleistet (**Abb. 1/2.3**).

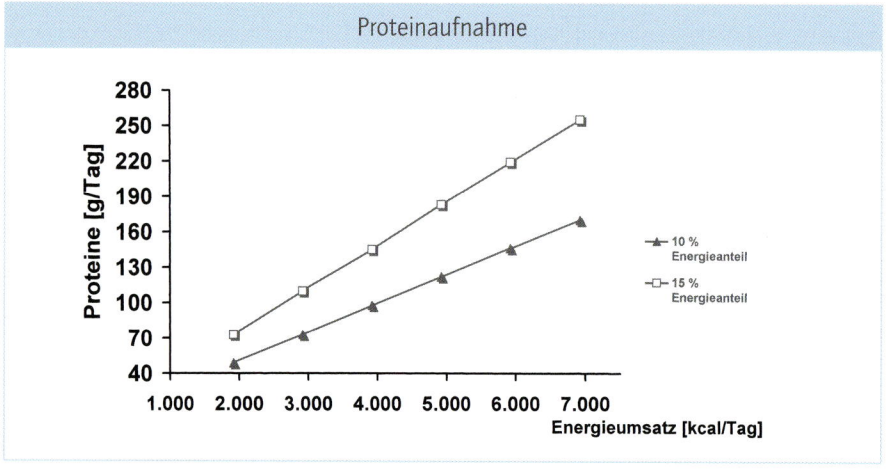

Abb. 1/2.3: Beziehung zwischen dem ansteigenden Energieverbrauch und der damit verbundenen Zunahme der Proteine in der Ernährung, bei Wahrung des normalen Anteils zwischen 10-15 %

Nur im Spezialfall ist in bestimmten Sportarten (großer Krafttrainingsumfang, Extremausdauerbelastungen) der Proteinbedarf deutlich höher und muss mit Nahrungsergänzungsmitteln oder Proteinpräparaten ausgeglichen werden (s. Kap. 3.1).

Bei der Beurteilung der Versorgung mit Aminosäuren ist der Begriff der biologischen Wertigkeit durch die Einteilung der 21 Aminosäuren in essenzielle (lebensnotwendige), semiessenzielle (konditionelle) und nichtessenzielle (entbehrliche) abgelöst worden (Kap. 8.1).

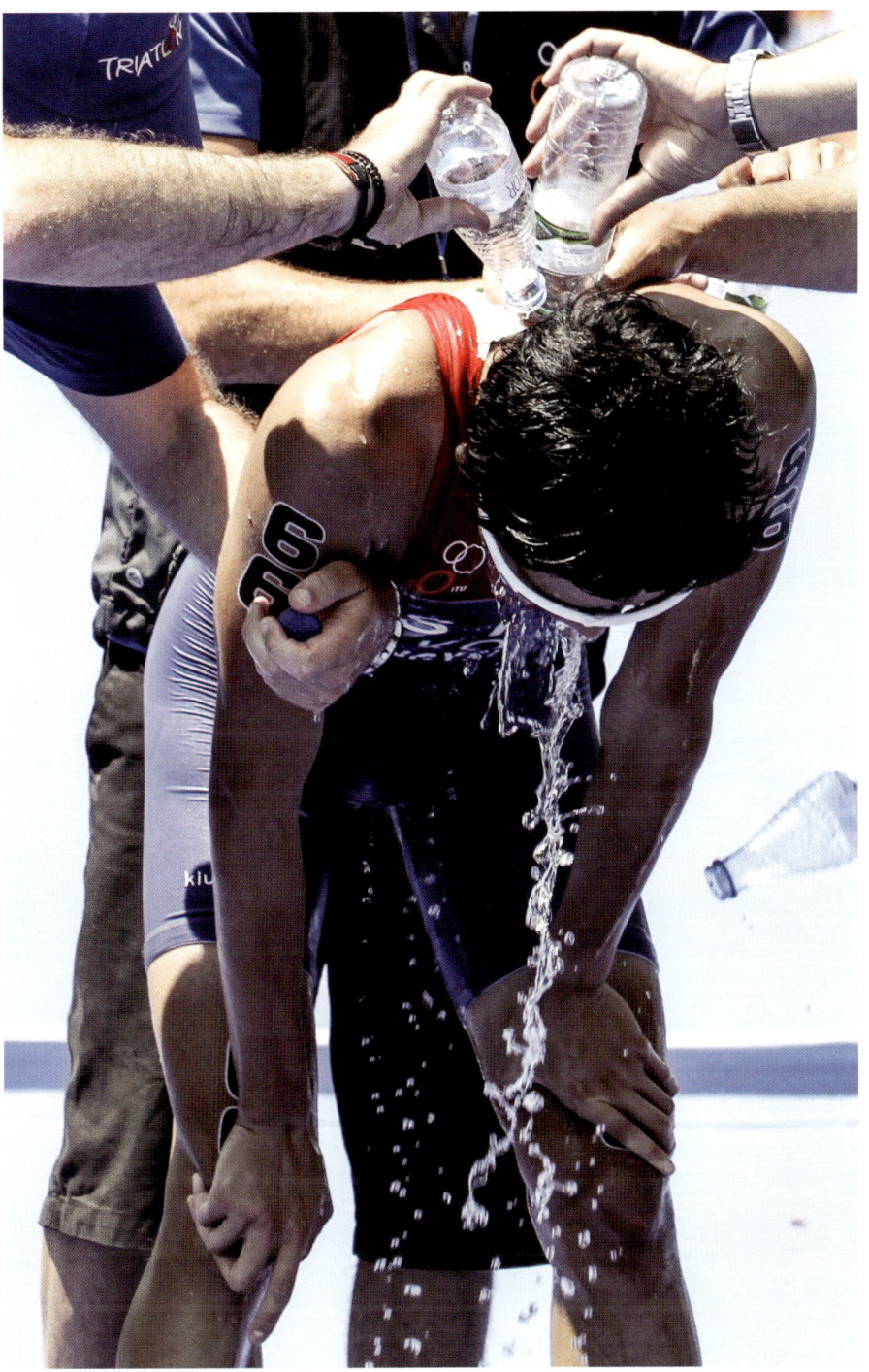

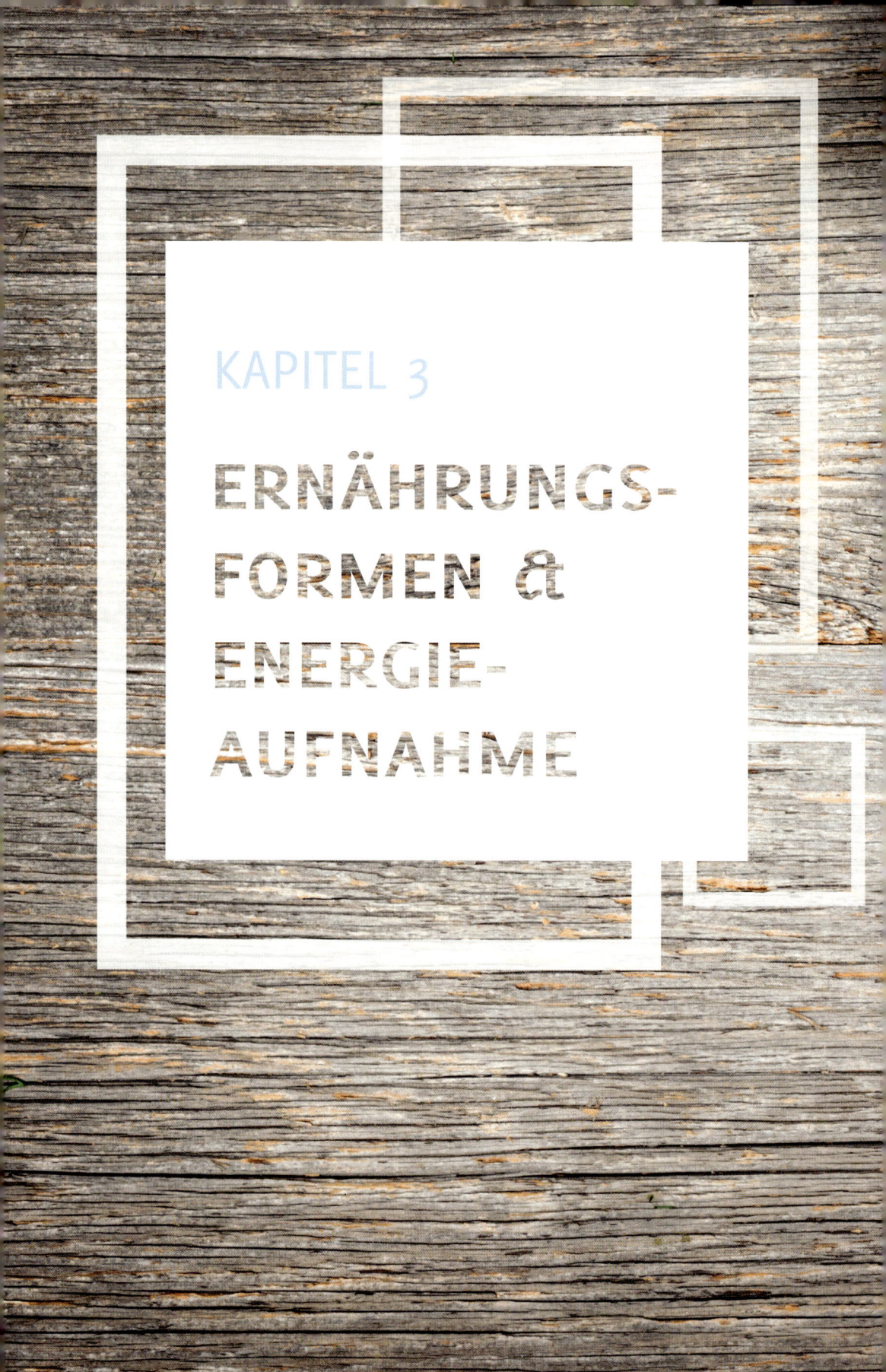

KAPITEL 3

ERNÄHRUNGS-FORMEN &
ENERGIE-AUFNAHME

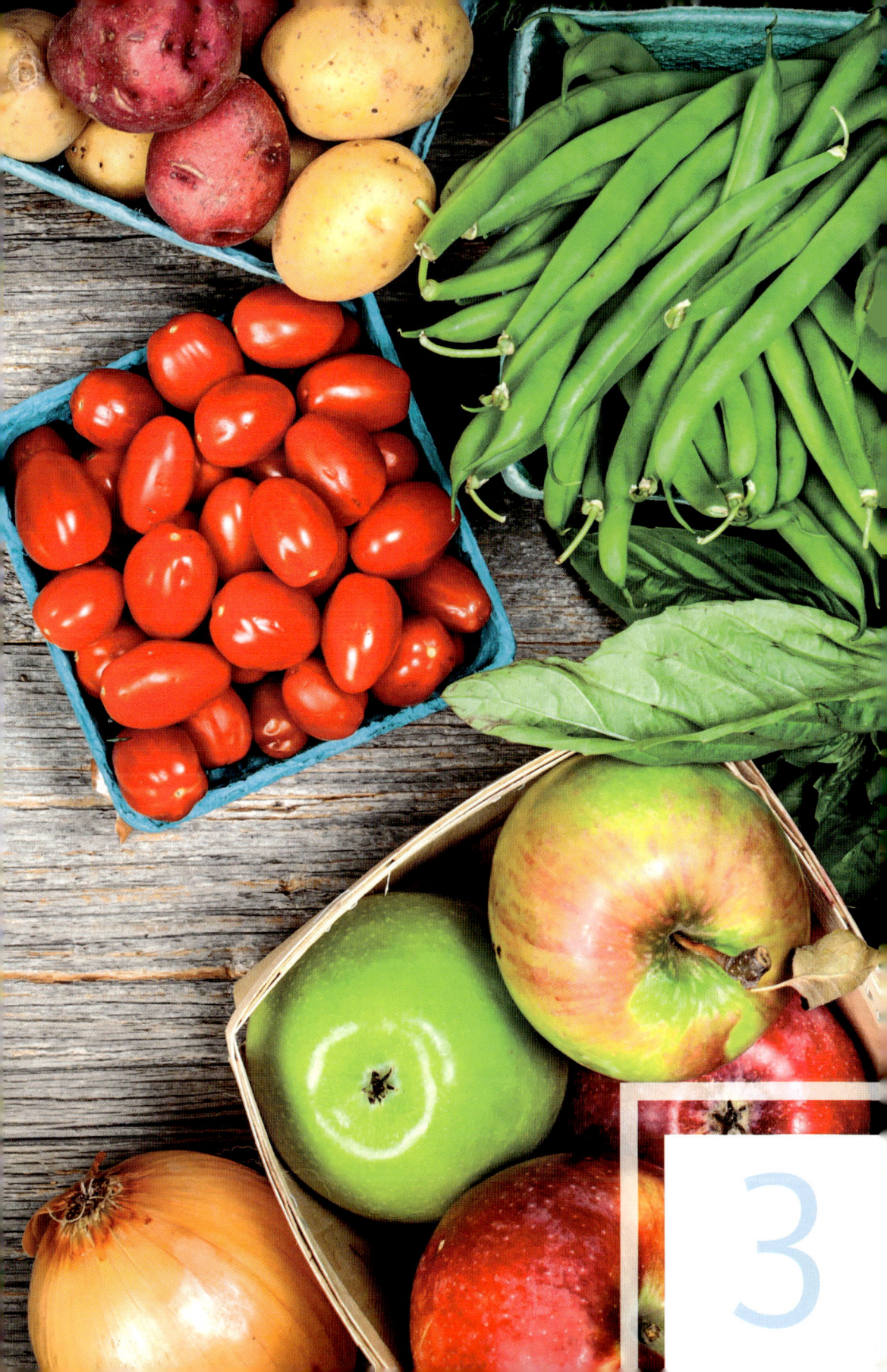

3

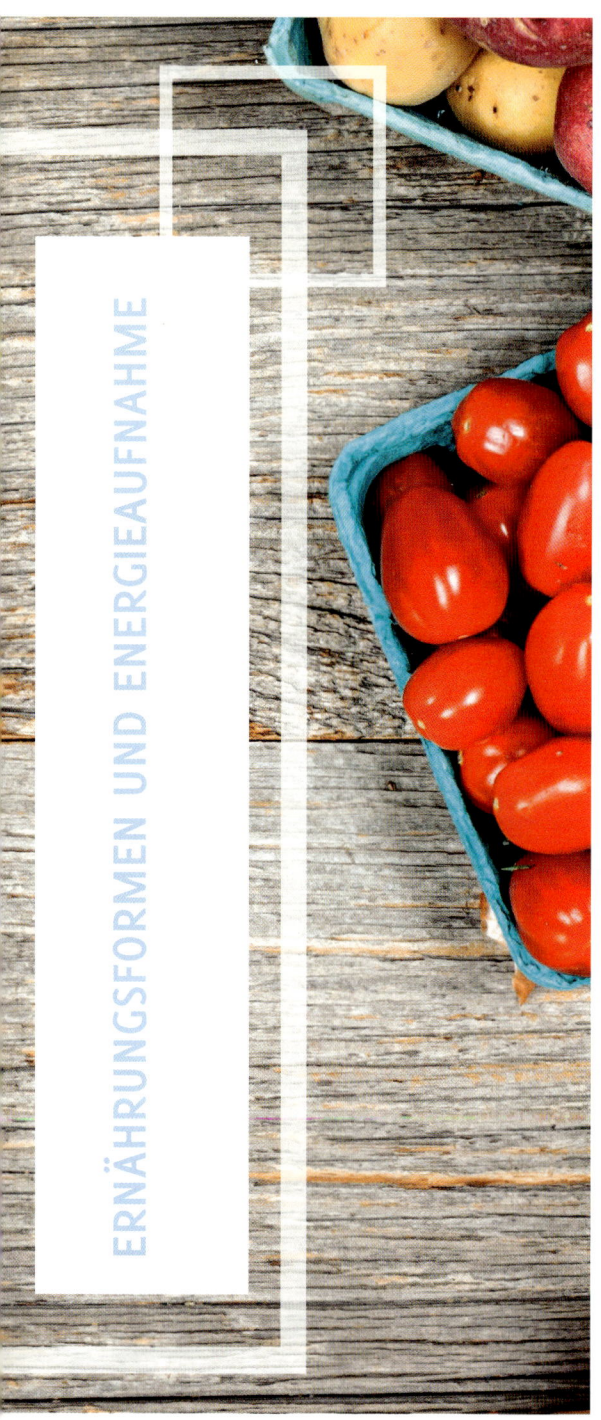

ERNÄHRUNGSFORMEN UND ENERGIEAUFNAHME

Die Ernährung kann vielgestaltig sein und trotzdem den persönlichen Anforderungen in Beruf, Freizeit und Sport entsprechen. Die detaillierte Vorgabe von Ernährungsrezepten, wie in vielen auf dem Markt befindlichen Büchern und Publikationen beabsichtigt wird, hat sich nicht entscheidend auf die Umstellung der Ernährungsweisen durchgesetzt. Wenn dem so wäre, würde die Zahl der übergewichtigen Kinder und Erwachsenen nicht weiter ansteigen. Wenn jetzt bereits jedes sechste Schulkind übergewichtig ist, dann hat die Ernährungspropaganda wenig bewirkt. Im Sport findet immer eine Energiemehraufnahme statt. Sport treiben ist die wesentliche Alternative, das Körpergewicht zu steuern. Da die Anforderungen der Sportarten oder Sportartengruppen sehr unterschiedlich sind, wirkt sich das auch auf Ernährungsnormierungen aus. Beispielsweise haben die Balletttänzerinnen ein gänzlich anderes Ernährungsverhalten als die asiatischen Sumoringer, die maximale Massenzunahme für ihren Zweikampf anstreben.

3.1 RISIKOGRUPPEN IN DER SPORTERNÄHRUNG

Entsprechend den Anforderungen der Sportarten oder des berufsmäßig ausgeübten Sports (Artisten, Tänzerinnen, Tourneetänzer, Eiskunstläufer, Rennfahrer u. a.) verändern sich die Ernährungsanforderungen. Die Mehrzahl der Sportler stellt die Ernährung nur so lange um, wie sie in der Sportart aktiv sind und es der Leistungssteigerung nutzt. Jedoch ist bei den meisten Sportlern, die ihren Leistungssport beenden, eine Gewichtszunahme zu beobachten. Sie behalten ihre Essgewohnheiten bei, verbrauchen aber weniger Kalorien durch die Entlastung, auch wenn sie im Rahmen des Fitness- oder Freizeitsports weiter aktiv sind.

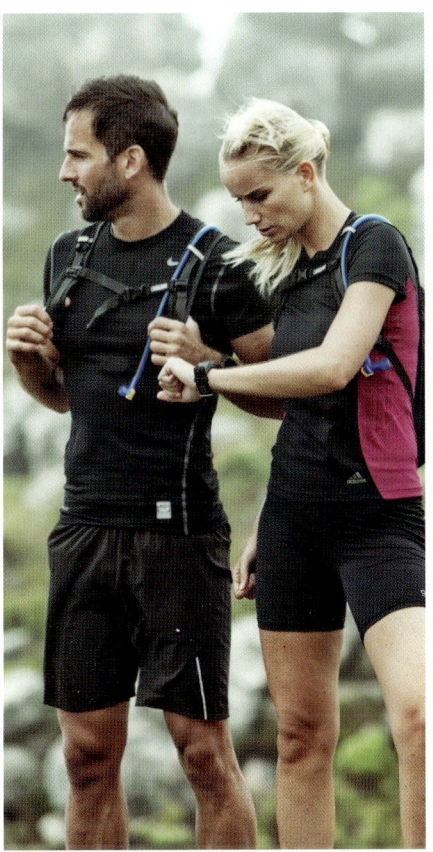

Solange ein leistungsorientierter Sport betrieben wird, werden alle leistungsfördernden Elemente der Ernährung von den Athleten genutzt. Im Ernährungsverhalten gibt es dabei Extreme, die vom restriktiven Ernährungsverhalten in den kompositorischen Sportarten (Turnen, Rhythmische Sportgymnastik, Wasserspringen) oder darstellenden Berufen (Model, Schauspieler, Tänzer u. a.) bis zur drastischen Zunahme der Körpermasse gehen (obere Gewichtsklassen im Ringen, Judo, Boxen oder Gewichtheben sowie Wurf- und Stoßdisziplinen der Leichtathletik). Eine Sonderstellung nehmen die Bodybuilder ein, die zur Posendarstellung alle Muskeln sichtbar vorführen müssen. Prinzipiell sind vier Gruppen unterschiedlicher Ernährungsweisen zu differenzieren (**Tab. 1/3.1**).

Tab. 1/3.1: Risikogruppen der Energieaufnahme im Leistungssport

Sportarten	Anforderung	Ernährungsgestaltung
Turnen, Ballett, Rhythmische Sportgymnastik, Eiskunstlauf	Halten niedriger Körpermasse und Sicherung der Belastbarkeit.	Unterkalorische Ernährung über längere Zeiträume. Ausgleich mit Proteinkonzentraten, Vitaminen und Mineralien.
Bodybuilding, Gewichtheben	Aufbau einer großen Muskelmasse mit wenig Fett.	Proteinreiche Ernährung (1,5-3 g/kg). Zusätzliche Aufnahme von Proteinhydrolysaten und Aminosäuren (z. B. Arginin, Ornithin, BCAA, Glutamin, Tryptophan) für die Muskelhypertrophie.
Radsport, Lauf, Schwimmen, Rudern, Kanu, Triathlon u. a.	Entwicklung und Erhalt der Muskelkraftausdauer, Sicherung der muskulären Regeneration nach langen Ausdauerbelastungen	Vergrößerte Energieaufnahme (4.500-6.000 kcal/Tag). Hoher Nahrungsproteinanteil (12-17 % oder 1,5-2,0 g/kg). Kohlenhydrataufnahme bei Belastung. Supplementation von Vitaminen, Mineralien, L-Carnitin, Aminosäuren und weiteren Wirkstoffen zur Sicherung der Regeneration.
Ringen, Judo und Boxen	Schnelle Veränderung des Körpergewichts vor Wettkampf; Start in niedriger Gewichtsklasse	Wiederholte, drastische Wechsel von Energie- und Flüssigkeitszufuhr zur Massenabnahme. Nach Wiegen vor Wettkampf gezielte Flüssigkeits-, Kohlenhydrat- und Proteinaufnahme in kurzer Zeit.

Tab. 2/3.1: Angebote am Diätmarkt

- Natriumarme Getränke und Lebensmittel.
- Kalorienreduzierte Lebensmittel *(Light Produkte)*.
- Proteinangereicherte Lebensmittel *(Energieriegel)*.
- Kalorienreiche Lebensmittel *(Giantprodukte)*.
- Kohlenhydratreiche Lebensmittel.
- Fettarme Lebensmittel.
- Entwässerte Früchte/.Fruchtsäfte (z. B. *Jusplus*).
- Ballaststoffreiche Lebensmittel.
- Vitamin- und mineralstoffreiche Nahrungsmittel und Getränke.
- Nahrungsergänzungsmittel *(Kohlenhydrate, Proteine, Vitamine, Mineralstoffe, Spurenelemente, Wirkstoffe)*.
- Functional Food *(probiotischer Joghurt, hypoallergener Reis)*.
- Novel Food *(neuartige Lebensmittel: gentechnische Produkte, exotische Früchte, Kräuter)*.
- Diätetische Lebensmittel *(Verzehr bei bestimmten Erkrankungen)*.
- Wirkstoffe pur oder als Nahrungsergänzungsmittel *(L-Carnitin, Creatin, Aminosäuren (BCAA, Coenzym Q 10, MCT, Omega-3- und -6-Fettsäuren u. a.)*.
- Mineralwässer mit unterschiedlichem Mineralstoffgehalt *(Natrium, Magnesium, Bicarbonat, Jod, Fluor u. a.)*.

3.1.1   HALTEN NIEDRIGER KÖRPERMASSE

Die Mädchen und jungen Frauen in den technisch-kompositorische (akrobatischen) Sportarten stehen vor dem Problem, neben dem Leistungsaufbau ihr Körpergewicht niedrig
zu halten. Auch Tänzerinnen, Tänzer und Models sind für die Aufrechterhaltung ihrer
Berufsfähigkeit gezwungen, ihr Körpergewicht nicht zu verändern. Sie können sich neben
ihrer relativ hohen aktiven Muskelmasse, nur 4-7 % Körperfett leisten. Hierbei gibt es
keine Geheimrezepte. Zum Erfolg führt nur eine ständig knappe Ernährung, mit der sie
ein tägliches Training von 4-8 Stunden sichern müssen. Unabhängig von der Ästhetik im
Körperbau, sollte aber der Anteil an Körperfett bei Frauen nicht unter 5 % abfallen, weil
es sonst zu hormonellen Störungen und gesundheitlichen Instabilitäten kommt.

Beim Halten der niedrigen Körpermasse durch restriktive Ernährung kommt es zu solchen
Stoffwechselumstellungen, dass die Betroffenen sich wohl fühlen. Diese Ökonomisierung
von Körperfunktionen stellt eine Art „Hungerstoffwechsel" dar und wird ohne große Reserven reguliert.

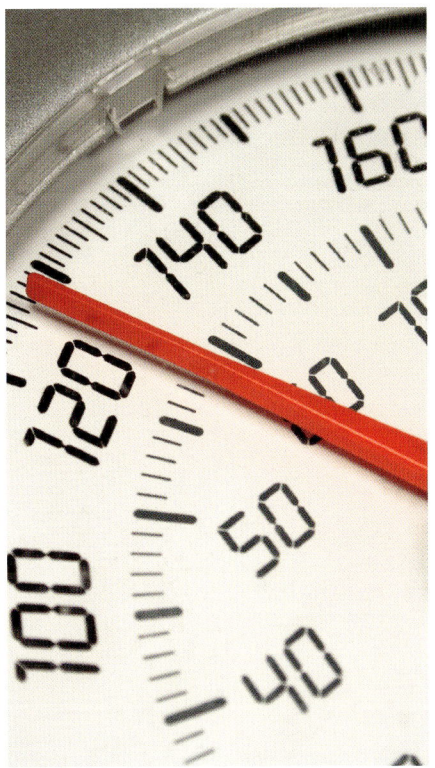

Die Leistungsfähigkeit in dieser Sportartengruppe ist zu halten, indem die
Nahrungsaufnahme mehrfach am Tag
in kleinen Portionen erfolgt. Das ist deshalb notwendig, damit das Leberglykogen
nicht zu stark abfällt und die Regulation
des Blutzuckerspiegels erhalten bleibt. Das
Leberglykogen sichert die Homöostase des
Blutzuckers und damit die Leistungsfähigkeit von Gehirn und Zentralnervensystem.
Die Nervenfunktionen hängen obligat von
der Glukoseversorgung ab.

Bei einem durchschnittlichen Körpergewicht von 45-65 kg in dieser Population, erfolgt eine Nahrungsaufnahme von
1.700-2.000 kcal∕Tag. Bezogen auf das
Körpergewicht werden 35-39 kcal∕kg aufgenommen. Pro Trainingsstunde werden
zusätzlich etwa 150-250 kcal verbraucht.

Wenn für die einzelnen Turnübungen (Barren, Reck, Ringe, Pferd, Boden) 32-37 kcal benötigt werden, dann erhöht sich bei 10facher Wiederholung der Energiemehrbedarf auf 300-400 kcal. Bei hoher Trainingsbelastung werden bei niedrigem Gewicht 2.700 kcal/Tag und bei hohem 3.000 kcal/Tag benötigt. Bei schwereren Männern ist der Energiebedarf höher als bei den leichteren Frauen.

Bei der relativ niedrigen Energieaufnahme in dieser Sportartengruppe, ist auf die Vollwertigkeit der Lebensmittel zu achten. Die Nahrungsmittel sollten eine hohe *Nährstoffdichte* und geringe *Energiedichte* aufweisen (**Tab. 1/3.1.1**). Die Aufnahme von Nahrungsmitteln mit hohem *glykämischen Index* (Haushaltszucker, Fruchtzucker, Kuchen, Gebäck, Pralinen, Limonaden, Cola-Getränke u. a.) ist zu meiden. Sie sollten nur als Notfallernährung bei abgefallenem Blutzucker dienen. Aufgrund ihrer niedrigen Nährstoffdichte sind sie für diese Sportarten zu meiden. Lebensmittel mit hoher Nährstoffdichte sind Vollkornbrot, Getreideprodukte, Milchprodukte, Obst, Gemüse u. a. (**Tab. 1/3.1.1**). Um einem Fettansatz entgegenzuwirken, wird eine Verteilung der Energieträger von 50 % Kohlenhydrate, 18 % Proteine sowie 32 % Fette empfohlen (**Abb. 1/3.1.1**). Der Diätmarkt orientiert sich auf die unterschiedlichen Anforderungen in Beruf und Sport. Das Angebot an Nahrungsergänzungsmitteln, diätetischen Lebensmitteln, Functional Food u. a. ist riesig und auch für den Sachkundigen kaum noch überschaubar (**Tab.1/3.1**).

Zu beachten ist, dass ein Großteil der handelsüblichen Snacks viele verdeckte Fette enthält (**Tab. 2/3.1.1**).

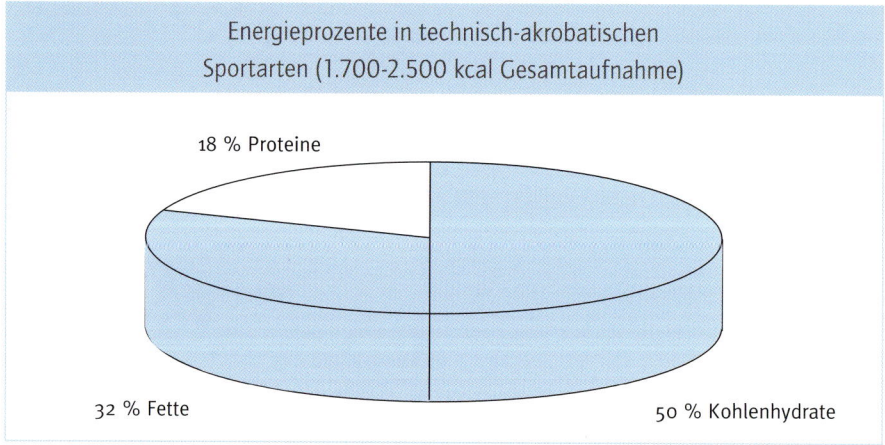

Abb. 1/3.1.1: Verteilung der Energieträger in den technisch-akrobatischen (kompositorischen) Sportarten bei etwa 2.000 kcal Energieaufnahme

Tab. 1/3.1.1: Lebensmittel mit hoher Nährstoffdichte (enthalten viel Vitamine und Mineralien)

Grundprodukte	Verarbeitungsprodukte
Getreide /Körner	Brote, Nudeln, Haferflocken; Reis, Mais
Milch	Joghurt, Quark, Käse
Fisch	Hering, Forelle, Lachs, Makrele
Fleisch	Rind, Schwein, Schaf, Geflügel
Nährstoffgemische	Müsli (Getreide, Haferflocken, Milch, Nüsse, Trockenfrüchte)
Getränke	Apfel-, Zitrus-, Trauben- und Beerensäfte; Bier, Malzbier, alkoholfreie Biere; Mineralwasser
Kartoffel	Kartoffeln, Kartoffelsalate, Chips
Früchte	Bananen, Äpfel, Zitrone, Orange, Tomate, Paprika
Gemüse	Möhren, Kohlrabi, Rosenkohl, Kraut, Bohnen

Tab. 2/3.1.1: Lebensmittel mit hohem Kaloriengehalt, der auf verdeckte Fette zurückgeht (modif. nach: SCHECK, 2002).

Lebensmittel	Kaloriengehalt/100 g	Prozent Fett vom Gesamtenergiegehalt
Majonäse	727	90-99
Haselnüsse	648	80-89
Erdnüsse (geröstet)	601	70-79
Milchschokolade	537	50-59
Kartoffelchips	534	50-59
Nuss-Nougat-Brotaufstrich	533	50-59
Salami	519	80-89
Butterkekse	514	40-49
Leberwurst	420	80-89
Gouda (45 % Fett/Trockenmasse)	365	70-79
Sahnetorte	365	60-69
Müsliriegel	345	30-39
Räucheraal	329	70-79
Croissant	327	50-59
Pommes frites	306	40-49
Wiener Würstchen	279	70-79

Als Orientierung zum Halten einer niedrigen Körpermasse gilt eine proteinreiche und fettarme Ernährung. Die Hauptproteinträger sind: fettarmes Fleisch, Eier, Magerkäse, Magerquark, Molke und fettarme Milch sowie Fisch.

Bei der Fettaufnahme muss auf die Zufuhr essenzieller Fettsäuren (z. B. Linol- und Linolensäure) geachtet werden. Das erfordert regelmäßige Fischmahlzeiten und Pflanzenölaufnahme (z. B. über Salate).

Die Nahrungsaufnahme in kleinen Portionen (6-8/Tag) unterdrückt das Hungergefühl und stört das Training nicht. Bei den im Verhältnis zur Normalpopulation „untergewichtigen" Sportlern kommt es zur Ausprägung eines Sparstoffwechsels, d. h. einer hohen Stoffwechselökonomie. An diese Situation haben sich die meisten gewöhnt und fühlen sich wohl. Durch den Sparstoffwechsel steigt der Endorphinspiegel („Glückshormone") an. Die Sicherung der Vitamin- und Mineralstoffbilanz ist von praktischer Bedeutung, insbesondere die Aufnahme antioxidativer Vitamine (s. Kap. 4). Zur Sicherung des Proteinaufbaus ist auf die ausreichende Zufuhr von Vitamin B_6 zu achten.

In der puberalen Wachstumsphase steigt der Proteinbedarf. Die höhere Proteinaufnahme sichert bei Mädchen die Belastbarkeit in Schule und Leistungssport. Der hohe psychophysische Belastungsstress, z B. bei Turnerinnen, führt objektiv zur Wachstumsverzögerung. Die Entwicklung der Mädchen und auch Jungen bleibt unter der Durchschnittsentwicklung der Normalpopulation zurück (FRÖHNER, 1993). Nach Beendigung der Sportkarriere wird das alles natürlich korrigiert. Erfolgt eine restriktive Energieaufnahme zum Erreichen des Wunschgewichts, dann kann die Belastbarkeit im Stütz- und Bewegungssystem gestört werden. Verbleiben schlanke Mädchen im amenorrhoischen Zustand (keine Regel), dann können sich bei harter Trainingsbelastung *Knochenaufbaustörungen* entwickeln. Um dem vorzubeugen, ist die Ernährung auf erhöhte Aufnahme von Kalzium, Magnesium, Fluor und Vitamin D zu orientieren und die Belastungsparameter sind zu verändern.

Unabhängig von den Kindern und Jugendlichen im Leistungssport, steigt die Zahl der Schulkinder, die sich fehlerhaft ernähren (**Tab. 3/3.1.1**). Hierbei geht es um die Aufnahme hochkalorischer Produkte mit einer geringen Nährstoffdichte. Bei dieser Ernährungsweise kommt es, wenn die körperliche Aktivität oder Sport vernachlässigt wird, zur Zunahme des Körpergewichts. Immerhin ist gegenwärtig jedes sechste Schulkind übergewichtig. Bei der Nahrungsaufnahme werden auf der Seite der Kohlenhydrate verschiedene Zuckerformen aufgenommen, die unterschiedlich schnell verdaut werden. Am schnellsten gelangen die Einfachzucker ins Blut und am langsamsten die Komplexkohlenhydrate, die längere Glukoseketten (Polysaccharide) aufweisen (**Tab. 4/3.1.1**).

Tab. 3/3.1.1: Ernährung und Fehlernährung sporttreibender Kinder und Jugendlicher

Belastung	Schule und zusätzlich 4-10 Stunden Training / Woche.
Energiebedarf	Bei 40-55 kg: 1.400-2.200 kcal/Tag (35-40 kcal/kg) ohne Training. Je Trainingsstunde: 150-250 kcal Mehrverbrauch.
Ernährung	Idealvorstellung: 55 % Kohlenhydrate, 15 % Proteine, 30 % Fette. Hinzu kommen Lebensmittel mit hoher Nährstoffdichte. Realität: Reichlich Fett- und Kohlenhydrataufnahme oder Lebensmittel mit hoher Energiedichte.
Fehlernährungs-ursachen	**Fast Food-Ernährung :** Pommes frites, Big Mac, Hamburger u. a. **Lebensmittel mit hohem glykämischen Index**: Süßwaren, Kekse, Schokolade, Chips. **Getränke**: Cola Getränke, Limonaden, Designergetränke **Abendliche Fressanfälle (Night-Eating-Syndrom):** Überreichliche, späte Nahrungsaufnahme verursacht am nächsten Tag Appetitlosigkeit (Sattheit).

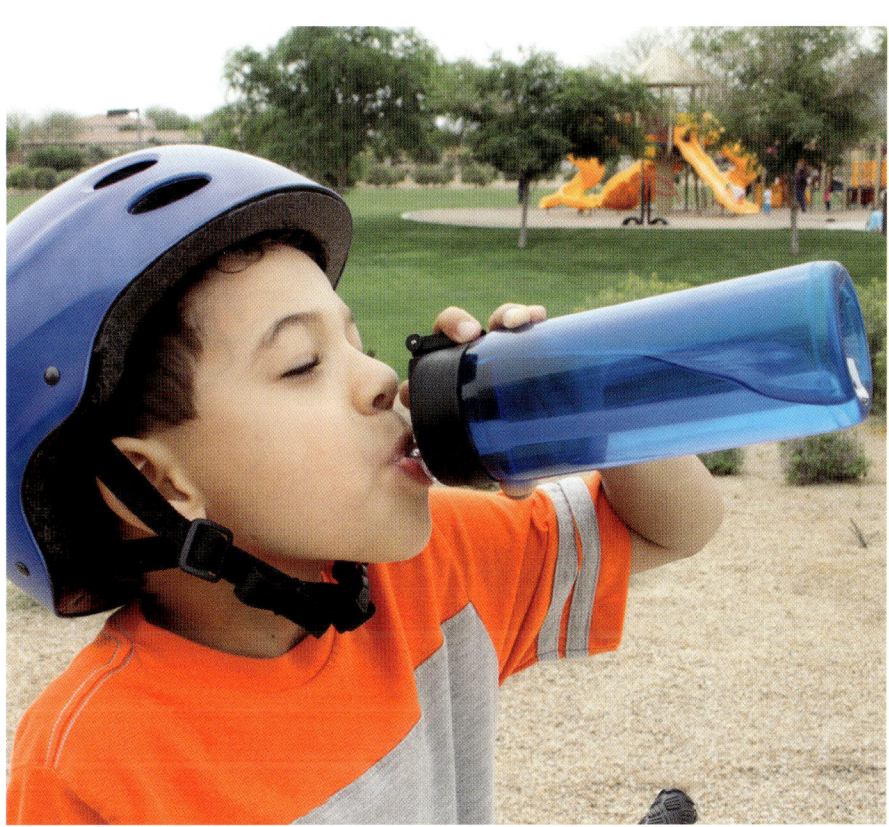

Tab. 4/3.1.1: Zuckerformen in Nahrungsmitteln

Kohlenhydrate	Bezeichnung	Vorkommen
Einfachzucker (Monosaccharide)	**Glukose**	Süßwaren, Getränkezusatz
	(Traubenzucker)	(Limonaden, Cola-Getränke)
	Fruktose	Honig, Früchte
	(Fruchtzucker)	
	Galaktose	Milch
	(Schleimzucker)	
Zweifachzucker (Disaccharide)	**Saccharose**	Haushaltzucker, Marmelade, Süßwaren
	(Rüben- und Rohrzucker: Glukose + Fruktose)	
	Maltose	Malzbier
	(Malzzucker: Zwei Moleküle Glukose)	
	Lactose	Milch
	(Milchzucker: Glukose + Galaktose)	
	Trehalose (Mutterkornzucker)	Backhefe, Pilze, Algen (weniger süß als Glukose)
	Besteht aus 1,1-verknüpften Glukoseresten	
Mehrfachzucker (Oligosaccharide)	**Maltotriose**	Sportenergiegetränke, Malzbier
	Maltotetrose	
	Maltopentose	Weißbrot, Knäckebrot, Zwieback
	Dextrine	
Vielfachzucker (Polysaccharide)	**Amylopektin**	Kartoffeln, Getreide, Brot, Nudeln
	Amylose	Bananen
	(Pflanzenstärke)	
	Glykogen	Fleisch, Leber
	(Tierische Stärke)	
	Pektin, Lignin	Obst, Gemüse, Ballaststoffe (Getreide, Randschichten, nichtverdauliche Kohlenhydrate)
	Zellulose	

ESSSTÖRUNGEN

In den Sportarten, in denen Sportlerinnen und Sportler ihre Körpermasse niedrig halten müssen oder wollen, finden sich die meisten mit Essstörungen. Gegenwärtig führen zwei Grundmotive zur Entwicklung von Essstörungen. Einige Sportler haben die Vorstellung, dass nur bei *Gewichtsabnahme* sich die *Leistungen verbessern* lassen. Das andere Motiv ist das öffentlich von Medien aufgebaute *Schlankheitsideal.* Von den Medien wird dem Normalbürger ein *Schlankheitsideal* (Models, Schauspielerinnen) vorgestellt, das bewusst oder unbewusst zum Nacheifern anregt. Schlanksein wird dabei mit Jungsein gleichgesetzt. Die meisten Nacheiferer sind Mädchen und junge Frauen im Alter von 12-35 Jahren.

Im Leistungssport betrifft diese Fehlmotivation beide Geschlechter, mit der Dominanz der Sportlerinnen. Betroffen sind nicht nur Turnerinnen, Tänzerinnen oder Eiskunstläuferinnen. Auch Läuferinnen, Triathletinnen, Radsportlerinnen u. a. versuchen, Masse abzubauen und erhoffen sich dadurch Leistungsvorteile. Im Gegensatz zu den Essstörungen, die sich mit psychiatrischen Hintergrund entwickeln (Anorexia nervosa, Bulimie, Binge Eating Disorder/Esssucht) hat die neu klassifizierte *Anorexia athletica*, auch als *Sportlermagersucht* bezeichnet, den Hintergrund einer Leistungssteigerung über die Gewichtsabnahme. Das betrifft die ästhetischen (technisch-kompositorischen) Sportarten, Gewichtsklassensportarten, Ausdauersportarten und Sportspielarten.

Die erste Frau, die im Marathon die Schallmauer von 140 min in 2:19:46 h durchbrach, war eine sehr schlanke Japanerin. Die Marathonolympiasiegerin Naoko TAKAHASHI, lief diese Fabelzeit bei 47 kg Körpergewicht und 1,63 cm Körperhöhe (BMI: 17,9) 2001 in Berlin. Die inzwischen mehrfach verbesserte Zeit von TAKAHASHI vor allem durch die Engländerin Paula RADCLIFF (2:15:25 h), wird damit ebenfalls durch eine wohlproportionierte Läuferin (BMI 2006: 18,1) repräsentiert. Daraus ergibt sich die Frage: Wo ist die Grenze der Gewichtsabnahme für sportliche Vorteile?

Wenn ein Grenzbereich in der Massenabnahme im Leistungssport erreicht ist, kommt es mit Sicherheit zum Leistungsabfall. Besteht seitens der Athletin keine Einsicht, aus einer Essstörungssituation herauszukommen, droht das Karriereende, oft verbunden mit einem Burn-out-Syndrom.

Ein stark gestörtes Essverhalten greift massiv in die Körperfunktionen ein und führt zu schwerwiegenden gesundheitlichen Beeinträchtigungen, Leistungsstagnation und Leistungsabfall (**Tab. 5/3.1.1**).

Tab. 5/3.1.1: Essstörung bei Sportlerinnen und Möglichkeiten der Einflussnahme

Störung	Folgen
Abnahme der Energiespeicher (Glykogen)	Häufung von Zuständen der Unterzuckerung (Hypoglykämie).
Proteinmangel	Rückbildung der Muskelmasse, deutlicher Kraftverlust, Sparstoffwechsel, Leistungsabnahme.
Chronischer Energiemangel	Schwächung des Immunsystems, Häufung von Infekten, Trainingsausfall
Mineral- und Vitamin-unterversorgung	Vitamin D, Folsäure, Eisen, Magnesium Leistungsschwäche, Muskelkrampfneigung
Herz-Kreislauf-System	Extreme Bradykardie (Herzfrequenz unter 40 Schläge/min), Herzrhythmusstörungen.
Hormonsystem	Östrogenmangel, Amenorrhoe, Abnahme der Knochendichte (Stressfrakturen)
Trinken	Dehydrierung, Hitzeunverträglichkeit.

Die Essstörungen können sich in drei Formen äußern:

1. Anorexia nervosa (Magersucht)
2. Bulimia nervosa (Ess-Brechsucht)
3. Atypische Essstörung (Binge Eating Disorder, Anorexia athletica)

Tab. 6/3.1.1: Charakteristik von Essstörungen. Alle aufgeführten Merkmale einer Störung müssen erfüllt sein (Modif. nach: PLATEN, 2000)

Störform	Kennzeichen
Anorexia nervosa (Magersucht)	Ablehnung, das Körpergewicht in bestimmten Bereichen zu halten (Minimum, Alter, Körperhöhe, BMI).
	Angst vor Gewichtszunahme, obwohl Untergewicht Vorliegt.
	Störung der eigenen Körperwahrnehmung.
	Nach Menarche Auftreten einer Amenorrhoe (sekundär).
	Eingeschränktes Essverhalten, keine Versuche abzuführen *(Restricting Type)*.
	Regelmäßige Fressanfälle und Abführverhalten *(Purging Type)*.
Bulimia nervosa (Ess-Brechsucht)	Wiederholte Fressanfälle (2 x Woche über drei Monate).
	Länger andauernde Abführmaßnahmen (Erbrechen, Abführmittel, weitere Medikamente).
	Körperstatur abhängige Selbst-(Fehleinschätzung).
	Regelmäßiges Abführen nach Fressattacken *(Purging Type)*
	Fressattacken werden durch Fasten oder Extrembelastungen kompensiert.
Atypische Essstörung (Binge Eating Disorder/ Essattacke)	Kontrollverlust in der Nahrungsaufnahme.
	2 x wöchentlich Heißhungerattacken mit großer Nahrungsaufnahme.
	Essen bis zum unangenehmen Völlegefühl.
	Nach Essattacken entstehen Schuldgefühle und Depressionen.
	Folgen der Fresssucht ist Übergewicht (BMI > 25).
	Gewichtskontrollen empfohlen. Die Mehrzahl der Betroffenen ist über 40 Jahre alt.
Anorexia athletica	Keine psychiatrische Störung!
	Anfangs kontrollierte Gewichtsreduktion (< 1.200 kcal/d) bis Untergewicht.
	Motivation ist Optimierung oder Maximierung der sportlichen Leistung.
	Kombination von restriktiver Nahrungsaufnahme und Trainingsbelastung führt zur Leistungsminderung, Infektanstieg, Verletzungsanfälligkeit.
	Normalisierung nach Beendigung der sportlichen Karriere.

Da Essstörungen immer mit einem Leistungsverlust einhergehen, werden sie in ihrer ausgeprägten Form nur außerhalb des Leistungssports angetroffen. Essstörungen sind zwar überwiegend bei Sportlerinnen anzutreffen, aber zunehmend auch bei Sportlern in Gewichtsklassensportarten, technischen Sportarten oder Ausdauersportarten. Die männlichen Sportler wollen, meist fehl motiviert durch ihr Betreuerumfeld, ihre Leistung durch die Massenabnahme optimieren oder steigern. Das betrifft Kampfsportler, Skispringer, Langstreckenläufer, Ruderer, Fußballer, Volleyballspieler, Jockeys u. a.

Maßnahmen bei Essstörungen:

1. Bei Verdacht auf Essstörung sind der Body-Mass-Index (BMI = kg/m^2) und die Wachstumsgeschwindigkeit (Kindesalter) zu bestimmen (s. Kap. 14). Der normale BMI von Sportlerinnen liegt über 18,0 kg/cm^2. Die Wachstumsgeschwindigkeit im Kindes- und Jugendalter sollte über 4 cm/Jahr betragen.

2. Aufmerksame psychische Führung der Athletin und Verminderung der Belastung. Zeitweilige Trainingsunterbrechung und Milieuwechsel ist erforderlich. Arztkonsultation und Behandlungsmaßnahmen. Anregung zur Substitution von Mikronährstoffen.

3. Die Behandlung der Essstörung sowie der psychophysischen Fehlhaltungen, die in psychiatrische Erkrankungen übergehen können, ist kompliziert und erfordert das Eingreifen von mehreren Spezialisten (CLASING, 1996, WUNDERER & SCHNEBEL, 2008).

   Da 1-3 % der Jugendlichen um das 14. Lebensjahr an Anorexia nervosa oder Bulimia erkranken können sind Prävention und Behandlung dieser Essstörungen ernst zu nehmen. In der Endkonsequenz kann sich daraus eine psychiatrische Erkrankung entwickeln und trotz Klinikbehandlung sterben etwa 6-10 % der Betroffenen.

3.1.2 MUSKELAUFBAU
(BODYBUILDING, GEWICHTHEBEN, KRAFTSPORT)

Die Ziele beim Aufbau der Muskelmasse sind unterschiedlich. Einmal geht es um den Aufbau der **Maximalkraft** zum Anheben eines Sportgeräts (z. B. Gewichtheben mit einer Hantel oder anderen schweren Gegenständen). Andererseits steht die äußere Darstellung der Muskulatur im Mittelpunkt, im Rahmen der Wettkampfordnung beim *Bodybuilding*. Die konditionellen Bewegungsanforderungen sind beim Bodybuilding begrenzt. Neben dem maximal möglichen Zuwachs aller sichtbaren Muskelgruppen bei Männern und Frauen gibt es beim Bodybuilding, noch sanfteren Formen. Diese sind, von Frauen betrieben, *Bodystyling* und *Bodyshaping*. Bei der Zwischenform, dem *Aerobic*, werden tänzerische und akrobatische Elemente angeboten, so dass zusätzlich dynamische Kraft, Koordination und Kondition trainiert werden müssen.

Eine Sondervariante dürfte die Massenvergrößerung bei asiatischen Sumoringern sein, die an der höchstmöglichen Zunahme ihrer Fett- und Muskelmasse arbeiten.

Zum Muskelaufbau führen verschiedene Formen des Widerstandstrainings, auch als *Krafttraining* bezeichnet. Nach dem Pyramidensystem wird bis hin zur Maximalkraft an der Körperformung gearbeitet. Das Krafttraining erfolgt in statischer (isometrischer) und dynamischer Form.

Der Muskelaufbau ist mit einer normalen Mischkost nicht möglich. Nur wenn das Krafttraining mit einer betonten Protein- oder Aminosäuren- Aufnahme gekoppelt wird, kann eine *Muskelhypertrophie* erreicht werden. Nicht alle Menschen eignen sich zur Ausbildung einer extremen Muskelhypertrophie.

Die von der DGE ausgesprochene Empfehlung zur täglichen Proteinaufnahme von 0,8-1,2 g/kg Körpergewicht, reicht für die Steigerung der Muskelkraft oder die gezielte Muskelfaserhypertrophie nicht aus. Diese empfohlene Proteinmenge wird in der Praxis der Bodybuilder und Kraftsportarten zeitweilig um den Faktor 3-4 übertroffen.

Die Bodybuilder und Gewichtheber nehmen pro Trainingstag 2,5-3,5 g/kg Körpergewicht Proteine auf. Im Aerobic-Sport genügen 1,5-2,0 g Protein/Tag zur Sicherung der dynamischen Kraftelemente. Neben der Aufnahme von proteinreichen Nahrungsmitteln nehmen diese Sportler zusätzliche Aminosäuren und Proteinhydrolysate auf. Detaillierte Empfehlungen für den Muskelaufbau und der Nutzungsmöglichkeit von Wirkstoffen, können bei ARNDT (1999) und ARNDT & ALBERS (2001) nachgelesen werden.

Tab. 1/3.1.2: Proteinreiche Nahrungsmittel

Nahrungsmittel	Protein (g/100 g)	Kohlenhydrate (g/100 g)	Fette (g/100 g)	Energiegehalt (kcal/100 g)
Magerkäse	38	3	2	167
Erdnüsse	28	16	45	495
Fettkäse	26	245	30	375
Linsen	26	53	2	300
Bohnen (getrocknet)	26	47	2	260
Erbsen	23	52	2	290
Kalbfleisch (mager)	22	–	3	111
Schweinefleisch	21	–	7	140
Rindfleisch (mager)	21	–	4	115
Mandeln	21	14	53	620
Hering	20	–	17	155
Hühnerfleisch (fett)	19	–	9	171

Einige Profibodybuilder benutzen zum Muskelaufbau anabol wirkende Substanzen (anabole Steroide, Wachstumshormon, IGF 1, Insulin u. a.). Im Profibodybuilding ist die Dopingregel begrenzt. Der Gebrauch von anabolen Steroiden fördert die trainingsbedingte Muskelhypertrophie und bewirkt ein Einschmelzen von Unterhautfettgewebe bei Männern und Frauen. Wenn vor dem Wettkampf noch zusätzlich Kalium zur Entwässerung aufgenommen wird, damit die Muskeln besser hervortreten, ist ein lebensgefährlicher Funktionszustand erreicht.

Wenn viel Kalium und wenig Salz aufgenommen wird, dann kommt es zum intrazellulären Austausch von Natrium gegen Kalium. Zellen ohne Natrium trocknen aus, sie verkleinern sich. Wenn zusätzlich kaum getrunken wird, sinkt der Hämatokrit. Durch die extreme Bluteindickung infolge Flüssigkeitsmangel und hoher Kaliumaufnahme sind bereits Todesfälle bei Bodybuildern eingetreten.

Auf die Anabolikaeinnahme sollten beim Bodybuilding verzichtet werden, weil es gesundheitsgefährdend ist und die ethischen Prinzipien im Sport untergräbt. Beim Missbrauch anabol wirkender Substanzen, die auf der Dopingliste stehen, sind folgende Nebenwirkungen zu erwarten (BEUKER, 1992):

- Ausbildung einer *Steroidakne* bei beiden Geschlechtern.
- *Brustvergrößerung* bei Männern.
- *Atrophie der Brüste* bei Frauen.
- *Exophthalmus* (Hervortreten der Augen) bei beiden Geschlechtern.
- *Glatzenbildung* bei Männern.
- *Veränderte Körperbehaarung* (Scham, Oberlippenbart bei Frauen).
- *Verkleinerung* von Penis und Hoden; *Wachstum* der Klitoris.
- *Verquollene* Muskulatur und Abnahme des Unterhautfettgewebes.
- *Extreme Schulterbreite bei Frauen* u. a.

Erfolgt der Missbrauch noch im Wachstumsalter, dann nimmt die Schuhgröße zu und die Kinnpartien werden länger.

Die aufgeführten Nebenwirkungen sollten vernünftige Bodybuilder davon abhalten, ihren Muskelaufbau mit anabolen Substanzen zu beschleunigen oder extremer zu gestalten. Werden erlaubte Wirkstoffe über das Internet oder auf dem grauen Markt besorgt, so ist mit Verunreinigungen der Präparate durch Prohormone zu rechnen.

Bei Bodybuildingwettbewerben werden inzwischen die auffälligsten Entartungen mit Punktabzügen bestraft. Hierzu gehören: Steroidakne, Brustvergrößerung beim Mann, Silikonimplantate bei Frauen u. a.

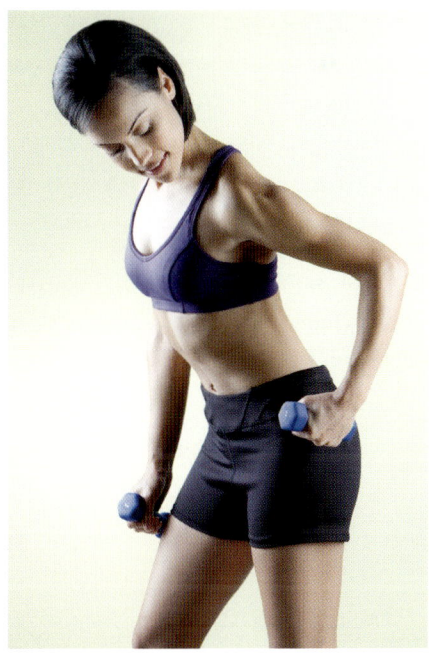

Durch die Nutzung von Aminosäurenkonzentraten im Training (s. Kap. 8), verbunden mit Ernährungsumstellungen, ist auch ein physiologisch unterlegtes Muskelwachstum zu erreichen. Ein Beleg dafür sind die Gewichtheber, die im Leistungssport strengen Trainingskontrollen unterliegen und trotzdem ihre Wettkampfleistungen (Rekorde) steigern.

3.1.3   LANGZEITAUSDAUERLEISTUNGSFÄHIGKEIT

Längere Zeit galt der Marathonlauf über 2-5 Stunden als das Höchstmaß menschlicher Ausdauerleistungsfähigkeit. Inzwischen schaffen in vielen Ländern Millionen Bürger problemlos die Distanz von 42,195 km in 3-4 Stunden. Seit über 10 Jahren ist eine Zunahme der Wettkampfstreckenlängen bei allen Ausdauersportarten zu beobachten. Das sind Extremstrecken im Lauf bis 3.100 Meilen (4.989 km), Etappenläufe über 4.000 km u. a. Im Radsport werden Einzelrennen bis 1.000 km oder gar Weltumrundungen gestartet (real 15.000-22.000 km). Die extreme Transamerikalauf von Los Angeles nach New York (~ 4.800 km), für den man über 60 Tage braucht, ist inzwischen vom Transeuropalauf überboten worden. Hier ging die Laufstrecke von Lissabon (Portugal) nach Moskau (Russland) in 64 Tagen über 5036 km. Der Sieger 2003 (R. WIMMER/D) benötigte 480:29:51 h. Eine einzige Frau aus Japan schaffte die Distanz in 785 h.

Neben Langetappenrennen wird auch die mittlere Höhe Ziel von Leistungsvergleichen. Ein Marathonlauf in extremer Höhe (Everest-Marathon in Nepal) beginnt bei 5.200 m und endet in 3.400 m Höhe.

Die seit 1982 stattfindende Raddurchquerung der USA (Race Across America/RAAM) muss bei ~ 4.700 km in einem oberen Zeitlimit für Einzelfahrer von 12 Tagen und 5 Stunden über 57 Kontrollstellen gefahren werden. Das erfordert ein tägliches Rad fahren von ~ 500 km bzw. einer Durchschnittsgeschwindigkeit von 17 km/h, bei geringsten Schlafpausen. Beim RAAM werden täglich 8.400-13.200 kcal aufgenommen (CLARK et al., 1992). Die stündliche Energieaufnahme zur Deckung des Bedarfs sollte 200-800 kcal betragen (KREIDER, 1991). Trotzdem ist ein Energiedefizit bei Langstreckenwettbewerben obligat (KNECHTLE & KNECHTLE, 2006).

Der Weltrekordhalter (W. SCHWERK/D) verbrauchte beim 3.100 Meilen-Lauf 2006 in den 41 Tagen 8 h 16 min 39 s über 400.000 kcal. Er lief täglich im Durchschnitt 120,88 km!

Im Triathlon wird der Langtriathlon inzwischen in dreifacher, 10facher und bis zur 20fachen Version gestartet, das bedeutet mehrere Wochen ununterbrochener Belastung. Sensationell war der 10fache Ironman, der als kompletter Einzelwettkampf über 10 Tage erstmals 2006 in Mexiko durchgeführt wurde. Der Sieger benötigte insgesamt 125,5 h (11-15 h im Einzelwettkampf). Bei acht Triathleten nahm die Körpermasse um 1,15 kg und die Fettmasse um 0,9 kg signifikant ab (KNECHTLE et al., 2008).

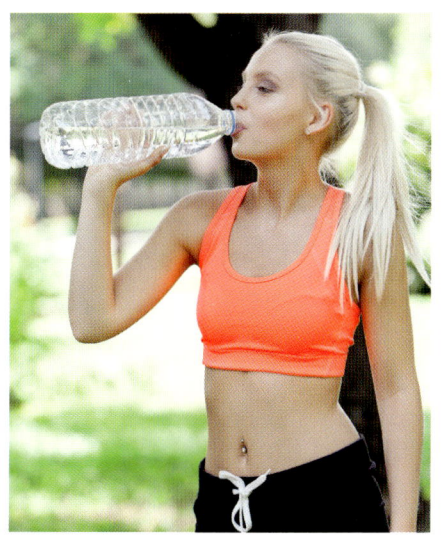

Die Schwimmer absolvieren immer längere Strecken, wie die Kanalschwimmer von Dover (UK) nach Calais (F). Die Idealstrecke von ~ 34 km wird infolge Strömungen nicht eingehalten. Bei Wassertemperaturen von 14-16 °C betrug die Rekordzeit bei der Kanalüberquerung 2007: 6 h 57 min 50 s bei den Männern (P. STOJTSCHEW/ BUL) und bei den Frauen 2006: 7 h 25 min (Y. HLAVACOVA/CZ). Pro Stunde werden 600-800 kcal verbraucht, die als Flüssigkeit vom Begleitboot gereicht werden.

In Form eines *Gigathlons* in der Schweiz (2002), bei dem täglich fünf Ausdauerdisziplinen bewältigt werden mussten (793 km Rennrad, 312 km Mountainbike, 175 km Inline-Skates, 188 km Laufen und 26 km Schwimmen), wurde die Schweiz umrundet. Die Athleten legten in sieben Tagesetappen insgesamt 1.494 km bei 21.000 m Höhenunterschied zurück; sie wurden täglich über 211 km belastet. Das erfordert neue Ernährungsweisen und eine andere Kräfteeinteilung.

ERNÄHRUNG BEI FESTGELEGTEN TAGESETAPPEN

Da die Nahrungsaufnahme aus Zeitgründen überwiegend während der Belastung erfolgt, ergeben sich völlig neue Anforderungen an die Darreichung. Die Begleiter haben immer mehr Verantwortung für das Durchhalten, besonders dann, wenn gesundheitliche Störungen (z. B. Durchfall, Verletzung) auftreten oder der Ernährungsplan verändert werden muss.

Das Straßenrennen „Tour de France" ist bezüglich der energetischen Anforderungen am besten untersucht. Bei der Tour nahmen die Radsportler durchschnittlich 7.780 kcal/Tag auf. Bei extremen Bergetappen stieg der Energieverbrauch bis auf etwa 9.000 kcal an (SARIS et al., 1989; LINDEMANN, 1991). Bemerkenswerterweise erfolgte die Hälfte der täglichen Energieaufnahme auf dem Rennrad.

Zur Sicherung von Radbelastungen hochtrainierter Athleten werden 800-1.000 g Kohlenhydrate, 250 g Protein und 215-320 g Fette pro Renntag aufgenommen. Die angeführten oberen Mengengrenzen liefern eine Energie von über 8.000 kcal/Tag.

Um einem energetischen Defizit zu entgehen, müssen die Athleten am Ende eines mehrtägigen Events immer mehr Fettsäuren aufnehmen, um die Gesamtenergiebilanz zu sichern. Wird die Proteinaufnahme vernachlässigt, dann ist infolge der Abnahme des kolloidosmotischen Druckes in den Gefäßen die Ausbildung von Ödemen an den Füßen oder Händen die Folge (KNECHTLE & BIRCHER, 2005). Hierbei schwellen die Füße beim Wettkampf oder kurz danach an, entzünden sich und zwingen unerfahrene Sportler (Läufer) zur Aufgabe.

Wenn die Ernährung bei längern Belastungen analysiert wird, so ist zu unterscheiden, ob es sich um eine professionell festgelegte Einmalbelastung oder Etappenbelastung handelt, wie z. B. bei der Tour de France oder einem 100-km-Lauf, 100-Meilen-Lauf, einem Langtriathlon. Bei festgelegten Eintagesbelastungen gibt es keine Probleme mit dem Schlaf. Da bei diesen Wettbewerben hohe Durchschnittsgeschwindigkeiten angestrebt werden; erfordern sie die Aufnahme einer leicht verdaulichen und schnell aufnehmbaren Ernährung während des Wettkampfes oder in kurzen Erholungspausen. Die Athleten sichern ihre Leistung energetisch zu durchschnittlich 65 % mit Komplexkohlenhydraten ab. Dabei hat sich die *Banane* als am magenverträglichsten erwiesen. Analysen zu Unverträglichkeiten aufgenommener Wettkampfernährung ergaben, dass sich Sportler zu hohe Anteile von Fructose zuführten. Die Fruktose verursacht bei Konzentrationen über 3 % Magen-Darm-Probleme. Bei mehrstündigen Langzeitbelastungen kann eine Mischung von Glukose und Fruktose im Verhältnis 2:1 die Kohlenhydratoxidationsrate auf 1,56 g/min steigern (JENTJENS et al., 2004). Bei der Zufuhr von 1,2 g/min Glukose und 1,2 g/min Fruktose über 150 min Radbelastung konnte die Oxidationsrate der Kohlenhydrate auf 1,75 g/min gesteigert werden (JENTJENS & JEUKENDRUP, 2005).

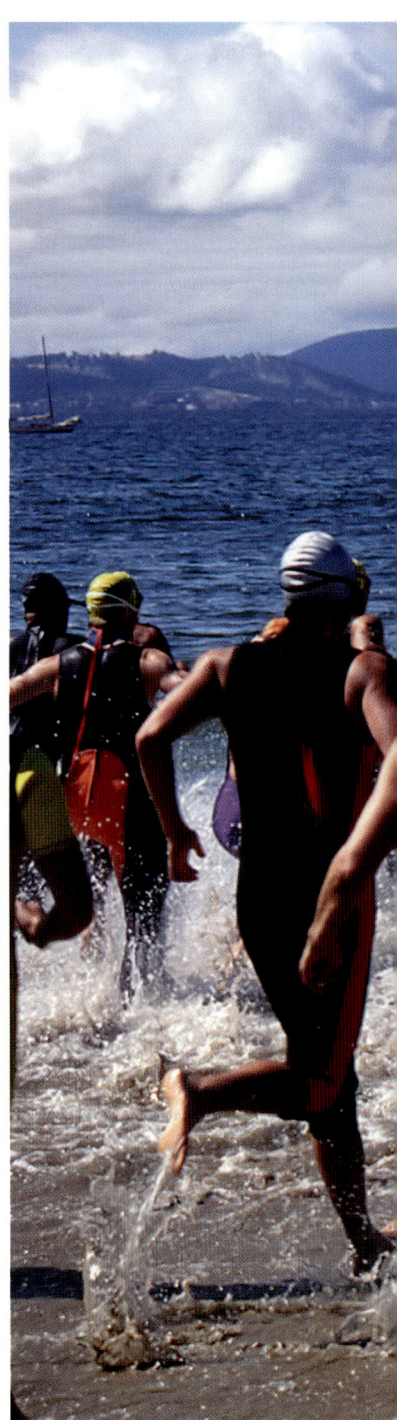

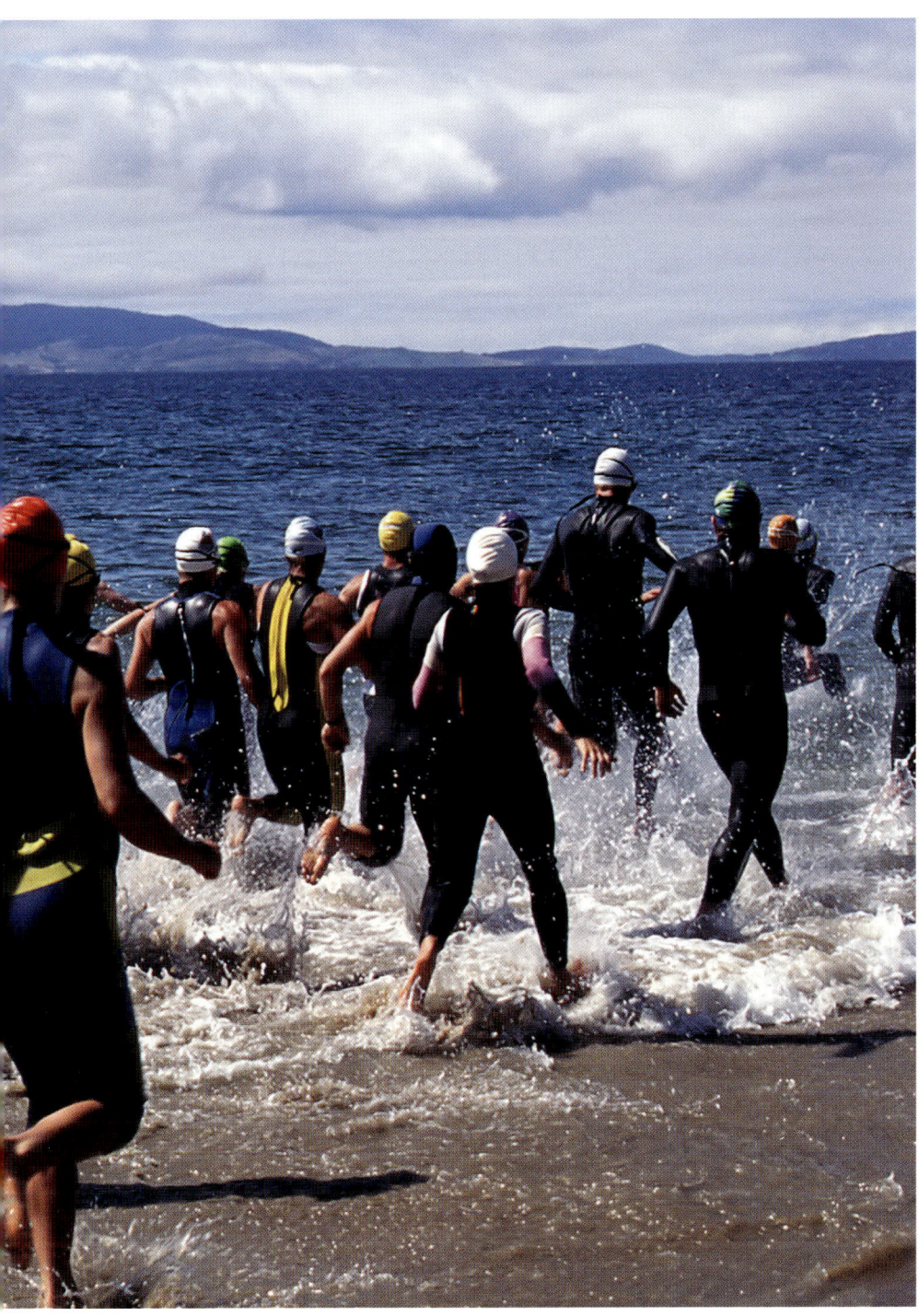

Als Grundregel gilt bei Langzeitausdauerbelastungen über 120 min, dass pro Belastungs-stunde 40-60 g Kohlenhydrate aufgenommen werden. Die Aufnahme kombinierter Koh-lenhydrate ist wirkungsvoller als die alleinige Glukosezufuhr (JEUKENDRUP, 2010). Da-durch kann die Kapazität des natriumgekoppelten Glukosetransporters SGLT1, der etwa 60 g/h Glukose befördert, umgangen und der Fruktosetransporter (GLUT 5) zusätzlich genutzt werden.

Bei moderaten bis intensiven Ausdauerbelastungen über 3 h Dauer kann mit einer Koh-lenhydratoxidationsrate von 1,0 g/min bis 1,75 g/min gerechnet werden.

Um die Blutglukosekonzentration nicht unter 4 mmol/l (72 mg/dl) abfallen zu lassen, sollten etwa 30 g KH/h zugeführt werden. Durch zahlreiche Untersuchungen ist erwie-sen, dass die Aufnahme von 32-52 g KH/h die Ausdauerleistungen (Rad, Lauf) um 18-22 % bei vorgegebener Geschwindigkeit verlängern kann (**Abb. 1/3.1.3**). Zu den Binsen-weisheiten der Etappenwettkämpfer gehört, dass sie ihren Fettstoffwechsel und auch den Hungerstoffwechsel (Ketonkörperbildung als Ersatzkohlenhydrat) trainiert haben müssen. Das Training des Fettstoffwechsels setzt stets Dauerbelastungen von 3-5 (2-4) Stunden/ Woche und mehrere Einheiten davon voraus.

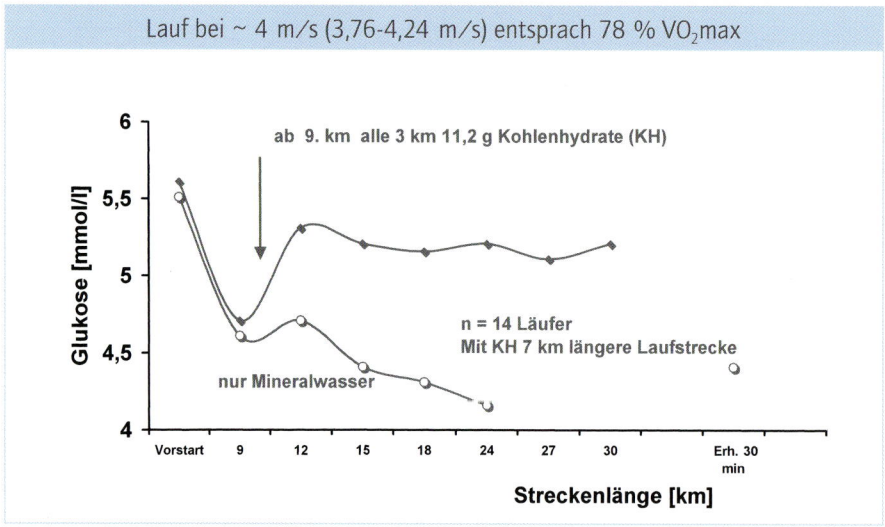

Abb. 1/3.1.3: Wirkung fortlaufender Glukoseaufnahme auf die Blutglukosekonzentration bei einer Laufgeschwindigkeit vom 4 m/s (14,4 km/h) im Vergleich zur Wasseraufnahme. Die Glukoseauf-nahme beeinflusste die Leistungsfähigkeit positiv, indem die Läufer bei der Vorgabegeschwindigkeit 20 % länger laufen konnten. Eigene Daten

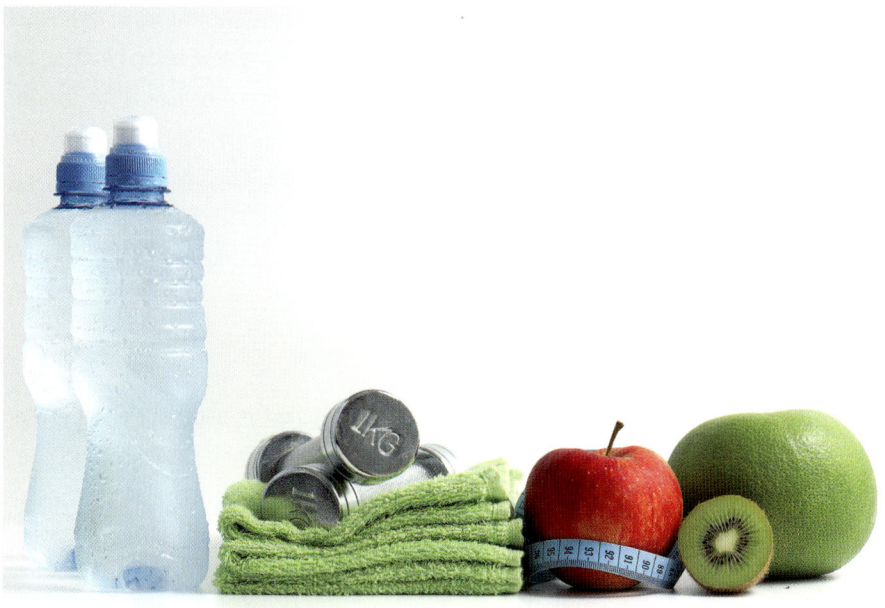

ERNÄHRUNG BEI MEHRTÄGIGER EXTREMBELASTUNG

Damit die wiederholten Extrembelastungen verdauungstechnisch sicher abgesichert werden können, kehren die Athleten zur natürlichen Ernährung zurück. Nur so überstehen sie die Belastung ohne Magen-Darm-Probleme. Die Ernährungsanalysen bei Extrembelastungen ergaben, dass die zugeführten Anteile der Energieträger sehr unterschiedlich waren. Einheitliche Vorgaben zur Verteilung der Energieträger sind bei Ausdauerbelastungen unreal; fest steht aber, dass die meisten Extremsportler über 60 % ihrer Energie aus Kohlenhydraten gewinnen.

Inzwischen liegen Ernährungsanalysen von Extrembelastungen vor, wie z. B. dem Drei-fachlangtriathlon (ZAPF et al., 2002) und Zehnfachlangtriathlon (KNECHTLE & MÜLLER, 2002). Diesen Daten ist zu entnehmen, dass der tägliche Energiebedarf bei mehrtägi-ger durchgehender Belastung deutlich unter 500 kcal/h beträgt. Bei einer Belastung von über 240 Stunden (10 Tage, einschließlich 1-2 h Kurzschlaf pro Tag) wurden ins-gesamt 7.811 kcal/Tag aufgenommen. Allerdings wechselte die Energieaufnahme von 5.600 kcal am dritten Tag bis zu 9.770 kcal am siebenten Belastungstag beim Zehnfach-langtriathlon. In der Gesamtverteilung der Energieträger dominierten die Kohlenhydrate mit 67,4 % (**Abb. 2/3.1.3**).

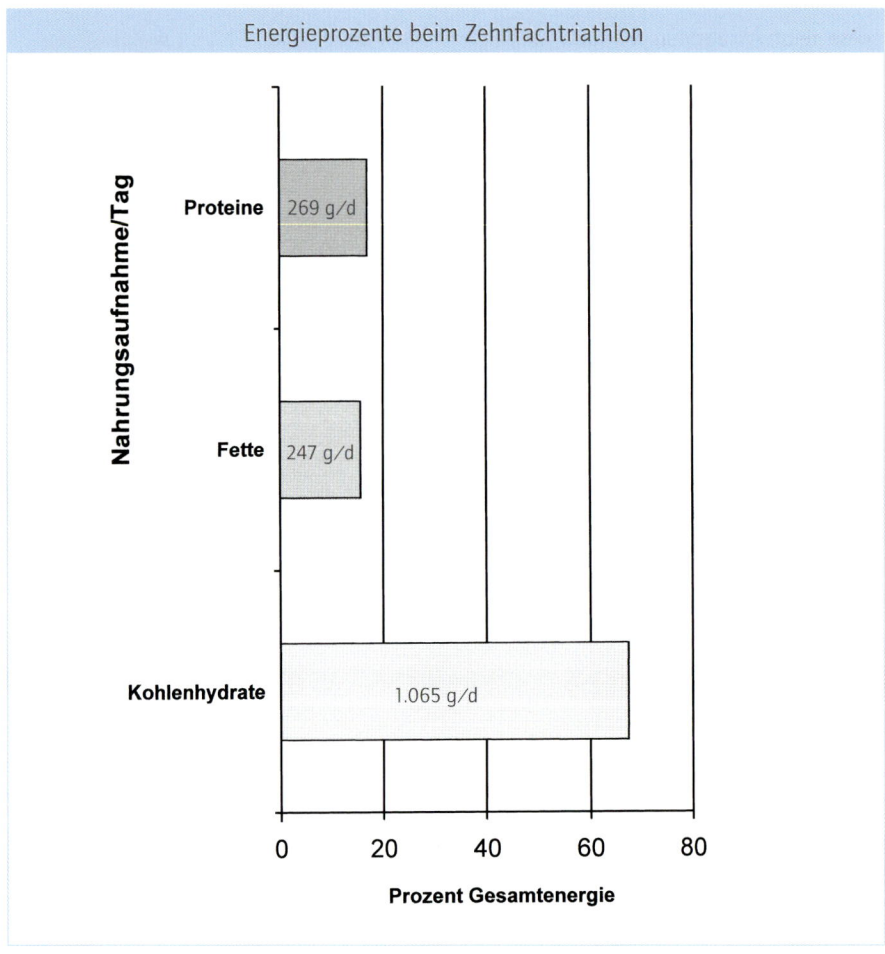

Abb. 2/3.1.3: Verteilung der aufgenommenen Energie pro Tag über die Hauptnahrungsmittel bei einem Zehnfachlangtriathlon eines Schweizer Arztes. Angaben nach: KNECHTLE & MÜLLER (2002)

Bemerkenswert ist, dass beim Zehnfachlangtriathlon keine Kohlenhydratkonzentrate oder handelsübliche Getränke aufgenommen wurden. Ab dem fünften Belastungstag stellte sich ein zunehmender *Proteinbedarf* ein und führte zu einer Proteinaufnahme von bis zu 4 g/kg Körpergewicht. Der *Proteinhunger* wurde über Milch und Milchprodukte kompensiert. Bei Hitzetagen wurde die Aufnahme fetthaltiger Lebensmittel deutlich vermindert.

Zu ähnlichen Daten in der Energieaufnahme kamen ZAPF et al. (2002). Sie konnten jedoch eine größere Schwankung in der Aufnahme der Energieträger beim Dreifachlangtriathlon belegen. Aufgrund der relativ niedrigen Fortbewegungsgeschwindigkeit lag der durchschnittliche Energieverbrauch bei 209-392 kcal/h Belastung.

Diese relativ niedrigen Mengen an aufgenommener Energie beruhen wohl auf der Erfahrung der Athleten, die wissen, dass eine zu reichliche Magenfüllung zu osmotischen Verschiebungen führt und Befindlichkeitsstörungen auslöst, insbesondere wenn eine Dehydratation vorliegt und Nahrungskonzentrate aufgenommen werden. Bei der Aufnahme von Nahrungskonzentraten im dehydrierten Zustand sind Befindlichkeitsstörungen im Gastrointestinaltrakt vorprogrammiert (NIEUVENHOVEN et al., 2000).

Bei Extrembelastungen ist mit einem Energieverbrauch von 9.000 bis 17.000 kcal/24 h (Durchschnitt 13.000 kcal/24 h) zu rechnen, wobei die dabei mögliche Energieaufnahme bei 6.000-10.000 kcal/24 lag (KNECHTLE & KNECHTLE, 2006). Zumindest müssen die aufnehmbaren Energiemengen bei der Betreuung vorgeplant werden. Hinzu kommt ein Flüssigkeitsbedarf von 7-15 l/Tag. Extremtrinker erreichten über 20 l/Tag bei den Hitzewettkämpfen, wie beim Langtriathlon bekannt wurde. Bei einem 100-Meilen-Lauf wurde in 24 h im Durchschnitt insgesamt 17, 9 l getrunken und der Gewichtsverlust war mit 1,5 kg am Belastungsende insgesamt gering (MURPHY et al., 1999).

Das Problem der Langzeitbelastungen besteht darin, dass während der Belastung die Proteinsynthese stark gedrosselt ist und bis zu 10 % der Proteine dem Energiehaushalt zugeführt werden. Das hat zur Folge, dass die Regeneration deutlich länger als angenommen dauert. Praktische Belege gibt es hierfür reichlich. Erfahrungsgemäß planen viele Athleten nach einem erfolgreichen Langzeitwettkampf ihren nächsten Start viel zu zeitig und versagen dann meist. Das subjektive Gefühl der Wiedererlangung des alten Leistungs- und Kraftniveaus täuscht hier stark (s. Kap. 3.4).

3.1.4   HÄUFIGE MASSENVERÄNDERUNGEN

In den Zweikampfsportarten, besonders im Ringen und Boxen, ist das *Gewichtmachen*, d. h. die Massenreduktion in kurzer Zeit, ein geläufiger Vorgang. Die Verminderung des Körpergewichts um 3-6 kg erfolgt in der Absicht, dass, bei Beibehaltung des antrainierten Kraftniveaus, in der niedrigeren Gewichtsklasse eine größere Siegeschance gesehen wird. Das Körpergewicht wird am Abend vor dem Wettkampf (z. B. Ringen) oder einige Stunden vor dem Start festgestellt und als offizielles Startgewicht erklärt.

Die Gewichtsabnahme muss demzufolge bis zum Wiegen erfolgen. Die Athleten führen überwiegend Schwitzkuren in warmer Bekleidung, einschließlich Belastung, durch. Die meisten begrenzen über mehrere Tage ihre Flüssigkeits- und Nahrungsaufnahme und benutzen die Sauna. Die zusätzliche Entwässerung durch Medikamente (Diuretika) ist verboten und gilt als Doping. Harntreibende Kräuter sind erlaubt. Zu warnen ist vor einer drastischen und schnellen Gewichtsabnahme über 3 kg; hier besteht ein Risiko des Kraftverlustes. Eine kurzzeitige Gewichtabnahme von 1-2 kg über mehrere Stunden durch Schwitzen und Belasten beeinflusst die Kraftleistungsfähigkeit kaum.

Auf einen tragischen Fall soll aufmerksam gemacht werden: Ein junger Ruderer ist bei Hitze mit sehr warmer Bekleidung gelaufen und hat zudem nichts getrunken. Bei ihm kam es zu einem Anstieg der Körperkerntemperatur auf über 41 °C. Trotz intensiver Behandlung in der Klinik konnte der Tod bei hitzeverursachtem Multiorganversagen nicht verhindert werden. Das bedeutet, dass Dehydrierungsmaßnahmen niemals zu einer Überhitzung des Körpers führen dürfen, weil die dabei ablaufenden Zerstörungen von Muskelstrukturen und lebenswichtigen Enzymen im Stoffwechsel irreparabel sein können.

In der Trainingspraxis läuft die allmähliche Massenverminderung physiologisch schonender als die drastische ab. Eine allmähliche Entwässerung bis 5 % des Körpergewichts (bei 70 kg 3,5 l) wird gerade noch verkraftet. Übersteigt die Dehydratation 5 % des Körpergewichts, dann werden wichtiger Funktionssysteme beeinträchtigt. Die Folge ist ein Kraftverlust, d. h. eine Abnahme der Kraftausdauerleistungen über 30 s Dauer. Hinter dem Kraftverlust werden Störungen im Elektrolythaushalt und zelluläre Wasserverluste vermutet, insbesondere Funktionsstörungen in den zellulären Kalium-Natrium-Pumpen.

Für die Athleten, die sich auf eine niedrigere Gewichtsklasse gebracht haben, beginnt nach dem Wiegen ein neues Problem; sie müssen sich in 2-20 Stunden auf den Wettkampf vorbereiten und haben dabei alle Möglichkeiten der Rehydratation und Nahrungsaufnahme.

Die *Wiederauffüllmaßnahmen* garantieren keine Wiedererlangung der alten Kraftfähigkeit, sie sind immer mit bestimmten Risiken und auch Erfahrungen der Athleten verbunden. Zu beachten ist, dass manche Leistungssportler in den Zweikampfsportarten bis zu 30 x im Trainingsjahr ihr *Wettkampfgewicht verändern*.

Um sicherzugehen und das an trainierte Leistungsniveau nicht beim Abnehmen einzubüßen, ist pro Woche ein Gewichtsverlust von 1 kg einzuplanen; hierbei ist der Athlet auf der sicheren Seite.

Für die Massenabnahme gibt es mehrere Möglichkeiten (s. Kap. 14). Zum Abnehmen eignen sich *Formuladiäten*, weil sie neben der verminderten Energieaufnahme die Zufuhr von Vitaminen und Mineralien garantieren. Beim Abnehmen sollten mindestens 800-1.000 kcal täglich aufgenommen werden. Bei einem hohen sportartspezifischen Grundleistungsniveau werden schnelle Gewichtsabnahmen besser toleriert. Folgende *Empfehlungen* gibt es für die **schnelle Gewichtsabnahme** im Kampfsport (FLECK & REIMERS, 1994):

- Bei der Vorbereitung eines Wettkampfs sollten hochwertige Nahrungsmittel aufgenommen werden, ohne Einschränkung der Flüssigkeitsaufnahme.
- Einige Tage vor dem Wettkampf sind alle volumenreiche Nahrungsmittel (Ballaststoffe) zu meiden.
- Erst 48-24 Stunden vor dem Wiegen sind Nahrungsenergie und Flüssigkeit zu reduzieren.
- Nach dem Wiegen sind zur schnellen Rehydratation Glukoseelektrolytlösungen zu bevorzugen.
- Übermäßiges Trinken vor dem Wettkampf ist zu unterlassen.
- Die vollständige Rehydratation dauert über 24 Stunden.

3.2 ERNÄHRUNGSWEISEN IN SPORTARTENGRUPPEN

Die Sportarten, die gegenwärtig praktiziert werden, lassen sich in bestimmte Gruppen einteilen. Das wesentliche Differenzierungskriterium einer ausgeübten Sportart besteht in der Beschreibung ihrer *Leistungsstruktur*. Anhand unterschiedlicher Beanspruchungen der Funktionssysteme und typischer Merkmale im Regelwerk lassen sich die meisten Sportarten in fünf **Sportartengruppen** einordnen.

Aus sportwissenschaftlicher und auch biowissenschaftlicher Sicht werden folgende Sportartengruppen akzeptiert:

- **Ausdauersportarten** (z. B. Rudern, Kanu, Schwimmen, Lauf, Radsport, Triathlon, Skilanglauf u. a.).

- **Maximal- und Schnellkraftsportarten** (z. B. Wurf-, Stoß- und Sprungdisziplinen der Leichtathletik, 100-400-m-Lauf, Skisprung, Gewichtheben u. a.).

- **Zweikampfsportarten** (z. B. Ringen, Judo, Boxen, Fechten, Taekwondo, Sumo u. a.).

- **Technisch-kompositorische Sportarten** (Turnen, Rhythmische Sportgymnastik, Wasserspringen, Eiskunstlauf, Tanz u. a.).

- **Ohne kompositorische Komponente** werden als technische Sportarten z. B. Schießen, Segeln oder alpine Skidisziplinen bezeichnet.

- **Sportspielarten** (Fußball, Handball, Volleyball, Basketball, Wasserball, Eishockey, Hockey, Tennis u. a.).

Die Belastungsdauer und die Intensität der Ausübung einer Sportart beeinflussen die Energieaufnahme deutlich.

Die realen Belastungsmöglichkeiten der Sporttreibenden erlauben es, diese in bestimmte Gruppen einzuteilen (**Tab. 1/3.2**).

Tab. 1/3.2: Trainingsbelastungen pro Woche im Lauf und Triathlon

Sportbereiche	Lauf		Triathlon*			
	Lauf-km/ Woche	Training h/Woche	Lauf km/Woche	Rad km/Woche	Schwimmen km/Woche	Training h/Woche
Präventivsport (Rehabilitation)	10-30	2-4	10	30-60	2-5	4-6
Fitnesssport (Freizeitsport)	20-60	3-10	20-50	60-100	5-8	6-12
Leistungssport	80-120	8-15	60-100	150-300	10-15	15-25
Hochleistungs- sport (Marathonlauf)	120-200 (250-300)	18-23 (25-30)	100-120	300-500	12-20	30-40

* Kurz- und Langtriathleten unterscheiden sich in der Belastungsintensität (Geschwindigkeit) und Streckenlänge im Training. Die Gesamtbelastung ist im Leistungstraining aber fast identisch.

3.2.1 FITNESSSPORT

Der *Fitnesssport* repräsentiert keine einheitliche Gruppierung. Hier ist die Mehrzahl der Sporttreibenden einzuordnen, die sich mit unterschiedlichen Zielen sportlich betätigen.

Ein wesentliches Motiv liegt in der Vorbeugung von Erkrankungen und dem Erhalt der körperlichen Leistungsfähigkeit über lange Lebensabschnitte. Die niedrigste Belastung weisen bereits Erkrankte auf, die sich im Rahmen ärztlicher Empfehlungen gezielt in bestimmten Sportarten belasten. Die verletzungsarmen Ausdauersportarten werden bevorzugt. Ihr wöchentliches Belastungsmaß beschränkt sich auf 1-3 Stunden. Da sie keine Verpflichtung haben, einen bestimmten Umfang regelmäßig zu trainieren, machen sie spontane Pausen oder richten sich nach dem inneren Gefühl zur Belastung. Das sind allgemeine Feststellungen, weil es große individuelle Unterschiede gibt, die vom Lebensalter und der verfügbaren Freizeit für die Sportart abhängen.

Das Entscheidende am Präventivsport ist, dass es zu einem Energiemehrverbrauch durch Bewegung kommt, der nachweisbar ab 2.000 kcal/Woche die Häufigkeit eines Herzinfarkts um 50 % senken kann. Zu dieser Erkenntnis kam bereits am Ende der 70er Jahre PAFFENBARGER (1982). Seine Ergebnisse wurden inzwischen mehrfach bestätigt. Der

Vorteil des Fitness- oder Freizeitsports in Ausdauersportarten besteht darin, dass hier die meisten Kalorien umgesetzt werden und einem Übergewicht oder einer Gewichtszunahme vorgebeugt werden kann. In der Regel haben Fitnesssportler kein energetisches Defizit (**Tab. 1/3.2.1**). Die belastungsbedingte Gewichtsabnahme beruht überwiegend auf Flüssigkeitsverlusten, die am nächsten Tag behoben sind.

Tab. 1/3.2.1: Energieverbrauch bei niedrigen Belastungsintensitäten (Geschwindigkeiten) im Fitnesssport (Berechnungen für 70 kg Körpergewicht)

Sportarten	Belastungsdauer (Stunden)	Geschwindigkeit (min/km; km/h)	Energieverbrauch (kcal)	Umfang zur Prävention, pro Woche empfohlen
Gehen (schneller Fußmarsch)				
	1	10 min/km; 6 km/h	315	**25-30 km**
	2		630	
	4		1.260	
	8		2.520	
Laufen (Faustregel: 1 kcal/kg und zurückgelegte km)				
	1	5 min/km; 12 km/h	840	**30-50 km/Woche**
	2		1.680	
	4		3.360	
	8		6.720	

Radfahren (Geschwindigkeit stark von Wind und Rollreibung abhängig)

1	2,5 min/km; 20 km/h	400	100-200 km/Woche
2		800	
4		1.600	
8		3.200	
10		4.000	

Schwimmen

1	30 min/km; 2 km/h	680	4-8 km/ Woche
2		1.360	
4		2.720	
8		5.440	

Tab. 2/3.2.1: Richtwerte für die durchschnittliche alters- und geschlechtsabhängige Energiezufuhr in Abhängigkeit vom Grundumsatz und steigender körperlicher Aktivität (PAL-Werte*). Bei Übergewicht und geringer körperlicher Aktivität sind Korrekturen notwendig. Ernährungsgesellschaften Deutschland, Österreich und Schweiz (DGE, ÖGE; SGE/SVE). Stand 2012.

Alter	Körperliche Aktivität = kcal/Tag					
	PAL-Wert 1,4*		PAL-Wert 1,6**		PAL-Wert 1,8***	
	m	w	m	w	m	w
Jugendliche und Erwachsene						
15-19 Jahre	2.500	2.000	2.900	2.300	3.300	2.600
> 19-25 Jahre	2.500	1.900	2.900	2.200	3.300	2.500
> 25-51 Jahre	2.400	1.900	2.800	2.100	3.100	2.400
> 51-65 Jahre	2.200	1.800	2.500	2.000	2.800	2.300
> 65 Jahre	2.000	1.600	2.300	1.800	2.500	2.100

PAL (physical activity level), PAL 1,4*: Bürotätigkeit; PAL 1,6**: gehende und sitzende Tätigkeit; PAL 1,8***; gehende und stehende Tätigkeit. Bei ~ 40 min Freizeitaktivität kommen 0,3 PAL hinzu. Schwangere und Stillende erhalten einen Energiezuschlag von 250-500 kcal/Tag.

Beim langsamen Fußmarsch (3-6 km/h) werden durchschnittlich pro Stunde bei 70 kg Körpergewicht 150-315 kcal verbraucht. Der Energieverbrauch steigt mit der Zunahme der Geschwindigkeit bzw. der Sauerstoffaufnahme an. Die Aufnahme von 1 l Sauerstoff/min bedeutet bei alleiniger Kohlenhydratverbrennung einen Energiebedarf 5 kcal/min.

Mit zunehmendem Lebensalter nimmt der Grundumsatz ab (Tab. 3/3.2.1).

Tab. 3/3.2.1: Grundumsatz in Abhängigkeit von Geschlecht und Alter. Nach Vorgaben der Deutschen Gesellschaft für Ernährung (DGE) 2012.

Alter	Grundumsatz	
	Männer	Frauen
15-19 Jahre	1.820	1.460
> 19-25 Jahre	1.820	1.390
> 25-51 Jahre	1.740	1.340
> 51-65 Jahre	1.580	1.270
> 65 Jahre	1.410	1.170

Werden die gewohnten Formen der Ernährung und Bewegung beibehalten und täglich nur 150 kcal mehr aufgenommen, so kann das in einem Jahr zu einer Gewichtszunahme von 7 kg führen. Der Ausgleich wäre ein täglicher Spaziergang von einer Stunde, Nordic Walking oder ein langsamer Dauerlauf von 2-3 km/Tag. Wenn in den mittleren Lebensjahren die körperliche Aktivität oder der Sport eingestellt werden, dann nimmt mit Sicherheit die Körpermasse um 5-15 kg zu.

Die Problematik der Gewichtszunahme ist komplizierter, als es allein nur durch kalorische Berechnungen ausgedrückt werden kann. Die Ursachen für die Neigung, Masse anzusetzen, sind bis heute im Detail unklar. Bekannt sind die guten „Futterverwerter" auf der einen Seite und auf der anderen Seite Personen, die problemlos reichlich essen können, ohne Gewicht anzusetzen. Die Ursachen hierfür liegen wahrscheinlich in ererbten Programmen des Energiestoffwechsels.

Durch regelmäßige Selbstkontrolle des eigenen Gewichts sollte die Einsicht wachsen, dass bei zunehmendem Gewicht ein Ausgleich durch sportliche Aktivität gesucht werden sollte und von Nutzen ist. Über weitere Möglichkeiten der Verminderung des Körpergewichts informiert Kap. 12.

3.2.2   SPORTARTENGRUPPEN

A.   AUSDAUERSPORTARTEN

Der Energiebedarf ist in den Ausdauersportarten unterschiedlich. Er hängt entscheidend von Dauer und Geschwindigkeit (Intensität) der Trainings- und Wettkampfbelastung ab. Der tägliche Energiebedarf wird überwiegend durch die körpereigenen *Energiedepots* und eine erhöhte Aufnahme von Nahrungsmitteln abgesichert. Mit der Zunahme der sportartspezifischen Fortbewegungsgeschwindigkeit erhöhen sich die Sauerstoffaufnahme und damit auch der Energiebedarf. Beim Lauf und Skilanglauf werden die größten Muskelmassen eingesetzt und damit auch die meiste Energie in der Zeiteinheit umgesetzt. Bei einer Sauerstoffaufnahme von 80 ml/kg min kann wahrscheinlich bis zu einer Belastungsdauer von 60 min eine Energie von 1.300-1.700 kcal umgesetzt werden (**Abb. 1/3.2.2**). Bei höherem Energieumsatz verkürzt sich die maximal mögliche Belastungsdauer. Der Energieumsatz ist abhängig von der Substratverbrennung. Bei der Kohlenhydratverbrennung kann mehr Energie in der Zeiteinheit umgesetzt werden als bei der Fettverbrennung. Bei

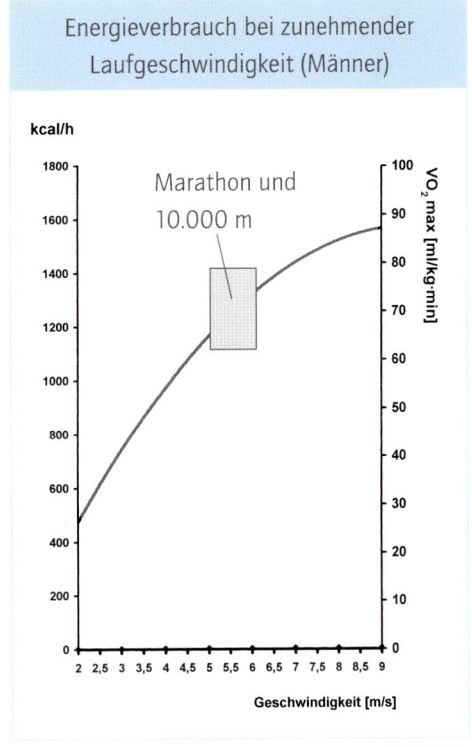

Abb. 1/3.2.2: Zunahme des Energieverbrauchs mit ansteigender Laufge- schwindigkeit. Bei Geschwindigkeiten bis 6 m/s können etwa 30 min und bei 5,5 m/s etwa 127 min gelaufen werden.

der Fettverbrennung wird 10 % weniger Sauerstoff benötigt als bei der Kohlenhydratverbrennung. Beide Substrate haben ein unterschiedliches *Energieäquivalent* (**Tab. 1/3.2.2**).

Tab. 1/3.2.2: Energieäquivalent für 1 l Sauerstoffaufnahme/min und Energiegewinn bei unterschiedlicher Sauerstoffaufnahme

Respiratorischer Quotient (RQ)	Energieabbau (Stoffwechsellage)	Energieäquivalent (Sauerstoff)
RQ 1,0	Nur Kohlenhydrat (KH-)-Umsatz	5,05 kcal (21,2 kJ)
RQ 0,95	KH-Dominanz	5,01 kcal (20,95 kJ)
RQ 0,90	KH und Fette	4,93 kcal (20,7 kJ)
RQ 0,85	Mischstoffwechsel	4,89 kcal (20,45 kJ)
RQ 0, 80	Fette und Kohlenhydrate	4,81 kcal (20,2 kJ)
RQ 0,75	Fettdominanz	4,77 kcal (19,95 kJ)
RQ 0,70	Nur Fettumsatz	4,69 kcal (19,7 kJ)
Energiegewinn bei zunehmender Sauerstoffaufnahme und einem Energieäquivalent von 4,90 kcal/min (20,6 kJ/min)		
1 l O_2-Aufnahme/min	entsprechen	4,9 kcal/min (20,6 kJ)
2 l O_2-Aufnahme/min	entsprechen	9,8 kcal/min (41,2 kJ)
3 l O_2-Aufnahme/min	entsprechen	14,7 kcal/min (14,7 kJ)
4 l O_2-Aufnahme/min	entsprechen	19,6 kcal/min (82,3 kJ)
5 l O_2-Aufnahme/min	entsprechen	24,4 kcal/min (102,5 kJ)

Aus der verbrauchten Menge Sauerstoff kann auf den Energieumsatz geschlossen werden. Wenn z. B. 3 l Sauerstoff/min über 60 min aufgenommen wird, dann bedeutet das bei Kohlenhydratverbrennung einen Energieverbrauch von 900 kcal/h (60 min x 5 kcal x 3 l Sauerstoff = 900 kcal/h).

Beim Training in den Ausdauersportarten kommt es zum Energiemehrverbrauch von etwa 500 kcal/h. Wird bei einem Sportler ein Grundumsatz von 1.900 kcal angenommen (5 % mehr als bei Untrainierten), dann erhöht sich je Belastungsstunde der Energiebedarf um ~ 500 kcal. Da der Sportler noch einen Verdauungsumsatz hat und auch seiner täglichen allgemeinen Grundaktivität nachkommen muss, addieren sich die Belastungskalorien zum Tagesbedarf von 3.000 kcal. Bei vier Stunden Normaltraining würde dann der Gesamtenergieverbrauch eines 70 kg schweren Athleten bei ~ 5.000 kcal liegen. Die *Nähr-*

stoffrelationen (Energieprozente) werden für Ausdauerathleten überwiegend einheitlich angegeben (BROUNS, 1993; DIEBSCHLAG, 1985; EISINGER & LEITZMAN, 1992; HAMM, 1991; NOTHACKER, 1992; SARIS et al. 1989, JEUKENDRUP & GLEESON, 2004 u. a.).

B. SCHNELLKRAFTSPORTARTEN

In dieser Sportartengruppe müssen Extreme in der Ernährung praktiziert werden. Für die Schnellkraftsportler in der Leichtathletik (Hoch- und Weitspringer, Sprinter) gibt es keine großen Ernährungsprobleme. Sie schöpfen ihre Leistung aus dem Abbau der Creatinphosphatspeicher und dem anaeroben Energiestoffwechsel. In der Nährstoffrelation repräsentieren sie den Durchschnitt der Sportler (**Tab. 2/3.2.2**).

Tab. 2/3.2.2: Durchschnittliche Nährstoffaufnahme von Leistungssportlern

Energiesubstrat	Menge (g/kg Körpergewicht)	Energieprozente (%)
Kohlenhydrate (KH)	5-7*	55-60
Proteine	1,2-1,8	10-15
Fette	1	25-30

* Bei Kohlenhydratsuperkompensation wird auf 7-8 g/kg KH gesteigert oder 65-70 % der Energiezufuhr angestrebt.

Die Gewichtheber oder Sportler der Wurf- und Stoßdisziplinen, die ihre Last oder Sportgerät schnell beschleunigen müssen, weichen von den Ernährungsanforderungen ab. Sie müssen ihren Kohlenhydratanteil vermindern und dafür im Proteinanteil zulegen, sonst findet kein Muskelaufbau statt (**Tab. 3/3.2.2**).

Tab. 3/3.2.2: Energiebedarf und Nährstoffrelationen innerhalb der Schnell- und Maximalkraftsportarten

Energieverbrauch	Schnellkraftsportarten (z. B. Sprint- und Sprung-disziplinen der Leichtathletik, Mehrkampf)	Maximalkraftsportarten (z. B. Gewichtheben, Wurf- und Stoßdisziplinen der Leichtathletik)
Gesamtenergie (kcal/kg Körpermasse)	68-72	72-76
Kohlenhydrate (% Energieanteil)	50-52	45-48
Proteine (% Energieanteil)	16-18	17-20
Fette (% Energieanteil)	30	35

Tab. 4/3.2.2: Fett- und energiereiche Nahrungsmittel

Nahrungsmittel	Fette (g/100 g)	Kohlenhydrate (g/100 g)	Proteine (g/100 g)	Energiegehalt (kcal/100 g)
Butter	84,5	0,5	0,8	785
Haselnüsse	63	7	17	670
Gänsefleisch (fett)	44	–	14	445
Schweinefleisch (fett)	34	–	16	362
Fettkäse	30	2	26	375
Aal	28	–	12	225

Auch die Kurzsprinter in der Leichtathletik mussen zur Beschleunigung ihrer Masse einen Muskelaufbau betreiben. Beim Start sind die ausgebildeten Muskelgruppen optisch wahrzunehmen. Der Muskelaufbau geschieht über eine gezielte Proteinaufnahme. Die Gewichtheber benötigen in den oberen Gewichtsklassen auch eine Stützmasse zur Beschleunigung der Last. Dieses Stützkorsett besteht überwiegend aus dem Fett am Körperstamm. Gewichtheber müssen in oberen Gewichtsklassen bevorzugt zu energiereichen Lebensmitteln greifen (**Tab. 4/3.2.2**). Die früher übliche Aufnahme von Geflügel wird jetzt durch Proteinkonzentrate und Aminosäuren ersetzt. Die Gewichtheber trainieren immer am oberen Limit ihrer Körpermasse, d. h. 3-5 kg über dem geplanten Wettkampfgewicht. Durch tägliche Gewichtskontrollen muss ein überschüssiger Fettansatz begrenzt werden.

Auch im Gewichtheben ist eine schnelle Massenabnahme vor dem Wettkampf üblich, um in der niedrigeren Gewichtsklasse zu starten oder im Limit einer Gewichtsklasse zu bleiben. Maßnahmen der *Dehydratation* sind Hunger, Dursten, Saunieren und Zufuhr harntreibender Teesorten. Diuretika als Medikamente sind verboten. Eine schnelle Gewichtsabnahmen (> 2 kg) kann die Maximalkraft negativ beeinflussen. Ähnlich wie in den Zweikampfsportarten ist die längerfristige Massenreduktion der stabilere Weg. Um die Nierenfunktion zu sichern, muss eine Mindesttrinkmenge von 1,5-2 l/d aufgenommen werden.

In den Wurf- und Stoßdisziplinen der Leichtathletik (z. B. Kugel, Diskus, Hammer) gibt es keine Gewichtsbeschränkungen. Der hochwüchsige, athletische Sportler ist in der Regel im Vorteil gegenüber dem adipösen Athleten. Zur Entwicklung der Wurf- und Stoßkraft bildet die gezielte Proteinaufnahme ein Ernährungsschwerpunkt.

C. ZWEIKAMPFSPORTARTEN

Zu den Gewichtsklassen im Kampf- oder Zweikampfsport gehören Judo, Boxen, Ringen, Taekwondo, Karate und Powerlifting. Im Fechten gibt es keine Gewichtsklassen. Unabhängig von der Konstitution der Fechter stellt die Reaktionsfähigkeit eine entscheidende Leistungsvoraussetzung in dieser Sportart dar. Über das „Gewichtmachen" ist Kap. 3.1.4 aufzuschlagen.

Durch die Notwendigkeit, ständig die Körpermasse zu ändern, haben sich die Begriffe der **Normalkost**, **Reduktionskost** und **Aufbaukost** eingebürgert (**Abb. 2/3.2.2**).

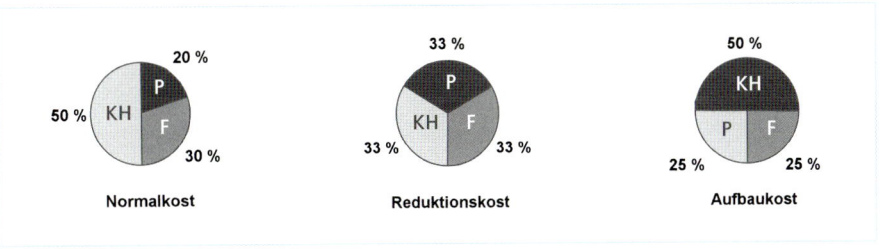

Abb. 2/3.2.2: Verteilung der Energieprozente bei Normalkost, Reduktionskost und Aufbaukost im Ringen

Hinter den Nährstoffrelationen verbergen sich unterschiedliche Energiemengen (**Tab. 5/3.2.2**).

Tab. 5/3.2.2: Nährstoffmengen in Kampfsportarten

Kostformen	Kohlenhydrate (g)	Proteine (g)	Fette (g)	Energie (kcal)
Normalkost	650	275	185	5.458
Reduktionskost	115	115	55	1.455
Aufbaukost	1.000	500	250	8.475

Der Gesamtenergiebedarf hängt von der Gewichtsklasse ab. Die *Gewichtsklasseneintei-lung* ist im Judo, Ringen, Boxen, Karate und Taekwondo nicht einheitlich. Hier gibt es Unterschiede bis zu 10 kg für eine Gewichtsklasse. Während das Schwergewicht im Boxen bis 91 kg geht, ist es im Ringen bis 100 kg festgelegt und beträgt im Judo über 95 kg. Die Frauen haben immer niedrigere Obergrenzen. Diese beträgt in Taekwondo für Frauen > 72 kg und für Männer > 84 kg bzw. bei Karate für Frauen > 60 kg und für Männer > 80 kg. Im Gewichtheben bestehen die größten Geschlechtsdifferenzen in der Oberklasse. Männer > 105 kg und Frauen > 75 kg. Die Klasseneinteilung unterliegt ständigen Veränderungen.

Bei den mittleren Gewichtsklassen der Kampfsportarten (71-78 kg) beträgt der Energiebedarf ~ 70 kcal/kg, d. h. 4.970-5.460 kcal. In den unteren Gewichtsklassen (60-65 kg) werden durchschnittlich. 4.200-4.550 kcal aufgenommen. Im Leistungstraining verbrauchen die Athleten der oberen Gewichtsklassen Männer (80-105 kg) zwischen 6.020-7.350 kcal.

Im Training nehmen die Athleten ihre Normalkost auf. Kritisch ist die unmittelbare *Wettkampfernährung*, d. h. der Zeitraum vom Wiegen bis zum Kampf. Beim Wiegen werden die Gewichtsklassen für den Kampf definitiv festgelegt. Im Judo wird 2-3 Stunden vor dem Kampf gewogen. Bei Ankunft, vor dem Wettkampf, wird in Taekwondo und Karate gewogen, auf Wunsch bei Taekwondo auch ohne Unterbekleidung. Beim Boxen wird das Kampfgewicht früh festgestellt, dabei kann der Boxkampf erst am Abend beginnen. Das Wiegen erfolgt beim Ringen am Abend vor dem Ringkampftag, sodass diese Sportler die meiste Zeit haben, Nahrung und Flüssigkeit aufzunehmen.

Wenn am Tag mehrere Wettkämpfe zu bestreiten sind (Ausscheidungen), dann ist die Ernährung zwischen den Wettkämpfen von besonderer Bedeutung. In der Stresssituation des Wartens wird das Essen oft vergessen. Die Aufnahme kleiner Kohlenhydratmengen ist in der Wartezeit ratsam, damit es nicht zur Entleerung des Leberglykogens und damit zur

Unterzuckerung kommt. In der Trainings- und Wettkampfpraxis haben sich malzzucker-reiche Getränke (z. B. alkoholfreies Bier) bewährt. Zur Förderung der Regeneration nach dem Wettkampf sind glukosehaltige Getränke (4-8 %) für den Glykogenaufbau nützlich.

GEWICHTSKLASSENPROBLEMATIK

In den Zweikampfsportarten wird im Erwachsenenalter mit Übergewicht trainiert. Das bedeutet, der Athlet wiegt etwa 5 % mehr als sein beabsichtigtes Kampfgewicht. Vor dem Wettkampf wird in der Regel innerhalb einer Woche das Gewicht um 4-6 kg vermindert. Der Athlet sollte jedoch bereits zwei Wochen vor dem Wettkampf mit der Gewichtsreduktion beginnen. Eine kontrollierte Massenabnahme von 0,2-0,3 kg/Tag ist physiologisch machbar und verträglich. Demnach wären ohne Risiken der Leistungsverminderung in zwei Wochen 3 kg Gewichtsabnahme real.

Die Verteilung der Ernährung bei Reduktionskost ist **Abb. 2/3.2.2** zu entnehmen. Hinzu kommt eine Verminderung in der Salz- und Flüssigkeitsaufnahme. Die Versorgung mit Mineralien und Vitaminen ist aber zu sichern. Ein vollständiges Fasten birgt zu viele Risiken und ist nicht zu praktizieren. Es sollten Lebensmittel bevorzugt werden, die eine geringe Energiedichte aufweisen (**Tab. 6/3.2.2**). Um mit dem Hungergefühl fertig zu werden, sollten die Portionen auf 6 x/Tag verteilt werden. Zur Sicherung der Nierenfunktion sind im Training täglich 2-2,5 l zu trinken. Mit der Drosselung der Flüssigkeitsaufnahme ist erst zwei Tage vor dem Wettkampf zu beginnen. Durch tägliches Wiegen kann die Gewichtsabnahme verfolgt werden und bei Notwendigkeit die Nahrungsaufnahme weiter drastisch vermindert werden.

Grundsätze zur Gewichtsregulierung vor Wettkämpfen wurden aus sportmedizinischer Sicht zusammengefasst und darin wird eine Gewichtsabnahme von 3 % innerhalb von 3-5 Tagen akzeptiert (BRAUMANN & URHAUSEN, 2002). Die Autoren warnen vor drastischem Flüssigkeitsentzug, besonders unter Hitze, weil die Thermoregulation empfindlich gestört wird und Todesfälle bekannt sind. Gewogen sollte generell unmittelbar vor einem Start

In russischen Ringerkreisen wird die Auffassung vom *kurzfristigen Gewichtmachen* (z. B. Schwitzen unter dem Lichtkasten) am Wettkampftag von 1-2 kg vertreten, weil damit keine Leistungsminderung zu erwarten sei. Bei der Reduzierung der Flüssigkeits- und Nahrungsaufnahme 5-10 Tage vor dem Wettkampf ist ein Leistungsverlust wahrscheinlicher. Über die Einschränkung der Ernährung zur stabilen Gewichtsabnahme informiert **Tab. 7/3.2.2.**

Tab. 6/3.2.2: Ausgewählte Lebensmittel mit Unterschieden in Energiedichte und Ballaststoffgehalt (modif. nach: SOUCI, FACHMANN & KRAUT, 2000).

Nahrungsmittel	Energiedichte (kcal/100 g)	Ballaststoffe (g/100 g)
Geringe Energiedichte		
Kopfsalat	12	1,4
Tomate	17	0,95
Zucchini	18	1,1
Möhre	26	3,6
Joghurt (mager)	36	–
Buttermilch	37	–
Mittlere Energiedichte		
Apfel	54	2
Reis (poliert)	87	–
Banane	88	1,8
Kartoffeln (mit Schale)	70	1,7
Nudeln	94	–
Schweinefleisch (mager)	106	–
Roggenvollkornbrot	193	8,1
Brötchen	272	3
Hohe Energiedichte		
Honig	302	–
Schlagsahne	308	–
Haferflocken	366	5,4
Camembert (60 % Fett)	378	–
Salami	381	–
Zucker	399	–
Nuss-Nougat-Creme	532	–
Milchschokolade	537	–

Tab. 7/3.2.2: Gewichtsabnahme durch Nahrungsrestriktion

Voraussetzung: Energieverbrauch in Sportart ~ 3.500 kcal (z. B. Ringen, Judo).
Bei Leistungstraining sind mindestens 2.500 kcal/Tag aufzunehmen. Zu sichernde
Nährstoffrelation (Energieprozente: 65 % Kohlenhydrate; 12 % Proteine, 23 % Fette)

Ziel: − 1 kg/Woche		Ziel: − 1 kg/2 Wochen	
Sportlergewicht (kg)	Tägliches Energiedefizit (kcal)	Sportlergewicht (kg)	Tägliches Energiedefizit (kcal)
45	1.080	45	810
50	1.200	50	900
55	1.320	55	990
60	1.440	60	1.080
70	1.620	70	1.260
80	1.920	80	1.440
90	2.160	90	1.620
100	2.400	100	1.800

D. SPORTSPIELARTEN

Zu den bekannten Sportspielarten zählen Fußball, Handball, Volleyball, Basketball, Hockey, Tennis, Eishockey, Wasserball, Tischtennis u. a. Die Spieldauer ist unterschiedlich. Sie beträgt beispielsweise 60 min im Handball und Eishockey, 90 min im Fußball, 60-120 min im Volleyball, 60-300 min im Tennis usw. In dieser Zeit sind die Spieler unregelmäßig und zufällig hohen Belastungen bei der Spielhandlung ausgesetzt. Sie verbrauchen ihre Substrate bei der anaeroben und aeroben Energiegewinnung. Kommt es zu einer zu starken Säuerung (Laktat), leidet die Koordination. Für schnelle Spielhandlungen ist das Kreatinphosphat energetisch notwendig. Die höchste anaerobe Belastung findet im Eishockey statt (~ 10 mmol/l Laktat). Im Fußball werden 4-6 mmol/l Laktat und im Volleyball 3 mmol/l gebildet. Die Spiele, die regelmäßig mit Pausen unterbrochen werden (z. B. Eishockey), weisen die höchste Spielintensität aus. Der Konditionsfaktor ist für die Spielleistung nicht unwesentlich, verbraucht doch der Mannschaftsspieler pro Stunde 800-1.200 kcal an Energie. Bei 15-20 Stunden Training/Woche resultiert ein durchschnittlicher Gesamtenergieverbrauch von 68-72 kcal/kg oder pro Tag von 4.500-5.500 kcal. Den höchsten Energieverbrauch haben die Fußballer; den niedrigsten die Tennis- und Tischtennisspieler. Die Fußballer laufen 8-12 km im Normalspiel.

Die Konzentrationsfähigkeit im Spiel hängt vom Blutzuckerspiegel ab. Die Blutglukose darf nicht unter 4 mmol/l oder 72 mg/ml abfallen. Erfahrene Betreuer versorgen ihre Schützlinge mit glucosehaltigen Getränken in den Spielpausen. Auch handelsübliche Coca-Cola®-Getränke (keine Light-Produkte) sichern die Blutglukose. Immerhin hat Coca-Cola® einen Gehalt von 10-12 % Zucker. Das Coffein (70-250 mg pro Liter) in der Cola wirkt anregend und leistungssteigernd (s. Kap. 8.5).

Während der Spielpausen sind Mineral- oder Vitamingetränke objektiv nicht notwendig. Bei der Nahrungsaufnahme vor dem Spiel ist auf die Verdaulichkeit zu achten, denn bei voll ablaufender Verdauung ist ein gutes Spiel kaum möglich (**Tab. 8/3.2.2**). Zu den Regenerationsmaßnahmen zwischen den Turnieren s. Kap. 3.4.

Tab. 8/3.2.2: Durchschnittliche Verweildauer der Speisen im Magen

Verweildauer (Stunden)	Speisen und Getränke
1	Wasser (still, ohne Kohlensäure), Kaffee, Tee, Bier, Cola-Getränke, alkoholfreies Bier. Glukose*, Kohlenhydratlösungen, Aminosäuren, Proteinhydrolysate, MCT, Energieriegel mit Kohlenhydraten.
2	Milch, Kakao, Joghurt, Fleischbrühe, Reis, Forelle, Karpfen, Brötchen, Weißbrot, Müsli, zartes Gemüse, Banane, Energieriegel mit Proteinen angereichert.
3	Mischbrot, Kekse, Butterbrötchen, Kartoffeln, Nudeln, Äpfel, Eier, Rind- und Schaffleisch, Huhn, Gemüse.
4	Wurst, Schinken, Putenfleisch, Kalbsbraten, Beefsteak, Schweinefleisch (fett), Nüsse.
5	Geflügelbraten, Wildfleisch, Hülsenfrüchte (Bohnen, Erbsen), Gurkensalat, Pommes frites.
6	Speck, Heringssalat, Pilze, Thunfisch
7	Ölsardinen, Aal, Gänsebraten, Schweinshaxe.

* Glukose ist bereits nach 7-10 min in bedürftiger Muskulatur.

Je schneller die Anfangsgeschwindigkeit, desto weniger Nahrungsaufnahme sollte zuvor erfolgen. Magenempfindliche Sportler sollten nur flüssige Kost aufnehmen.

Die letzte feste Mahlzeit sollte 2-3 Stunden vor dem Spiel beendet sein. Auf die unterschiedliche Verweildauer der Speisen ist zu achten, besonders auf Fleisch und Gemüse.

E. TECHNISCHE SPORTARTEN

Die technischen (akrobatischen) Sportarten sind eine weit verzweigte Gruppierung. Im engeren Sinne werden darunter Turnen, Rhythmische Sportgymnastik, Eiskunstlauf, Wasserspringen, Snowboarden und Skispringen verstanden. Hinzu zählen noch die Sportarten, die ohne akrobatische Elemente auskommen. Das wären Schießen, alpiner Skisport, Segeln, Surfen, u. a.

Die Ernährung unterscheidet sich nicht sehr von untrainierten oder normalgewichtigen

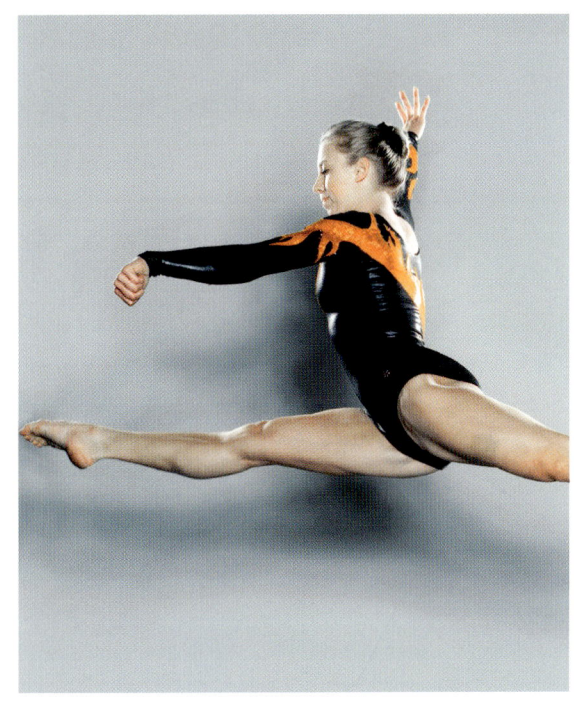

Personen. Problematisch wird die Ernährung aber bei jungen Mädchen, die ihr niedriges Gewicht halten wollen und hohen Trainingsbelastungen ausgesetzt sind. Wie bereits erwähnt, werden pro kg Körpergewicht im Turnen in einer Stunde etwa 8 kcal/kg (5,3-15 kcal/kg je nach Gerät) verbraucht. Das wären bei 47 kg (Frauen) etwa 376 kcal/h oder bei 62 kg (Männer) etwa 496 kcal/h.

Die realen Probleme ergeben sich in der Führung der jungen Mädchen im Pubertätsalter, wenn ein Gewichtslimit überschritten wird. Bei Wachstumssprüngen werden erlernte komplizierte Übungsprogramme destabilisiert.

Für das Aufrechterhalten einer Masse von 35-45 kg ist im Leistungstraining eine Gesamtenergieaufnahme von 1.200-1.900 kcal/Tag notwendig. In der Nährstoffrelation sollten 50 % Kohlenhydrate 18 % Protein und 32 % Fette aufgenommen werden. Zum Halten einer niedrigen Körpermasse siehe Kap. 3.

3.3 KOHLENHYDRAT- UND PROTEINAUFNAHME IM SPORT

Die sportliche Leistungsfähigkeit ist an die regelmäßige Energieaufnahme gebunden. Die körpereigenen Glykogenspeicher sichern Leistungen von 90-120 min Dauer, abhängig von der Belastungsintensität, energetisch ab. In dieser Zeitspanne ist keine Nahrungsaufnahme, mit Ausnahme von Trinken, erforderlich. Durch das erhöhte Einbeziehen der freien Fettsäuren (FFS) in den Energiestoffwechsel und die zusätzliche Glukoseneubildung (Glukoneogenese) aus Aminosäuren, Glyzerin und Laktat sind mehrstündige Belastungen möglich. Um ausreichend Fettsäuren im Stoffwechsel umzusetzen, ist eine Laktatkonzentration unter 3 mmol/l notwendig (**Abb. 1/3.3**). Bei Belastungen zwischen 3-7 mmol/l Laktat ist eine Mischung aus aerob- anaerobem Glykogenabbau möglich. Der Abbau der FFS wird bei einem Laktat über 7 mmol/l völlig unterdrückt.

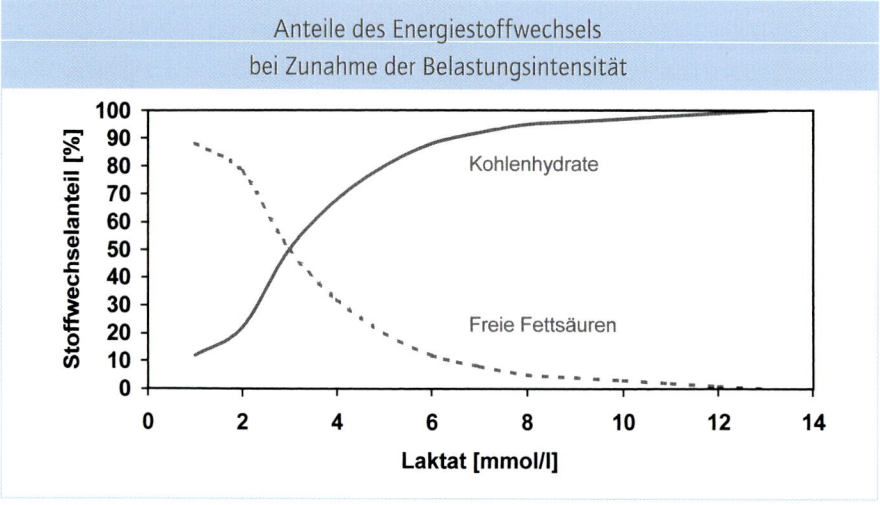

Abb. 1/3.3: Beziehung zwischen dem Anteil am Energieumsatz der Kohlenhydrate und freien Fettsäuren in Abhängigkeit vom Laktat. Bei Laktat 3 mmol/l liegt etwa ein hälftiger Umsatz vor, dann dominieren mit zunehmendem Laktat die Kohlenhydrate.

Um Trainingsbelastungen (z. B. Läufe über 25 km) durchzustehen, müssen ständig Kohlenhydrate während der Belastung aufgenommen werden. Bei der Nahrungsaufnahme ist nicht allein die Energiemenge, sondern deren Zweckmäßigkeit für den Stoffwechsel entscheidend. Während der Belastung sind die Kohlenhydrate der wichtigste Nährstoff. Auch bei Extremausdauerbelastungen liefern sie 60-80 % der notwendigen Energie.

3.3.1   KOHLENHYDRATAUFNAHME VOR BELASTUNGEN

Das Glykogen sichert Ausdauerleistungen bis zu zwei Stunden Dauer ab. In der Trainingspraxis gibt es unterschiedliche Erfahrungen bei der zusätzlichen Kohlenhydrataufnahme vor der Belastung. Das betrifft die Verträglichkeit, Wirkung und auch die Kosten. Mit ansteigender Leistungsfähigkeit kommt es zu einer geringeren Energiegewinnung aus Glykogen, weil der Anteil der FFS am Energieumsatz steigt.

Prinzipiell können sportliche Belastungen auch im nüchternen Zustand begonnen werden, da die erforderliche Energie aus den Depots (Kreatinphosphat, Glykogen und Triglyzeride). bereitgestellt wird. Der Vorteil des *Nüchterntrainings* besteht darin, dass während der Belastung höhere Anteile an FFS umgesetzt werden. Beim Radfahren im Nüchternzustand war die Konzentration der FFS höher und Laktat niedriger als nach dem Frühstück (Kohlenhydrataufnahme), wie Untersuchungen von HOTTENROTT & SOMMER (2001) ergaben. Je schlechter der Trainingszustand der Sportler war, desto geringer zeigten sich die Auswirkungen der Kohlenhydrataufnahme auf den Fettstoffwechsel. Die Ursache lag im nicht ausreichend trainierten Fettstoffwechsel. Das Nüchterntraining über längere Dauer stellt eine Möglichkeit des *Fettstoffwechseltrainings* dar (**Abb. 1/3.3.1**).

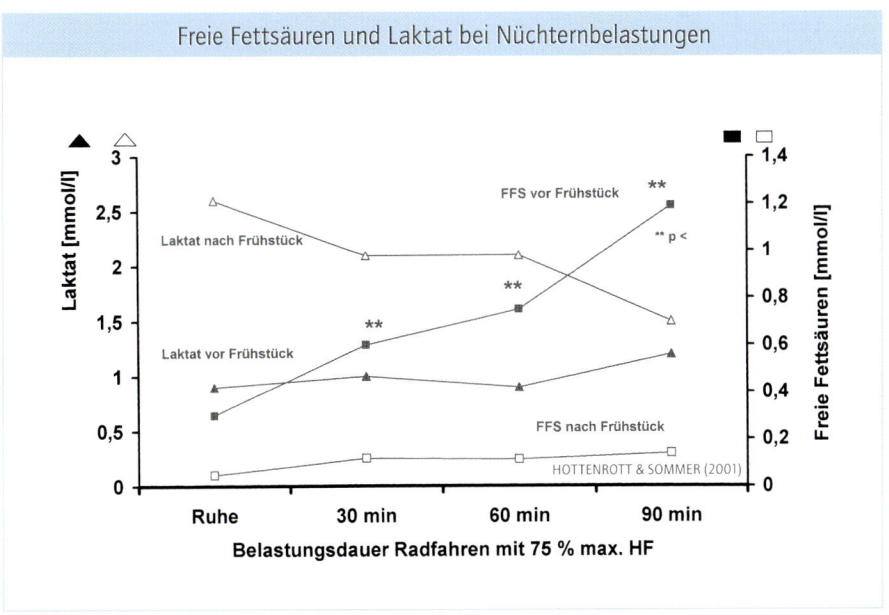

Abb. 1/3.3.1: Auswirkungen des Nüchterntrainings auf Laktat und freie Fettsäuren. Nach: HOTTEN-ROTT & SOMMER (2001)

Die meisten Athleten benötigen vor dem Training etwas Nahrung, weil sie sich nicht mit völlig leerem Magen belasten können.

Wird 12-6 Stunden vor einem Start gehungert, dann kommt es zu keiner vollen Auffüllung der Glykogenspeicher oder das Leberglykogen wird in diesem Zeitraum langsam entleert. Speicherdefizite sind aber bis 6 Stunden vor einem Start zu korrigieren, wenn gezielt kurzkettige Kohlenhydrate in Mengen von 200-350 g aufgenommen werden. Aus dieser Sicht werden *Nudelpartys* oder *Kartoffelpartys* durchgeführt. Diese bewirken am Abend vor dem Wettkampf eine Füllung der Glykogenspeicher. Eine extreme Magenfüllung ist bei diesen Partys zu vermeiden.

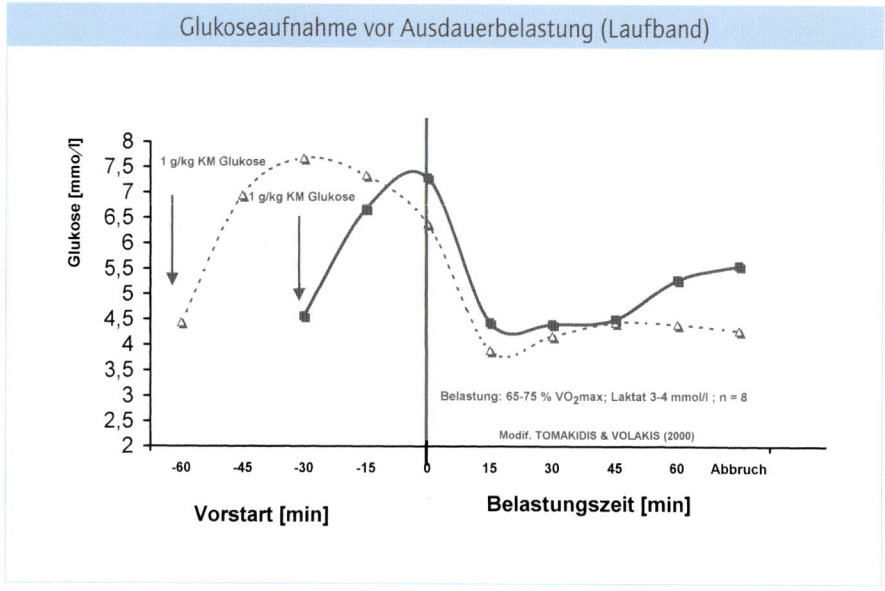

Abb. 2/3.3.1: Optimaler Zeitpunkt der Glukoseaufnahme ist 30 min vor dem Start, da dann das Maximum der Insulinsekretion in die Anfangsphase der Belastung fällt, bei der obligat ein Katecholaminstress vorherrscht. Eine leichte Unterzuckerung („flaue Knie") kann so umgangen werden. Modif. nach: TOMAKIDIS & VOLAKIS (2000)

Nicht ganz unwesentlich für die Energieaufnahme ist die zeitliche Lage der Trainings- oder Wettkampfbelastung. Bei frühzeitigem Trainingsbeginn ist eine andere Ernährungsgestaltung notwendig als bei spätem.

Jede Form der Nahrungsaufnahme bietet vor langen Belastungen Vorteile, vorausgesetzt, der Füllungszustand des Magens wirkt nicht trainingsbehindernd. Hier sind Lebensmittel mit kurzer Verweildauer im Magen zu bevorzugen (**Tab. 8/3.2.2**).

Die Aufnahme von Kohlenhydraten vor der Belastung zeigt zwei Wirkungen. Einmal wird bei gut Trainierten der Fettstoffwechsel unterdrückt und zum anderen kann es, abhängig von der zeitlichen Lage der KH-Aufnahme, zu einem Abfall des Blutzuckers kommen. Eine Unterzuckerung vor dem Wettkampf kann mit Sicherheit vermieden werden, wenn die Glukoseaufnahme (1 g/kg Körpergewicht) etwa 30 min vor dem Start erfolgt (TO-MADIKIS & VOLAKIS, 2000). Wird die Glukose 60-90 min vor dem Start aufgenommen, dann kann es am Belastungsanfang zu Blutzuckerwerten von durchschnittlich 3,6 mm/l (65 mg/dl) kommen (**Abb. 2/3.3.1**).

Tab. 1/3.3.1: Wirkung von Kohlenhydraten auf die Laufleistung

1. Kohlenhydrataufnahme Stunden vor der Belastung

Wenn spätestens bis 3-4 Stunden vor der Belastung noch 140-330 g Kohlenhyd-rate (KH) aufgenommen werden, dann reicht das noch zur Füllung des Muskel- und Leberglykogens. Gefüllte Glykogenspeicher wirken leistungssteigernd.

2. Kohlenhydrataufnahme unmittelbar vor dem Start

Am günstigsten ist die KH-Aufnahme (1 g/kg Körpermasse) etwa 30 min vor dem Start. Glukoseaufnahmen 90-60 min vor dem Start senken gering die Blutglukose. Vorstarterregung wirkt aber glukoseerhöhend.

3. Kohlenhydrataufnahme während Belastungen bis 60 min Dauer

Bei KH-Aufnahme in den ersten 60 min erfolgt eine Glykogensparwirkung, die aufgenommene Glukose wird bevorzugt verbrannt. Der Transport langkettiger Fettsäuren in die Mitochondrien nimmt aber ab. Die Glukoseaufnahme in der ersten Belastungsstunde beeinflusst die Leistungsfähigkeit nicht.

4. Kohlenhydrataufnahme während Belastungen über 60 min Dauer

Eine Erschöpfung der körpereigenen Glykogenspeicher (Muskel und Leber) vermindert die Oxidationsrate der KH und das Tempo kann nicht mehr gehalten werden. Ermüdung und Leistungsabfall sind nach über 90 min intensivster Belastung die Folge. Wenn die Geschwindigkeit gehalten werden soll, müssen KH aufgenommen werden. Bei intensiven Belastungen (Wettkämpfe) bis etwa drei Stunden Dauer sollten erst nach etwa 70 min und nachfolgend jede Stunde 30-60 g KH (in kleinen Portionen) aufgenommen werden. Regelmäßige und ausreichende KH-Aufnahme erhöht die Langzeitleistung bzw. ermöglicht Belastungen über viele Stunden.

In zahlreichen Publikationen wurde davor gewarnt, die Kohlenhydrate (Glukose) kurz vor Belastungen aufzunehmen. Das Argument war, dass die Glukoseaufnahme zu einem Insulinanstieg führen würde und diese eine Hypoglykämie (Unterzuckerung) bewirkt. Praktisch sind die Risiken einer Unterzuckerung nach Glukoseaufnahme vor der Belastung sehr gering, wenn der Zeitpunkt der Glukoseaufnahme beachtet wird (s. **Abb. 1/3.3.1**)

Die Überprüfung älterer Untersuchungsergebnisse ergab, dass es bei der Glukoseaufnahme vor der Belastung zu keinem drastischen Insulinanstieg mit nachfolgender Hypoglykämie kam. Die erhöhte Insulinsekretion, als Folge der Glukoseaufnahme vor oder während Belastungen, hält sich in physiologischen Grenzen und ist beim Trainierten gering. Der Insulingipfel tritt bei Glukoseaufnahme erst nach 45 min auf. Wenn 30 min vor dem Start Glukose aufgenommen wird, dann würde der Insulingipfel innerhalb der ersten 20 min der Belastung liegen. Da aber ein Start gleichzeitig zu einem Adrenalinanstieg führt (Starterregung), erhöht dieser den Blutzucker, unabhängig vom Insulin. In der Sportpraxis ist kein echter Unterzuckerungszustand, gleich zum Startbeginn, bekannt, höchstens ein kurzzeitiges flaues Gefühl in den Beinen.

Bei jeder Ausdauerbelastung kommt es zu einem deutlichen Abfall der Insulinsekretion gleich zu Belastungsbeginn, spätestens nach 20 min. Dieser Insulinabfall ist regulatorisch notwendig, damit die FFS energetisch verwertet werden können.

Bei Diabetikern gilt diese Feststellung nicht, da sie die Glukoseaufnahme nicht oder nur begrenzt mit Insulin abfangen können. Die Glukoseeinschleusung in die Muskelzelle geschieht durch glukoseunabhängige Transporter (GLUT 12 und GLUT 3) während der Belastung, die träger arbeiten als der insulinabhängige Transporter GLUT 4.

Die bereits vorliegenden Ergebnisse, dass die Aufnahme von Aminosäuren einen positiven Einfluss auf die Leistungsfähigkeit hat, wurden durch neue Daten gestützt. Durch die Aufnahme von acht essentiellen Aminosäuren in Form von MAP® , bereits 30-60 min vor der Belastung, wirkten diese leistungsverbessernd (LUCÀ-MORRETI et al., 2003).

3.3.2 KOHLENHYDRATAUFNAHME WÄHREND TRAINING UND WETTKAMPF

In zahlreichen experimentellen Arbeiten wurde belegt, dass die Kohlenhydrat (KH)-Aufnahme während der Belastung das Aufrechterhalten der Leistung (Geschwindigkeit) sichert und die Belastungsdauer verlängert. Insbesondere wirkt die zusätzliche Glukoseaufnahme im letzten Drittel einer Ausdauerbelastung leistungsfördernd (COGGAN & SWANSON, 1992). Die dosierte Glukoseaufnahme während der Belastung führt zu keinen weiteren Abbau des Muskelglykogens, wie die Autoren muskelbioptisch nachwiesen. Die zugeführten KH erhöhen die Glukoseoxidationsrate und verschieben den Ermüdungszeitpunktes, bei gegebener Geschwindigkeit. Pro Stunde Belastung sollten mindestens 30 g

KH aufgenommen werden. Die untere Grenze der Glukoseaufnahme, die eine Unterzucke-rung verhindert, liegt bei etwa 20 g/h.

Wird in den ersten 60 min einer Belastung bevorzugt aufgenommene Glukose verbrannt, dann kann Glykogen gespart werden. Bei reichlicher KH-Aufnahme nimmt der Transport langkettiger Fettsäuren in die Mitochondrien ab (HOROWITZ et al., 1997). Jedoch beein-flusst die Glukoseaufnahme in der ersten Belastungsstunde die Leistungsfähigkeit nicht (MARMU-CONUS et al., 1996; HARGRAEVES, 1999).

Die während der Belastung aufgenommene Glukose (Traubenzucker) gelangt bereits nach etwa 7 min in den Energiestoffwechsel des Muskels. Die Kohlenhydrate beeinflus-sen ihrer Zusammensetzung entsprechend die Blutglukose und den Energiestoffwechsel unterschiedlich. Glukose, Fruktose und Malzzucker bewirken einen nahezu identischen Anstieg des Blutzuckers. Allerdings benötigt die Fruktose eine längere Zeit, bevor sie im Stoffwechsel wirkt. Die Fruktose muss erst in der Leber zu Glukose umgebaut und dann über die Blutbahn zur Muskulatur transportiert werden.

Im Unterschied zu anderen Zuckern hat die Fruktose keinen Einfluss auf die Insulinfreiset-zung. Deshalb wurde die Fruktose anfangs so favorisiert. Nicht alle Kohlenhydratlösungen sind gleich gut magenverträglich. Vor bedeutenden Starts sollten die bekannten und un-bekannten Kohlenhydratgemische auf Verträglichkeit geprüft werden.

Im Vergleich zu Glukose und Fruktose ist Malzzucker (Maltose) sehr magenverträglich. Die kleine Teilchengröße des Malzzuckers erlaubt eine schnelle Resorption im Darm und damit auch die Aufnahme von höher konzentrierten Lösungen (bis 15 %). Diese Erkenntnis ist bei der Aufnahme von alkoholfreiem Malzbier nutzbar.

Die mehrfach gebundenen Zucker (Oligo- und Polysaccharide) haben gleichfalls Vorteile bei ihrer Aufnahme während der Belastung. Sie werden langsamer resorbiert und entfal-ten ihre Wirkung über einen längeren Zeitraum, weil sie erst zu Glukose abgebaut werden müssen. Das unmittelbare Substrat zur Energiegewinnung im Muskel ist immer die Gluko-se, d. h., alle Zuckerformen müssen zu Glukose gespalten werden.

Die kontinuierliche KH-Aufnahme während langer Belastungen ist eine effektive Maßnah-me zur Aufrechterhaltung der Geschwindigkeit oder Vermeidung eines Geschwindigkeits-abfalls. Die KH-Aufnahme kann in kleinen Portionen oder als hoch dosierte Einmalauf-nahme geschehen. Von Vorteil ist, wenn es der Wettkampf erlaubt, die KH kontinuierlich in kleinen Mengen aufzunehmen. Hierbei können Gele, Energieriegel, glukoseangereicherte Getränke, Traubenzucker, Naturprodukte u. a. in Mengen von 8-12 g alle 15 min aufgenommen werden. Insgesamt wird empfohlen, 32-48 g KH pro Belastungsstunde aufzunehmen (COYLE et al., 1983; IVY et al., 1983; HARGRAEVES et al., 1984 und 1987; HARGRAEVES, 1999; NEUMANN & PÖHLANDT, 1994 u. a.).

Aus renntaktischen Gründen, z. B. im Straßenradsport, kann die erforderliche Energie nur einmalig zugeführt werden. Die Aufnahme von 50-60 g Kohlenhydrate sichert für etwa eine Stunde einen erhöhten Blutglukosespiegel (**Abb. 1/3.3.2**).

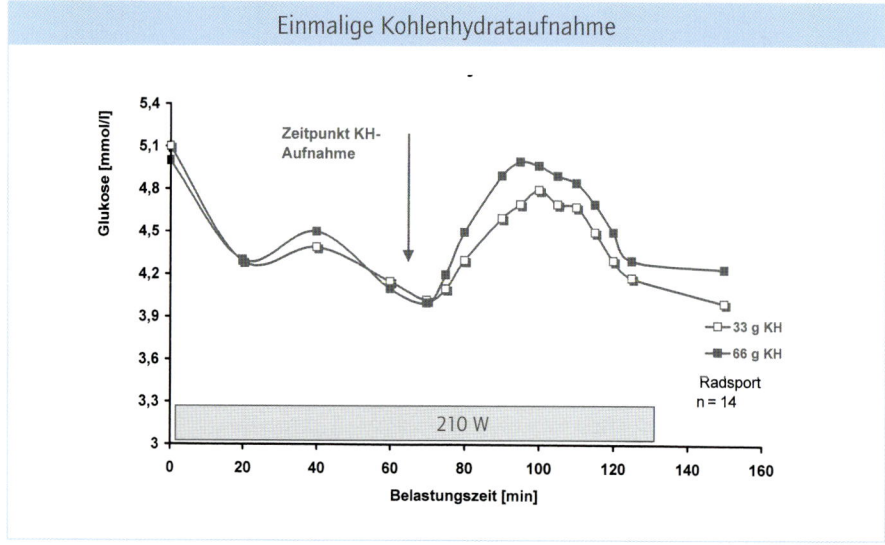

Abb. 1/3.3.2: Auswirkung der Einmalglukosegabe in unterschiedlicher Menge auf den Blutglukose-spiegel. Der Glukoseanstieg dauerte bei beiden Glukosegaben etwa 60 min bei der Ergometerdau-erbelastung von 210 W. Eigene Daten

Zu beachten ist, dass größere Mengen an Kohlenhydraten den Fettstoffwechsel unterdrü-cken, weil bei Kohlenhydratüberangebot die KH-Verwertung im Stoffwechsel günstiger ist. Die Grenze der Aufnahmefähigkeit für Glukose im Darm (Resorptionsgrenze) liegt während der Belastung zwischen 60-70 g/h. Wie bereits erwähnt, kann bei gleichzeitiger Fruktoseaufnahme die Kohlenhydratmenge erhöht werden, weil Fruktose einen eigenen Transportweg (Transportprotein GLUT 5) im Darm besitzt (DUARD & FERRARIS, 2008).

Um das persönlich antrainierte Niveau in der Anteiligkeit von Kohlenhydrat- und Fett-stoffwechsel unbehindert anlaufen zu lassen, sollte während längerer Belastung nicht zu zeitig gegessen werden.

Bei Belastungen von 3-4 Stunden sollte mit der ersten Kohlenhydrataufnahme nach etwa 70 min begonnen werden. Bis zu diesem Zeitpunkt haben sich die Stoffwechselanteile von KH und Fettsäuren einreguliert und die Glykogenspeicher sind noch nicht erschöpft. Ein Zeichen der Zunahme der Anteile der Fettsäuren am Energieumsatz ist die allmähliche Erhöhung der Konzentration der FFS im Blut.

Bei Wasseraufnahme ist der Anteil der FFS am Energieumsatz höher als bei Kohlenhydrataufnahme. Erfolgt die Aufnahme von Kohlenhydraten in Mengen von 35 g/h, so wird der einregulierte Fettstoffwechsel nicht beeinflusst (NEUMANN & PÖHLANDT, 1994). Die Aufnahme von 35-45 g Kohlenhydrate pro Stunde erhöht den Blutzuckerspiegel um 0,5-1 mmol/l (9-18 mg/dl). Durch die regelmäßige Kohlenhydrataufnahme erhöht sich die Belastungsdauer bei gleich gehaltener Leistung oder Geschwindigkeit um etwa 20 %; die Ermüdung der Muskulatur wird verzögert (**Abb. 2/3.32**).

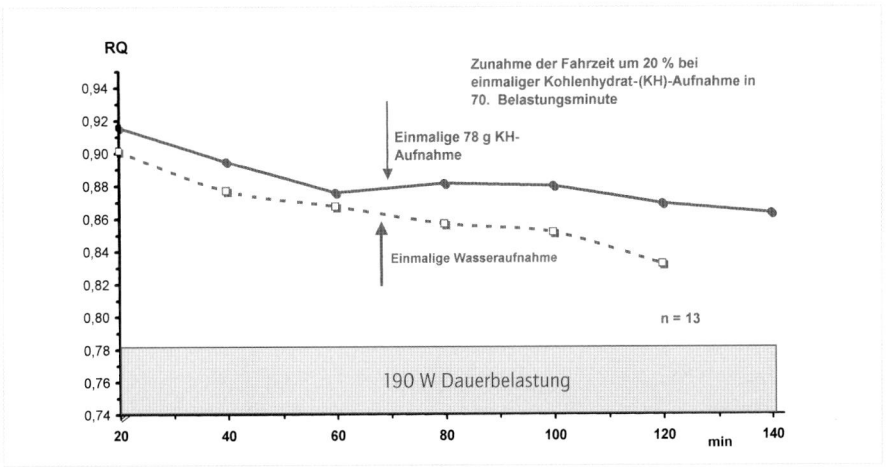

Abb. 2/3.3.2: Nach Aufnahme von 78 g Kohlenhydraten blieb der respiratorische Quotient (RQ) gleich, er fiel aber nach Wasseraufnahme ab. Nach KH-Aufnahme konnten die Ausdauersportler signifikant länger die Leistungsvorgabe einhalten. Eigene Daten

Die Hormone Insulin und Glucagon verhalten sich während längerer Belastungen gegenläufig. Während Ausdauerbelastungen nimmt nach 30-60 min die Insulinkonzentration im Blut ab und das Glucagon steigt an. Mithilfe des Glucagons werden die FFS besser verwertet.

Der Respiratorische Quotient (RQ), das Verhältnis von Sauerstoffaufnahme und Kohlensäureabgabe, bleibt bei dosierter Kohlenhydrataufnahme unverändert (s. **Abb. 2/3.3.2**).

Daraus ist zu folgern, dass zwischen der Wasseraufnahme und der Zufuhr niedrig dosierter Kohlenhydrate kein Unterschied in der Beeinflussung des Fettstoffwechsels besteht.

Bei Aufnahme von 30-40 g/h Glukose oder Polysacchariden während der Belastung wird der Blutzuckerspiegel immer auf dem erforderlichen Niveau gehalten.

Die muskuläre Ermüdung tritt unabhängig vom Blutzuckerspiegel auf und wird entscheidend von Trainingsniveau und der Leistungsfähigkeit bestimmt. Allerdings führt eine Unterzuckerung, hervorgerufen durch unterlassene Glukoseaufnahme oder Glukoseverfügbarkeit, bei Belastungen von über zwei Stunden Dauer stets zum Leistungsabfall oder Leistungsabbruch. Die Abnahme der Fortbewegungsgeschwindigkeit durch Glukosemangel wird durch das Nachlassen der motorischen Antriebe von Groß- und Kleinhirn verursacht. Der Gehirnstoffwechsel hängt von der Glukoseversorgung ab und braucht immer Glukose zur Aufrechterhaltung seiner Funktionsfähigkeit.

Bei Langzeitbelastungen, die mit überwiegender Fettsäurenoxidation bestritten werden, ist der Anteil an der Glukoseversorgung dann gesichert, wenn die Belastungsintensität nicht über 55 % der maximalen Sauerstoffaufnahme ansteigt. Hierbei können etwa 1 g/min Kohlenhydrate verbrannt werden, die durch die Nahrungsaufnahme während der Belastung aufgenommen werden können (KNECHTLE et al., 2003). Wird die Belastungsintensität höher gewählt, dann erfolgt ein vorzeitiger Leistungsabbruch bei der gewählten Laufgeschwindigkeit, weil die Kohlenhydratoxidationsrate bei dem gegebenen Leistungsniveau nicht mehr ausreicht.

Bei mehrstündigen oder mehrtägigen Belastungen, wie Langtriathlon, Etappenfahrten oder Etappenläufe, ist nach neueren Erkenntnissen die Aufnahme von Proteinen bzw. Aminosäuren bereits während der Belastung notwendig. Nur eine ausreichende Proteinaufnahme kann die sonst üblichen Gewebsödeme während der Belastung vermindern (KNECHTLE et al., 2005). Die Ursache der Gewebsödeme wird in einer Hypoproteinämie bzw. Hypoalbuminämie gesehen (CHO & ATWOOD, 2002).

3.3.3   KOHLENHYDRATAUFNAHME NACH BELASTUNG (REGENERATION)

Das wesentliche Ziel der Kohlenhydrataufnahme sofort nach längeren Belastungen besteht in der schnelleren Auffüllung der entleerten Glykogendepots in Muskulatur und Leber.

Im Stoffwechsel sind 1-2 Stunden nach Belastungsende die Voraussetzungen für den Aufbau des Glykogens und die Einschleusung von Aminosäuren in die Muskelzellen am günstigsten. Die kohlenhydratbetonte Ernährung nach Belastungen hat gegenüber der Mischkost Vorteile. Bei gezielter Kohlenhydrataufnahme (etwa 6 g/kg Körpergewicht) sind auch stark entleerte Glykogenspeicher im Training nach 48 Stunden wieder auffüllbar. Allerdings dauert nach einem Marathonlauf oder ähnlichen Langzeitbelastungen die Wiederherstellung des Muskelglykogens mindestens vier Tage und die des Kraftausdauerpotenzials 8-10 Tage.

Von den Kohlenhydraten eignet sich die Glukose besser für die Wiederauffüllung des Muskelglykogens als die Fruktose. Die Fruktose ist für den Wiederaufbau des Leberglykogens günstiger.

Der Energieverbrauch hängt von der Belastungsintensität ab. Beispielsweise werden bei 69 kg Körpergewicht und einer Laufgeschwindigkeiten von 5 m/s (18 km/h) in aerober Stoffwechsellage (4,1 l VO_2, RQ 0,91; 1,4 mmol/l Laktat) über eine Stunde 1.345 kcal/h benötigt. Wird die Geschwindigkeit auf 5,5 m/s (19,8 km/h) erhöht, dann beträgt der Energiebedarf 1.490 kcal/h (5 l VO_2, RQ 0,95, 3,4 mmol/l Laktat). Das sind Daten eines Top-Triathleten mit ausgeprägter Laufökonomie und einer maximalen Sauerstoffaufnahme von 84,6 ml/kg*min.

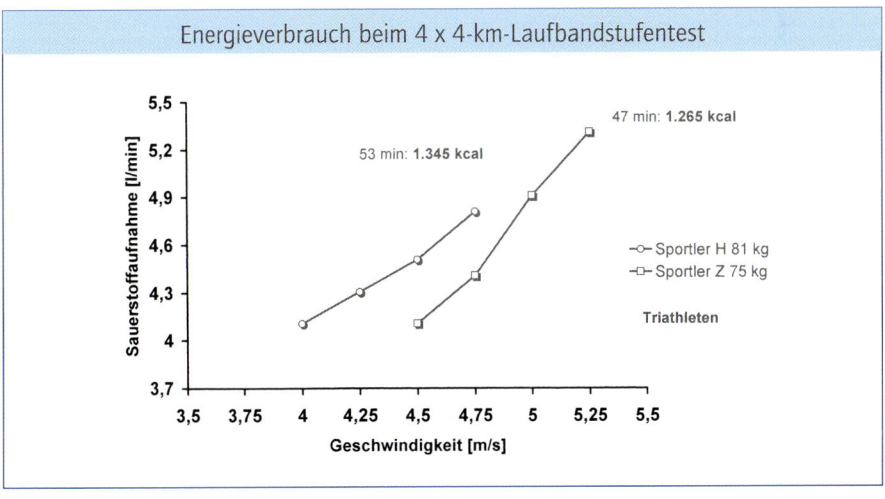

Abb. 1/3.3.3: Vergleich des Energieverbrauchs im 4 x 4-km-Laufbandstufentest von zwei Spitzentriathleten. Der schwerere Triathlet H verbrauchte bei langsamer Laufgeschwindigkeit mehr Energie (kcal) als der leichtere Z. Eigene Daten

Den entscheidenden Einfluss auf den Energieumsatz hat die Sauerstoffaufnahme bei Belastung. Die Sauerstoffaufnahme ist abhängig von der Belastungsintensität (Geschwindigkeit) und dem Körpergewicht. Ein Sportler kann bei niedrigerem Leistungsniveau und höherem Körpergewicht mehr Energie umsetzen als ein leistungsstärkerer (**Abb.** 1/3.3.3).

In der ersten Phase der Wiederherstellung ist die *Nährstoffdichte* der Kohlenhydrate oder deren *glykämischer Index* entscheidend. Der glykämischer Index bringt die Wirkung der Kohlenhydrate auf den Anstieg der Blutglukose zum Ausdruck. Für Vergleiche wird der Blutzuckeranstieg nach Glukoseaufnahme als 100 % angenommen. Demnach haben Traubenzucker oder Fruchtzucker einen deutlich höheren glykämischen Index als Mehrfachzucker (z. B. Stärke in der Banane).

Die Einfach- und Zweifachzucker (Mono- und Disaccharide) erhöhen am schnellsten die Blutglukosekonzentration. Deshalb sollten diese in der ersten Erholungszeit (1-2 Stunden) bevorzugt werden. Hingegen ist die Aufnahme ballaststoffreicher Nahrungsmittel, die zugleich Träger von Vitaminen und Mineralien sind (Gemüse und Obst), auf einen späteren Zeitpunkt zu verlegen.

Alle Etappenbelastungen (Rundfahrten, Extremläufe) führen zu einem starken Regenerationsdefizit und die Glykogenspeicher werden unvollständig aufgefüllt. Um einen zu starken Proteinabbau bei chronischem Glykogenmangel zu verhindern, helfen Infusionen mit Glukoselösungen. Infusionen sind aber außerhalb klinischer Indikation im Leistungssport verboten (s. Kap. 11).

DIABETIKER UND AUSDAUERBELASTUNGEN

Auch Diabetiker (Typ II) können Ausdauerbelastungen bis zu einer Stunde ohne bedrohliche Stoffwechselfolgen ausführen. Die größere Gefahr der Unterzuckerung besteht bei längeren Belastungen, wie dem Marathon. Diabetiker können unter bestimmten Umständen auch Marathon laufen. Sie müssen während des Laufs in der zweiten Hälfte regelmäßig den Blutzucker kontrollieren bzw. die Nahrungsaufnahme mit Kontrollblutzuckermessungen begleiten. Die Aufnahme großer Glukosemengen auf einmal sollte ein Diabetiker vermeiden; das betrifft auch die unmittelbare Erholungszeit nach der Ausdauerbelastung. Bei Gabe von 100 g Komplexkohlenhydraten steigt beim Typ II Diabetiker der Blutzucker bis auf 18 mmol/l (324 mg/dl) an und erholt sich langsam in 2-3 Stunden (NEUMANN & HOTTENROTT, 2002).

Eine besondere Stellung nehmen die Trinkgele ein, von denen eine beachtliche Zahl angeboten wird (s. **Tab. 2/3.3.4**). Auf folgende Merkmale sollte bei den angebotenen Gelen geachtet werden: enthalten sie neben den KH überhaupt oder eine ausreichende Menge Kochsalz und sind ihnen weitere leistungsunterstützende Wirkstoffe zugesetzt? Auch der Preis ist ein Auswahlkriterium.

3.3.4 KOHLENHYDRATANTEIL IN TRINKLÖSUNGEN

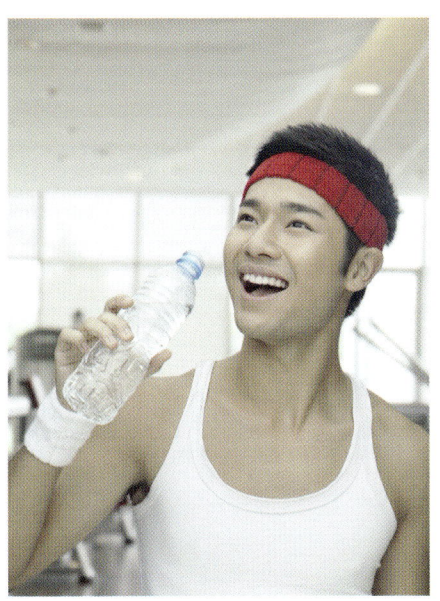

Ein für alle Situationen im Sport geeignetes Getränk oder Gel gibt es nicht. Die Flüssigkeitsaufnahme und Resorption im Darm wird vom Mineralgehalt (z. B. Natriumchlorid, Bicarbonat, Magnesium), der Konzentration der Kohlenhydrate, Temperatur, Trinkmenge und weiteren Faktoren beeinflusst. Die industriell hergestellten Sportlergetränke, mit definierten Kohlenhydratanteilen und Mineralgehalt, haben sich prinzipiell als leistungsfördernd erwiesen. Eine Kombination von kohlenhydrathaltigen Getränken mit Mineralien (Elektrolyte und Spurenelemente) beeinflusst deren Verträglichkeit und Resorption nicht.

Bei Hitzebelastungen werden Elektrolytlösungen mit geringem Kohlenhydratanteil (hypotone Lösungen) besser vertragen. Niedrigere Kohlenhydratmengen in den Getränken regen die Flüssigkeitsaufnahme im Darm an (BROUNS, 1993). Dieser Effekt gilt bis zu Lösungen von 8 %, d. h. 80 g Glukose auf 1 l Wasser. Alle Trinkflüssigkeiten mit über 10 % Kohlenhydraten verlangsamen die Magenentleerung und regen die Flüssigkeitsabgabe aus dem Blut in den Darm an (**Tab. 1/3.3.4**). Der osmotische Gradient bestimmt die Richtung des Flüssigkeitsstroms, d. h., die Flüssigkeit wandert vom Blut zum Darm. Die hoch konzentrierten Glukoselösungen oder Gele (hypertone Lösungen, über 500 mosmol) müssen vor ihrer Resorption im Darm erst verdünnt werden. Das bedeutet einen vorübergehenden Wasserentzug zur Verdünnung der konzentrierten Lösungen oder Gele.

Die Verdünnung der Kohlenhydrate im Darm hat bei Außentemperaturen bis 20 °C keinen Einfluss auf die Laufleistungen. Anders ist die Situation bei Hitzebelastungen. Bei Aufnahme konzentrierter Getränke unter Hitze kann es zu einem zusätzlichen Flüssigkeitsmangel kommen.

Auf die Wirkung der hypotonen Lösungen bei Hitze, die zu einer „Wasservergiftung" führen können, wurde bereits verwiesen (s. Kap. 5).

Als optimale Kohlenhydratlösung (Gemische einzelner Zucker) in den Getränken gelten Konzentrationen von 6-8 % (60-80 g Kohlenhydrate/l). Werden die Kohlenhydrate einzeln aufgenommen, dann ergeben sich andere Verträglichkeiten. Wiegt ein Sportler am Wettkampfende mehr als am Anfang, dann hat er zu viel getrunken. Bei normalen Außentemperaturen (bis 25 °C) reichen 400-700 ml/h Flüssigkeit aus. Bei langsamem Wasserverlust werden Flüssigkeitsdefizite von 2-3 kg oder 5 % des Körpergewichts ohne größeren Leistungsabfall toleriert.

Tab. 1/3.3.4: Empfohlene Kohlenhydratanteile in Sportlergetränken, die während des Laufes aufgenommen werden sollen

Fruktose	bis 35 g/l
Glukose	bis 80 g/l
Sucrose	bis 100 g/l
Stärkelösungen	bis 100 g/l
Maltose	bis 120 g/l*
Maltodextrin	bis 150 g/l*

* Aufgrund der kleinen Molekülgröße sind die Malzzucker noch in höheren Konzentrationen isoton, sodass größere Konzentrationen vertragen werden. Bei den Regenerationsgetränken kann die Kohlenhydratkonzentration höher sein.

Für Wettkämpfe haben sich neben Trinkflüssigkeiten Gel-Konzentrate bewährt, die neben 50-74 % Kohlenhydraten noch Vitamine, Mineralien, Aminosäuren, Kochsalz, Coffein u. a. Wirkstoffe enthalten (**Tab. 2/3.3.4**).

Tab. 2/3.3.4: Produktneutrale Übersicht über einige zufällig ausgewählte Gel-Konzentrate und Angaben zu deren Inhalten. Der Kohlenhydratanteil schwankt von 49,6 g/100 g (Isostar high Energy) bis 74,3 g/100 g (Maxim Energy Gel). Preise von 2009; Zusammensetzungen, Produktnamen und Packungsgrößen unterliegen ständigen Veränderungen.

Produkte	Preis/ 100 g (€)	Kochsalz (Natrium)	Zusätze je Packung
High5 Energiegel®	4,23	13 mg	–
Squeezy Energy Gel®	4,17	–	Vit. B_1
Xenofit Carbohydrat Gel®	4,16	–	Vit. B_2, Vit. B_6
Multipower Sprint Energy Gel®	4,52	–	1,6 g Protein
Hammer Gel®	3,0	27 mg	Coffein
Isostar High Energy®	3,28	–	Vit. C, E, B_1
Maxim Energy Gel®	3,96	–	Vit. B_1
Penco Energy Gel®	2,86	50 mg	Vit. C, E, Betakarotin
Ultra Sports Gel-Chip®	6,04	4,8 mg	Coffein 10,2 mg
Powerbar Powergel®	4,12	37 mg	BCAA, 50 mg Coffein, Vit. C, E
Carbotshotz Energy Gel®	3,0	40 mg	Vit. C, E, Coffein
Sponser liquid Energy®	3,30	49,3 mg	Vit. C, B_2, B_6, Niacin
Born Super-Gel®	3,75	–	Rotweinextrakt, 0,1 g Protein
Enervitene Sportgel®	6	–	BCAA, Vit. C, Vit. B-Komplex

Die meisten Sportler empfinden Getränke mit 6-10 % Glukose, Glukosepolymere, Saccharose, Maltose oder Maltodextrin als magenverträglich. Der Anteil für Fruktose sollte aber 3 % nicht übersteigen. Bei Aufnahme von Glukose- oder Maltoselösungen von 30-80 g/h Belastung kommt es zu einem Anstieg der Blutglucose um 0,5-1,5 mmol/l (9-27 mg/dl) über den Ausgangswert. Die erhöhte Blutglukose führt zur Verlängerung der Leistung auf dem Niveau der individuell erreichten Dauergeschwindigkeit. Die Sportler berichten über eine Verbesserung des Muskelgefühls bei Ermüdung, wenn sie Kohlenhydratlösungen getrunken haben.

3.3.5 LEISTUNGSSTEIGERUNG DURCH KOHLENHYDRATAUFNAHME?

Zu echten Leistungsverbesserungen kommt es nur durch regelmäßiges Training. Nur wenige Substanzen sind in der Lage, leistungsverbessernd zu wirken. Hierzu gehören Glukose und weitere Kohlenhydrate. Die während der Belastung aufgenommene Glukose erhöht die Blutglukosekonzentration bei langer Belastungsdauer. Um die Funktionen von Groß- und Kleinhirn während der Belastung aufrechtzuerhalten, ist ein normaler Blutzuckerspiegel immer notwendig. Sinkt die Blutglukose unter 3,5 mmol/l (63 mg/dl) ab, dann ist die energetische Versorgung der Gehirnnervenzellen nicht mehr gesichert. Eine Folge des Glukosemangels im Gehirn ist der Antriebsverlust (Geschwindigkeitsabnahme) und im ausgeprägten Fall kommt es zu motorischen Störungen, die sich als Ataxie äußern **(Tab. 1/3.3.5)**.

Tab. 1/3.3.5: Bewegungsstörungen bei erschöpften Läufern (Ataxie)

- Störung der Laufkoordination.
- Ungleicher Schritt (Dysmetrie).
- Schwankender Lauf (Gleichgewichtsstörungen).
- Läufer kann nur noch gehen.
- Sportler kann Bewegungsversagen nicht verändern
- (langsames Gehen, Stützen auf Begleiter, Kriechen).
- Träge Reaktionen und motorische Handlungen auf Zuruf.

Die regelmäßige Kohlenhydrataufnahme während langer körperlicher oder sportlicher Beanspruchungen wirkt belastungsverlängernd und geschwindigkeitserhaltend. Beim Marathon ist dieses Phänomen nach km 30 bestens bekannt. Durch die Glukoseaufnahme allein ist aber kein Wettkampf zu gewinnen, da sie das Training nicht ersetzt. Werden während Langzeitbelastungen und regelmäßig Kohlenhydratlösungen getrunken, dann entsteht weniger Stress. Die Störungen im Immunsystem nach der Belastung lassen sich bei ausgeglichener Energiebilanz vermindern. Die Kohlenhydrataufnahme senkt gleichzeitig den erhöhten Proteinabbau in der Muskelstruktur.

Im Hungerzustand enthält die Muskulatur weniger als 0,6 g Glykogen/100 g Muskelgewebe. Durch reichliche Kohlenhydrataufnahme steigen die Glykogenspeicher über das Normalniveau auf 2-4 g Glykogen/100 g Muskelgewebe an.

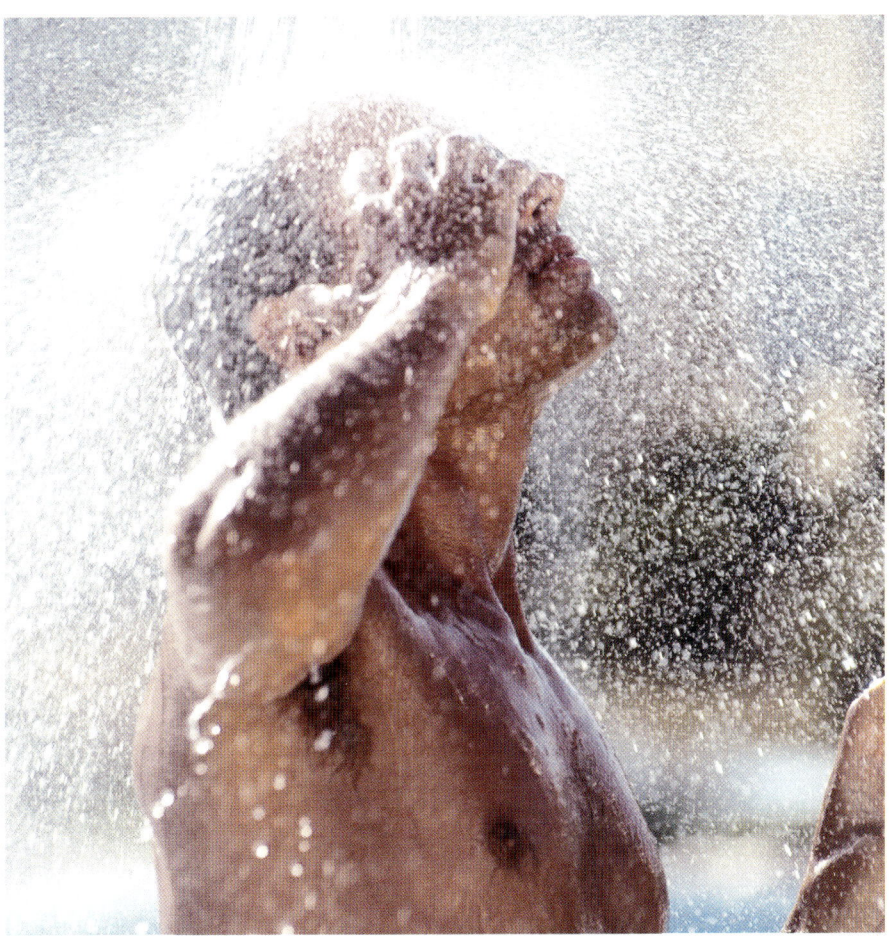

Bei über 3 g Glycogen / 100 g Muskelgewebe ist der Zustand der *Glykogensuperkompensation* erreicht. Zur Vorbereitung intensiver Ausdauerbelastungen wurden von BERG-STRÖM et al. (1967) Diätmaßnahmen empfohlen, die zur Vergrößerung der Glykogenspeicher führen. Diese sind später als *„SALTIN-Diät"* bekannt geworden. Die Grundidee besteht darin, durch Umstellung der Mischkost auf eine Fett-Protein-Diät für 3 Tage, bei weiterem Training vor Wettkämpfen, eine hohe Entleerung der Glykogenspeicher zu erreichen. Nach diesen drei Tagen „Halbhungern" ohne Kohlenhydrate wird für drei Tagen sehr kohlenhydratreiche Nahrung aufgenommen. Diese führt dann zur „Glykogensuperkompensation", d. h. einem erhöhten Glykogenanstieg in der Muskulatur. Bei der Glykogensuperkompensation kommt es zur Einlagerung von 30-40 g Glykogen in 1 kg Muskelgewebe; das ist das Doppelte der normalen Menge. Die vollen Glykogenspeicher beeinflussen die Leistungsfähigkeit in Ausdauersportarten, wie z. B. im Langstreckenlauf von 10-25 km, positiv.

Durch Misserfolge werden extreme Formen der SALTIN-Diät kaum noch angewandt. Eine abgewandelte Variante ist die Verminderung der Kohlenhydrataufnahme, anstatt völligem Entzug, bei Fortsetzung der Laufbelastung (HOTTENROTT, 1994). Das Umstellen in der Trainingsbelastung, d. h. Belastungsreduzierung vor bedeutenden Wettkämpfen und gleichzeitige Aufnahme kohlenhydratreicher Kost, garantiert eine komplikationsfreie Wettkampfgestaltung.

3.3.6 PROTEINAUFNAHME WÄHREND BELASTUNGEN

Bei Langzeitausdauerbelastungen kommt es neben der starken Glykogenverarmung auch zur Neubildung von Glukose in der Leber (Glukoneogenese). Für die Glukoneogenese werden bevorzugt Aminosäuren abgebaut. Da der Pool freier Aminosäuren begrenzt ist, werden neben den verzweigtkettigen Aminosäuren (BCAA) auch Immun- und Strukturproteine energetisch abgebaut. Hochbelastete Athleten zeigen Abnahmen der Immunglobuline. Das betrifft besonders das IgG.

Die hauptsächlichen Aminosäuren, die zur Glukoneogenese herangezogen werden, sind die BCAA, Glutamin und Alanin. Aus 1 g Aminosäuren entstehen im Stoffwechsel etwa 0,6 g Glukose. Durch die Oxidation der Aminosäuren während der Langzeitbelastung kann bis zu 10 % des Energiebedarfs abgedeckt werden. Je größer die Menge der abgebauten Aminosäuren ist, desto länger dauert die Wiederherstellung nach Langzeitbelastungen. Beispielsweise ist nach einem intensiven 10-km-Lauf der Sportler schneller erholt als nach einem Marathonlauf.

In neuen Untersuchungen wurde nachgewiesen, dass die Aufnahme von verzweigtkettigen Aminosäuren bereits während der Langzeitbelastung oder des Höhentrainings zur Leistungsverbesserung führte (PARY-BILLINGS et al., 1992, BIGARD et al., 1993).

Bei Langzeitbelastungen sind Anschwellungen der Beine oder Hände häufig. Längere Zeit war das Phänomen nicht erklärbar. Wie bereits angeführt ist die Ursache ein Proteinmangel im zirkulierenden Blut, welches die Flüssigkeit beim Durchströmen des Kapillargebiets durch den zu niedrigen onkotischen Druck nicht mehr aufnehmen kann. Bewährt hat sich die Aufnahme von über 4 g/kg Körpergewicht an Proteinen (KNECHTLE & MÜLLER, 2002).

3.4 FÖRDERUNG DER REGENERATION DURCH ERNÄHRUNG

3.4.1 BELASTUNG UND REGENERATION

Folgen regelmäßigen Trainings sind Ermüdungsprozesse, die zu ihrer Überwindung eine bestimmte Zeit erfordern. Das leistungsorientierte Training beruht auf Trainingsbelastungen bei noch ablaufenden Regenerationsprozessen. Die Belastung bei Restermüdung ist die Voraussetzung für das Auslösen von Anpassungen im Organismus.

Die beanspruchten Funktionssysteme benötigen eine unterschiedliche Zeit zu ihrer Regeneration (**Tab. 1/3.4.1**). Wenn eine Trainingsbelastung reizwirksam sein soll, ist die unterschiedliche Regenerationszeit in den Funktionssystemen zu beachten.

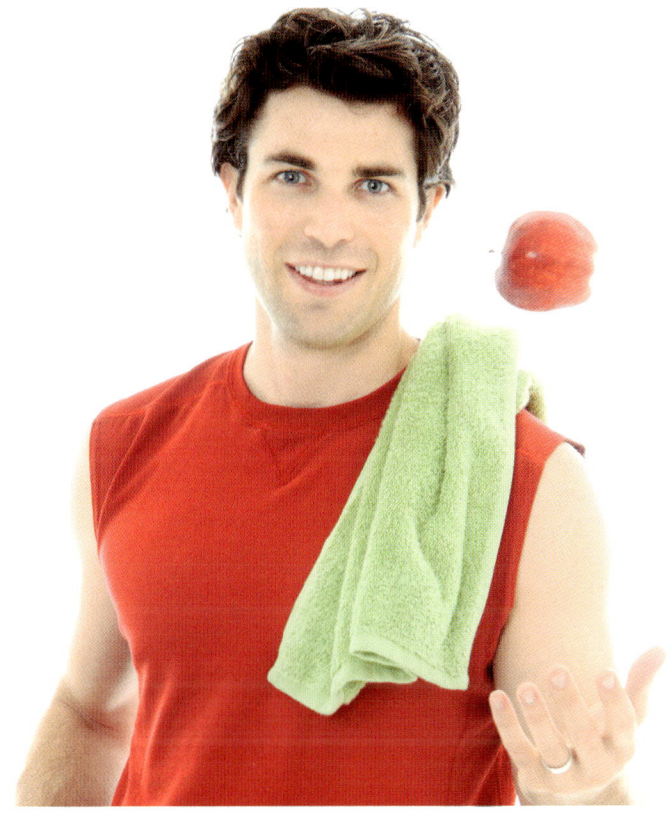

Tab. 1/3.4.1: Zeitlicher Ablauf der Regeneration nach sportlicher Belastung*

4-6 Minuten:	Vollständige Auffüllung entleerter muskulärer Kreatinphosphatspeicher.
20 Minuten:	Rückkehr von Herzschlagfrequenz und Blutdruck zum Ausgangswert.
20-30 Minuten:	Normalisierung der Unterzuckerung (Hypoglykämie); Kohlenhydrataufnahme nach Belastung bewirkt überschießenden Blutzuckeranstieg.
30 Minuten:	Erreichen des Gleichgewichtszustands im Säuren-Basen-Haushalt; Laktatkonzentration je nach Maximalwert unter 2-3 mmol/l abgesunken.
60 Minuten:	Nachlassen der starken Hemmung der Proteinsynthese in beanspruchter Muskulatur.
90 Minuten:	Umschlag von der abbauenden (katabolen) in die überwiegend aufbauende (anabole) Stoffwechsellage; verstärkter Proteinumsatz zur Einleitung der Regeneration.
Zwei Stunden:	Erste Wiederherstellung in ermüdeter Muskulatur (Regeneration gestörter neuromuskulärer und sensomotorischer Funktionen).
Sechs Stunden:	Ausgleich im Flüssigkeitshaushalt; Normalisierung des Verhältnisses fester und flüssiger Blutbestandteile (Hämatokrit), Rückbildung der Blutverdickung, Abnahme des Hämatokrits.
Ein Tag:	Wiederauffüllung des Leberglykogens.
2-7 Tage:	Auffüllung des Muskelglykogens in beanspruchter oder zerstörter Muskulatur.
3-4 Tage:	Wiederherstellung der verminderten Immunabwehr.
3-5 Tage:	Auffüllung der muskulären Fettspeicher (Triglyzeride).
3-10 Tage:	Regeneration in belastungsgeschädigten, kontraktilen Proteinen und Stützstrukturen in überbeanspruchten Muskelfasern.
7-14 Tage:	Strukturaufbau in funktionsgestörten Mitochondrien. Regeneration wichtiger Funktionsenzyme im aeroben Energiestoffwechsel. Normalisierung verminderter Muskelausdauerleistungsfähigkeit und damit auch der maximalen Sauerstoffaufnahme (VO$_2$max).
1-3 Wochen:	Psychische Erholung vom gesamtorganismischen Belastungsstress und Wiederabrufbarkeit der sportartspezifischen Wettkampfleistungsfähigkeit in Kurz-, Mittel- und Langzeitausdauersportarten (LZA) I und II.
4-6 Wochen:	Abschluss der Regeneration nach anstrengenden LZA-III- und IV-Belastungen (z. B. Marathonlauf, 100-km-Lauf, Langtriathlon, Mehrfachlangtriathlon).

* Zeitliche Durchschnittsangaben, die individuell stark von Dauer und Intensität der Belastung sowie der Leistungsfähigkeit beeinflusst werden. Modif. nach: NEUMANN, PFÜTZNER & BERBALK (1999)

Eine Voraussetzung für die Wiederaufnahme des Trainings von 1-2 Stunden Dauer ist die Auffüllung entleerter *Glykogenspeicher* in Muskulatur und Leber. Hingegen sind Kurzzeitbelastungen in Serie (alaktazide Belastungen) nur bei gefüllten *Kreatinphosphatspeichern* möglich.

Für die Regeneration spielen die ablaufenden abbauenden (katabolen) und aufbauenden (anabolen) Stoffwechselprozesse in der Muskulatur eine zentrale Rolle.

Dieser Zustand der katabolen Stoffwechselsituation kann durch die Bestimmung des Serumharnstoffs, eine zuverlässige summative Messgröße für den Proteinabbau, erfasst werden. Die erhöhte Beanspruchung im Stoffwechsel bei Ermüdung kommt im Anstieg der Herzschlagfrequenz (HF) bei vergleichbarer Belastung zum Ausdruck.

Große Belastungen im Fitnesssport kommen nur zu Stande, wenn die Athleten ihre Regeneration beherrschen bzw. sich nur die Belastungen zutrauen, nach denen sie sich relativ schnell erholen.

Mit zunehmendem *Lebensalter* nimmt die Regenerationsfähigkeit ab, d. h. die Erholung dauert länger. Bei Männern nimmt ab dem 25. Lebensjahr die Konzentration des biologisch aktiven, freien Testosterons um 1,2 % pro Jahr ab (FRICK, JUNGWIRTH. & ROVAN, 1998). Individuell sind aber die Schwankungen groß. Mit der Abnahme des anabol wirkenden Testosterons nimmt die *Proteinsynthesegeschwindigkeit* ab, die maßgeblich die muskuläre Regeneration nach Kraft- und Kraftausdauertraining verlängert. Nach dem 40. Lebensjahr verlängert sich objektiv die Regenerationszeit.

Der Wiederaufbau des Kraft- und Kraftausdauerpotenzials dauert in den mittleren Lebensjahren länger als gewohnt und kann sich nach Extremausdauerbelastungen über Monate hinziehen.

Für die *Wiederbelastbarkeit* nach hohen sportlichen Belastungen ist der Umschlag der katabolen Stoffwechsellage in die anabole entscheidend. Jede vorzeitige Wiederbelastung, bei noch ablaufenden katabolen Stoffwechselprozessen, d. h. noch nicht abgeschlossener Wiederherstellung, verlängert oder stört die Regeneration. Dieser Zustand lässt sich seitens des Sportlers nicht immer eindeutig erkennen und verleitet zur vorzeitigen Wettkampfteilnahme.

Die Belastungskontrolle mit der HF-Messung kann helfen, die muskuläre Restermüdung zu erkennen. Bei unzureichender Erholung ist, bei vergleichbarer Trainingsform oder Sportartenausübung, die HF erhöht.

3.4.2 SPORTMETHODISCHE MASSNAHMEN ZUR VERBESSERUNG DER REGENERATION

Im Leistungstraining ist die Regeneration fast genauso bedeutsam wie das Training selbst. Jede geplante Belastung ohne Entlastung (Regeneration) stellt einen Kardinalfehler im modernen Leistungstraining dar. Die Regeneration oder konditionelle Entlastung hilft dem Organismus, die Belastung besser zu verarbeiten und sichert die Wiederbelastung auf qualitativ erforderlichem Niveau.

Bekannte Beispiele nachwirkender Regenerationsstörungen sind Marathonstarts von Spitzenläufern. Nur auf Durchschnittsniveau kann ein Marathonlauf mehr als 3 x im Jahr erfolgen. Wollen Spitzenläufer unter 2:10 h bei Männern oder unter 2:30 h bei Frauen laufen, dann starten diese höchstens 2-3 x im Jahr. Sie haben die Erfahrung gemacht, dass zum Aufbau einer Topform eine längere Regeneration notwendig ist. Das schließt Starts über kürzere Strecken nicht aus.

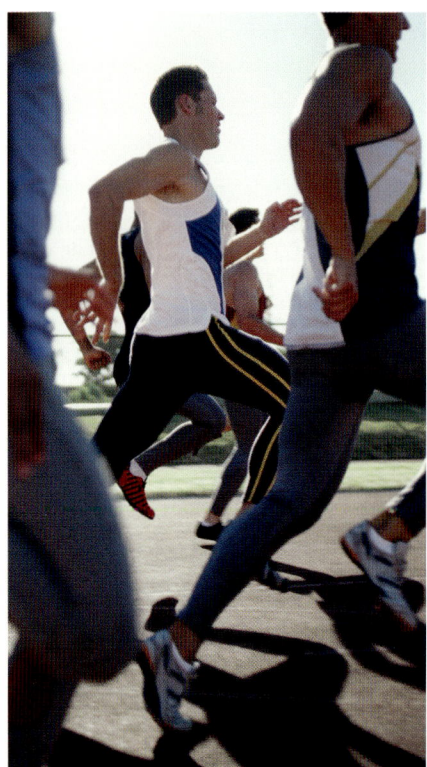

Beim *Regenerationstraining* ist die Belastung in aerober Stoffwechsellage auf unter 60 min zu begrenzen. Der Organismus verarbeitet die Trainingsbelastung selbstregulierend. Das Regenerationstraining sollte psychisch wenig belasten, wobei ein Sportartenwechsel von Nutzen ist.

Bewährte Praxis ist, dass unmittelbar nach Wettkämpfen in aerob-anaerober Stoffwechsellage (Laktat über 4 mmol/l), die Nachbelastung auf niedrigem Leistungs- oder Geschwindigkeitsniveau in derselben Sportart in aerober Stoffwechsellage erfolgt. Diese Belastungsnachverarbeitung wird auch als *Cool down* bezeichnet. Prinzipiell sind Kompensationstrainingseinheiten bevorzugt sportartunspezifisch und zeitlich begrenzt zu gestalten (**Tab. 1 / 3.4.2**).

Tab. 1/3.4.2: Sportmethodische und physiotherapeutische Regenerationsmaßnahmen

- Cool down-Programme unmittelbar nach der Belastung, kombiniert mit Dehnungs- und Lockerungsübungen.
- Kompensationstraining, möglichst sportartunspezifisch, zur Förderung der muskulären Regeneration.
- Einordnung der Entlastungstage und Entlastungswochen in ein Zyklisierungsprogramm (3:1-Rhythmus bevorzugt).
- Gezielte Nutzung physiotherapeutischer Möglichkeiten (Entmüdungsbäder, Sauna, Wärmepackungen, Massagen).
- Vorsichtige Kälte- oder Eisanwendungen bei überlasteten Körperteilen, die nach kurzer Zeit als wärmende Packungen gestaltet werden.
- Ausreichender Schlaf hat für die psychische und immunologische Regeneration zentrale Bedeutung.

Beim Cool down sollte die HF 120 Schläge/min nicht überschreiten, d. h. nur bis 70 % der maximalen HF beanspruchen. Die Nachbelastung in aerober Stoffwechsellage beschleunigt den Laktatabbau.

Der Abbau der Bruchstücke von verschlissenen muskulären Proteinstrukturen dauert deutlich länger als der Laktatabbau und der Rückgang der Kreatinkinase. Für den Muskelkater ist das Kompensationstraining in aerober Stoffwechsellage das beste „Heilmittel". Nach 1-3 Tagen Kompensationstraining ist der Muskelkater behoben, weil die schmerzhafte Schwellung (Ödem) abgebaut ist. Kurze, intensivere Belastungen (GA 2-Training mit Laktatbildung) eignen sich für das Regenerations-Training nicht.

3.4.3 SPORTMEDIZINISCHE MASSNAHMEN

Der nachlassende Kraftverlust nach Wettkämpfen ist die Folge muskulärer Ermüdung. Besonders nach exzentrischen Muskelbeanspruchungen können Muskelfaserzerstörungen auf molekularer Ebene auftreten. Nach zeitlich längerer Beanspruchung kommen Zerstörungen von Mitochondrien und Zellmembranen hinzu. Muskuläre Strukturzerstörungen werden über das Enzym Kreatinkinase (CK) erfasst. Der Zusammenbruch der Zellmembranstabilität bei Energienot führt zum Austritt der CK aus dem Zellinnenraum in die Zellzwischenräume und von dort gelangt sie langsam über die Lymphbahnen in das Blut. Daher verzögert sich der Anstieg des CK um mehrere Stunden.

Ungewohnte Muskelbelastungen, wie schnelles Laufen auf hartem Untergrund, rasante Bergabläufe (exzentrische Muskelbelastung), intensives Krafttraining oder Intervallbelastungen stellen die Hauptursachen für den CK-Anstieg im Blut dar. Bei Extremausdauerbelastungen (Marathon, Langtriathlon, 100-km-Lauf, Mehrfach-Ironman u. a.) wird besonders das aerobe Energiepotential in den Mitochondrien gestört und es kommt zu Formveränderungen in den Mitochondrien, Dichteveränderungen im Mitochondriuminnenraum sowie zu Mitochondirienuntergängen. Die Hauptursache in der Störung des aeroben Energiepotenzials liegt in der anhaltenden Energienot. Deshalb dauert die Regenerationszeit gestörter aerober Energiebildung in den Mitochondrien deutlich länger als die Auffüllung der Glykogenspeicher. Nach Marathonläufen oder einem Langtriathlon ist eine Mindestregenerationszeit für die Muskulatur von 5-10 Tagen einzuplanen. In diesem Zeitraum sind weitere Wettkämpfe sinnlos.

Im Rahmen der physiotherapeutischen Maßnahmen hat die Elektrotherapie (einschließlich Elektromuskelstimulation) einen hohen Stellenwert, besonders in der Förderung der muskulären Regeneration und in der Behandlung örtlicher Beschwerden. Das Hauptziel dieser Maßnahmen besteht im schnelleren Erreichen der Wiederbelastbarkeit der Muskulatur für gewohnte Trainingsbelastungen.

3.4.4   DIÄTETISCHE MASSNAHMEN

Der gezielte Ausgleich des Flüssigkeitsdefizits ist eine wesentliche Erstmaßnahme zu Beginn der Regeneration. Nach einer Dehydrierung von über 3 % des Körpergewichts dauert der vollständige Flüssigkeitsausgleich etwa 24-48 Stunden (**Tab. 3/3.4.4**).

Tab. 1/3.4.4: Wesentliche Maßnahmen zur Begünstigung der Regeneration sind:

- Rasche Auffüllung der Energiereserven mit Kohlenhydraten und zusätzliche Aufnahme bewährter Supplemente in Form diätetischer Lebensmittel (Vitamine, Mineralien, L-Carnitin, Aminosäuren und weitere Wirkstoffe).
- Inanspruchnahme von physiotherapeutischen Maßnahmen (einschließlich der Elekt-rotherapie, Elektromyostimulation und/oder Magnetfeldresonanzapplikation).
- Längerfristige Übungsprogramme zur Überwindung von Schwachstellen im Stütz- und Bewegungssystem (Abbau von muskulären Dysbalancen).
- Verschieben von psychisch belastenden Aufgaben aus den Hochbelastungsphasen in spätere Trainingsabschnitte oder Regenerationsphasen (Schutz des Immunsystems vor Überforderung).

Die wirksamste Maßnahme für die beschleunigte Glykogenspeicherfüllung ist das Ausnutzen der erhöhten Aktivität des glykogenaufbauenden Enzyms, der Glykogensynthetase (IVY, 1998). Die Aktivität der Glykogensynthetase ist für etwa 2 Stunden nach der Belastung besonders hoch, sie beträgt 7-8 %/h und ist damit 20 % höher als in Ruhe (5-6 %). Durch die Aufnahme von 100 g Kohlenhydraten in den ersten Nachbelastungsstunden und Hinzufügung von Proteinen wird die Glykogenresynthese gefördert (van LOON, 2000).

Mikrotraumatisierungen im Muskel nach Marathonläufen verzögern die Auffüllung der Glykogenspeicher. Das Glykogen besteht aus zwei Speicherfraktionen. Unterschieden wird eine Glykogenfraktion mit niedrigem Molekulargewicht (*Proglykogen:* 400 k Dalton) und eine Glykogenfraktion mit hohem Molekulargewicht (*Makroglykogen:* 10.000 kD). Das Proglykogen hat einen höheren Proteingehalt als das Makroglykogen. Nach Langzeitbelastungen wird mehr Makroglykogen abgebaut; bevorzugt in den langsamen ST-Fasern. Die Regeneration in beiden Glykogenfraktionen kann deshalb nach einem Marathonlauf (etwa drei Stunden Dauer) bis sieben Tage dauern (ASP et al. ,1999).

Da wahrscheinlich das antioxidative Potenzial beeinträchtigt wurde, sollten antioxidativ wirkende Vitamine (Vitamin C, E und Betakarotin) in höheren Dosen aufgenommen werden (s. Kap. 6). Durch starkes Schwitzen ist der Mineralstoffwechsel gestört. Hinweise für eine Magnesiumunterversorgung sind Muskelkrämpfe oder Gefühlsstörungen in den belasteten Muskeln.

Die Regenerationsforschung auf molekularer Ebene steht erst am Anfang. Die Regeneration verläuft auf mehren Ebenen, das betrifft den Muskel unmittelbar, das vegetative Nervensystem, das Zentralnervensystem und hormonelle Regulationen. In der Regenerationsphase kommt es zu einer Abnahme der Expression von TNF alpha, Stressproteinen und IL-6. Dagegen steigt die Expression der Betarezeptoren und Glukosetransporter an (STEINACKER et al., 2001).

3.5 REGENERATION UND MAGNETFELDTHERAPIE

Im Freizeit- und Hochleistungssport erfreut sich die Anwendung von Magnetfeldern zur Beeinflussung muskulärer Überlastungen, bei Wundheilungen oder anderer Beschwerden nach hoher Trainings- und Wettkampfbelastung, zunehmender Beliebtheit. Im Jahr 2000 wurden bereits weltweit über 5 Mrd. US Dollar für die Magnetfeldtherapien ausgegeben (SCHOENE, 2000). Offensichtlich versprechen sich die Athleten sehr viel von dieser alten und neu beworbenen Behandlungsform. Anbieter von Magnetfeldtherapiegeräten versprechen eine verbesserte Regeneration, wie auch publizistisch belegt wurde (GLASER, 2000; THUILE, 2001). Die Athleten, die bisher Erfahrungen mit dieser unterstützenden Behandlungsform gemacht haben, beschreiben folgende Effekte:

- *Verbesserte Regeneration* und Entspannung nach Training und Wettkampf
- Vorbeugung vor *Muskelkater* bzw. schnellere Beseitigung muskulärer Verspannungen *(Muskelkaternachsorge)*
- Lösung von Verkrampfungen, *Ausgleich muskulärer Dysbalancen*, verbesserte Dehnfähigkeit
- Beschleunigung des *Muskel- und Knochenaufbaus*
- Verbesserung der *Durchblutung*, verbesserte Sauerstoff- und Nährstoffaufnahme
- Stärkung des *Immunsystems*
- Stabilisierung des Wach- Schlaf- Rhythmus, besonders bei *Jetlag*
- Beschleunigung von *Wundheilungen* bei Sportverletzungen (Schürfwunden, Zerrungen, Prellungen, Verstauchungen, Muskel-, Bänder- und Sehnenrissen, Luxationen, Nervenverletzungen) u. a.

Die Erfahrungen der Leistungssportler zur beschleunigten Regeneration, zum verbesserten Wohlbefinden oder zur Stärkung ihres Immunsystems beim regelmäßigen Einsatz der Magnetfeldmatten sind Aspekte, die auch von Freizeitsportlern oder Nichtsporttreibenden nutzbar sind (THUILE, 2001).

Obwohl viele Athleten die *Magnetfeldtherapiegeräte* nutzen, liegen bisher wenig wissenschaftlich gesicherte Erkenntnisse vor und es besteht Forschungsbedarf. Offensichtlich kommen solche Therapiemethoden deshalb zum Einsatz, weil sich viele Sportler dabei gut fühlen, sich subjektiv besser entspannen und das Gefühl haben, dass sich Schmerzen vermindern. Kritiker dieser Magnetfeldmethode betrachten die positiven Wirkungen lediglich als einen Placeboeffekt.

Angesichts der Tatsache, dass weltweit viele Sportler, die sich im physiologischen Grenzbereich belasten, auf eine Magnetfeldbehandlung schwören, muss die Frage gestellt werden, ob eine Magnetfeldbehandlung ein geeignetes Mittel zur Unterstützung der Regeneration, ähnlich der Ernährung, darstellt.

Laufende Studien befassen sich mit der Wirksamkeit elektromagnetischer Felder auf belastungsinduzierte Entzündungsreaktionen und muskuläre Stresszustände (HÜBSCHER,
2002). In dieser Studie mit dem System MRS® von VITA LIFE INTERNATIONAL, konnte belegt werden, dass beispielsweise zelluläre Muskelbestandteile (Kreatinkinase, Myoglobin),
die insbesondere nach exzentrischer Muskelbeanspruchung ins Blut gelangen, unter Magnetfeldeinwirkung während der Regenerationsphase in geringerer Menge bzw. Aktivität
im Blut nachweisbar sind. Dieses könnte eine Ursache verminderter Schmerzreaktionen
bei Magnetfeldeinwirkung sein. Bei der Magnetfeldtherapie zeichnet sich ab, dass bei
regelmäßiger Anwendung bei Freizeit- und Hochleistungssportlern, als auch bei gesunden
Nichtsportlern und Patienten, neben Wohlbefinden und Leistungsvermögen, insgesamt
der Gesundheitszustand positiv beeinflusst wird.

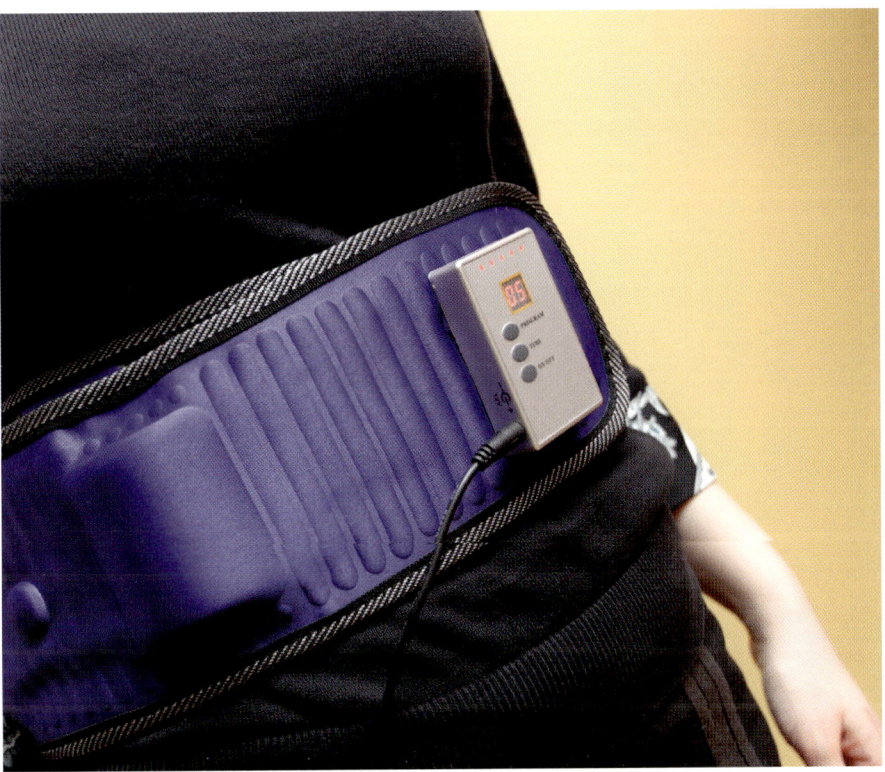

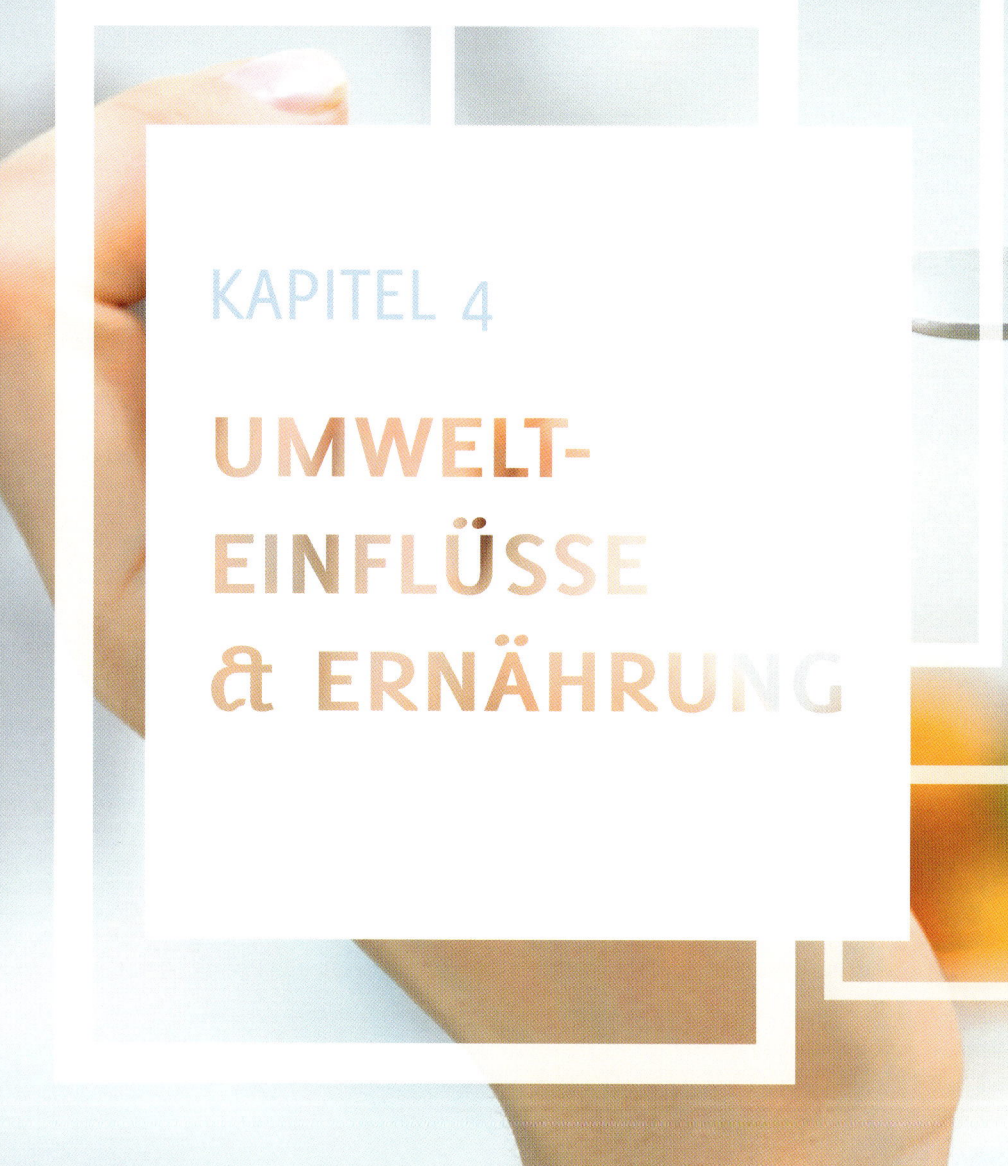

KAPITEL 4

UMWELT-EINFLÜSSE & ERNÄHRUNG

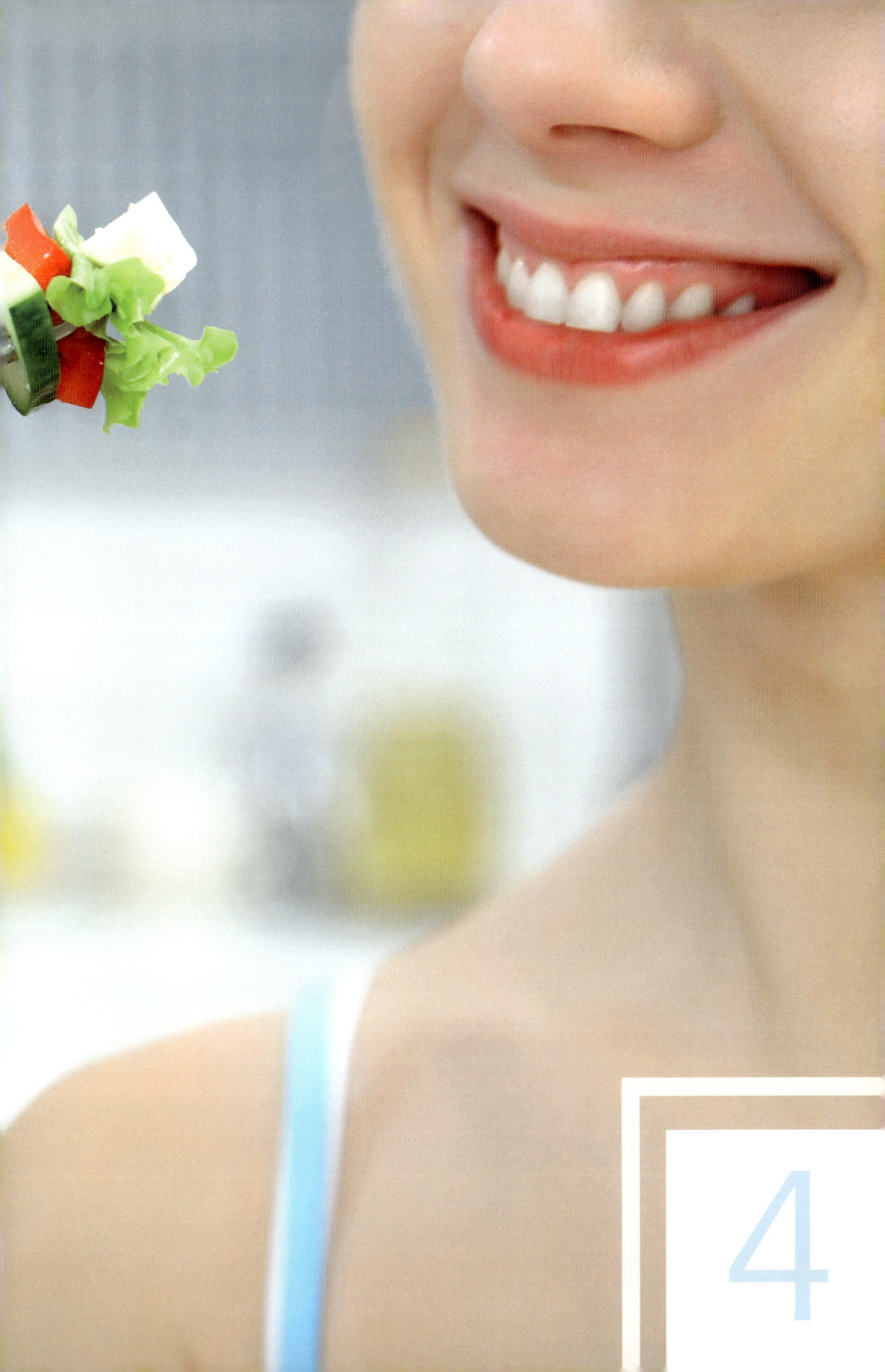

4

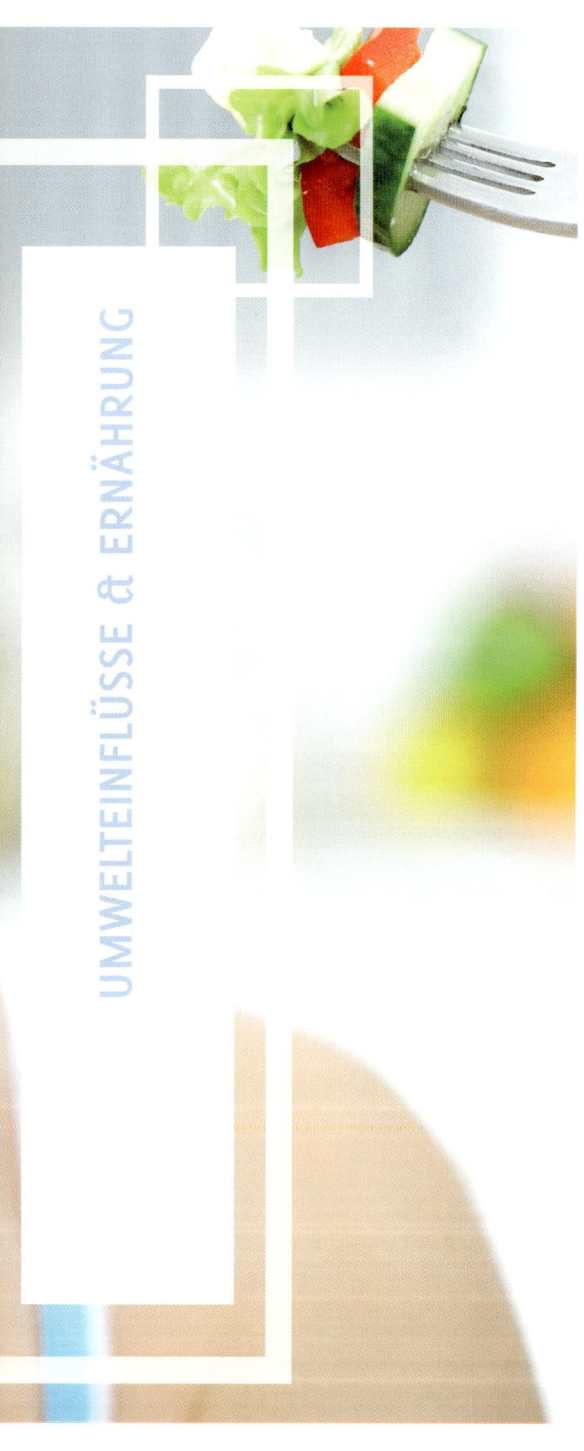

UMWELTEINFLÜSSE & ERNÄHRUNG

Viele Wettkämpfer beschuldigen bei Leistungsschwäche zuerst das Wetter. Mitunter nicht zu Unrecht, besonders dann, wenn nur geringe Leistungsreserven vorliegen. Das Wetter oder besser das Klima, beeinflusst das Befinden, die Leistungsfähigkeit und die Belastbarkeit.

Die *Hauptkomponenten des Klimas* – Lufttemperatur, Luftfeuchtigkeit, Strahlungstemperatur und Windgeschwindigkeit – können das Wohlbefinden und die Leistungsfähigkeit beeinträchtigen. Die in der Luft zusätzlich enthaltenen Gase, wie die erhöhte Emission von Kohlendioxid, Ozon, Schwefelabbaustoffe, Kohlendioxid, Kohlenmonoxid und bestimmte Blütenpollen, können nachhaltig die Gesundheit und sportliche Leistungsfähigkeit beeinflussen.

Die stärkste Einwirkung auf die Ausdauerleistungsfähigkeit haben eine hohe Außentemperatur und der Sauerstoffmangel in mittleren Höhen.

4.1   HÖHENTRAINING

Mit zunehmender Höhe nimmt der Luftdruck ab. Dadurch sinkt der Sauerstoffpartialdruck in der Atemluft. Nur durch forcierte Atmung kann genügend Sauerstoff aufgenommen werden. Der Sauerstoffmangel führt zu einem höheren Belastungsreiz, der für bestimmte Sportarten und besonders von Ausdauersportlern gezielt genutzt wird. Das Höhentraining wird immer häufiger Bestandteil des Leistungstrainings. Argumente dafür liefern die auffallenden Erfolge afrikanischer Langstreckenläufer, die in mittleren Höhen wohnen und trainieren und ihre Rekorde im Flachland erbringen. Vom ehemaligen Marathonweltrekordler H. Gebrselassie (ETH), der 2008 in Berlin 2:03:59 h lief, wird berichtet, dass er in 3.000 m Höhe trainiere. Inzwischen verbesserte 2011 der Kenianer Patrick Makau den Rekord um 21 s.

Das Höhentraining ist eine international bewährte Vorbereitungsvariante auf sportliche Leistungshöhepunkte. In Höhen von 2.000-2.500 m nehmen die Ausdauerleistungen ab. Bei Belastungen von 10-130 min Dauer beträgt der Leistungsrückgang im Wettkampf 2-8 %. Um die Leistungsabnahme bei Höhenwettkämpfen abzuschwächen, ist in den Ausdauersportarten ein vorheriges Höhentraining notwendig. Das Höhentraining bringt aber durch Erhöhung der aeroben Leistungsfähigkeit Vorteile für Flachlandleistungen.

Das Höhentraining beginnt ab 1.700 m und wird derzeit in den meisten Sportarten nicht höher als bis 3.200 m ausgeführt. Spitzenathleten in den Ausdauersportarten empfinden Höhen von 1.700-2.000 m im GA I-Training kaum als störend.

Beim Höhentraining steigt in der Ernährung der Bedarf an Kohlenhydraten. Der erhöhte Kohlenhydratbedarf beruht im Höhentraining auf einer Stoffwechselumstellung. Bei der Verbrennung von Fettsäuren werden 10 % mehr Sauerstoff benötigt, demnach ist es für den Stoffwechsel leichter, Kohlenhydrate zu verbrennen. Neben der Abnahme des Sauerstoffpartialdrucks gibt es noch weitere physikalische Einflüsse im Höhentraining (**Tab. 1/4**).

Tab. 1/4: Physikalische Einflussfaktoren beim Höhentraining

Einflussfaktoren	Auswirkung
Sauerstoffpartialdruck (pO_2)	Nimmt in Atemluft mit abnehmenden Luftdruck exponentiell ab (in 2.200 m sind 24 % und in 3.000 m 33 % weniger Sauerstoffdruck in der Atemluft). O_2-Gehalt in der Luft bleibt aber unverändert! Die Ausdauerleistungsfähigkeit sinkt mit zunehmender Höhe. Höhere Atemfrequenz zur Sicherung der O_2-Versorgung.
Schwerkraft	Erdbeschleunigung nimmt je 1.000 m Höhe um 0,3 cm*s² ab; Bei 2.000-3.000 m kommt es zu einer Gewichtsentlastung von 0,1 %.
Luftwiderstand	Mit zunehmender Höhe nimmt die Luftdichte ab; die Verminderung beträgt auf 1.800 m Höhe 20 %, auf 2.500 m Höhe 26 % und auf 3.000 m Höhe 31 %. Objektiv ist auf 3.000 m Höhe eine energetische Entlastung beim 5.000-m-Lauf von ~ 3,4 % und im Straßenradfahren ~ 28 % messbar.
Temperatur	Abnahme der Temperatur um 1 °C je 150 m Höhe, Trainingstemperatur stets kühler als im Flachland.
Strahlung	Zunahme der ultravioletten (UV) Strahlung und auch der kosmischen Strahlung; UV-Strahlung nimmt je 1.000 m um 35 % zu. Hautschutz mit hohem Lichtschutzfaktor notwendig.

Im Stoffwechsel werden die sauerstoffreicheren Kohlenhydrate gegenüber den sauerstoffärmeren Fettsäuren energetisch bevorzugt. Eine höhere Kohlenhydratverbrennung spart Sauerstoff. Die Belastung ist im Höhentraining (~ 2.300 m) überwiegend aerob. Die Intensität wird im aeroben Basistraining der Ausdauersportler um etwa 5-10 % zu vermindert. Bei 4 m/s Laufgeschwindigkeit würde dies 0,4 m/s bedeuten. Geschieht keine Belastungsverminderung, dann kann die vorgegebene Geschwindigkeit nur durch Zuschaltung der Glykolyse eingehalten werden; das bedeutet 1-3 mmol/l mehr Laktat. Die anteilig höhere Verbrennung von Kohlenhydraten und die Zuschaltung der Glykolyse führen zu einer vorzeitigen Erschöpfung der *Glykogenspeicher* beim Höhentraining. Um das zu verhindern, wird, wie bereits angeführt, deutlich „langsamer" trainiert. Von den Ausdauersportarten müssen die Läufer ihre Belastungsintensität (Laufgeschwindigkeit) am deutlichsten zurücknehmen, um ihre Belastbarkeit im gesamten Höhenlehrgang zu sichern.

Das Höhentraining führt im Endeffekt zur Zunahme der aeroben Kapazität der Athleten. Am wirksamsten sind wiederholte Höhenaufenthalte, die so genannten *„Höhenketten"*

(FUCHS & REIß, 1990). Hierbei erfolgen 4-6 Höhenaufenthalte im Trainingsjahr, mit unterschiedlichem methodischem Inhalt.

Wird der ständige Mangel an Glykogen beim Höhentraining nicht ernst genommen, dann kommt es unmerklich zu einem Anstieg des *Proteinkatabolismus*. Das bedeutet, die Proteine werden zunehmend als Ersatzsubstrat genutzt. Die Höhe des Proteinabbaus wird bei der Kontrolle der Belastbarkeit mit Messungen des *Serumharnstoffs* erkannt. Bei zu hohem Proteinabbau ist ein allmähliches Ansteigen der morgendlichen Serumharnstoffkonzentration zu registrieren. Steigen die Harnstoffwerte mehrere Tage über 9 mmol/l an, dann sollte die Belastung vermindert oder pausiert werden.

Eine weitere bedeutende Maßnahme zur Sicherung der Belastbarkeit ist in dieser Situation die *Analyse* der Ernährung. Auf alle Fälle muss der Anteil der Kohlenhydrate und auch der Proteine bei der Höhenernährung ansteigen. Die Sportler sollten mengenmäßig von diesen Nährstoffen mehr aufnehmen. Behält ein vegetarisch orientierter Sportler seine Vollwertkost bei, dann muss er mit einer zunehmenden Darmgasbildung unter Höhenbedingungen rechnen.

Verzichten Sportler im Höhentraining auf Fleisch, dann sollten sie einen Ausgleich über die zusätzliche Aufnahme von Aminosäurengemischen suchen, um nicht eine Unterversorgung an biologisch hochwertigen oder essenziellen Aminosäuren zu bekommen. Das Fehlen essentieller Aminosäuren in der Ernährung verzögert die *Regeneration*.

Durch die *erhöhte Atemarbeit* in der Höhe und den erniedrigten Luftdruck geht bedeutend mehr Flüssigkeit über die Atemwege, im Vergleich zum Flachlandtraining, verloren (s. Kap. 5.4). Der *erhöhte Flüssigkeitsverlust* über die Atemwege, der in 2.000 m etwa 600 ml/Tag beträgt, bedeutet aber noch keinen Elektrolyt- oder Mineralverlust, wie er durch Schwitzen entsteht. Durch die kühle Außentemperatur in mittleren Höhen schwitzt der Athlet weniger als im Flachland. Im Höhentraining ist aber trotzdem auf die Sicherung der Wasserhaushalts zu achten. Die starke Verminderung des Körpergewichts ist ein Indiz für ein Defizit im Flüssigkeitshaushalt. *Im Höhentraining sollte immer reichlich getrunken werden.*

Eine einfache Kontrollmöglichkeit, sich vor zu hohem Wasserverlust zu schützen, besteht in der täglichen *Gewichtskontrolle*. Beträgt die Abnahme des Körpergewichts bei normaler Ernährung über 2 kg, so ist ein Defizit im Wasserhaushalt des Körpers wahrscheinlich.

Zu den Faktoren, die im Höhentraining zu beachten sind, gehören:

- Auffüllung des Muskelglykogens durch höhere Kohlenhydrataufnahme.
- Reichliche Proteinaufnahme zur Stützung des Stoffwechselanabolismus.
- Betonte und erhöhte Flüssigkeitsaufnahme (Vorbeugung der Dehydratation).

Diese physiologisch normalen Zustände im Höhentraining führen objektiv zu einer *verlängerten Regenerationszeit*. Die Beachtung der Regenerationszeit nach der Belastung, die von Sportler zu Sportler verschieden ist, hat im Höhentraining oberste Priorität. Im Höhentraining sind, trotz niedriger Belastungsintensität, die Regenerationszeiten immer verlängert. Daher ist die Spreizung der Pausen im Höhentraining ein wichtiges sportmethodisches Regulativ. Einen entscheidenden Einfluss auf die *Belastungsverträglichkeit* in der Höhe hat das aerobe Basisniveau der Athleten. Die Athleten mit niedriger aerober Leistungsfähigkeit in der jeweiligen Sportart gehören nicht in ein Höhentrainingslager; sie sind am meisten von der nachwirkenden Ermüdung betroffen und halten die Belastungskennziffern nicht durch.

Bei Leistungsschwächeren kann die Regeneration erleichtert werden, wenn sie nachts in tiefere Quartiere fahren. Bei jüngeren Athleten oder Frauen ist das in Wintersportarten, wo z. B. eine Seilbahn fährt, üblich.

Am Ende des Höhentrainings und auch danach ist die Leistungsfähigkeit vermindert. Ab dem vierten Tag nach Rückkehr erreichen 70 % der Athleten im Flachland nicht mehr ihre normale Leistungsfähigkeit. Ausnahmsweise können Athleten in den Kurzzeitausdauersportarten 1-2 Tage nach der Höhe zum Wettkampf im Flachland starten. Sie erkaufen sich aber diesen frühen Start mit einer nachfolgend gestörten Regeneration, die schwer über diätetische Maßnahmen beeinflussbar ist. Daher sind Wettkämpfe für Sportler in den ersten Tagen nach dem Höhentraining sportmethodisch sinnlos. Der mit hoher Wahrscheinlichkeit eintretende Misserfolg wirkt frustrierend und verlängert die Erholungszeit um mindestens eine Woche.

Ab dem 14. Tag nach dem Höhentraining erreichen die meisten Athleten, infolge der eintretenden Superkompensation, einen persönlichen Leistungshöhepunkt. Missglückt ein Höhentraining, dann sollten Training, Regeneration und Ernährung sorgfältig analysiert werden.

4.2 TRAINING BEI KÄLTE

Das Training bei Kälte spielt in Mitteleuropa, außer in Skandinavien, für den Sport keine größere Rolle. Durch entsprechende Bekleidung ist ein Training bis − 20 °C mit einer Dauer von etwa einer Stunde ausführbar. Bei Temperaturen unter − 20 °C sind Skilanglaufwettkämpfe untersagt. Ein Training ist bei großer Kälte nicht ratsam, weil es trotz Bekleidung zu einer starken Auskühlung der Muskulatur kommt und die mögliche Fortbewegungsgeschwindigkeit zu wenig Eigenwärme erzeugt. Entscheidend ist nicht immer die absolute Temperatur, sondern der dabei herrschende Wind. Die *gefühlte Temperatur (Windchill-Temperatur)* wirkt sich beim Kältetraining besonders aus (**Tab. 1/4.2**).

Tab. 1/4.2: Windchilltemperatur

Wind-geschwindigkeit: km/h (m/s)	Außen-temperatur (°C)	10	5	0	− 5	− 7	− 10	− 12	− 15
5 (1,39)		10	5	0	− 5	− 7	− 10	− 12	− 15
10 (2,78)		8	2	− 3	− 9	− 11	− 14	− 17	− 20
15 (4,17)		5	− 1	− 7	− 13	− 15	− 19	− 21	− 25
20 (5,56)		3	− 3	− 10	− 16	− 19	− 22	− 25	− 29
25 (6,94)		2	− 5	− 12	− 18	− 21	− 25	− 28	− 32*
30 (8,33)		1	− 6	− 13	− 20	− 23	− 27	− 30*	− 34*
35 (9,72)		0	− 7	− 15	− 22	− 25	− 29	− 32*	− 36*
40 (11,11)		− 1	− 8	− 16	− 23	− 26	− 31*	− 34*	− 38*

* Unter − 30 °C besteht Erfrierungsgefahr der Haut.

Das Kältetraining ist mit einem *gesteigerten Energieverbrauch* verbunden. Bei der Anreise in eine Kaltzone (Winterlager) benötigt man mehrere Tage zur Gewöhnung an die niedrigen Außentemperaturen. Das Wärmebedürfnis ist erhöht und kann in der Umstellungsphase nur über wärmende Bekleidung und reichliches Essen überwunden werden. Eine hochkalorische und fettreichere Ernährung ist beim Kältetraining normal. Im Wintertraining bei Minusgraden steigt der Energieverbrauch um etwa 10 % an. Eine echte *Kälteakklimatisation* ist nur durch den Aufbau eines stärkeren *Unterhautfettgewebes* und die Zunahme der Oberflächendurchblutung der Haut zu erreichen. Ein vergrößertes Unterhautfettgewebe isoliert besser und die Durchblutungszunahme an der Peripherie schützt vor örtlichen Erfrierungen. Die Kältegewöhnung geschieht über einen längeren Zeitraum und erfordert eine reichliche und fettreiche Energiezufuhr.

KALTWASSERSCHWIMMEN

Eine Kälteanpassung ist nicht nur beim Landtraining notwendig. Auch für das längere *Schwimmen* im kalten Wasser (15-20 °C) ist der Aufbau einer Isolierschicht im Unterhautfettgewebe notwendig. Nur über eine reichliche Ernährung mit Kalorienüberschuss erfolgt der Aufbau der *Fettsolierschicht* im Unterhautfettgewebe.

Die Triathleten helfen sich im Kaltwasser durch den isolierenden *Neoprenanzug*, der vor Wärmeverlusten über die entsprechende Schwimmdistanz schützt. Beträgt die Wassertemperatur über 22 °C, dann wird so viel Eigenwärme über die 1,5 km Distanz im Triathlon erzeugt, dass in Badebekleidung geschwommen werden muss. Bei 4 km (3,6 km) Schwimmen (Ironman) ist die Grenze auf 24 °C angehoben, wo ohne Neoprenanzug geschwommen werden muss. Ein längeres Schwimmtraining ist bei Wassertemperaturen unter 26 °C ohne Neoprenanzug zeitlich begrenzt, weil die Auskühlung zu hoch wird.

Die Langstreckenschwimmer, die über 5-20 km starten, benötigen ein ausgeprägtes Unterhautfettgewebe, weil sie keine Schutzanzüge tragen dürfen. Die Schwimmtemperatur ist von 16 bis 31 °C festgelegt. Einreibungen sind wenig wirksam.

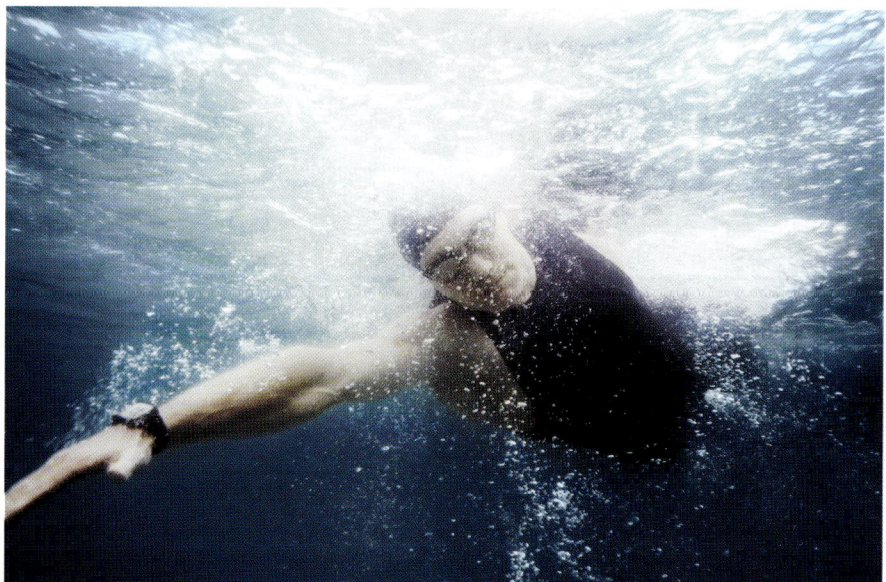

Laut Reglement dürfen auch „Kanalschwimmer", z. B. von Dover nach Calais, nur normale Badebekleidung für eine Schwimmzeit von über 8-15 Stunden (etwa 35 km) bei 14-16 °C Wassertemperatur tragen. Wenn diese Extremsportler sich nicht zuvor eine starke Unterhautfettschicht „anfuttern", verbunden mit einer Gewichtszunahme von 10-15 kg, überstehen sie das Langstreckenschwimmen bei Wassertemperaturen unter 16 °C nicht.

Für das Schwimmen im kalten Wasser, welches dem Körper viel mehr Wärme entzieht als die kalte Luft, ist eine hochkalorische Nahrungsaufnahme (700-800 kcal/h) während des Schwimmens notwendig. Nur die überreichliche Nahrungsaufnahme führt eine zusätzliche innere Wärmebildung herbei, garantiert einen stabilen Stoffwechsel und sichert den Blutzuckerspiegel. Wird Langstreckenschwimmern Flüssignahrung gereicht, dann sollte diese angewärmt sein. Eine während der Belastung auftretende Unterzuckerung würde zum Verlust der Selbstkontrolle führen und hätte fatale Folgen.

Im Wintertraining an Land kann das gewohnte Ernährungsregime beibehalten werden. Beim Training unter Kälte steigt der Appetit und diesem sollte stattgegeben werden. Auch im Winter schwitzen die Sportler und benötigen zusätzlich Mineralien. Bedeutsam ist die erhöhte Aufnahme von Vitaminen mit antioxidativer Wirkung (Vitamin C, E und Betakarotin). Das Obst- und Gemüseangebot ist bezüglich des Vitamingehalts zu analysieren, damit es nicht zur Funktionsbeeinflussung im Immunsystem kommt und der natürliche Infektschutz aufrechterhalten bleibt.

Ein starker Wind sorgt für eine stärkere Abkühlung der Körperoberfläche, als eine niedrigere Außentemperatur bei Windstille. Bei starkem Wind steigt der Wärmeverlust (s. **Tab. 1/4.2**). Die Windstärke ist immer bei Trainingsentscheidungen in der Kälte zu beachten. Vor allem steigt die Reizung der Atemwege durch die Kälte an. Weiterhin besteht Erfrierungsgefahr an Fingern, Ohren und Füßen. Daher sollten die Begleiter ihre Athleten ständig beobachten.

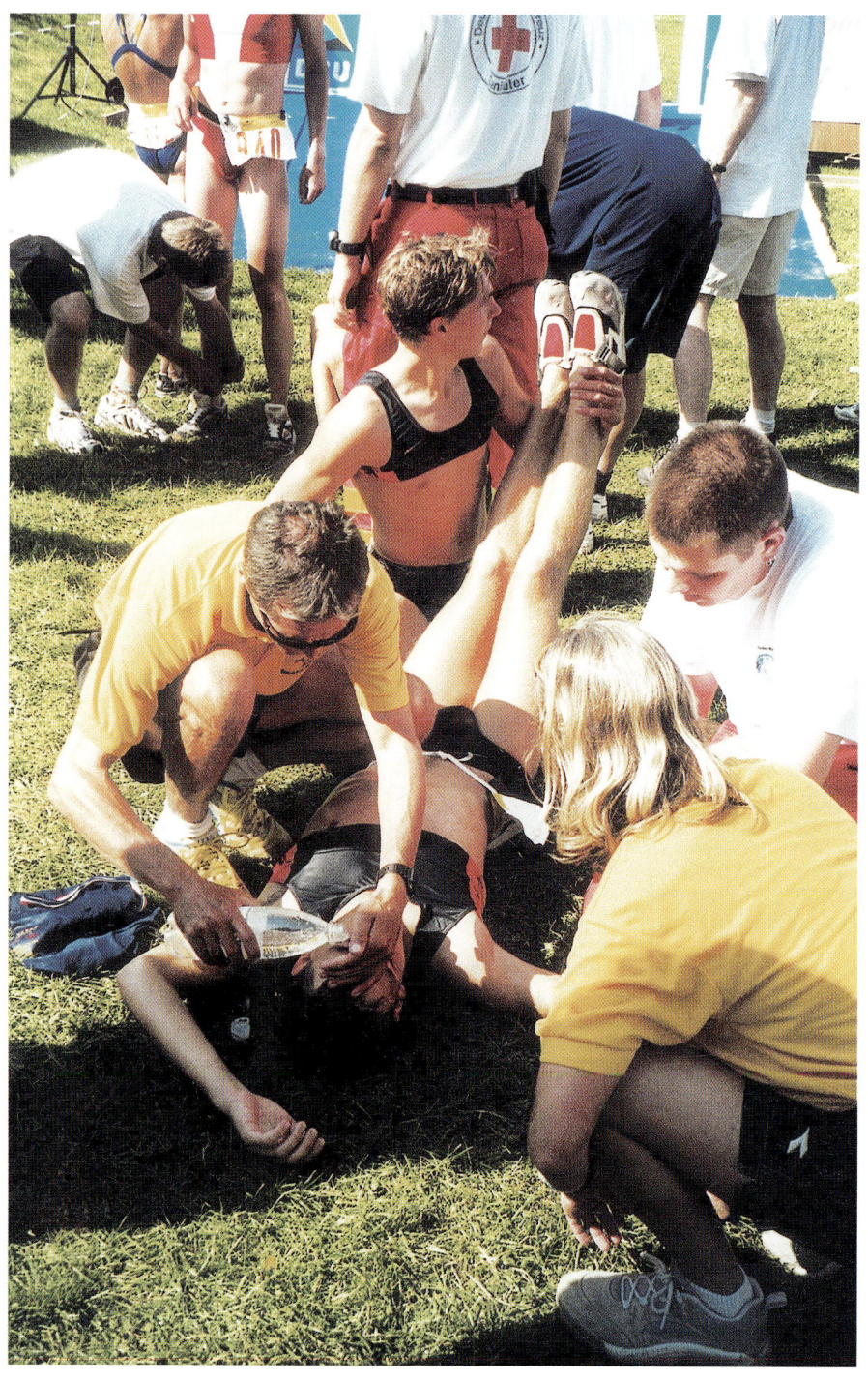

4.3 TRAINING BEI HITZE

Unter Hitzetraining werden Außentemperaturen über 25 °C verstanden. Diese Bedingungen treten in Mitteleuropa nur an wenigen Tagen im Sommer auf, sie sind aber in südlichen Regionen Europas normal. Bei kurzzeitigen Hitzeepisoden vollziehen sich bestimmte Umstellungen im Körper, es kommt aber noch zu keiner echten Hitzakklimatisation. In der Regel wird bei Hitzetagen das Training in die kühleren Morgen- oder Abendstunden verlegt.

Die Akklimatisation (Anpassung) an Hitze vollzieht sich nur, wenn der Sportler mindestens fünf Tage in der Hitze trainiert. Körperliche Inaktivität führt zu keiner Hitzeakklimatisation. Die Hitzebelastung sollte täglich 2-3 Stunden betragen und ist durch Pausen zur Abkühlung zu unterbrechen.

Eine milde Hitzeakklimatisation tritt bereits beim Ausdauertraining unter normaler Außentemperatur ein. Längeres und intensives Ausdauertraining erhöht auch bei Normaltemperatur die Körperkerntemperatur um 1-2 °C. Die Ausdauersportler (z. B. Läufer, Radsportler, Triathleten) sind bei Hitzebelastungen deshalb leistungsfähiger als Sportler der Nichtausdauersportarten oder Untrainierte.

4.3.1 HITZEAKKLIMATISATION UND SCHWEISSBILDUNG

Bei einem mehrtägigen Hitzetraining bei Außentemperaturen von über 27 °C kommt es zur Zunahme der Schweißbildungsrate und zu einem erhöhten Mineralverlust über den Schweiß.

Der Organismus besitzt im Zwischenhirn ein *Temperaturregulationszentrum*, welches vor möglicher Überhitzung schützt.

Bei Belastung unter Hitze wird der Körper, ähnlich wie beim Fieber, bis auf 40 °C erwärmt. Als Schutzregulation gegen eine zu starke Erwärmung des Körpers wird der Sollwert des Temperaturregulationszentrums nach unten reguliert. Das bedeutet praktisch, dass die Körperkerntemperatur um 0,5 °C abnimmt. Diese *Reglerverstellung* bleibt vorerst bestehen. Die große Temperaturdifferenz ist der eigentliche Effekt des Hitzetrainings. Das Wärmezentrum im Zwischenhirn kann durch die erniedrigte Kerntemperatur empfindlicher auf die Erhöhung der Außentemperatur reagieren. Die größere Temperaturdifferenz zwischen Körperkern- und Außentemperatur führt zu einer frühzeitigeren Schweißbildung unter Hitze. Der an Hitze akklimatisierte Ausdauersportler schwitzt früher als der Nicht-akklimatisierte und erreicht damit eine bessere Abkühlung.

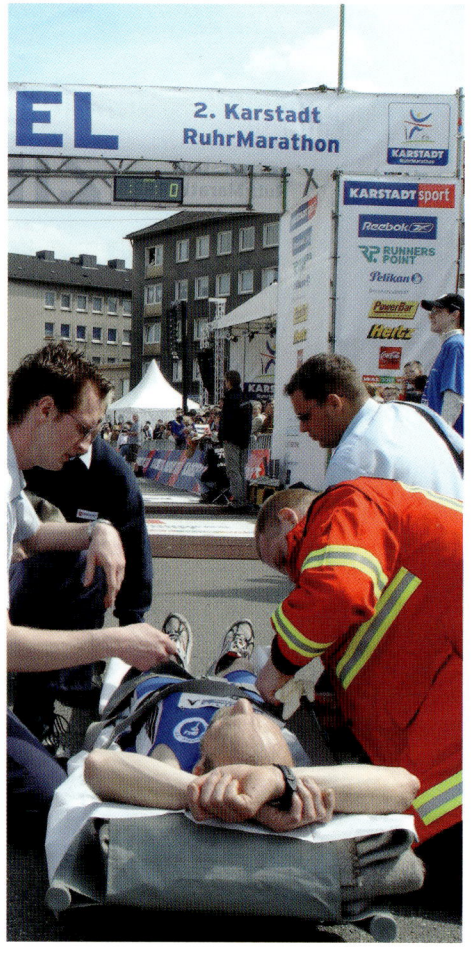

Beim Schwitzen sollte der Schweiß jedoch nicht abtropfen, weil er in dieser Form nicht kühlt. Am besten kühlt der feinporig herausgetretene Schweiß, der langsam verdunsten kann.

Die Anpassung an die Hitze führt auch zu *Umstellungen in anderen Funktionssystemen*, besonders im Herz-Kreislauf-System. Die *Herzfrequenz (HF)* steigt bei Hitzebelastungen stärker an als bei Normaltemperatur (**Abb. 1/4.3.1**). Ist der Athlet akklimatisiert, sinkt die HF wieder. Das *Plasmavolumen* vergrößert sich und dadurch wird das Blut dünnflüssiger. Der *Hämatokritwert*, Ausdruck des Anteils des Volumens an roten Blutkörperchen im Blut, fällt auf einen niedrigeren Wert ab.

Bereits nach fünf Tagen Hitzetraining hat sich die Mehrzahl der Funktionssysteme an die Hitze angepasst. Komplett ist die Hitzeakklimatisation nach etwa 10 Tagen.

Die Hitzeverträglichkeit ist bei den Ausdauersportlern unterschiedlich. Frauen, Kinder und ältere Sportler vertragen weniger Hitze.

Die zeitweilig geringere Hitzeverträglichkeit der Frau hat hormonelle Ursachen. In der zweiten Hälfte des Menstruationszyklus kommt es zum physiologischen Kerntemperaturanstieg um 0,3-0,5 °C. Damit vermindert sich die Differenz zur Außentemperatur und die Gefahr der Überhitzung steigt. Junge Läuferinnen, die keine Menstruation haben (Amenorrhoe), vertragen die Hitze besser. Sie haben keine Temperaturerhöhung in der zweiten

Zyklushälfte. Die geringere Hitzeverträglichkeit von Kindern und Älteren beruht auf deren zu kurzen Schweißdrüsen, dadurch können sie in der Zeiteinheit weniger kühlenden Schweiß bilden.

Ein moderates Umfangstraining, von 60-120 min Dauer pro Tag, begünstigt die physiologische Umstellung an Hitze besser als ein kurzzeitiges Intensivtraining. Jedes intensive Training führt zu einem massiven Schweiß- und auch Mineralverlust. Abtropfender Schweiß kühlt wenig.

Einen bedeutenden Einflussfaktor auf die Schweißbildung bildet der Energieumsatz, der maßgeblich von der Belastungsintensität (z. B. Laufgeschwindigkeit) beeinflusst wird. Messungen der Körperkerntemperatur am Ende von Marathonläufen ergaben, dass die Läufer, die im letzten Laufdrittel das Tempo erhöhten, die höchsten Kerntemperaturanstiege und auch Flüssigkeitsverluste (Dehydratation) im Ziel aufwiesen (NOAKES, 1992). Die Hauptgefahr bei Hitzeläufen liegt immer in der vorzeitigen Überhitzung. Durch langsames Anlaufen und regelmäßiges Trinken kann eine Überhitzung verzögert werden. Der Anstieg der Kerntemperatur über 40 °C birgt große gesundheitliche Risiken.

Bei Hitze sollte man immer deutlich langsamer als gewohnt laufen.

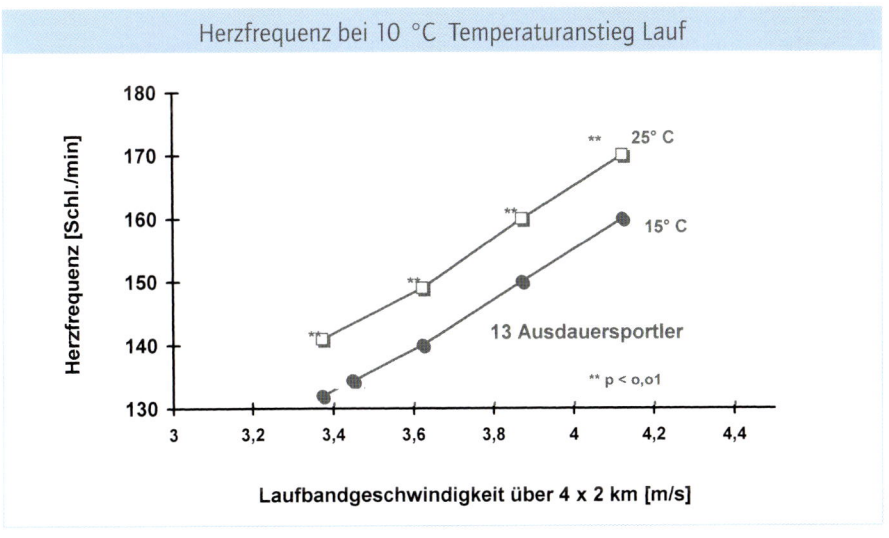

Abb. 1/4.3.1: Beziehung zwischen Herzfrequenz (HF) und Laufgeschwindigkeit beim 4 x 2-km-Stufentest sowie unterschiedlichen Temperaturen. Der Temperaturanstieg von 10 °C erhöhte signifikant die HF. Eigene Daten

4.3.2 HITZESCHÄDEN

Bei Hitzebelastungen kann der Sportler verschiedene Formen der Hitzeerkrankungen erleiden (**Tab. 1/4.3.2**).

Tab. 1/ 4.3.2: Formen der Hitzeerkrankung im Sport

Formen	Anzeichen	Ursachen	Behandlung
Hitzekollaps (Heat Syncope)	Blässe und Gleichgewichtsstörungen bei aufrechter Körperhaltung, meist unmittelbar nach Zieleinlauf.	Starker Flüssigkeitsverlust; Versacken des Blutes in Beinmuskulatur nach Endspurt.	Flachlagerung im Schatten, Hochlagerung der Beine (Autotransfusion), Kühlung, Trinken.
Hitzeerschöpfung (Heat Exhaustion)	Starker Schweißverlust (kalter Schweiß), Kopfschmerz, Müdigkeit, Desorientierung. Starker Leistungsabfall. Niedriger Blutdruck, hohe Herzfrequenz. Unterschieden werden leichte, schwere und schwerste Formen.	Starke Dehydratation und Anstieg der Körperkerntemperatur über 40 °C.	Flachlagerung, Abkühlung jeder Art, ärztliche Hilfe, Infusion von Kochsalzlösungen mit Glukose. Eventuell Klinikeinweisung.
Hitzschlag (Heat Stroke)	Schwerste Form der Hitzeerkrankung, Motorikstörungen, Desorientierung, warme trockene Haut, starker Leistungsabfall. Zusammenbruch mit Bewusstlosigkeit während der Belastung.	Starke Dehydratation mit Anstieg der Körperkerntemperatur über 41°C. Störung der Übersichtsregulation des Großhirns und der Moriksteuerung des Kleinhirns durch Unterzuckerung (Hypoglykämie).	Flachlagerung und drastische Abkühlmaßnahmen (Wasser, Eis, feuchte Tücher). Sofort Infusion, Temperaturmessung (rectal, tympanal). Ärztliche Hilfe. Kliniktransport in ärztlicher Begleitung.

Da *Hitzekrämpfe* und *Sonnenstich* auch in Ruhe vorkommen, werden sie nicht mehr zu den belastungsbedingten Hitzeerkrankungen im Sport gerechnet.

Ganz wichtig ist beim Hitzetraining die reichliche Aufnahme von Flüssigkeit. Das Trinken muss aus Einsicht erfolgen, auch wenn das Bedürfnis nicht mit dem Durstgefühl übereinstimmt. Für die Einschätzung des Hydratationszustands sollte beim Hitzetraining das Körpergewicht täglich kontrolliert werden. Nimmt das *Körpergewicht* beim Hitzetraining in kurzer Zeit über 4 % ab, dann besteht ein deutliches Flüssigkeitsdefizit.

Im Zustand der *Dehydratation (Flüssigkeitsmangel)* beim Sport nehmen sowohl das Plasmavolumen als auch das Herzminutenvolumen ab; der Hämatokritwert steigt auf über 50 % an. Zum Ausgleich steigt bei der Belastung die Herzfrequenz an.

Im feuchtwarmen Klima können pro Stunde Training oder Wettkampf 1,5-2,5 l Schweiß pro Stunde gebildet werden (**Abb. 1/4.3.2**).

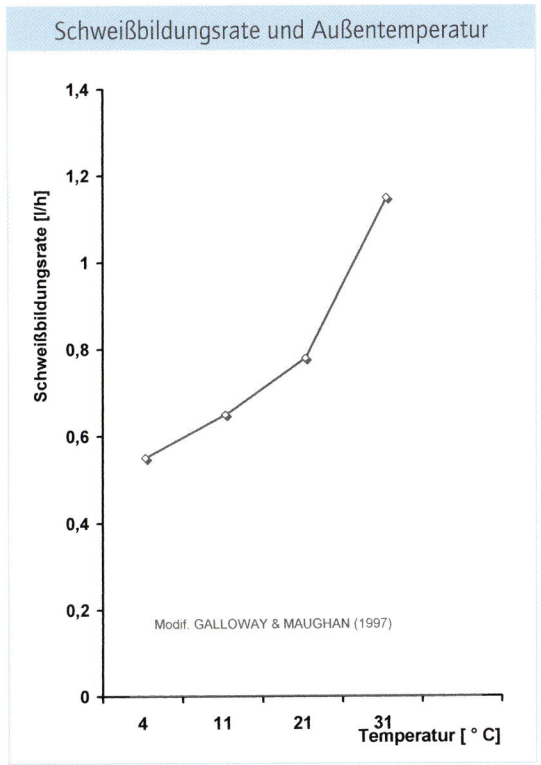

Abb. 1/4.3.2: Mit der Zunahme der Außentemperatur steigt die Schweißbildungsrate an. Daten nach: GALLOWAY & MAUGHAN (1997)

Weil der Flüssigkeitsverlust über den Schweiß größer ist als die mögliche Aufnahmefähigkeit durch den Darm, kann der Flüssigkeitsverlust bei Hitzebelastungen nicht voll ausgeglichen werden. Die Aufnahmefähigkeit des Darms für Flüssigkeit ist begrenzt. Diese beträgt durchschnittlich 1 l pro Stunde. Bereits 1988 haben NOAKES et al. darauf hingewiesen, dass Wasseraufnahmen über 1 l/h die Gefahr einer Wasserintoxikation verursachen. Diese Erkenntnis wurde lange ignoriert. Zu viel aufgenommene Flüssigkeit verbleibt längere Zeit im Darm und führt zum Abfall der Blutnatriumkonzentration (s. Kap. 5).

4.3.3 ÜBERTRINKPHÄNOMEN BEI BELASTUNG

Im normalen Training oder Wettkampf genügen durchschnittlich 500-700 ml Flüssigkeit pro Stunde. Beim Radfahren kann bis zu 1 l/h getrunken werden. Unter bestimmten Bedingungen kann aber beim Lauf das *„Übertrinkphänomen"* bzw. eine *„Wasservergiftung"* auftreten (NOAKES et al. 1988; NOAKES, 1992). Wenn bei mehrstündigen Laufbelastungen zu viel getrunken wird und dazu reichlich Glukosekonzentrate aufgenommen werden, dann müssen vom Körper Natriumionen in den Darm dringen, um die Aufnahme von Wasser zu ermöglichen. Die von der Blutbahn in den Darm abgegebenen Natrium- und Chlorionen vermindern damit die Natriumkonzentration im Blut. Die Empfehlung des Amerikanischen College der Sportmedizin (ACSM) zum Flüssigkeitsgebrauch beim Sport von 1996, wo zum Trinken formuliert wird: „as much as tolerable", betrachten NOAKES & SPEEDY (2006) als Einflussnahme der Sportgetränkeindustrie, d. h., eine Aufforderung zum Vieltrinken, unabhängig von der Gefahr der „Wasservergiftung". Inzwischen ist diese Empfehlung korrigiert und es wird auf eine moderate Flüssigkeitsaufnahme mit Salzzusatz orientiert.

Die Nieren können nicht mehr als 750-1.500 ml pro Stunde Urin produzieren (ROSE & POST, 2001).

Beim Hawaii-Langtriathlon und bei 100-km-Läufen werden immer wieder Blutnatriumkonzentrationen unter 125 mmol/l gemessen, d. h., es ist ein großer Natriummangel eingetreten. Die Gefahr gesundheitlicher Störungen ist bereits bei einer Natriumkonzentration unter 130 mmol/l gegeben. Der erniedrigte Natriumwert kann zur Desorientierung beim oder nach dem Zieleinlauf führen. Falls nicht sofort Infusionen (Ringerlösung, Glukoselösungen) durchgeführt werden, kann es zu ernsten Hirnfunktionsstörungen (Hirnödem) kommen. Die Entscheidung zur Klinikeinweisung trifft der Rennarzt.

Vorbeugend sollte während der Belastung eine mit Kochsalz angereicherte Flüssigkeit aufgenommen werden. Für das Eigengetränk wird empfohlen, der Flüssigkeit etwa 0,8-1,2 g Kochsalz (oder 0,5-0,8 g Natrium) pro Liter hinzuzufügen. Mit Sportdrinks kann eine Hyponatriämie nicht gänzlich verhindert werden, da die meisten zu wenig Natrium enthalten (230-460 mg/l bzw. 10-20 mmol/l).

Reines Leitungswasser ist kochsalzarm und sollte bei längeren Belastungen als Getränk gemieden werden. Wenn bekannt ist, dass der Veranstalter nur Leitungswasser anbietet, dann sollten Salztabletten mitgeführt werden. Treten Anzeichen der Störungen in der

Natriumverarmung nach Marathonläufen oder nach dem Langtriathlon auf, dann sind sofortige Infusionen im Sanitätszelt notwendig.

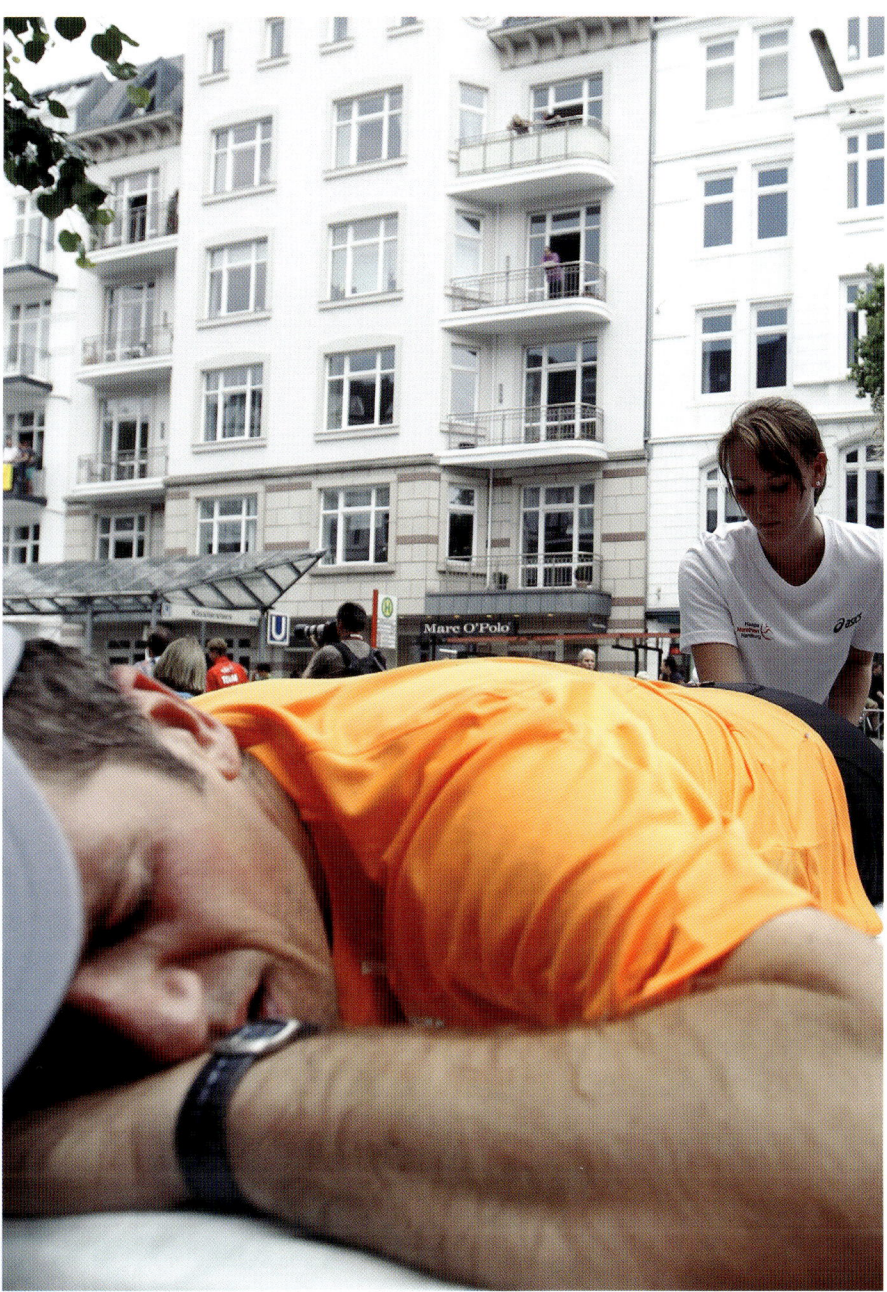

4.3.4   WETTKAMPFVERHALTEN BEI HITZE

Ist ein Start unter Hitze im Ausland vorgesehen, dann sollte bereits am Heimatort, wenn möglich während der wärmsten Tageszeit, trainiert werden. Besteht am Wettkampfort keine ausreichende Zeit zur Vorakklimatisation, dann sollte der Aufenthalt in *klimatisierten Räumen* erfolgen. Dadurch wird unnötiges Schwitzen vermieden. Schweißverlust bedeutet immer Mineralverlust. Die Ernährung ist auf *leicht verdauliche Kohlenhydrate* umzustellen.

Der Sporttreibende muss bei der Hitzebelastung stets das Gefühl haben, noch über ausreichende Reserven zu verfügen. Vor Wettkämpfen ist eine Ganzkörpererwärmung hinauszuzögern. Die Erwärmung ist vor dem Start stark zu begrenzen. Das Aufwärmen sollte zu keiner Schweißbildung führen. Die Drosselung der Belastungsintensität (Geschwindigkeit) am Belastungsanfang ist umso zwingender, je schlechter der Vorbereitungszustand ist. Die Wärmefreisetzung entscheidet über die Geschwindigkeit, mit der sich der Sportler bewegen kann.

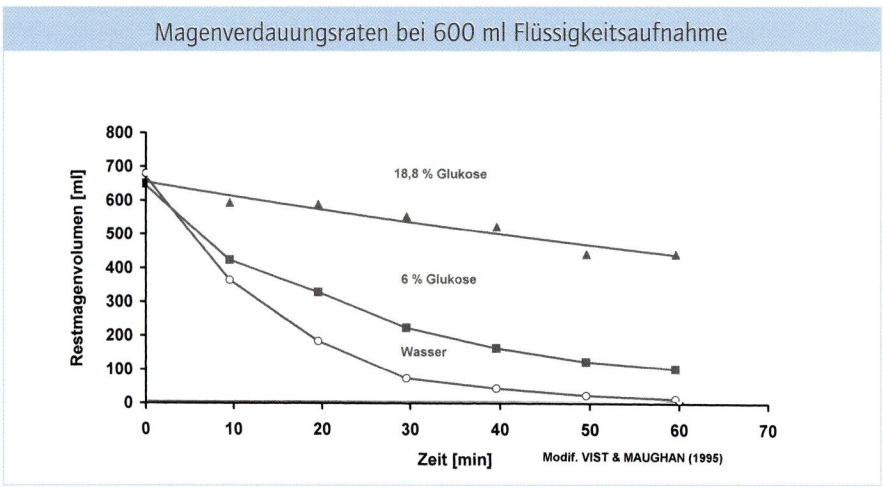

Abb. 1/4.3.4: Aufenthaltsdauer von Flüssigkeiten im Magen. Während Wasser und 6 %ige Glukoselösung kaum Unterschiede aufwiesen, war das bei der hoch konzentrierten Glukoselösung anders; sie blieb länger im Magen. Daten nach: VIST & MAUGHAN (1995)

Bei *Hitzewettkämpfen* ist für eine ausreichende Vorstartflüssigkeitsaufnahme (Euhydratation) zu sorgen. Der Athlet darf nicht dehydriert an den Start gehen. Übermäßiges Trinken ist vor dem Start nicht von Vorteil, weil dann im ersten Belastungsabschnitt mehr Schweiß produziert wird, d .h. das überschüssige Wasser wird sofort über den Schweiß abgegeben (FREUND & YOUNG, 1995). Mit dem Trinken sollte ab der 15.-20. Belastungsminute begonnen und es sollte regelmäßig alle 15 min fortgeführt werden. Da das Magenvolumen die Aufnahme begrenzt, erfolgt ein Wohlbefinden nur bei kleineren Portionen. Erfahrungsgemäß wird, aufgeteilt in kleinere Portionen, etwa 600 ml/h getrunken. Vorteilhaft sind handelsübliche Elektrolytgetränke, eventuell mit einem Anteil an Kohlenhydraten. Der Anteil der Kohlenhydrate bestimmt die Verweildauer der Flüssigkeit im Magen (**Abb. 1/4.3.4**). Bei Glukosekonzentrationen bis 8 % findet eine unbehinderte Magenentleerung statt und es kommt zu keinen Problemen im Verdauungstrakt.

Beim Lauf beeinflussen Geschwindigkeit und Umgebungstemperatur maßgeblich die Dehydratation bzw. die Schweißbildungsrate (**Abb. 2/4.3.4**). Zusätzlich beeinflussen noch weitere Faktoren die Schweißbildung und damit Leistungsfähigkeit (**Tab. 1/4.3.4**).

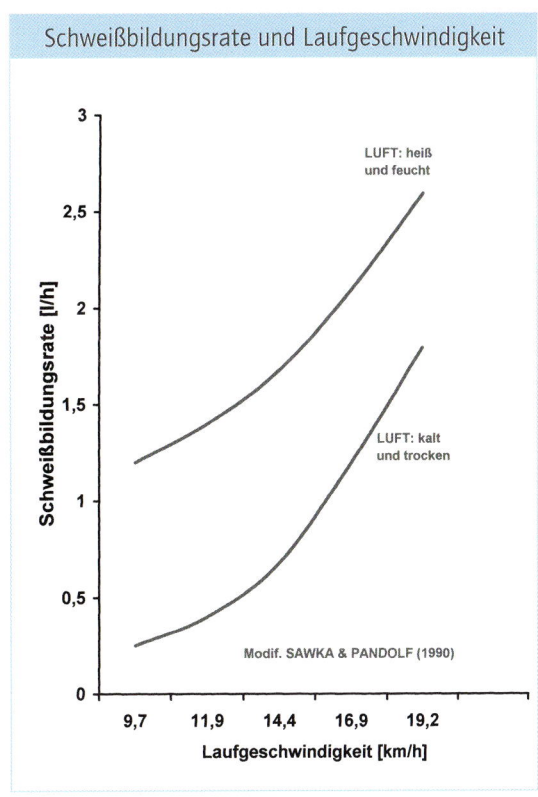

Abb. 2/4.3.4: Zunahme der Schweißbildung mit ansteigender Laufgeschwindigkeit. Bei heißer und feuchter Luft war die Schweißbildung höher als bei kalter Luft. Daten nach: SAWKA & PANDOLF (1990)

Tab. 1/4.3.4: Einflüsse auf die Schweißbildung bei sportlicher Belastung

Einflussfaktoren	Auswirkung
Außen- oder Hallentemperatur	Deutliche Zunahme der Schweißbildung bei über 20 °C.
Luftfeuchtigkeit	0,5 l/h höhere Schweißbildung bei hoher Luftfeuchtigkeit.
Strahlungstemperatur (Sonne)	Unbedeckte Hautpartien schwitzen mehr.
Luftbewegung (Wind)	Verminderung der Schweißbildung, aber auch Abkühlung bei Kontakt mit unbedeckter Haut.
Belastungsintensität (Geschwindigkeit)	Bei Geschwindigkeitszunahme steigt die Schweißbildung.
Belastungsdauer	Absolut höherer Schweißverlust (Dehydratation) bei langer Belastungsdauer.
Leistungsfähigkeit	Je höher das aerobe Leistungsniveau, desto geringer die Schweißbildung im Training.
Aktueller Trainingszustand/ Gesundheit	Formtief oder beginnender Infekt führen zu erhöhter Schweißbildung.
Hydratationszustand	Dehydratation vermindert Schweißbildung und erhöht vorzeitig die Körperkerntemperatur.

Bei Hitze hat das Trinken Vorrang vor der Nahrungsaufnahme. Stark gekühlte Getränke sind zu meiden. Wenn sie angeboten werden, sind sie mitzuführen und durch Körperkontakt aufzuwärmen. Stark gekühlte Getränke nur in kleinen Schlucken trinken. Bei Nichtbeachtung dieser einfachen Regel droht Belastungsabbruch durch Magenkrämpfe. Die Flüssigkeitsresorption wird von mehreren Faktoren beeinflusst (**Tab. 2/4.3.4**).

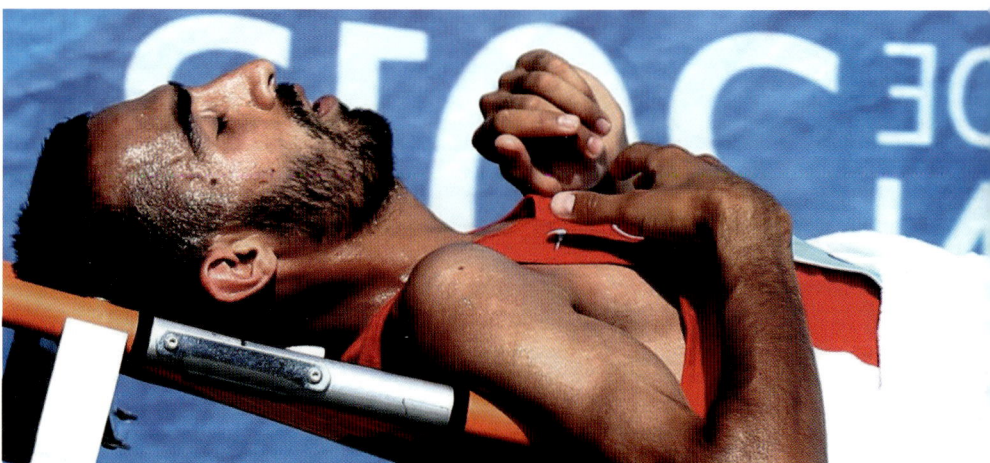

Tab. 2/4.3.4: Beeinflussungsmöglichkeiten der Flüssigkeitsaufnahme im Magen-Darm-Trakt bei Belastung

Flüssigkeitseigenschaft/Funktionszustand	Wirkung auf Flüssigkeitsresorption
Menge (Volumen)	Der Anstieg der isotonen Trinkmenge (> 150 ml) erhöht die Aufnahme im Darm (isoton: 300-500 mosmol/l).
Natriumarme Flüssigkeit (hypotones Leitungswasser: < 200 osmol/l)	Verlangsamte Resorption im Darm.
Energiegehalt (% Glukose)	Bis 8 % Glukose beschleunigte Resorption, über 10 % Glukose langsamere Resorption.
Osmolalität (Druck gelöster Teilchenzahl in Flüssigkeiten), Maßeinheit: mosmol/l	Flüssigkeiten mit hohem osmotischen Druck (hyperton: > 500 osmol/l) werden langsamer resorbiert
pH-Wert (Wasserstoffionenkonzentration)	Eine deutliche Abweichung vom pH- Neutralwert (7,0-7,45) verlangsamt die Resorption. Hoher Säurengehalt (pH < 7,0) führt zur Azidose und hoher Basengehalt (pH > 7,45) führt zur Alkalose.
Belastungsintensität	Ausdauerbelastungen mit einer Intensität von über 75 % der maximalen Sauerstoffaufnahme oder 80 % der maximalen Herzfrequenz verlangsamen Resorption.
Dehydratation (Flüssigkeitsmangel)	Flüssigkeitsverluste von über 1,5 l beim Erwachsenen (> 2 % Körpergewichts) verlangsamen die Flüssigkeitsresorption.
Angst und Stress	Verlangsamte Flüssigkeitsresorption.

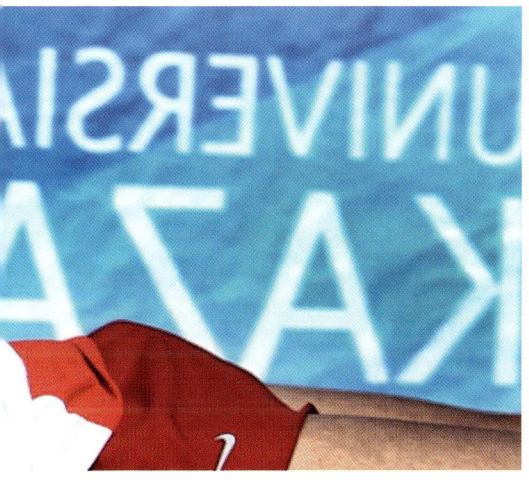

Ein weiterer Umstand zwingt den Athleten bei plötzlicher Hitze langsamer anzufangen. Bei vergleichbarer Geschwindigkeit konnte bei eigenen Experimenten, bei denen von einem Tag zum anderen die Raumtemperatur um 10 °C erhöht wurde, ein signifikanter Anstieg der Laktatkonzentration bei Laufbandbelastungen festgestellt werden (**Abb. 3/4.3.4**). Hitze fördert demnach die Glykolyse.

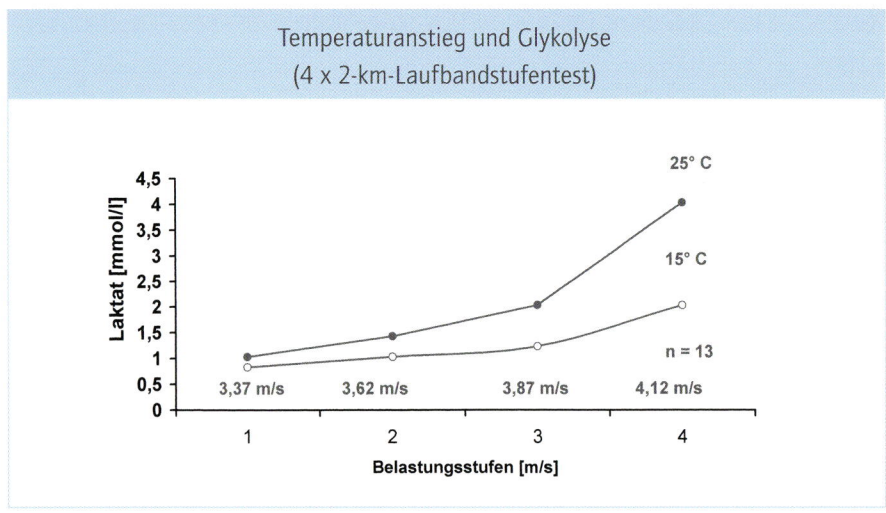

Abb. 3/4.3.4: Einfluss der Temperatur auf die Glykolyse (Laktatbildung). Bei den beiden höchsten Laufgeschwindigkeiten kam es zum signifikanten Anstieg des Laktats. Eigene Daten

Wie schon erwähnt, ist die *Schweißverdunstung* die effektivste Körperabkühlung bei Hitzebelastungen. Nasse Schwämme oder das Begießen des Kopfs mit Wasser können für eine weitere Abkühlung sorgen. Das Tragen einer hellen Kopfbedeckung (Schirmmütze, eventuell mit Nackenschutztuch) schützt nicht nur vor UV-Strahlen, sondern ermöglicht bei Durchnässung eine länger anhaltende Kühlung des Kopfs. Unbedeckte Körperstellen sind bei Sonnenexposition mit Salben (Lichtschutzfaktor über 10) einzureiben.

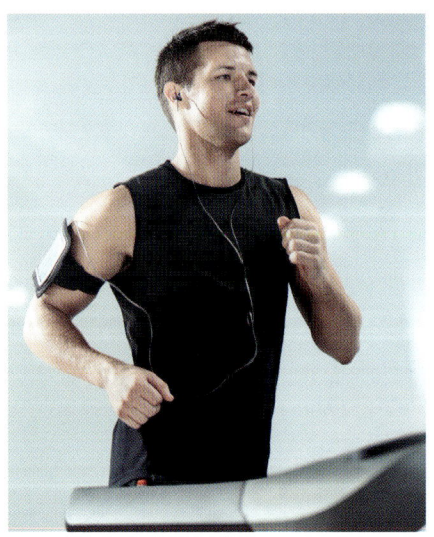

Treten während der Belastung Magenkrämpfe auf, dann beruhen diese meist auf der Aufnahme von zu konzentrierten (hyperosmolaren) Getränken oder zu kalter Flüssigkeit. Nicht jedes handelsübliche Getränk wird den physiologischen Anforderungen als Wettkampfgetränk gerecht. Wichtige Kennzeichen für verträgliche Flüssigkeiten bilden die Angaben über die Teilchendichte (Osmolarität oder Osmolalität), Kochsalzgehalt, Mineralstoffgehalt und Kohlenhydratkonzentration (**Tab. 3/4.3.4** und **4/4.3.4**).

Tab. 3/4.3.4: Universeller Mineraldrink für Ausdauersportler (nach REUSS, 1992)

Substanz	Menge
Natrium (Leistungssportler)	30-40 mmol/l
Natrium (Fitnesssportler)	10 mmol/l
Kalium	5-6 mmol/l
Kalzium	1 mmol/l
Magnesium	2-6 mmol/l
Eisen (mit Vitamin C)	6 mg/l
Zink	3 mmol/l
Kupfer	1 mg/l
Kohlenhydrate (davon 50 % Glukose)	20-40 g/l
Osmolalität (isotone Lösung)	250-300 mosmol/l

Tab. 4/4.3.4: Anforderung an optimales Rehydratations- und Regenerationsgetränk* (BROUNS & KOVACS , 1996)

Substanz	Menge
Kohlenhydrate	60-80 g/l
Natrium	0,4-1,0 g/l
Chlorid	< 1,5 g/l
Kalium	< 225 mg/l
Kalzium	< 225 mg/l
Magesium	< 100 mg/l
Osmolalität	200-300 mosmol/l
Säuerungsgrad (pH)	> 4,0

* Angaben entsprechen Isostar® und Gatorade®

Der Athlet sollte sich stets über den Kohlenhydratanteil in den Getränken informieren; die Verträglichkeit ist meist gesichert, wenn dieser zwischen 4-8 % liegt (**Tab. 4/4.3.4**). Eine Ausnahme macht der *Malzzucker.* Aufgrund der kleinen Teilchengröße dieses Zuckers werden problemlos größere Konzentrationen (bis 20 %) vertragen. Bei *alleiniger Fruktosezufuhr* ist immer auf einen niedrigen *Fruktosegehalt* zu achten. Fruktosekonzentrationen im Getränk über 3,5 % können Durchfälle verursachen. Hingegen steigert die kombinierte Aufnahme von Glukose und Fruktose im Verhältnis 2:1 die Oxidationsrate der Kohlenhydrate auf 1,75 g/min und führt zu einer Zunahme der Ausdauerleistungsfähigkeit (JENTJENS & JEUKENDRUP, 2005; JEUKENDRUP, 2010). Durch eine Kombination aus Glukose und Fruktose kann die Kohlenhydrataufnahme von 60 bis auf 90 g pro Stunde gesteigert werden (JEUKENDRUP, 2010; BURKE et al., 2011). Eine Kohlenhydrataufnahme in kleinen Mengen, alle 15-30 min bei Dauerbelastungen, ist gegenüber voluminösen Einmalaufnahmen vorteilhafter (BURKE et al., 2011).

Unbekannte Getränke sollten im Training auf Verträglichkeit getestet, bevor sie bei wichtigen Wettkämpfen aufgenommen werden.

4.3.5 BEKLEIDUNG BEI HITZE

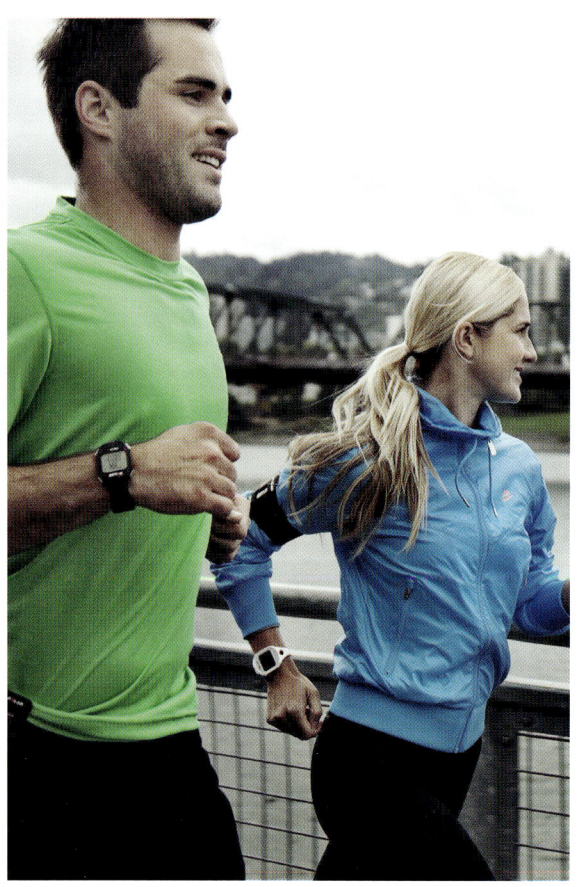

Die Sportbekleidung ermöglicht nur einen geringen Schutz vor Hitze, entscheidend ist der Feuchtigkeitsabtransport. Bei Hitze sollte eine Oberbekleidung getragen werden, die nur wenig Schweiß aufnimmt und diesen wieder schnell abgibt. Objektiv ist die Schweißbildungsrate zehnmal höher als die Wasserdampfdurchlässigkeit von atmungsaktiven Funktionstextilien. Oberhalb 15-20 °C und feuchtwarmen Wetter ist die Funktion der Klimamembranen stark eingeschränkt.

Die Baumwolle wird gegenwärtig im funktionellen Bekleidungsbereich bei

Hitze selten angewandt, weil sie sehr saugfähig ist. Bei der Schweißbildung quillt das Baumwollgewebe und unterbricht den Feuchtigkeitstransport nach außen. Der Schweiß bleibt auf der Haut und hält diese feucht; bei Verdunstung auf der Haut kommt es zur starken Abkühlung. Die Baumwolle trocknet langsam. Ein Mischgewebe aus Baumwolle und Kunstfasern (Polyamid oder Polyester) hat den Vorteil, dass es schneller trocknet und besser Wärme abführt.

Bei Anwendung von funktionellen Polyesterfasern verändern sich die Poren bei anfallendem Schweiß nicht. Selbst bei starkem Schwitzen bleibt die Porosität erhalten. Dadurch kann der anfallende Schweiß vom Körper abgeleitet werden. Ein Netzstrukturgewebe und Ventilationsöffnungen führen am besten Wärme ab.

Nur Funktionsfasern können in kurzer Zeit viel Feuchtigkeit transportieren und so zu einer wirksamen Körperklimaregulierung führen. Die modernen Funktionsfasern leiten den Wasserdampf vom Schweiß (Transpirationsdampf) am besten nach außen ab. An der Haut wird ein Gefühl der Trockenheit erzeugt und die Verdunstung der Feuchtigkeit an der Bekleidungsoberfläche erfolgt schnell.

Den besten Kühleffekt von den Kunstfasern ermöglicht bei Kurz- und Mittelzeitbelastungen die *Nylonbekleidung* (Polyamid). Nylonbekleidung provoziert die höchste Schweißbildung. Bei Hitze ist die Nutzung von Nylon auf längeren Strecken wenig geeignet, weil der Schweißverlust zu hoch sein kann. Das leichte Polyestermaterial (Terylen, Kodel) nimmt fast überhaupt keine Feuchtigkeit auf und reagiert bei Trockenheit elektrostatisch. Bei Hitze sollten Funktionsshirts mit schnellem Feuchtigkeitstransport und niedrigem Gewicht bevorzugt werden.

Im Endeffekt entscheidet der Athlet selbst über die Bekleidungswahl. Bei gleichmäßig großer Hitze werden Netzhemden bevorzugt. In manchen Situationen ist die Bekleidungswahl nicht einfach, weil der Start bei kühler Außentemperatur beginnt und dann bei Hitze endet. Das ist bei Marathonläufen und Ultraläufen häufig der Fall. Umziehen während des Rennens ist immer besser, als einen zu hohen Flüssigkeitsverlust bei zu warmer Bekleidung zu riskieren. Jede Dehydratation über 2 % behindert die Leistungsabgabe bei Ausdauerbelastungen. Die Kühlwirkung der Sportbekleidung ist indirekt über die Höhe der HF abschätzbar.

4.4 KLIMAFAKTOR LUFTVERSCHMUTZUNG

Durch zahlreiche Untersuchungen sind die Gefährdungssituationen des Sporttreibenden bei Luftverschmutzung aufgeklärt worden. Zu den Schadstoffen, welche die Belastbarkeit beeinflussen, gehören Kohlenmonoxid, Schwefelabbauprodukte, Ozon, UV-Strahlung und Pollenflüge. Die Ernährung hat nur einen bedingten Einfluss auf diese Störeinflüsse (Noxen).

KOHLENMONOXID (CO)

Durch die Einatmung von *Kohlenmonoxid*, (z. B. Training im Stadtzentrum oder entlang dicht befahrener Autostraßen) wird der Sauerstofftransportträger Hämoglobin (Hb) vermindert. Allein ein Stadttraining vermindert das Hb auf 95 %, da bis zu 5 % CO-Hämoglobin gebildet werden. Bei einer CO-Hämoglobinbindung von 8 % nimmt die maximale Sauerstoffaufnahme um 10 % ab. Die Trainingsstrecken sollten daher in verkehrsarme Gebiete verlegt werden.

SCHWEFELABBAUPRODUKTE

Industrieabgase enthalten reichlich Schwefelverbindungen, von denen das SO_2 und SO_4 besonders wirksam sind. Das Schwefeldioxid (SO_2) bildet die Vorläufersubstanz für den sauren Regen. Die Einatmung dieser Substanz führt zur Verengung und Entzündung der Atemwege. Bei einer *Smogwetterlage* kommen die Schwefelgase in der Luft besonders zur Wirkung. Sportler mit asthmatischen Beschwerden sollten unter diesen Bedingungen nicht trainieren oder ihr Training an andere Orte verlagern. Ein Asthmamedikament (Beta-2-Mimetikum) ist mitzuführen.

OZON

Bei starker Sonneneinstrahlung entsteht *Ozon* (O_3), weil die UV-Strahlung die Stickoxide (NO2) der Luft in NO und O spaltet. Der frei werdende Sauerstoff verbindet sich spontan mit dem molekularen Sauerstoff (O) zu O_3, dem Ozon. Das Ozon reizt ab einer bestimmten Konzentration das Flimmerepithel der oberen Luftwege. Ozonkonzentration von 80-120 µg/m^3 werden problemlos im Training vertragen. Gesundheitsschädigend wirkt Ozon auf die Atemwege bei Konzentrationen von deutlich über 180 µg/m^3. Entscheidend ist nicht die Ozonspitze des Tages, sondern die Expositionsdauer des Athleten bei hoher Ozonkonzentration am Tag. Erst bei längerer Ozonkonzentration von 400 µg/m^3 treten Störungen der Flimmerepithelfunktion in den Atemwegen auf und nachfolgend kommt es dort zu Entzündungen. Eine Exposition von 60 min bei einer Ozonkonzentration von 240-400 µg/m³ (0,12-0,20 ppm) genügt, um bei Belastungen mit einem Atemminutenvolumen von über 60 l/min eine Verminderung der Sekundenkapazität (FEV1), der maximalen Sauerstoffaufnahme und der Ausdauerleistung hervorzurufen (FOLINSBEE & SCHEGELE, 2000).

Je größer die Atmungsleistung bei Ozonbelastung ist, desto frühzeitiger sind funktionelle Störungen in der Lunge zu erwarten. Daher ist bei Ozon immer ein lockeres Training durchzuführen. Zwischen 11 und 17 Uhr entsteht die höchste Ozonkonzentration am Tag. Als Schutzmaßnahme kann nur reichliches Trinken empfohlen werden.

Zur Verminderung des zellschädigenden Ozoneffekts werden Vitamine mit antioxidativer Wirkung empfohlen, wie Vitamin E (z. B. ANABOLOGES®), Betakarotin und Vitamin C (GRIEVNIK et al., 1998).

UV-STRAHLUNG

Der hohe Anteil an *ultraviolettem Licht* (UV) führt zur Bräunung der Haut. Der Ozonmantel in der Atmosphäre schwächt die schädigende Wirkung des UV-Lichts ab. In Gegenden mit einem Ozonloch (z. B. Australien) oder im Hochgebirge kommt es zur stärksten UV-Strahlung. Die hohe Belastung mit UV-Strahlen erfordert einen ständigen Schutz. Die Haut ist durch entsprechende Bekleidung und Schutzsalben vor UV-Licht zu schützen. Für den Schutz der Augen sind Sportbrillen mit UV-Gläsern notwendig.

Eine hohe UV-Bestrahlung beeinflusst die Ausdauerleistungsfähigkeit aber nicht. Im Höhentraining verstärkt eine starke UV-Strahlung den immundepressiven Effekt der Hypoxiebelastung. Daher sind vorbeugend immunstimulierende Medikamente angebracht. Auch Vitamine mit antioxidativer Wirkung helfen (s. Kap. 6).

POLLENFLUG

In der Blütezeit von Pflanzen besteht vom März bis zum späten Herbst die Gefahr der *Pollenallergie*, wobei die Gräserallergie überwiegt. Eine Warnung vor Pollen kann im Internet aktuell und zielgenau von 14 Pollenarten abgerufen werden.

1. **Ambrosia:** www.allergie.hexal.de/allergie/allergie-ausloeser/pollen/ambrosia
2. **Ampfer:** www.allergie.hexal.de/allergie/allergie-ausloeser/pollen/ampfer
3. **Beifuss:** www.allergie.hexal.de/allergie/allergie-ausloeser/pollen/beifuss
4. **Birke:** www.allergie.hexal.de/allergie/allergie-ausloeser/pollen/birke

5. **Buche:** www.allergie.hexal.de/allergie/allergie-ausloeser/pollen/buche
6. **Eiche:** www.allergie.hexal.de/allergie/allergie-ausloeser/pollen/eiche
7. **Erle:** www.allergie.hexal.de/allergie/allergie-ausloeser/pollen/erle
8. **Gräser:** www.allergie.hexal.de/allergie/allergie-ausloeser/pollen/graeser
9. **Hasel:** www.allergie.hexal.de/allergie/allergie-ausloeser/pollen/hasel
10. **Pappel:** www.allergie.hexal.de/allergie/allergie-ausloeser/pollen/pappel
11. **Roggen:** www.allergie.hexal.de/allergie/allergie-ausloeser/pollen/roggen
12. **Ulme:** www.allergie.hexal.de/allergie/allergie-ausloeser/pollen/ulme
13. **Wegerich:** www.allergie.hexal.de/allergie/allergie-ausloeser/pollen/wegerich
14. **Weide:** www.allergie.hexal.de/allergie/allergie-ausloeser/pollen/weide

Allergisch reagierende Sportler sollten die öffentliche Pollenflugwarnung beachten und, wenn möglich, ihren Trainingsort in pollenallergenarme Gebiete verlegen. Hierzu gehören die See und das Gebirge. Geeignete Medikamente helfen bei dieser Allergie. Auf Dauer ist beim Facharzt eine Desensibilisierung empfehlenswert. Wenn diese auch nicht immer vollständig hilft, so führt sie doch zur Linderung der Atembeschwerden und zur Sicherung der Belastbarkeit.

BELASTBARKEIT UND LUFTVERSCHMUTZUNG

Sportler mit asthmatischer Veranlagung oder mit *Belastungsasthma* sollten bei gefährdenden Luftsituationen unmittelbar vor der Belastung (Wettkampf) ein kurz oder lang wirkendes Beta-2-Mimetikum als Spray zuführen. Neu ist, dass im Leistungssport eine vorherige Anzeige des Gebrauchs entfällt. Je nach Testpoolzugehörigkeit, bzw. Inlands- oder Auslandsstart, muss ein Antrag auf Medizinische Ausnahmegenehmigung TUE (Therapeutic Use Exemption) mit einer vollständigen Krankenakte oder ein Attest vorliegen. Die internationale Antidopingbehörde WADA verlangt dazu klar definierte Befunde und medizinische Unterlagen. Sportler, die zum internationalen Testpool (RTP) und nationalen Testpool (NTP) gehören, müssen vor der Anwendung der Medikamente im Wettkampf einen vollständigen TUE-Antrag einreichen. Sportler, die keinem Testpool angehören, müssen bei einer Wettkampfkontrolle in Deutschland nur ein Attest ihres behandelnden Arztes vorweisen.

Besonders geeignet ist bei Belastungsasthma das schnell und länger wirksame Formoterol (z. B. Oxis® TURBOHALER®), mit einer Maximaldosis von 36 µg/24 h. Weitere erlaubte und kurz wirkende Sprays sind Salbutamol und Salmeterol. Die maximale Salbutamol-Spraydosierung liegt bei 1.600 µg/24 h = 8-16 Hübe). Terbutalinspray ist aktuell (2013) verboten; immer verboten waren hingegen Fenoterol- und Reproterolspray. Im Training darf die Inhalationsdosis etwas höher sein als beim Wettkampf. In Zweifelsfällen sind Internetinformationen einholen (www.dopinginfo.de oder www.dopinginfo.de). Die aufgeführten Medikamente sind nur als Spray erlaubt, als Medikament grundsätzlich verboten. Zusätzlich wirken bei einer allgemeinen Smogwetterlage, zur Unterdrückung der Cyclooxigenasereaktionen an der Bronchialschleimhaut, die erlaubten nichtsteroidalen Analgetika, wie Ibuprofen® oder Indomethazin®.

FEINSTAUB

Feinstaub ist gegenwärtig das wichtigste lufthygienische Problem. Trotz langjähriger Forschung auf diesem Gebiet ist auch heute noch unklar, inwieweit die Partikelgröße oder die Zusammensetzung der Partikel auf die Gesundheit wirken. Es gibt umfangreiche epidemiologische Hinweise, dass die Partikelgröße für die Ausprägung gesundheitlicher Effekte von Bedeutung ist. Auch ist davon auszugehen, dass nicht alle der in Partikeln nachzuweisenden Bestandteile dieselbe gesundheitliche Schädlichkeit haben.

Die fein verteilten Teilchen in der Luft (particulated matter/PM) werden nach Durchmesser klassifiziert. Unterschieden wird grober Feinstaub (> 10 µm), inhalierbarer Feinstaub (< 10 µm) sowie lungengängiger ultrafeiner Staub (< 0,1 µm). Hauptverursacher des Feinstaubes sind Industrieabgase, Haushalte und Straßenverkehr. In Deutschland darf der Grenzwert von 50 µm/3 für PM_{10} in Städten an 35 Tagen nicht überschritten werden. Ab 2010 darf der Feinstaub im Jahresmittel nicht über 20 µg/m³ ansteigen.

Bei Personen mit vorgeschädigter Lungenfunktion hat die Exposition bei hoher Feinstaubkonzentration direkte Auswirkungen (Heinrich et. al., 2002). Der gesundheitsschädigende Langzeiteffekt der ultrafeinen Partikel des Feinstaubs ist belegt (MØLHAVE, KJAERGARD & ATTERMANN, 2000; WICHMANN, 2005; JERRETT et al., 2009). Eine langjährige Feinstaubexposition von 62,5-104 ppb (parts per billion) und einer Teilchengröße von $PM_{2,5}$ führt zu erhöhten Herz-Kreislauf-Erkrankungen, wie eine Langzeitstudie ergab (JERRETT et al., 2009).

Aus den Lungenbläschen können Partikel ins Gewebe und damit in die Blutbahn eindringen. Deshalb ist es ratsam, nicht in Industriegebieten oder in Nähe von Fernverkehrsstraßen zu trainieren.

4.5 WECHSEL DER ZEITZONEN

Zeitzonenwechsel wird im Leistungssport immer häufiger. Der Wechsel der Zeitzonen stört den gewohnten *Biorhythmus* von Tag und Nacht am Wohn- oder Trainingsort. Durch den schnellen Wechsel der Zeitzonen (Kontinentalflüge) wird der eigene Biorhythmus gestört. Ursache ist die Verschiebung des von der Zirbeldrüse gesteuerten Tag- und Nachtrhythmus; die Zirbeldrüse setzt rhythmisch das Hormon *Melatonin* frei (REITER & ROBINSON, 1997) und fördert so den Schlaf.

Der eingespielte Biorhythmus vom Heimatort schwingt bei schnellem Ortswechsel nach. Er kann sich nicht so schnell an die neuen Gegebenheiten im Licht-Dunkel-Verhältnis anpassen. Besonders betroffen sind die vegetativ gesteuerten Funktionen: Schlaf, Körperkerntemperatur, Hunger, Urin- und Stuhlausscheidung, Immunantwort u. a.

Das für die Leistungsabgabe im Leistungssport hemmende Moment ist die *Ganzkörperträgheit*, wenn die innere Uhr „nachgeht". Viele Topathleten haben, selbst verschuldet oder organisatorisch angeordnet, bei zu kurzer Anreise ihren Wettkampf im Halbschlaf durchgeführt. Das betrifft nicht nur die Ausdauer- oder Spielsportarten. Auch Konzentrationssportarten, die sich körperlich wenig belasten (z. B. Schützen) weisen bei zu kurzer Zeitumstellung eine verlangsamte Reaktionsfähigkeit auf.

Prinzipiell ist pro Stunde Zeitverschiebung einen Tag früher angereist werden.

JETLAG

Unter dem Begriff *Jetlag* werden alle Störungen zusammengefasst, die nach *Transkontinentalflügen* auftreten. Das betrifft Sportler und auch andere. Bei 6-8 Stunden Zeitverschiebung in Westrichtung (z. B. USA), ist mit minimal 3-4 Tagen Umstellung zu rechnen. In diese Umstellungszeiten ist noch nicht die Wiedererlangung der Topleistungsfähigkeit am Wohnort eingerechnet. Der Umstand einer längeren Zeitumstellung wird bei Spitzenathleten oft unterschätzt. Auch trainingsjüngere Athleten benötigen wahrscheinlich eine längere Umstellzeit als ältere. Geschlechtsdifferenzen in der Umstellung sind nicht bekannt.

Die Flüge von Ost nach West werden besser vertragen als die Flüge von West nach Ost. Bei Flügen in Richtung West, mit dem Sonnenlauf, wird der Wachheitszustand verlängert. Der Jetlag tritt nachhaltiger bei Flügen entgegen dem Sonnenlauf auf, d. h. in Richtung Ost. Keinen Jatlag verursachen Flüge in Nord-Süd-Richtung (z. B. Südafrika).

Die Beschwerden beim Jetlag können nach Berichten aus Metaanalysen teilweise über die Aufnahme von **Melatonin** (in Deutschland ab 2008 als Medikament **Circadin**® zugelassen) abgeschwächt oder verkürzt werden. Melatonin erhöht die Schlafqualität. Melatonin wird auch als Nahrungsergänzungsmittel vertrieben. Empfohlen wird, eine Stunde vor der Nachtruhe 0,5-5 mg Melatonin aufzunehmen. Während des vertieften Schlafes wird die „innere Uhr" umgestellt (LINO et al., 1993). In Deutschland wurde bisher als Melatoninersatz zur Entspannung **Diazepam**® empfohlen.

Um sich rasch dem neuen Rhythmus anzupassen, ist sofort nach der Ankunft mit einem leichten und aktivierenden Training zu beginnen, denn Tageslicht bremst die Ausschüttung von Melatonin. Bei akuter *Übermüdung* ist aber der sofortige Schlaf vorteilhafter. Wenn die erwartete Leistung in den ersten Tagen nicht gleich erbracht wird, besteht kein Grund zur Unruhe. Ein Korrekturtraining ist dann sinnlos.

NAHRUNGSAUFNAHME

Die Nahrungsaufnahmerhythmen sind der Ortszeit anzupassen, bei Bevorzugung leicht verdaulicher Kost. Wenn Gastländer deutlich veränderte Ernährungsweisen haben, sollten überbrückend eigene Lebensmittel mitgeführt werden (z. B. Energieriegel). Zu beachten ist, dass nur gekochte Lebensmittel und geschälte Früchte aufzunehmen sind. Leitungswasser zu trinken, sollte strikt unterbleiben. Ebenso die Zugaben von Eiswürfeln in Getränke. Nur die nach hygienischer Vorgabe produzierten Eiswürfel, die innen eine Öffnung aufweisen, genügen wahrscheinlich den Anforderungen. Bereits der Kontakt mit ungewohnten Keimen (z. B. Escherichia coli), die für Einheimische harmlos sind, kann für den Athleten ein bedrohliches Durchfallrisiko darstellen. Der Magen-Darm-Trakt ist das empfindlichste Organ bei der Umstellung auf neue Ernährungsgewohnheiten. Die Entwässerung bei oder nach einem Durchfall, ist der stärkste Leistungshemmer. Bei Durchfall ist das Training sofort zu stoppen, damit der Flüssigkeits- und Mineralverlust nicht weiter ansteigt. Starts sind abzusagen, weil Misserfolge programmiert sind.

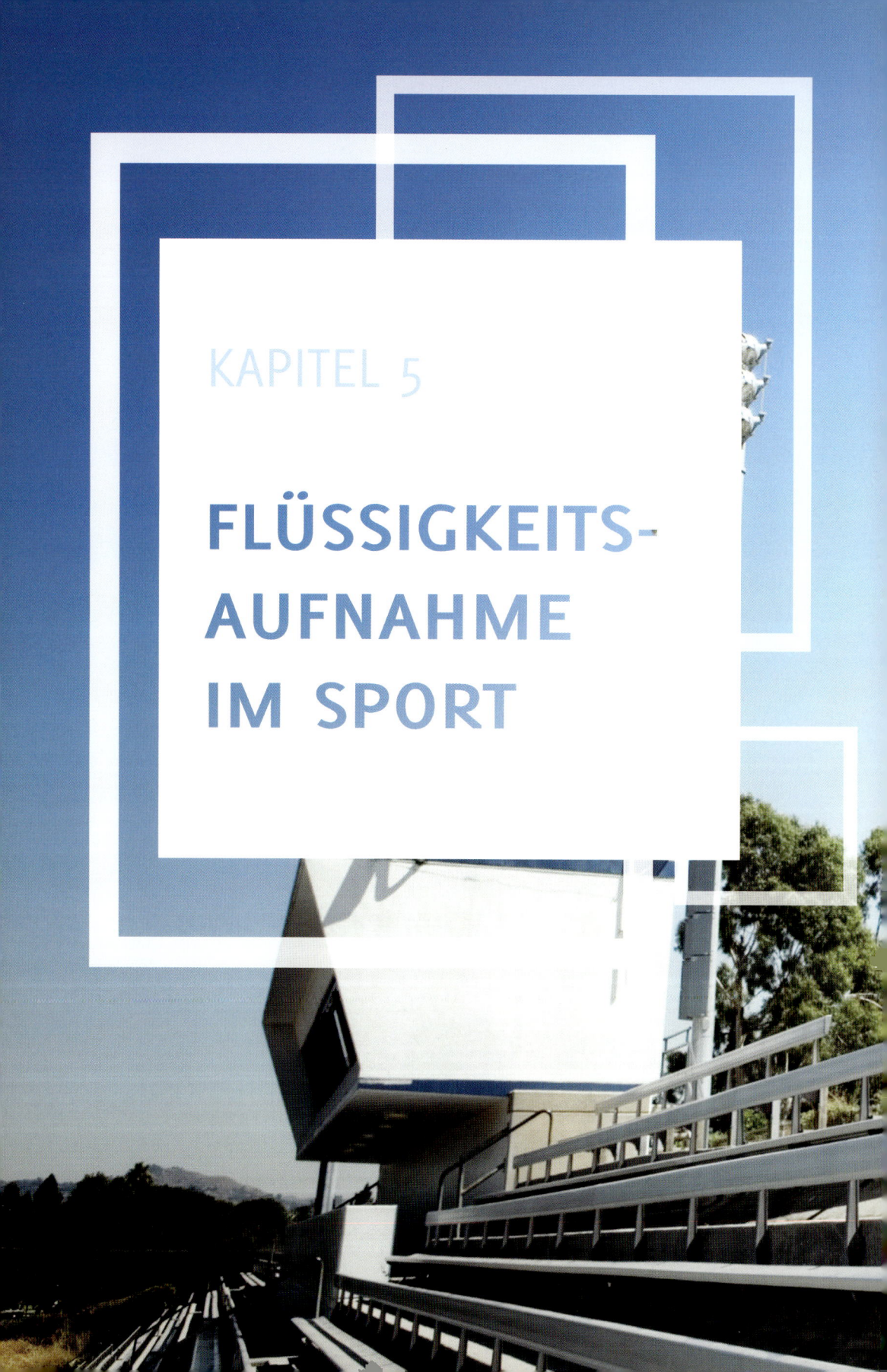

KAPITEL 5

FLÜSSIGKEITS-AUFNAHME IM SPORT

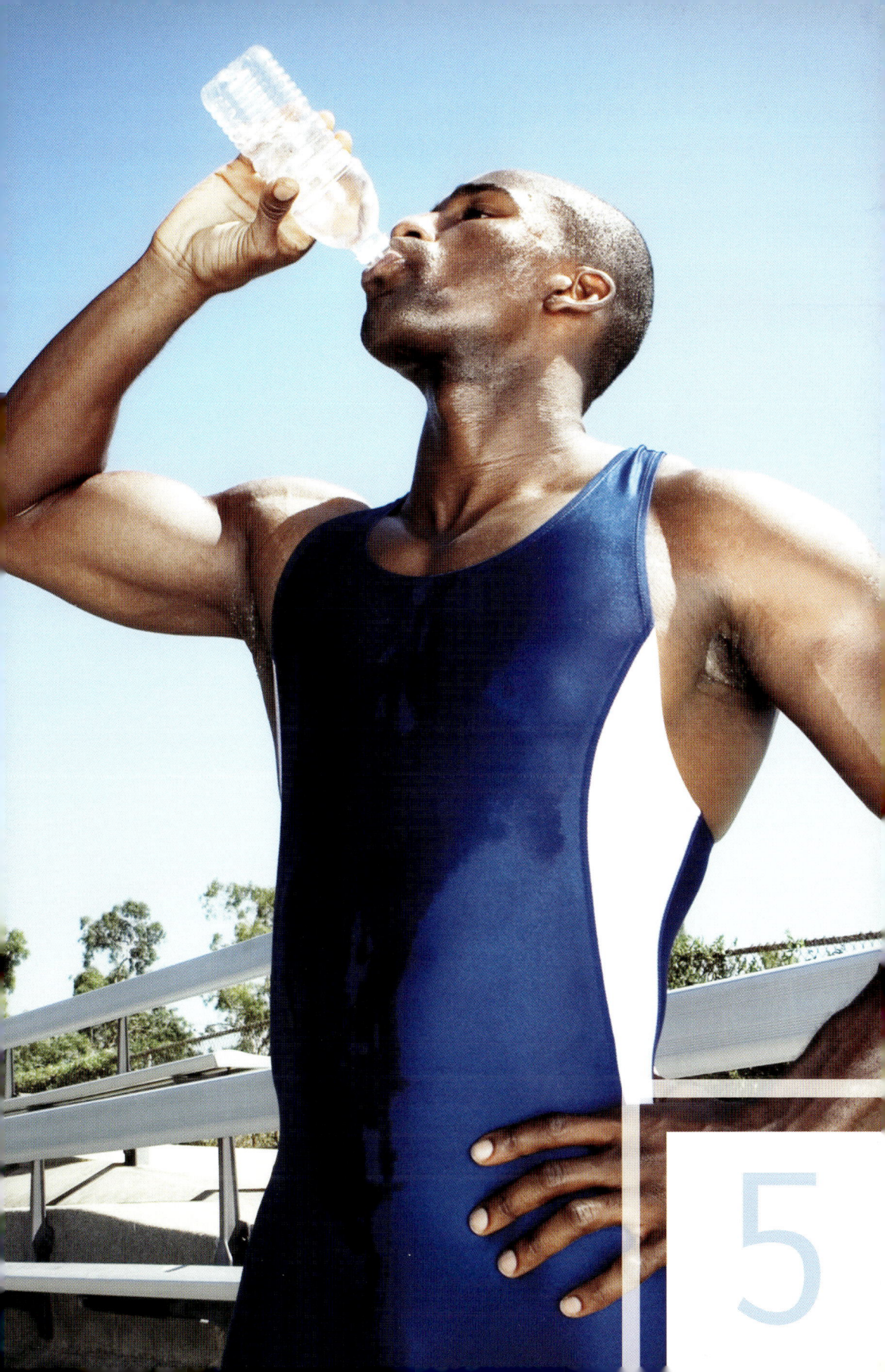

5

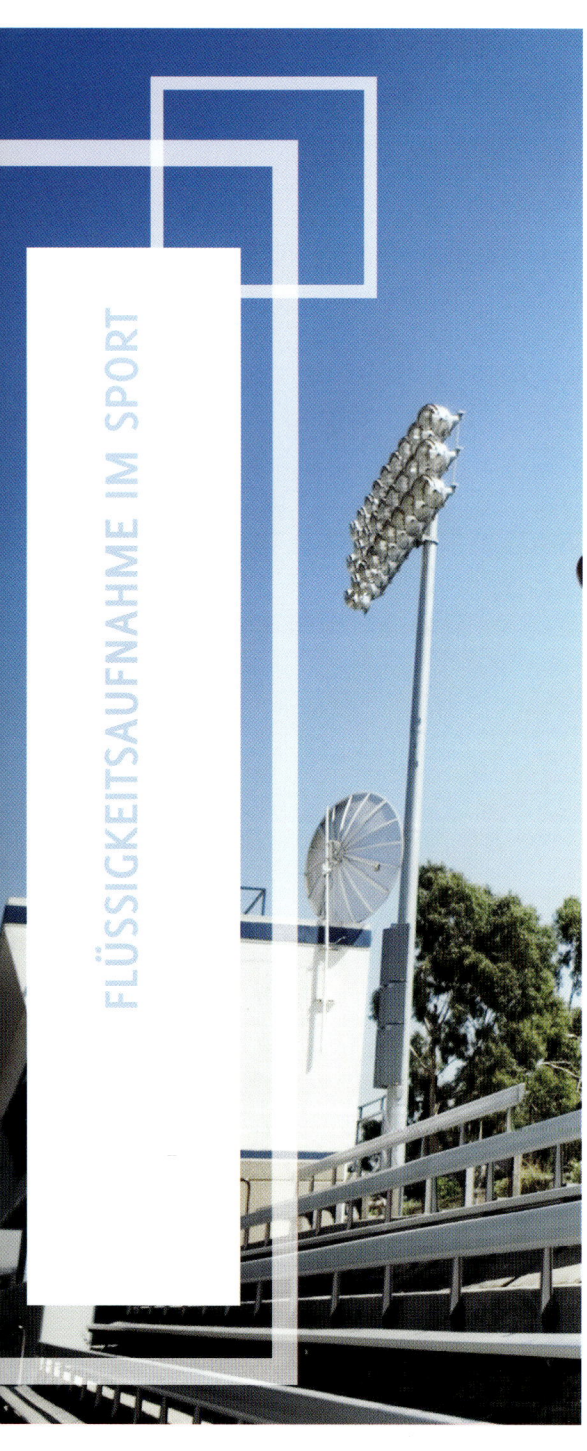

FLÜSSIGKEITSAUFNAHME IM SPORT

Zur Flüssigkeitsaufnahme während sportlicher Belastungen gab es längere Zeit unterschiedliche Auffassungen. Unter den Sportlern hielt sich hartnäckig die Fehlvorstellung, dass während langer Belastungen nicht getrunken werden sollte. Die extremsten Meinungen gipfelten darin, während eines Marathonlaufs auf Flüssigkeits- und Nahrungsaufnahme zu verzichten. In der *Trinkabstinenz* sahen die Marathonläufer der 60er Jahre des vorigen Jahrhunderts eine besondere Anforderung an ihre Willensstärke. Physiologisch war noch nicht bekannt, wie die Dehydratation die Leistung vermindert. Historisch ist überliefert, dass der Sieger im ersten olympischen Marathonlauf, der Grieche Spiridon Louis, nur durch Nahrungs- und Flüssigkeitsaufnahme die letzten Kilometer stabil durchlaufen konnte.

Inzwischen ist den meisten Läufern bekannt, dass die *Flüssigkeitsaufnahme* vor, während und nach der Belastung eine notwendige und die Leistung fördernde Maßnahme ist. Ein weitgehend ausgeglichener Flüssigkeitshaushalt sichert bei Langzeitbelastungen die Aufrechterhaltung der Leistungsfähigkeit.

Bei längeren Belastungen und besonders bei Hitze ist für das Funktionieren der Thermoregulation (Wärmeabgabe), des Herz-Kreislauf-Systems und des Elektrolythaushalts eine *Entwässerung (Dehydratation)* von über 3 % des Körpergewichts nicht förderlich. Bei zu starker Dehydratation steigt die Herzfrequenz (HF) überproportional an und die Körperkerntemperatur kann sich dem kritischen Wert von über 41 °C nähern. Bei rechtzeitiger und kontinuierlicher Flüssigkeitsaufnahme bleibt die HF niedriger und der Anstieg der Körperkerntemperatur verzögert sich. Nur ein ausbalancierter Flüssigkeits- und Elektrolythaushalt schützt vor *Überhitzung (Hyperthermie)*.

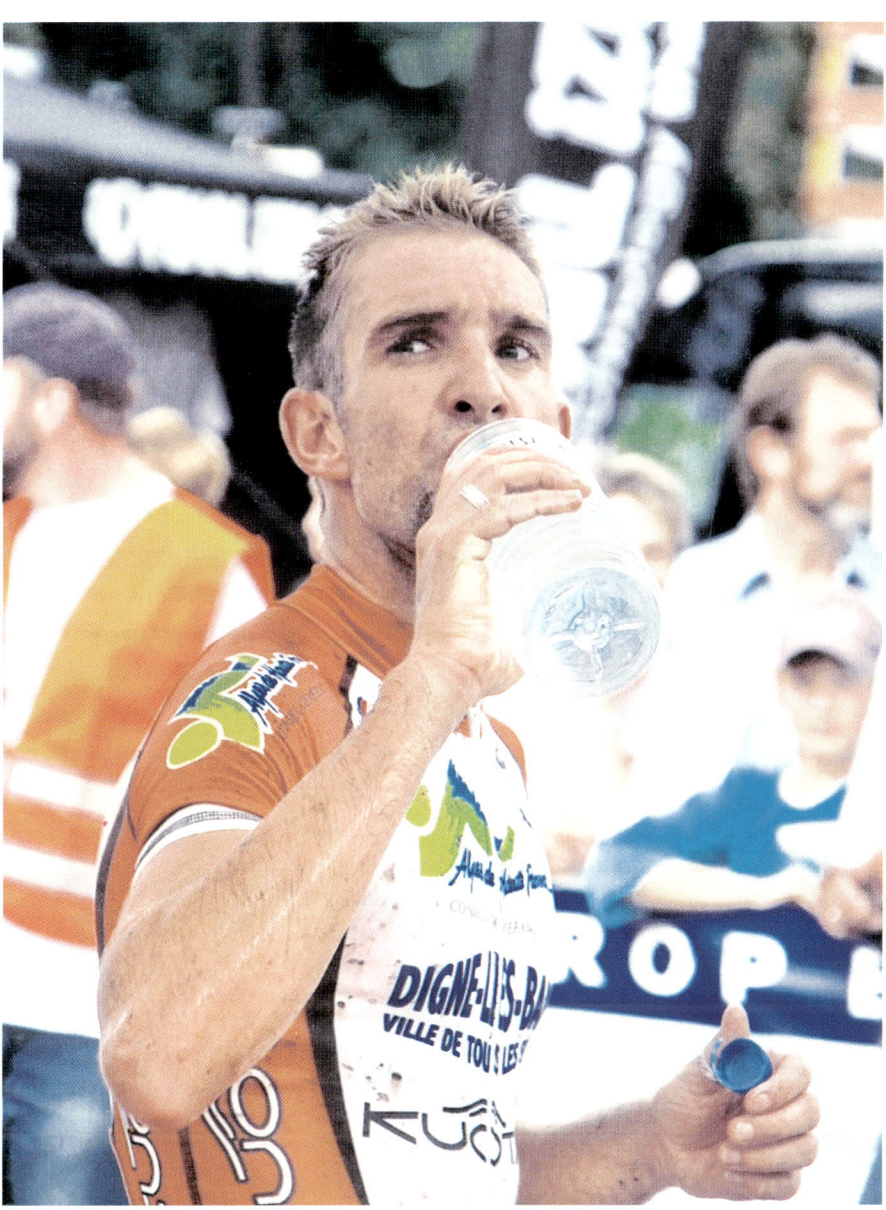

5.1 FLÜSSIGKEITSAUFNAHME UND LEISTUNGSFÄHIGKEIT

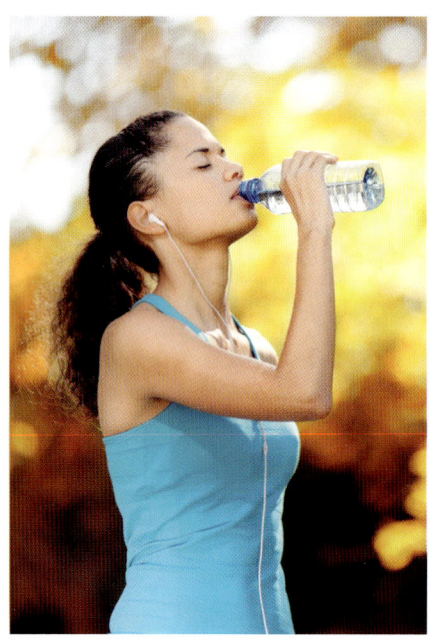

Die rechtzeitige und ausreichende Flüssigkeitsaufnahme wird auch von erfahrenen Athleten vernachlässigt. Diese Irrtümer beruhen darauf, dass das Durstgefühl, welches normalerweise die Flüssigkeitsaufnahme steuert, bei Belastung unzuverlässige Signale gibt. Der Verlust von 3 % des Körpergewichts bedeutet bei einem 70 kg schweren Sportler einen Schweißverlust von 2,1 l. Wenn der Sportler erst nach 2 l Schweißverlust ans Trinken denkt, kann das Defizit bei Beibehaltung der Renngeschwindigkeit nicht mehr kompensiert werden (**Tab. 1/5.1**). Kommt der Sportler in einen größeren Dehydratationszustand, dann ist die Belastungsintensität (Geschwindigkeit) zu vermindern, unter reich-

licher Flüssigkeitsaufnahme. Die Sicherung des Flüssigkeitshaushalts hat in diesem Fall Vorfahrt vor der Nahrungsaufnahme. Am besten sind glukosehaltige und elektrolytangereicherte Getränke. Je ausgeprägter der Flüssigkeitsmangel ist, desto nachhaltiger wirkt dieser auf die Fortbewegungsgeschwindigkeit. Bei Hitzewettkämpfen sollten die Begleiter immer wieder ihren Schützling zum Trinken animieren. Bei zu starker Dehydratation vermindert sich in der Regel die Fortbewegungsgeschwindigkeit des Athleten, vor allem, wenn zusätzlich das Glykogen erschöpft ist und die Fettsäurenverbrennung dominiert.

Der Schweiß bildet den Hauptfaktor des Flüssigkeitsverlusts bei Belastungen. Der absolute Flüssigkeitsverlust sollte auf die Körpermasse (Gewicht) bezogen werden. Würde der Verlust in Liter Schweiß angegeben, so wäre ein Kind mit 35 kg Körpermasse bei 1 l Flüssigkeitsverlust stärker gestört als ein Erwachsener mit 70 kg. Beim Kind würde der Verlust 3,8 % und beim Erwachsenen nur 1,8 % des Körpergewichts ausmachen. Um eine stabile Leistung zu sichern, sollte sich z. B. pro Stunde Lauf das Körpergewicht nicht mehr als um 0,3-0,5 kg vermindern.

SCHWEISSBILDUNGSRATE

Die Schweißbildungsrate hängt von der Belastungsintensität und der Außentemperatur ab (s. **Abb. 2/4.3.4**).

Tab.1/5.1: Flüssigkeitsverlust und Auswirkung auf die Leistungsfähigkeit*

Abnahme vom Ausgangsgewicht	Massenverlust (bezogen auf 70 kg Körpergewicht)	Leistungsfähigkeit und Symptome
1 %	0,7 kg	Volle Leistungsfähigkeit, Durstgefühl.
2 %	1,4 kg	Leistungserhalt bei großer Anstrengung.
3 %	2,1 kg	Beginnender Leistungsabfall (~ 3-5 %), zunehmende Müdigkeit.
4 %	2,8 kg	Großer Leistungsabfall (~ 5-10 %), vereinzelt Belastungsabbruch.
5 %	3,5 kg	Sehr großer Leistungsabfall (10-15 %), totale Erschöpfung, meist Leistungsabbruch.
6 %	4,2 kg	Drastischer Leistungsabfall mit Störung der Bewegungskoordination, Muskelkrämpfe, Leistungsabbruch sicher.
10 %	7,0 kg	Zusammenbruch im Wettkampf, Desorientierung, Koordinationsstörung, Benommenheit (Somnolenz). Gestörte Nierendurchblutung.
15 %	10,5 kg	Zusammenbruch mit Bewusstlosigkeit, Lebensgefahr bei extremer Dehydratation (Tod möglich).

* Der Massenverlust beruht zu über 90 % auf Flüssigkeitsverlust, abhängig jedoch von der Belastungsdauer.

Weil der Flüssigkeitsverlust über den Schweiß größer sein kann als die mögliche Resorptionskapazität im Darm, kann der Wasserverlust bei Hitze nicht voll ausgeglichen werden. Im feuchtwarmen Klima können pro Stunde moderaten Lauftrainings 1-1,5 l Schweiß oder im Wettkampf 1,5-2,5 l Schweiß gebildet werden. Der Schweißverlust ist stark von der Belastungsintensität und Umgebungstemperatur abhängig. Während eines Fußballspiels von 90 min bei 34,3 °C wurden 1.653 ml (741-2387 ml) Schweiß bei 22 Spielern gebildet und nur 55 % der Flüssigkeit während des Spiels ersetzt (KURDAK et al., 2010). Die individuelle Variation war groß. Bei 16-18 °C Spieltemperatur wurden durchschnittlich bei der Mannschaft nur 1,39 l Schweiß gebildet (NEWELL, NEWLL & GRANT, 2008).

Die hitzetrainierten Schweißdrüsen halten mehr Mineralien zurück; der Kochsalzgehalt im Schweiß nimmt bei Ausdauersportlern deutlich ab. Der Körper schützt sich durch die Verdünnung des Schweißes vor erhöhtem Mineralverlust. Das Trinken kann jedoch nicht unbegrenzt erfolgen, vor allem dann nicht, wenn das Wasser wenig Natrium enthält. Der Trinkflüssigkeit ist bei Hitzebelastungen stets Kochsalz zuzufügen. Empfohlen wird, 1 l Wasser etwa 1 g Kochsalz zuzusetzen.

Wiegt ein Läufer bei Hitzebelastungen am Ende mehr als am Start, dann hat er zu reichlich getrunken. Bei längeren Wettkampfbelastungen (über Marathondistanz) besteht dann die Gefahr einer „Wasservergiftung" (NOAKES, 1992). Wenn die Blutnatriumkonzentration unter 130 mmol/l sinkt, bestehen gesundheitliche Gefahren (s. Kap. 4.3).

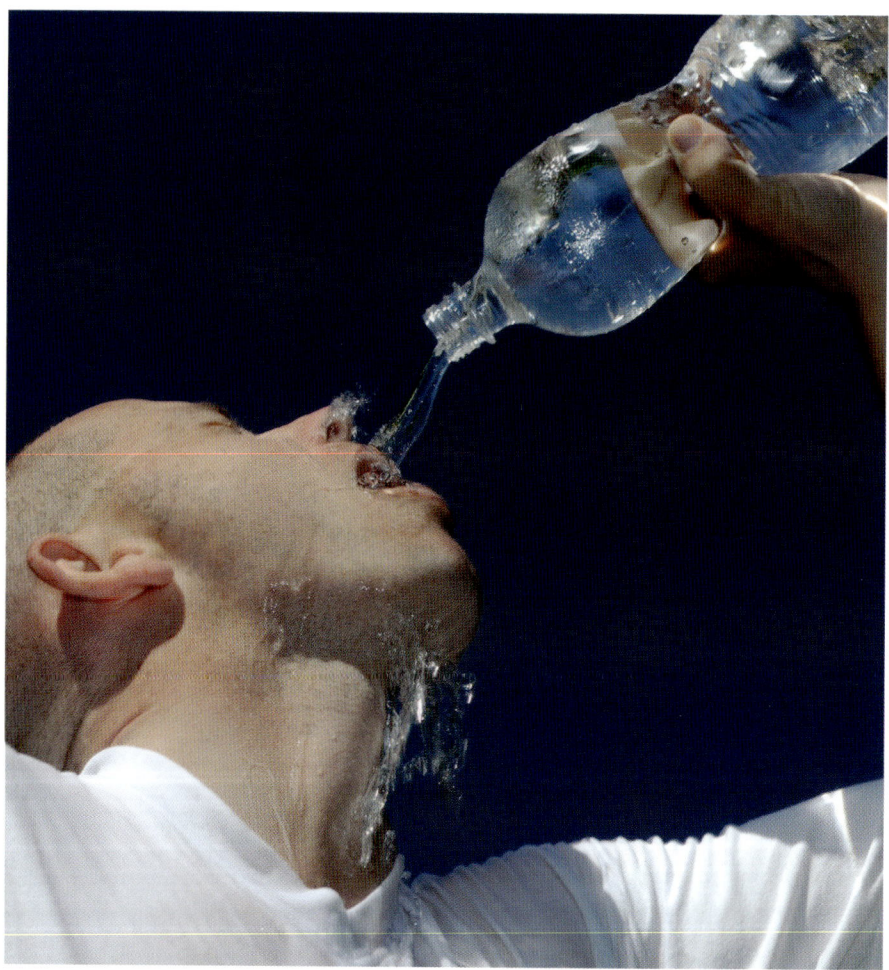

5.2 FLÜSSIGKEITSAUFNAHME BEI HITZEBELASTUNGEN

Die Vorbereitung auf Langzeitbelastungen unter Wüsten- oder Tropenhitze kann bereits am Heimatort erfolgen, indem bei Normaltemperatur gezielt intensiver gelaufen wird. Ein schnelleres Laufen führt zu einem höheren Kerntemperaturanstieg als der Dauerlauf. Die Schweißdrüsen werden bei hoher Belastungsintensität zur ergiebigeren Produktion angeregt und adaptieren sich, indem sie zunehmend mehr Mineralien rückresorbieren. Das Zurückhalten von Mineralien ist ein wichtiger Anpassungsmechanismus für Belastungen in tropischen Regionen.

Um das Training unter Hitze zu begünstigen, gibt es eine Reihe von Einflussmöglichkeiten (**Tab. 1/5.2**).

Bei Ankunft in der Hitzeregion ist das *Trainingsregime* zu verändern, indem anfangs sehr moderat belastet wird. Unter Hitze führen dann langsamere Belastungen von 60-90 min Dauer pro Tag zu einer besseren Hitzeanpassung als kurze und zu intensive Belastungen. Um die Regeneration oder Abkühlung zu sichern, können die Trainingseinheiten auch geteilt werden. In den Pausen nimmt die Körperkerntemperatur wieder ab und das Flüssigkeitsdefizit kann ausgeglichen werden.

Ein Richtmaß für ein Lauftraining bei über 30 °C Außentemperatur stellt die *Begrenzung der Dauer* der Laufeinheiten auf 30-70 min (6-12 km) dar. Die Begrenzung der Belastungsdauer verhindert ein zu hohes Ansteigen der Körperkerntemperatur.

Da Energieumsatz und Wärmeproduktion maßgeblich von der Laufgeschwindigkeit bestimmt werden, sollte unter Hitze deutlich langsamer als gewohnt gelaufen werden. Messungen der Körperkerntemperatur am Ende von Marathonläufen ergaben, dass die Läufer, die im letzten Laufdrittel das Tempo erhöhten, die höchsten Kerntemperaturanstiege und auch Dehydratation im Ziel aufwiesen (NOAKES, 1992). Die Hauptgefahr besteht bei langen Läufen unter Hitze in der vorzeitigen Überhitzung. Langsames Anlaufen (Anfahren) verzögert den Anstieg der Körperkerntemperatur.

Entgegen bisheriger Meinung ist der vorzeitige und hohe Anstieg der Körperkerntemperatur über 40 °C gesundheitlich riskanter als ein Flüssigkeitsverlust von 3-4 % des Körpergewichts.

Bei hohen Außentemperaturen und Sonnenschein sollte das Training in die frühen Morgenstunden verlegt werden. Damit wird eine zu starke Dehydratation vermieden.

Bei starkem Schweißverlust steigt der Hämatokrit an und das Blut wird dickflüssiger. Wenn der Hämatokritwert durch Dehydratation über 50 % ansteigt, dann ist reichliches Trinken notwendig. Bei einem Hämatokrit zwischen 54-60 % liegt ein sehr großer Flüssigkeitsmangel vor, mit der Gefahr der Blutgefäßverstopfung (Thrombose). In diesem Fall sind Kochsalzinfusionen durch einen Arzt notwendig.

Nimmt das Körpergewicht in kurzer Zeit um 4 % ab, dann ist das ein weiteres Indiz für ein Flüssigkeitsdefizit. In diesem Zustand sollte die Trainingsbelastung deutlich vermindert werden. Während der Regeneration bieten mit Mineralstoffen angereicherte Flüssigkeiten und salzhaltige Speisen Vorteile.

Die Flüssigkeitsaufnahme wird während der Belastung durch die *Befindlichkeit im Magen* begrenzt. In der Trainings- und Wettkampfpraxis Lauf haben sich durchschnittlich 500-700 ml Flüssigkeit pro Stunde, die leicht gekühlt sein kann, als verträglich erwiesen. Die Aufnahmen sollten dabei in kleineren Portionen (100-150 ml) erfolgen.

Wird bei mehrstündigen Belastungen nur Leitungswasser getrunken und dazu reichlich Glukosekonzentrate aufgenommen, dann werden dem Blut Natriumionen entzogen. Diese werden für die Wasseraufnahme im Darm benötigt. Die von der Blutbahn in den Darm abgegebenen Natrium- und Chlorionen führen zur allmählichen Abnahme der Blutnatriumkonzentration. Beim Hawaii-Langtriathlon oder bei 100-km-Läufen werden immer wieder erniedrigte Blutnatriumkonzentrationen bei ~ 10 % der Starter gemessen. Eine extreme Hyponatriämie (< 125 mmol/l) kann unbehandelt zum Hirnödem führen. Erste Anzeichen des Natriummangels sind auch bei gut trainierten Sportlern eine auffallende Desorientierung und Gleichgewichtsstörungen. Vorbeugend sind bei Hitze die Getränke immer mit Kochsalz anzureichern (etwa 0,9-1,2 g NaCl/l).

Tab. 1/5.2: Empfehlungen für ein Training bei Hitze (Außentemperatur über 27 °C)

- Vor dem Training reichliche Flüssigkeitsaufnahme (0,3-0,5 l).

- Während der Belastung ab der 20. Minute trinken.

- Dauert die Belastung über 60 min, dann sind zusätzlich Elektrolytlösungen mit Kohlenhydraten aufzunehmen. Jede Belastung ist mit niedriger Geschwindigkeit anzugehen. Fitnesssportler sollten sich bei 60 % und Leistungssportler unter 70 % von ihrer Bestzeit belasten.

- Die Trainingsdauer ist auf 40-70 min zu begrenzen, damit Körper- kerntemperatur nicht über 40°C ansteigt. Die Trainingsgeschwindigkeit sollte mit der Herzfrequenzmessung (HF) kontrolliert werden. Die HF sollte nicht mehr als 10 Schläge/min gegenüber der gewohnten Geschwindigkeit ansteigen. Steigt die HF höher an, dann sollte langsamer belastet werden.

- Die Bekleidung ist der Außentemperatur, Sonneneinstrahlung, Luftbewegung sowie der Luftfeuchtigkeit anzupassen. Bei Sonne ist helle Bekleidung zu bevorzugen (Netzhemden geeignet). Nicht mit freiem Oberkörper belasten, da abtropfender Schweiß nicht kühlt. Kopfbekleidung (Schirmmütze) nicht vergessen.

- Synthetische Laufbekleidung kühlt gut, verursacht aber auf längeren Strecken einen hohen Schweißverlust. Die durch Schweiß getränkte Baumwollbekleidung kühlt auf längeren Strecken besser als Nylon. Funktionsbekleidung, die Schweiß ableitet, ist bei Temperaturwechsel am besten geeignet.

- Nach Laufende reichlich Trinken (mit Mineralien) und zusätzliche Kohlenhydrataufnahme.

Versuche mit Überhydrierung vor einem Start haben kein besseres Ergebnis erbracht als normales Trinken (FREUND et al., 1995). Bei Überhydrierung wird das überschüssige Wasser gleich am Belastungsanfang ausgeschwitzt.

Da vom *Glyzerin* bekannt ist, dass es Wasser bindet, gab es zahlreiche Untersuchungen, ob nicht die Glyzerinaufnahme vor Dehydratation schützen kann. Inzwischen steht der Glyzeringebrauch auf der Dopingliste. Zusammengefasst brachte die Aufnahme von *Glyzerin* keine besseren Ergebnisse als eine ausgeglichene Wasserbilanz (Euhydratation) vor den Starts. Im Einzelnen waren die Versuchsergebnisse einander widersprechend, sodass der Nutzen der Vorbelastungs-Glyzerinaufnahme bei Hitzebelastungen zweifelhaft ist. Bei niedrigen Belastungen (45 % VO_2max) und 35 °C Temperatur brachte eine Glyzerinaufnahme (1 g/kg) gegenüber der Überhydrierung (1,5 l Wasser) keine Vorteile. Die Körperkerntemperatur, Hauttemperatur, örtliche Schwitzrate, Schwitzschwelle und Herzfrequenz zeigten keine Unterschiede (LATZKA et al., 1997). Somit bietet die Glyzerinaufnahme gegenüber der Euhydratation bei Belastungen bis zu einer Stunde Dauer keine belegbaren Vorteile.

5.3 FLÜSSIGKEITSAUFNAHME UND TEMPERATURREGULATION

Bei Hitzewettkämpfen bis 40 min und Trainingsbelastungen bis 60 min Dauer kommt es noch nicht zu einer Überhitzung oder Gefährdungen in der Temperaturregulation.

Das effektivste System zum Schutz vor Überhitzung bietet die *Verdunstungskälte*, die bei der Schweißverdunstung entsteht. Der verdunstete Schweiß leitet 70-80 % der bei der Muskelarbeit anfallenden Wärme ab. Die Belastungen bei Hitze sind Probleme in der Beherrschung der Abkühlung und der Vermeidung eines zu hohen *Anstiegs der Körperkerntemperatur*. Bei Trainingsbelastungen sind Erhöhungen der Körperkerntemperatur um 1-2 °C normal. In der Regel werden Marathonläufe, weitgehend unabhängig von der Außentemperatur, mit einer Körperkerntemperatur um 39 °C beendet. Demnach befindet sich der erhitzte Sportler im „Fieberzustand". Nach anstrengenden, intensiven Dauerbelastungen sind Anstiege der Körperkerntemperatur auf 39-40 °C physiologisch normal. Nur beim *Hitzemarathon* wird die 40 °C-Grenze überschritten, falls der Athlet an seine Leistungsgrenze geht.

Bei renntaktischen Fehlern und bei zu geringer Flüssigkeitsaufnahme sind Kerntemperaturanstiege über 41 °C möglich. Hierbei werden die Kühlmechanismen überfordert. Ausdruck der Überforderung sind die Formen der Hitzeerkrankung (s. Kap. 4.3.2).

Wie bereits angeführt, besteht der wirksamste Schutz vor Überhitzung in der Verminderung der Geschwindigkeit und im konsequenten Trinken von Anfang an. In so einer Situation sollte der Sportler das Trinken von etwa 1 l Flüssigkeit pro Belastungsstunde anstreben, verteilt auf mehrere Portionen (z. B. 5 x 200 ml). Das entscheidende Regulativ ist beim Trinken der Magenfüllungsdruck. Magenempfindliche Sportler sollten nur in kleineren Portionen trinken. Obgleich gekühlte Flüssigkeiten (5-8 °C) den Magen schneller passieren, ist während der Belastung die Aufnahme stark gekühlter Getränke zu unterlassen. Topläufer mussten bereits bei der Aufnahme sehr kalter Getränke, wegen Magenkrämpfen, aufgeben (s. Kap. 4.3).

Die Aufrechterhaltung der Flüssigkeitsbilanz ist ein Leistungsfaktor und verhindert eine vorzeitige Geschwindigkeitsverminderung, bei starker Entwässerung und Kerntemperaturanstieg. Mit der Zunahme des Flüssigkeitsverlusts steigt die Ermüdung und die Leistungsabnahme (s. **Tab. 1/5.1**).

Damit die aufgenommen Flüssigkeit besser resorbiert werden kann, ist eine *Anreicherung mit Kochsalz* notwendig. Fall ein Sportgetränk wenig Salz enthält oder nur Wasser verfügbar ist, wird empfohlen, 0,9-1,2 g Kochsalz pro Liter zuzugeben. Das Getränk sollte leicht salzig schmecken. Damit kommen die Sportler bei Hitze am besten zurecht. Bei Hitze nur Leitungswasser zu trinken, ist sehr riskant.

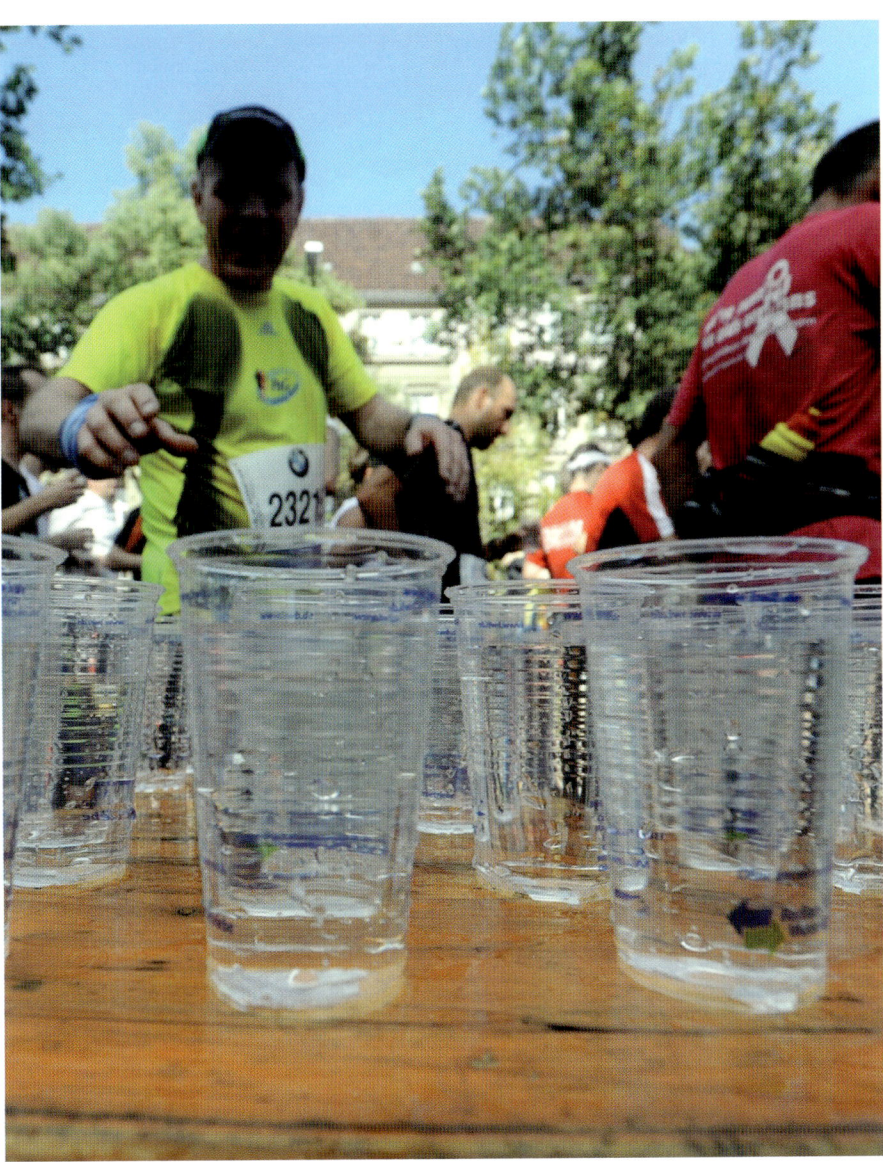

5.4 FLÜSSIGKEITSAUFNAHME IN SPORTARTENGRUPPEN

Im Leistungssport werden aus sportwisssenschaftlicher Sicht fünf Sportartengruppen unterschieden, die sich auch hinsichtlich der Ernährung und Flüssigkeitsaufnahme differenzieren lassen (s. **Tab. 1/3**).

A. AUSDAUERSPORTARTEN

In den Ausdauersportarten hängt die Flüssigkeitsaufnahme entscheidend von der Belastungsdauer ab. Trainings- und Wettkampfbelastungen bis zu 60 min Dauer erfordern normalerweise keine Flüssigkeits- und Nahrungsaufnahme. Der zu erwartende Flüssigkeitsverlust von 0,5-1,0 l beeinträchtigt die Leistungsfähigkeit nicht. Dauern Wettkämpfe im Freizeitbereich über 60 min, dann steigt bei hoher Außentemperatur das Trinkbedürfnis. Wenn wenig trainierte Sportler bis an ihre Leistungsgrenze gehen, schwitzen sie stark und verlieren viel Salz.

Die Veranstalter von Volkssportveranstaltungen (z. B. 15-25-km-Läufe) sollten bei Hitze mit einem hohen Trinkbedürfnis der Teilnehmer rechnen, zumal wenn die Belastungszeiten über 90 min liegen.

Bei Ausdauerwettbewerben (Straßenradsport, Triathlon, Langstreckenlauf, Skilanglauf, Rudern, Kanu) ist pro Belastungsstunde und bei normalen mitteleuropäischen Temperaturen mit dem Verbrauch von 1 l Wasser (Flüssigkeit) pro Teilnehmer zu rechnen. Erhöhen sich die Temperaturen im Verlaufe des Tages und überschreiten 30 °C, dann steigt der Flüssigkeitsbedarf drastisch an. Das bereitgestellte Wasser wird nicht nur getrunken, sondern dient der Abkühlung des Kopfs und anderer Körperregionen.

Die *Anstrengung des Athleten* kann anhand des äußeren *Schweißfilms* abgeschätzt werden:

- Wenn die **Schweißbildung** etwa 0,5 l/h beträgt, dann ist der Schweiß auf der Haut nicht sichtbar und der Sportler erscheint trocken.
- Deutlich *sichtbarer Schweiß* deutet auf eine Bildungsrate von 1 l/h hin.
- Bei *maximaler Schweißbildung* beginnt der Schweiß abzutropfen und vermindert so seine Kühlfunktion.

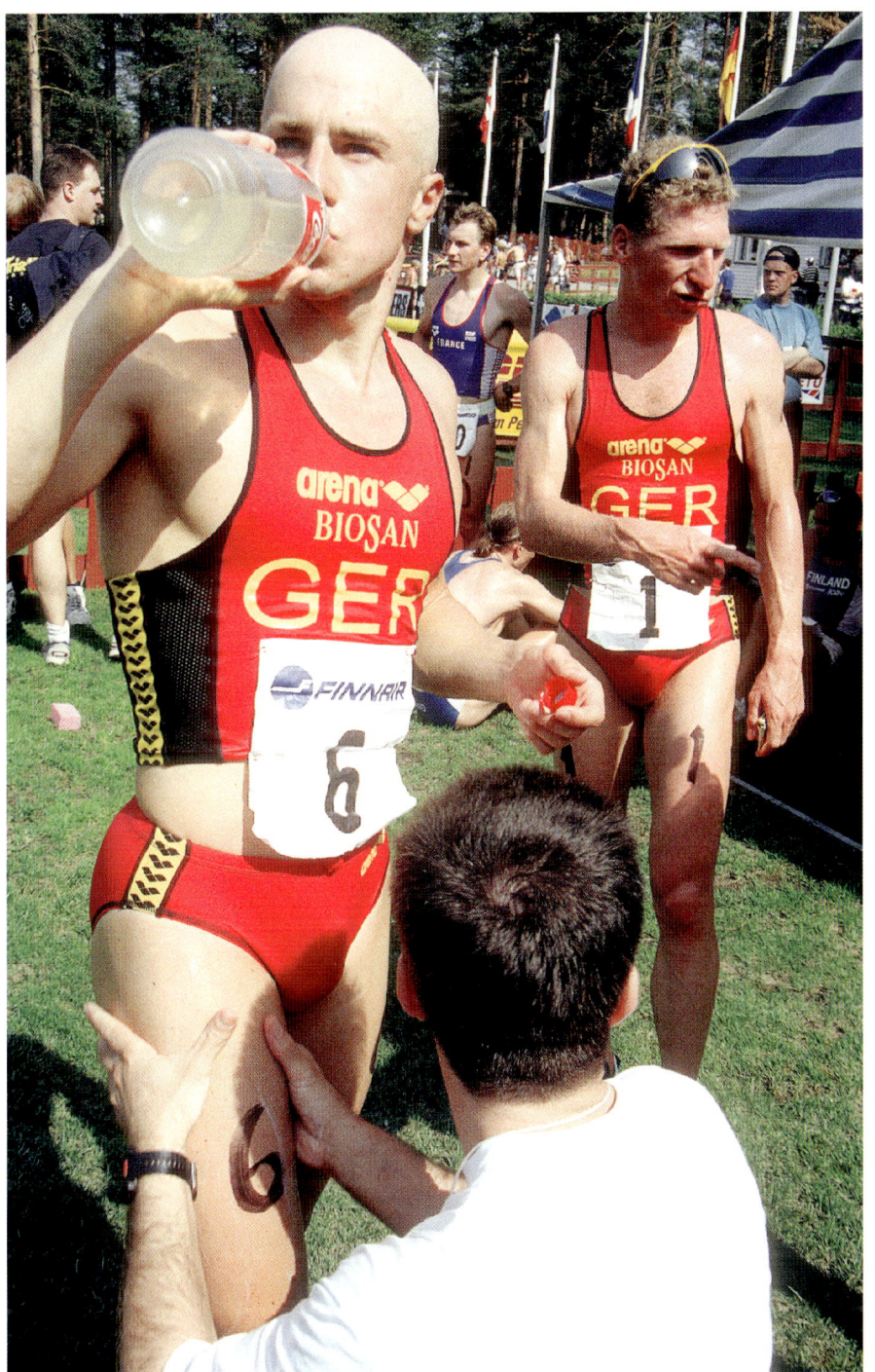

Leistungsfähigere Ausdauerathleten bilden immer weniger Schweiß als leistungsschwächere, bei vergleichbarer Leistung. Eigene Untersuchungen bei Marathonläufen (19 °C Außentemperatur) ergaben, dass Läufer mit 150 min Laufzeit durchschnittlich 0,7 l Flüssigkeit aufnahmen, während Läufer mit 180 min Laufzeit 1,7 l tranken. Die Auswertung von 60 Fitnessmarathonläufern ergab, dass sie bei normaler Außentemperatur (17-21 °C) und bei drei Stunden Laufzeit 1,2-2,3 l Flüssigkeit benötigten. Zu ähnlichen Daten kam NOAKES (1993), der bei gut trainierten, 60 kg schweren Läufern 0,4 l/h und bei 70 kg schweren Läufern 0,6 l/h Flüssigkeitsaufnahme messen konnte.

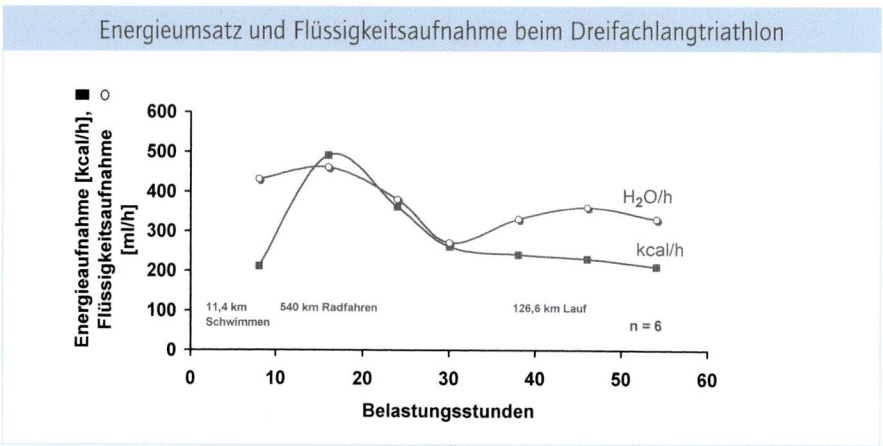

Abb. 1/5.4: Durchschnittliche Flüssigkeitsaufnahme und Kalorienverbrauch bei einem Dreifachlangtriathlon mit 51 Stunden Wettkampfdauer. Mittelwerte von sechs Athleten. Nach: ZAPF et al. (2002)

Wie bereits erwähnt, ist Trinken auf Vorrat nicht möglich. Weder ein Übertrinken noch ein Flüssigkeitsdefizit sind von Vorteil. Reichliches und unkontrolliertes Trinken führt immer zu vorzeitigem Schwitzen.

Bei einem Dreifachlangtriathlon (51 h Belastungsdauer) konnte eine Flüssigkeitsaufnahme von 235-463 ml/h festgestellt werden (ZAPF et al., 2002). Insgesamt nahmen die Extremtriathleten 18,7 ± 5,5 l Flüssigkeit in zwei Tagen auf und produzierten 6,7 l Urin. Sie haben pro Belastungsstunde und langsamer Fortbewegungsgeschwindigkeit (23 km/h Radfahren und 6 km/h Laufen), etwa 200-300 l/h Schweiß produziert.

B. SCHNELLKRAFTSPORTARTEN

Zu den Schnellkraftsportarten zählen die Wurf-, Stoß- und Sprungdisziplinen der Leichtathletik, die Sprintdisziplinen Lauf (100-400 m), leichtathletischer Mehrkampf, alpiner Skisport,

Skisprung, Gewichtheben u. a. Diese Sportartenvielfalt erlaubt keine einheitlichen Empfehlungen zum Trinkverhalten. Die absolute Flüssigkeitsaufnahme ist unterschiedlich, zumal die Schwerathleten mit 100 kg Körpergewicht und die Skisportler mit 60-70 kg Körpergewicht ein unterschiedliches Trinkbedürfnis haben. Der belastungsbedingte Flüssigkeitsverlust hält sich in Grenzen, sodass kaum große Dehydratationszustände auftreten. Eine Ausnahme machen Athleten im alpinen Rennsport, die auf dem Gletscher trainieren. Die erhöhte Belastung der Atmung in der Höhe führt zur größeren Wasserabgabe über die Atemwege.

Da die meisten Schnellkraftsportler Mehrfachstarter sind, besteht für sie in den Pausen die Möglichkeit der ausreichenden Versorgung mit Flüssigkeit und Nahrung. Bei Hallenwettkämpfen (Leichtathletik) steigt das Trinkbedürfnis an. Trockene Luft und hohe Raumtemperatur sorgen dafür. In den Pausen trinken die Athleten 0,5-1 l Flüssigkeit. Bei der Getränkeauswahl können anregende (Kaffee, Cola) oder energiereiche Getränke (mit Kohlenhydraten und Elektrolyten) aufgenommen werden. Zu beachten ist, dass bei langen Wartezeiten der Blutzucker allmählich abfallen kann, sodass auf den Glukosegehalt in den Getränken zu achten ist.

C. KAMPFSPORTARTEN

Zu den klassischen Kampfsportarten zählen Ringen, Boxen, Judo, Fechten, Karate, Taekwondo, Sumo u. a. asiatische Kampfdisziplinen. Die Flüssigkeitsaufnahme ist in den Kampfsportarten mit Gewichtsklassen von Bedeutung. Insbesondere geht es um das *Gewichtmachen*.

Eine über längere Zeiträume durchgeführte Flüssigkeitsrestriktion mit verminderter Nahrungsaufnahme beeinflusst die Kraftfähigkeit im Ringen und Judo (s. Kap. 3.4).

Da eine kurzzeitige und intensive Entwässerung die Kraftfähigkeit unwesentlich beeinflusst, wird das Gewichtmachen 3-4 Stunden vor einem Wettkampf favorisiert. Die Entwässerung von 1-2 kg hat offenbar keinen leistungsbehindernden Effekt. Durch Schwitzprozeduren (z. B. Lichtkasten, Sauna) können in kurzer Zeit 2 l Flüssigkeit freigesetzt werden. Unterstützt wird das durch stark wärmende Bekleidung und Belastung.

Zu beachten ist, dass beim Saunabesuch nur Flüssigkeit aus dem Zellzwischenraum freigesetzt wird. Die intrazelluläre Flüssigkeit wird durch das Saunabad nicht ausgeschwitzt. Eine Abnahme der intrazellulären Flüssigkeit ist nur bei aktiver Muskelbelastung möglich.

Der Gebrauch von entwässernden Medikamenten ist grundsätzlich verboten und wird als Doping geahndet. Praktisch muss sich der Athlet durch restriktive Flüssigkeitsaufnahme, Belastung in stark isolierender Bekleidung, Lichtkastengebrauch oder Sauna-besuch helfen. Für den Organismus ist die langsame Dehydratation physiologisch be-kömmlicher als die drastische Entwässerung. Beträgt die schnelle Gewichtsabnahme über 4 %, dann ist in den Kampfsportarten mit der Abnahme von Kraftleistungen zu rechnen. Die schnelle Entwässerung in diesem Ausmaß sollte demnach nicht die Regel sein. Besser ist eine gewichtsabhängige Reduktionskost (s. Kap. 3) und eine begrenzte Flüssigkeitsaufnahme. Ein Problem wird die Rehydratation unmittelbar vor dem Kampf, nach dem Wiegen. Die Karenzzeiten sind unterschiedlich, sie betragen 2-20 h und un-terliegen Regelveränderungen.

Im Ringkampf wurde das Abendwiegen festgelegt, sodass bis zum nächsten Kampf etwa 20 Stunden Zeit zur Rehydratation ist. Eine vollständige Rehydratation tritt erst nach zwei Tagen ein.

D.   SPORTSPIELARTEN

Die bekanntesten Sportspielarten sind Fußball, Handball, Volleyball, Basketball, Tennis, Eishockey, Hockey, Wasserball, Tischtennis u. a. Zu unterscheiden ist, ob die Spiele in überhitzten Hallen oder im Freien stattfinden. Meist sind Hallenspiele für die Spieler be-lastender, weil hohe Raumtemperatur und Luftfeuchtigkeit sowie geringe Luftbewegung zu einer schnellen Erwärmung und Dehydrierung der Spieler führen. Inzwischen ist es Standard, dass die Spieler in den kurzen Pausen Elektrolytgetränke oder kohlenhydratan-gereicherte Getränke aufnehmen. Eine Kombination beider Getränkearten bietet Vorteile. Beträgt die Spieldauer unter einer Stunde im Freien, so gibt es mit dem Flüssigkeitshaus-halt keine Probleme. Bei Außentemperaturen über 25 °C beginnen die *Hitzespiele*. Dar-auf haben sich Spieler und Betreuer entsprechend einzustellen, d. h. sie müssen vorsorg-lich reichlich Getränke bereithalten. Dabei geht es auch um das Wasser zur allgemeinen Körper- und Kopfkühlung. Im Fußball gibt es inzwischen zahlreiche Publikationen zum Flüssigkeitsverlust, dieser kann bei 34 °C in 90 min, wie bereits erwähnt, bis zu 2,4 l betragen (KURDAK et al., 2010).

E.   TECHNISCHE SPORTARTEN

Zu den technischen Sportarten gehören aus der Sicht der akrobatischen Sportarten: Tur-nen, Rhythmische Sportgymnastik, Eiskunstlauf und Wasserspringen. Hinzu kommen die akrobatischen Sportarten im Winter (Snowboarden, Freestyle). Die technischen Sportar-ten ohne akrobatische Komponente sind Schießen, alpiner Rennsport, Segeln, Bob, Renn-schlitten, Skeleton u. a.

In diesen Sportarten ist der Flüssigkeitsverlust im Training höher als bei den kurzzeitigen Wettkämpfen, bei denen nur 100-500 ml Schweiß gebildet wird. Eine milde Dehydratation beeinflusst die Leistungsfähigkeit nicht. Im leicht dehydrierten Zustand ist die Leistungsabgabe normal. Die Orientierung auf den Erhalt einer niedrigen Körpermasse führt bei jungen Mädchen im Turnen oder in der Rhythmischen Sportgymnastik zu einer restriktiven Flüssigkeitsaufnahme. Die Betreuer müssen die Betroffenen zum Trinken anhalten, um eine reguläre Nierenfunktion zu sichern. Pro kg Körpermasse ist eine Flüssigkeitsaufnahme von 40-50 ml zu sichern, d. h. 2-2,5 l/Tag bei 50 kg Körpergewicht. Geeigneten Flüssigkeiten sind Mineralwässer, Obstsäfte und Milch.

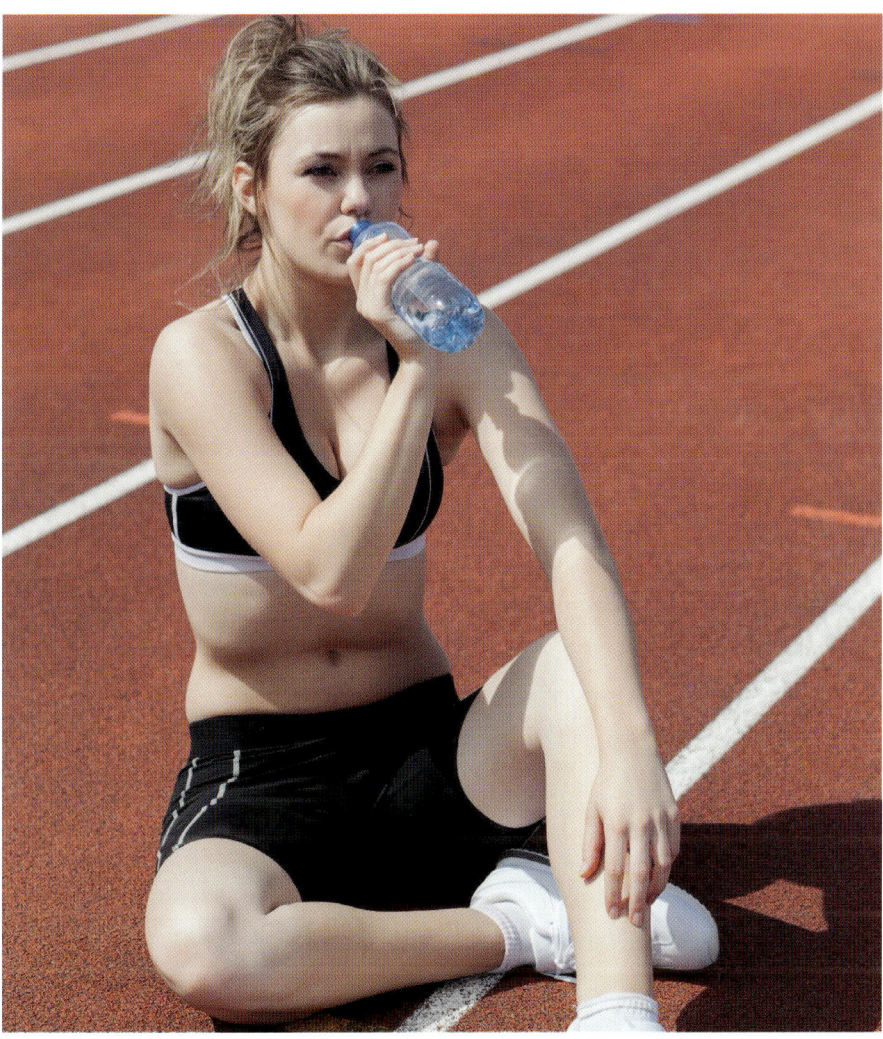

5.5 FLÜSSIGKEITSAUFNAHME BEIM HÖHENTRAINING

Die erste physiologische Reaktion beim Höhenaufenthalt ist in den ersten 2-4 Tagen die deutliche Zunahme der Atem- und Herzarbeit. Durch die Zunahme der Atemfrequenz kommt es zu einer höheren Abgabe von Flüssigkeit (Wasserdampf) mit der Atemluft, weil der Wasserdampfdruck in den Atemwegen vermindert ist. Zu den weiteren Faktoren, die zum Wasserverlust beitragen, gehören die Kälte und die Sonnenstrahlung. Die Zunahme der Mundtrockenheit signalisiert einen erhöhten Wasserverlust über Schleimhäute und Haut.

Neuere Untersuchungen mit markiertem Wasser haben zu einer genaueren Regulations-beurteilung geführt. Beim Höhenaufenthalt kommt es infolge des Sauerstoffmangels zum Verlust an Ganzkörperwasser (HOYT & HONIG, 1996). Kennzeichen des Flüssigkeitsver-lusts ist die gesteigerte Harnausscheidung (Diurese) und auch die Natriumausscheidung.

Die Belastung in der Höhe, der rasche Aufstieg (Bergsteiger), die reichliche Salz- und Flüssigkeitsaufnahme und der harntreibende Effekt des Sauerstoffmangels sind Faktoren, die eine Höhenkrankheit auslösen können. Diese Zustände ereignen sich aber kaum bei Sportlern in mittleren Höhen, sondern bei Bergsteigern auf über 5.000 m Höhe.

Der Wasserverlust über die Atemwege wird in moderaten Höhen (2.000-3.000 m) durch die Wasserfreisetzung im Stoffwechsel (Kohlenhydrat-, Fett- und Proteinabbau) weit ge-hend ausgeglichen. Mit steigendem Energieumsatz steigt auch das Oxidationswasser im Körper. Bei 1 g Kohlenhydratoxidation entsteht 0,6 g Wasser, bei 1 g Proteinoxidation 0,41 g Wasser und bei 1 g Fettoxidation 1,07 g Wasser. Da der Kohlenhydratumsatz dop-pelt so groß ist wie der von Fettsäuren, wird beim Fett- und Kohlenhydratabbau gleich viel Wasser im Stoffwechsel gebildet, d. h. 0,13 g/kcal und 0,15 g/kcal. Das bedeutet, etwa 600 ml Oxidationswasser bei 5.000 kcal Energieumsatz. Da der Proteinumsatz nur 15 % des Gesamtenergieumsatzes ausmacht, werden hierbei pro Tag nur 50 g Oxidationswas-ser gebildet (**Abb. 1/5.5**). Die Schweißverdunstung (Evaporation) über die Haut ist ein weiterer realer Faktor für den Flüssigkeitsverlust, der bei Sonnenbestrahlung ~ 1,5 l/Tag oder bei Kälte nur 0,3 l/Tag betragen kann (HOYT et al., 1991). Die Wasserabgabe über die Atemwege steigt bei Kälte an (**Tab. 1/5.5**).

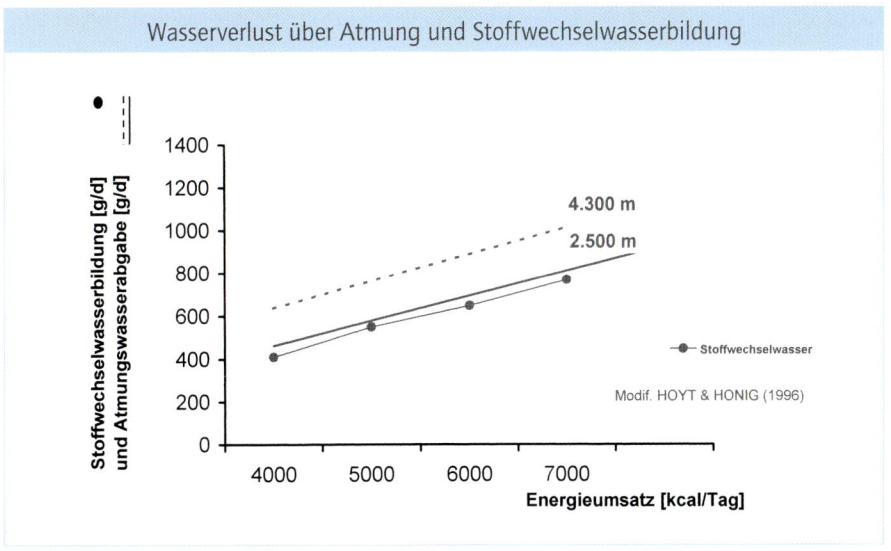

Abb. 1/5.5: *Wasserverlust über die Atemwege bei Belastungen in der Höhe und Stoffwechselwasser-bildung in Abhängigkeit vom Energieumsatz. In 2.500 m Höhe sind Wasserbildung im Stoffwechsel und Wasserverlust über die Atmung etwa gleich hoch. In größeren Höhen übersteigt der Wasserver-lust über die Atemwege den Ausgleich durch Stoffwechselwasser beim Kohlenhydrat-, Protein- und Fettumsatz. Modif. nach: Daten von HOYT & HONIG (1996)*

Tab. 1/5.5: *Wasserverlust über die Atemwege (~ 4 Stunden Training/Tag). Nach FREUND & YONG (1996)*

Temperatur (°C)	Luftfeuchtigkeit (%)	Wasserverlust in 24 Stunden
+ 25	65	~ 680 ml
0	100	~ 905 ml
− 25	100	~ 1.020 ml

Die Störung im Gesamtflüssigkeitshaushalt lässt sich am Hämatokrit ablesen. Wenn in mittleren und besonders in großen Höhen nicht bewusst und ständig getrunken wird, kommt es zur Dehydratation mit Leistungsverlust. Eine praktische Kontrolle bietet im Höhentraining das *tägliche Wiegen*. Jede drastische Gewichtsabnahme ist ein sicherer Hinweis für die Störung im Flüssigkeitshaushalt (BERGHOLD & PALLASMAN, 1983).

Neben der Gewichtskontrolle ist die *Farbe des Urins* eine praktikable Maßnahme, ein Flüssigkeitsdefizit zu erkennen. Der dunkle und hoch konzentrierte Urin ist ein Signal für den beginnenden Flüssigkeitsmangel. In Höhen über 5.000 m entwickelt sich, trotz geringer Bewegungen infolge des Sauerstoffmangels, täglich ein Defizit von 6 l Wasser. Mit dem Wasserverlust über die Atemwege gehen keine Mineralien verloren, sie werden nur über Schweiß und Urin ausgeschieden. Erfolgt der Flüssigkeitsersatz über den geschmolzenen Schnee, dann ist klar, dass nur hypotone Flüssigkeit (destilliertes Wasser) aufgenommen wird. Deshalb sollte jeder Höhenbergsteiger Multimineralpräparate mitführen. Ein Kochsalzmangel würde eine nicht gewünschte Einbuße in der Leistungsfähigkeit bedeuten und die *Bergkrankheit* begünstigen. Die Bergkrankheit äußert sich hauptsächlich in einem Lungen- oder Hirnödem. Die Ursache der Bergkrankheit ist eine verminderte NO-Freisetzung der Blutgefäße der Lunge bei erhöhtem Druck in der Lunge (Berger et al., 2005). Nach den Forschungsergebnissen dieser Autoren kann das Lungenöden, durch die Aufnahme von Potenzmitteln (Sildenafil oder Tadalafil/Viagra® oder Cilialis®) behandelt werden. Hilfreich ist nach wie vor Cortison oder Nifidipin.

Auch die Leistungssportler müssen im Höhentraining (2.000-2.500 m) auf die Balance ihres Flüssigkeitshaushalts achten und neben Flüssigkeiten ständig Mineralien und antioxidative Vitamine aufnehmen.

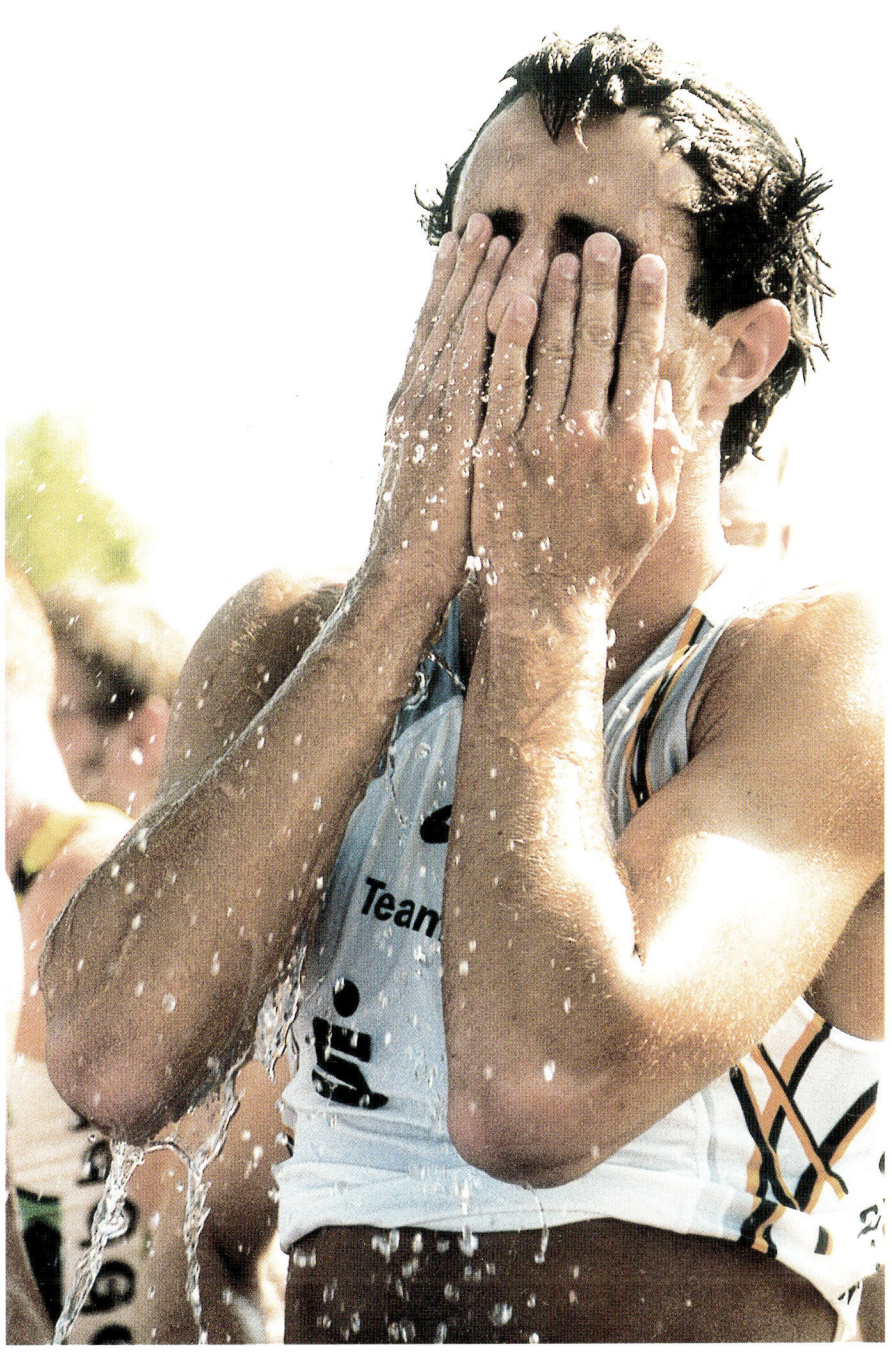

5.6 FLÜSSIGKEITSAUFNAHME BEI HITZE

Bei Hitze (> 25 °C) steigt in Abhängigkeit von Außentemperatur, Luftfeuchtigkeit, Sonneneinstrahlung und Geschwindigkeit (Belastungsintensität) der Flüssigkeitsbedarf.

Bei der Dehydratation wird generell die Muskelkraft erhalten, nicht aber die Ausdauerleistungsfähigkeit.

Mit der Zunahme der Entwässerung des Körpers (Dehydrierung) nimmt die aerobe Leistungsfähigkeit ab. Nur eine hohe sportartspezifische Grundleistungsfähigkeit kann einem Leistungsabfall bei Hitze entgegenwirken. Bei Wassermangel (Hypohydratation) steigt die Überhitzung des Körpers bei Belastung an. Diese tritt umso früher auf, je höher die Umgebungstemperatur ist. Ist der Körper überhitzt und leidet an Wassermangel, dann hört das Schwitzen auf und die Hautdurchblutung sinkt. Wenn die Schweißbildung aufhört und die Haut trocken wird, ist eine Ausdauerbelastung bei Hitze abzubrechen.

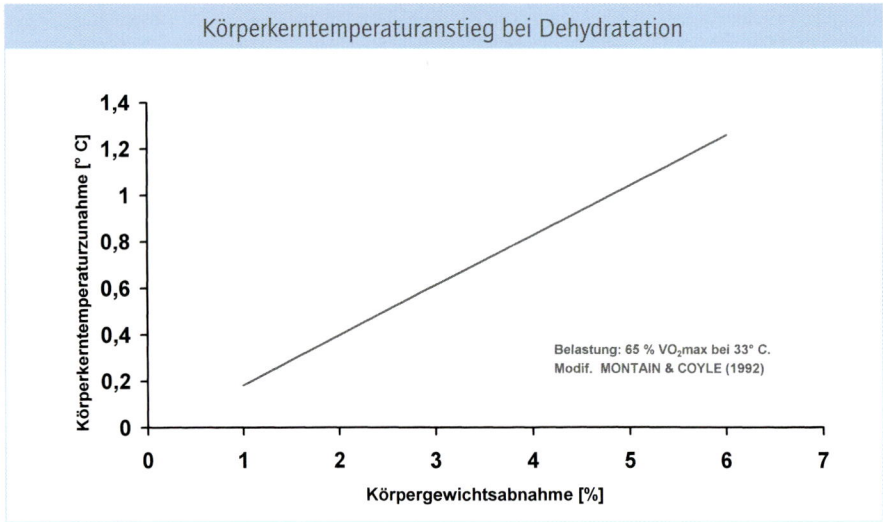

Abb. 1/5.6: Anstieg der Körperkerntemperatur mit zunehmender Dehydratation bei Belastung mit 65 % der maximalen Sauerstoffaufnahme unter 33 °C. Modif. Daten nach: MONTAIN & COYLE (1992)

Wenn bei Normaltemperatur (< 20 °C) der Flüssigkeitsverlust 1,2 l/h beträgt, steigt dieser bei Hitze auf > 1,5 l/h an. Bei einem Flüssigkeitsverlust von 1-2 % des Körpergewichts (0,7-1,4 l bei 70 kg), wird die Leistungsfähigkeit noch nicht beeinflusst. Erreicht die Dehydratation 4-5 % des Körpergewichts (2,1-2,8 l bei 70 kg), dann ist die Leistungsfähigkeit mit Sicherheit negativ beeinträchtigt (WYNDHAM & STRYDOM, 1986). Wenn auch reichliches Trinken unter Hitze von Vorteil ist, bleibt bislang unklar, ob durch Trinken allein die Hitzetoleranz bei Belastungen gesteigert werden kann. Die sicherste Methode ist derzeit, in der Sportpraxis den Energieumsatz zu drosseln, d. h. die Rücknahme der Geschwindigkeit. Der Massenverlust nach der Belastung beruht auf über 85 % Wasserverlust (BÖHMER, 1981). Der Grad der Entwässerung wirkt sich auf die Körperkerntemperatur aus, die ansteigt (**Abb. 1/5.6**).

Die Rehydrierung dauert mitunter länger als angenommen. Der volle Flüssigkeitsausgleich kann 3-4 Tage dauern, weil der Austausch zwischen den einzelnen Körperräumen unterschiedlich verläuft.

Die Flüssigkeit wird zuerst im Blut festgehalten, füllt dann die Zellzwischenräume aus und gelangt zuletzt in die Körperzellen. Ein entwässertes Unterhautfettgewebe befindet sich erst nach 3-4 Tagen wieder im ursprünglichen Zustand. Der Wasserverlust lässt sich durch Wiegen vor und nach der Belastung sicher abschätzen.

Wichtig ist immer die Auffüllung des Plasmavolumens. Um eine Bluteindickung schnell abzubauen, ist reines Wasser nicht von Vorteil. Durch die Zugabe von Kochsalz in die Trinkflüssigkeit kann bereits nach 90 min ein vermindertes Plasmavolumen ansteigen.

Durch die Aufnahme einer Wassersalzlösung (0,45 %) von 15 ml/kg Körpergewicht stiegen bei einer 2,3 %igen Dehydratation nach 120 min sowohl Plasmavolumen als auch Gesamtkörperwasser signifikant an (NOSE et al., 1994). Im Vergleich bewirkte die Aufnahme von reinem Wasser eine zeitlich deutlich geringere Körperwasserauffüllung. Die Wasserzurückhaltung über die Nieren war bei der salzhaltigen Trinklösung höher als bei Wasseraufnahme.

Nach jeder Dehydrierung kommt es zu einer übersteigerten Flüssigkeitsaufnahme. Ursache dafür sind die hormonell gesteuerten Signale zum Trinken. Nach dem dritten Tag Erholung lässt die Aktivität der wasserbindenden Hormone (z. B. Aldosteron) nach und es kommt zur überschießenden Wasserausscheidung. Das den Elektrolyt- und Wasserhaushalt regulierende *Aldosteron* normalisiert sich einige Tage nach der Stressbelastung und bewirkt die Entwässerung.

Auch während Langzeitbelastungen kommt es zu einer beachtlichen Wassereinlagerungen, besonders wenn die Belastung in Etappen erfolgt. Die erhöhte Wassereinlagerung während längerer Ausdauerbelastungen ist ein bisher wenig beachtetes Phänomen, zumal die Ursachen (hormonelle Faktoren?, Proteinmangel?) unklar sind.

In einer Einzelfallstudie konnte bei einem Lauf über 1.200 km in 17 Tagen (Deutschland-lauf) bei Temperaturen zwischen 15 °C bis 25 °C belegt werden, dass das Gesamtkörper-wasser von 67,7 % auf 83,6 % kontinuierlich anstieg (Knechtle et al., 2008). Über den Einfluss des Renin-Angiotensin-Aldosteron-Systems auf den Wasserhaushalt bei Langzeit-belastungen besteht noch Forschungsbedarf. Die Empfehlungen des American College of Sports Medicine von 1996 zur Flüssigkeitsauffüllung bei Belastung (CONVERTINO et al, 1996) beinhaltete eine gefühlsmäßige und unbegrenzten Flüssigkeitsaufnahme bei Be-lastung. Diese Empfehlung steht im Widerspruch zur Position von NOAKES (2004), der für eine dosierte Flüssigkeitsaufnahme argumentiert. NOAKES und Mitarbeiter warnten vor einer Hyperhydratation, die mit einem starken Natriumabfall im Blut einhergeht und zu einer cerebralen Dysfunktion führt (NOAKES et al., 1985). Es dauerte längere Zeit, bis die-se Position anerkannt wurde. Beispielsweise wurde beim Bostonmarathon bei Wasserauf-nahmen von über 3 l (4-Stundenläufer) bei 35 % eine Hyponatriämie von < 135 mmol/l und bei 0,6 % von < 120 mmol/l gefunden (ALMOND et al., 2005).

Um einer Hypohydratation mit Natriumverarmung vorzubeugen, ist die Aufnahme von mindestens 500-700 mg Natrium pro Liter Flüssigkeit notwendig (CASA, CLARC-SON & ROBERTS, 2005). Die Salzausscheidung im Schweiß variiert stark und beträgt 460 mg-1,84 g/l Schweiß. Daher plädiert die Internationale Veranstalterorganisation von Langstreckenläufen dafür, während längerer Läufe (Wettkämpfe) stets Getränke mit Elektrolyten anzubieten, damit es möglichst selten zu einer starken Hyponatriämie bzw. Dehydratation kommt (O'NEAL et al., 2011).

Unabhängig davon ist festzustellen, dass eine Dehydratation bei Hitze nicht vermieden werden kann, weil der Schweißverlust immer höher ist als die mögliche Wasserresorption im Darm. In einer Stunde können über 2 l Schweiß gebildet werden, aber bei Belastung nur 1,0 l Wasser vom Darm resorbiert werden (COYLE & MONTAIN, 1992). VOLPE, POULE, & BLAND (2009) plädieren dafür, dass Trainer zur Vorbereitung längerer Läufe den Schwitz-status und den Schweißverlust (Kochsalz) ihrer Athleten messen lassen. Zur Bestimmung des Zustandes der Entwässerung (Dehydratation) gibt es mehrere Methoden (ARMSTRONG, 2007). Eine praktikable Methode ist die Bestimmung der Urindichte (spezifisches Gewicht des Harns) mit einem Teststreifen. Ein normaler Urin liegt vor (Euhydratation), wenn seine spezifische Dichte unter 1.020 g/l beträgt. Wenn der Urin konzentriert ist, dann ist der Sportler hypohydriert, d. h., die Dichte beträgt zwischen 1.020-1.029 g/l. Ein sehr starker Entwässerungszustand des Sportlers (Hypohydratation) liegt vor, wenn der Urin eine dunkle Farbe hat und seine Dichte auf über 1.030 g/l ansteigt (VOLPE, POULE, & BLAND, 2009).

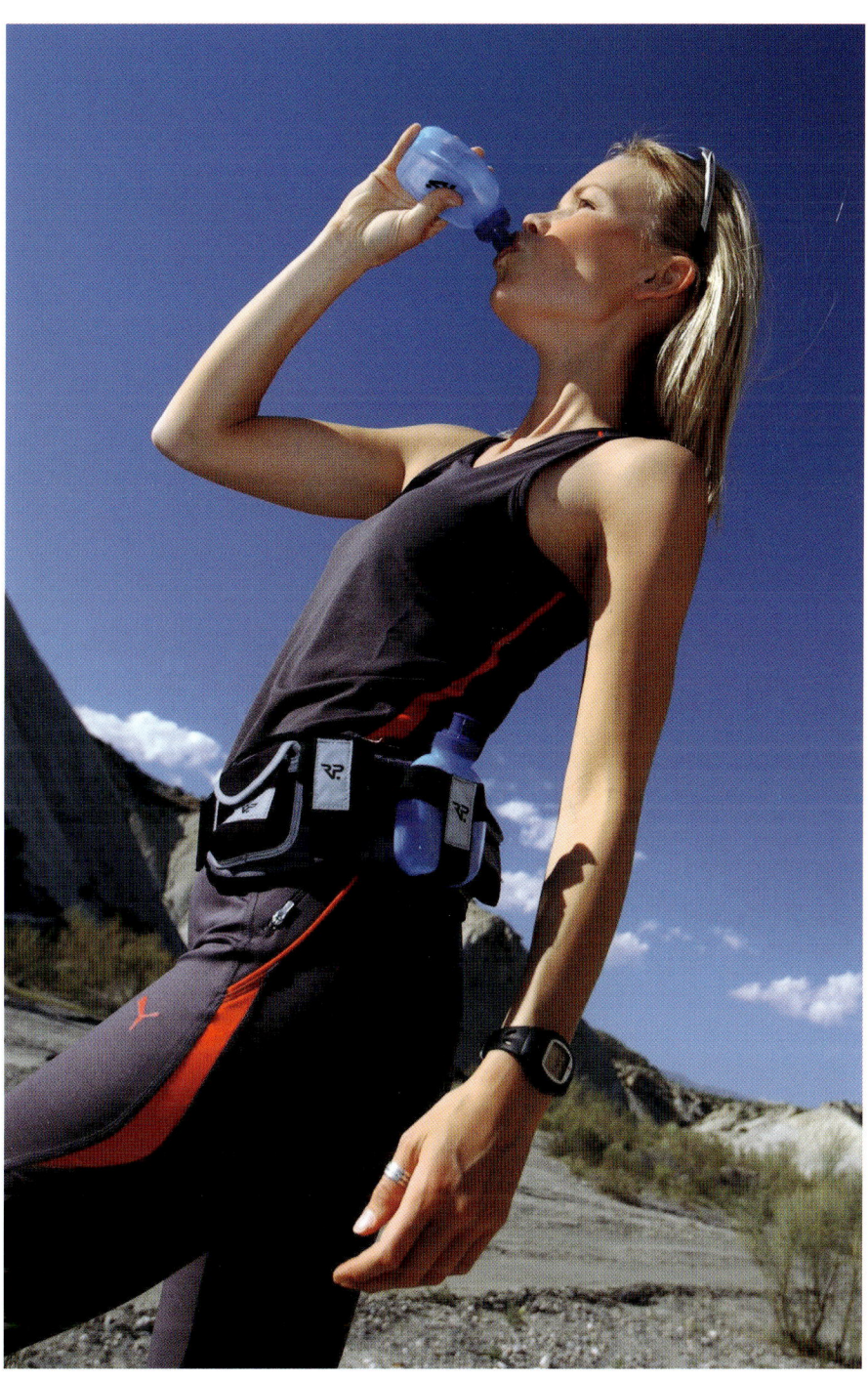

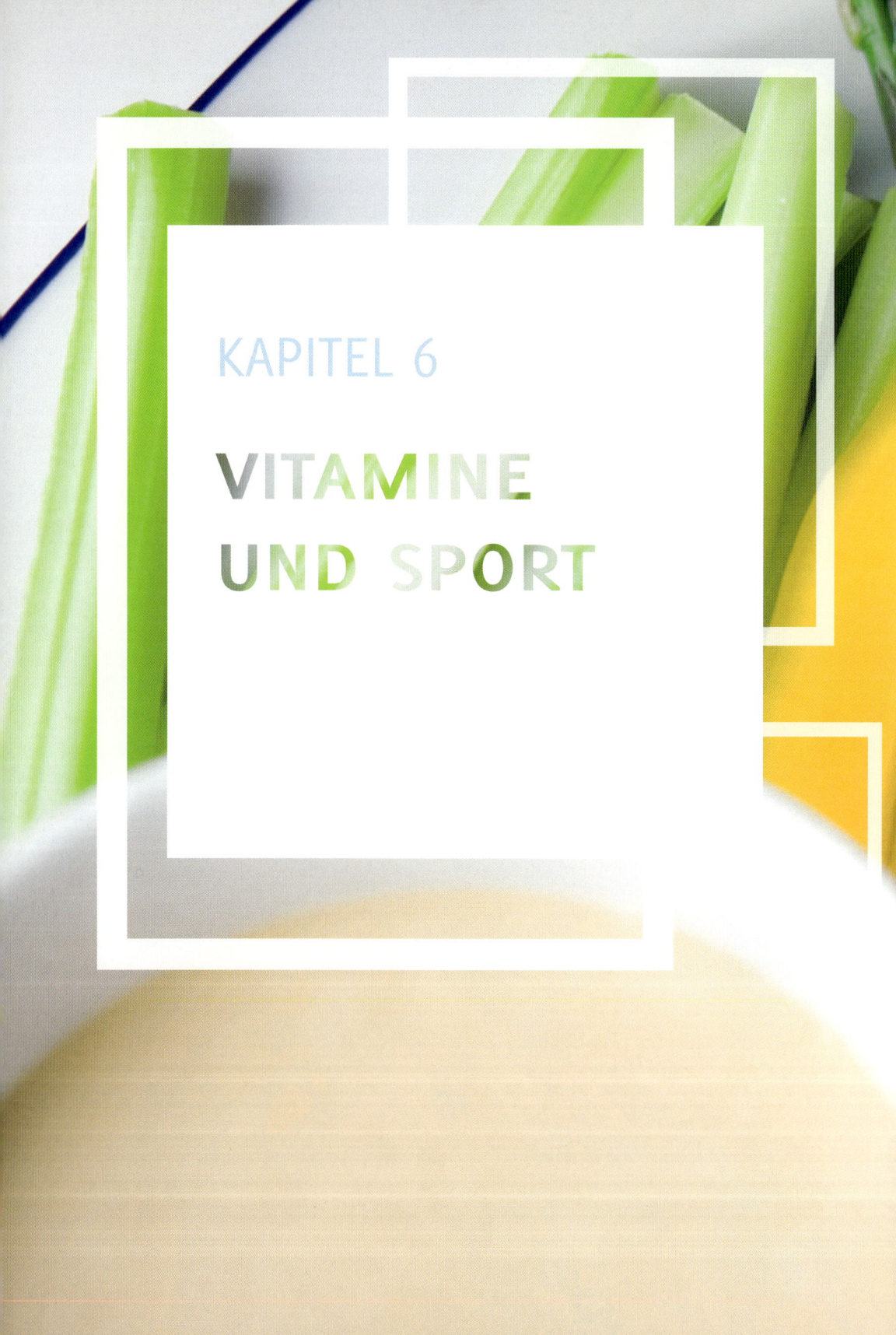

KAPITEL 6

VITAMINE UND SPORT

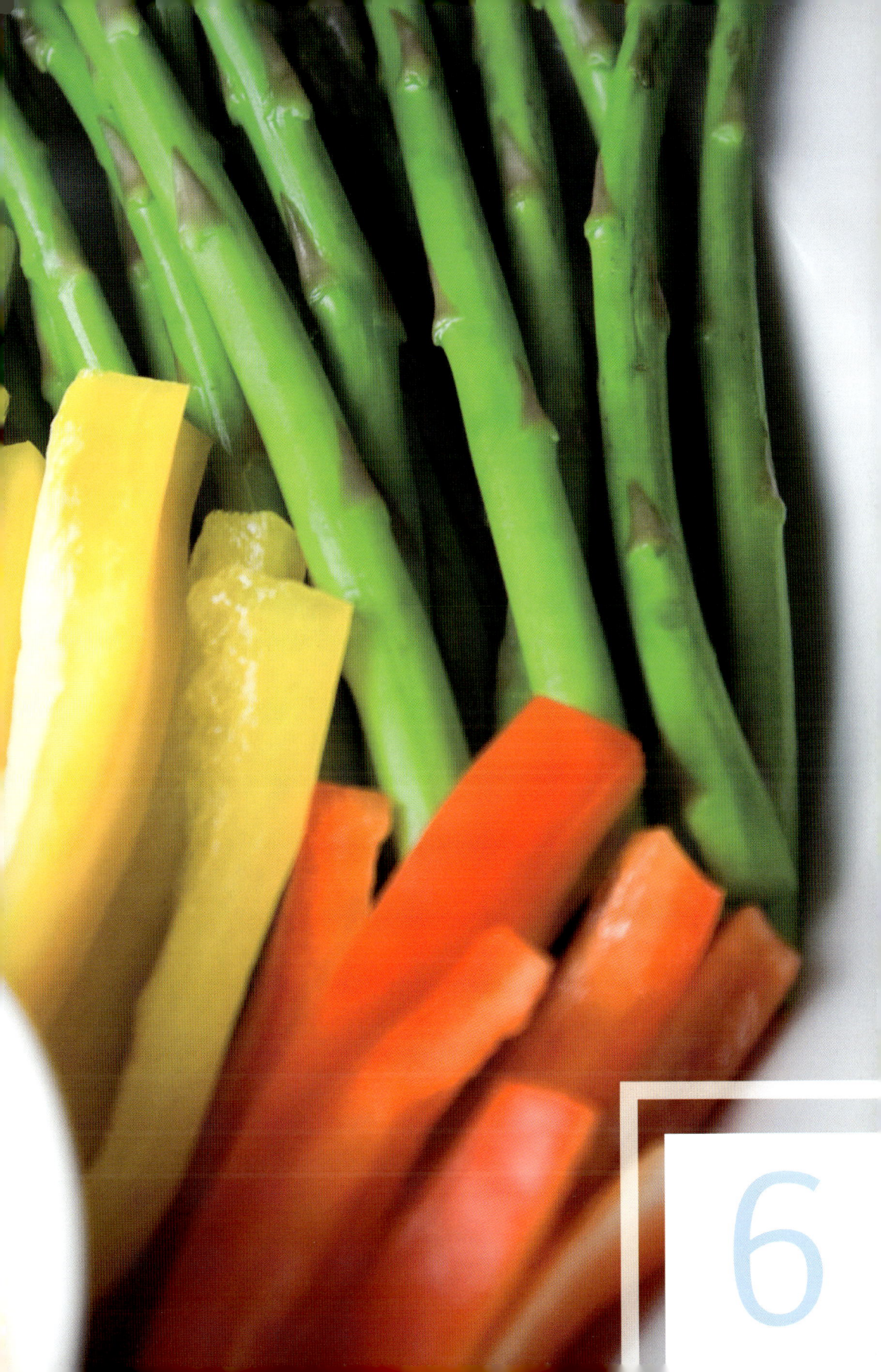

6

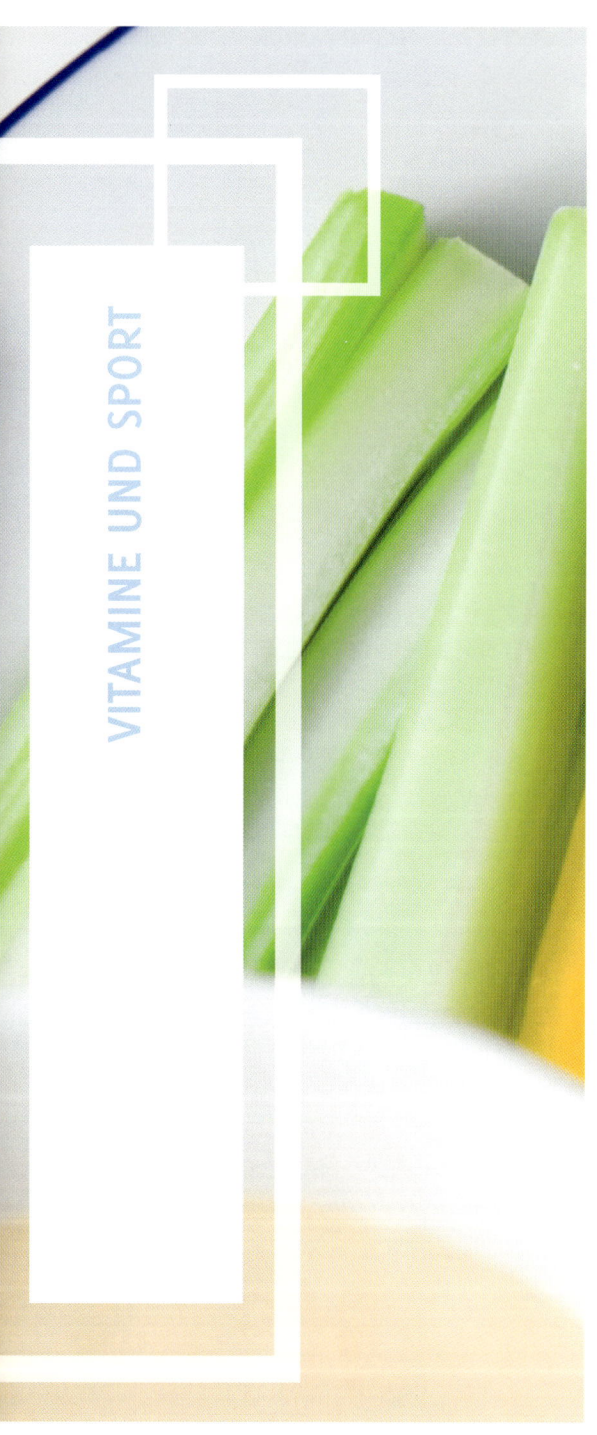

VITAMINE UND SPORT

Die Vitamine sind Mikronährstoffe organischen Ursprungs und sind für den Organismus lebensnotwendig (essenziell). Ohne Vitamine wäre ein Wachstum und der Ablauf wichtiger Lebensfunktionen nicht möglich. Der Organismus des Menschen kann Vitamine nicht selbst bilden. Sie müssen ständig in bestimmten Mengen mit der Nahrung aufgenommen werden.

Ausnahmen sind: Vitamin-D-Bildung durch die Haut, Vitamin-K-Bildung durch Darmbakterien und Niacinbildung aus der Aminosäure Tryptophan.

Die Aufnahme von Vitaminen erfolgt als fertiges Vitamin oder als Vitaminvorstufe, dem *Provitamin*. Ein bekanntes *Provitamin* ist das Betakarotin, die Vorstufe von Vitamin A. Die Vitamine sind weder Baumaterial noch Energielieferanten. Sie entfalten ihre Wirkung als *Coenzyme* oder *hormonähnliche Stoffe* (Vitamin D). Der Bedarf an Vitaminen ist mengenmäßig klein, deshalb werden sie auch zu den *Mikronährstoffen* gezählt.

Die Angaben zum *Vitaminbedarf* beruhen auf Erfahrung und der Erkenntnis, wie viel an Vitaminen notwendig ist, damit keine gesundheitlichen Störungen auftreten. Die empfohlenen Mengen an Vitaminen durch die Deutschen Gesellschaft für Ernährung (DGE) sind eine Durchschnittsangabe für die Gesamtbevölkerung. Sporttreibende haben, abhängig von der Trainingsbelastung, einen 2-3 fach höheren Energieumsatz im Vergleich zum Untrainierten. Das ist ein Argument für den höheren Vitaminbedarf Trainierender.

Inzwischen ist die zusätzliche Aufnahme von Vitaminen im Leistungstraining normal. Die Frage ist, wie viel an Vitaminen nützlich ist. Die Vorstellung, dass ein hoch dosiertes Vitamin die sportliche Leistung erhöhen könnte, lässt sich nicht beweisen. Richtig ist, dass die Anpassung an Trainingsbelastungen und die Regeneration nur bei optimaler Vitaminversorgung störungsarm abläuft. Der individuell notwendige Vitaminbedarf kann nicht vorausgesagt werden. Die bekannten Anzeichen und Erkrankungen, die mit einer Vitaminunterversorgung zusammenhängen, bilden für den Sporttreibenden keinen Orientierungsmaßstab.

Der **Vitaminbedarf** wird von zahlreichen Faktoren beeinflusst:

- Belastungshöhe (Stunden/Woche)
- Stresssituation
- Magen-Darm-Funktion
- Erkrankungen (z. B. Infekt)
- Regenerationszustand
- Wachstumsphase
- Schwangerschaft u. a.

Für 98 % der Bevölkerung sind die Empfehlungen der DGE oder der amerikanischen Lebensmittelbehörde (FDA) mit ihren Recommended Dietary Allowances (RDA) zutreffend, zumal bei neuen Erkenntnissen die Empfehlungen korrigiert werden. Die Allgemeinempfehlungen haben eine Sicherheitsspanne zur Vermeidung einer Unterversorgung (**Tab. 1/6**).

Die Empfehlungen zur Vitaminaufnahme fallen international unterschiedlich aus, weil Klimaeinflüsse, Bodenbeschaffenheit, Ernährungsfaktoren u. a. diese Angaben beeinflussen. Einen neuen Faktor von Einfluss auf die Vitaminversorgung bilden die industriell bearbeiteten oder hergestellten Lebensmittel. Sie sind zum Teil vitaminärmer als das Naturprodukt oder enthalten gezielt Zusätze bestimmter Vitamine. Der neue Ausdruck für diese Lebensmittel, die mit bestimmten Wirkstoffen angereichert sind, ist *Functional Foods* oder *Nutraceuticals*.

Diesen Lebensmitteln werden hauptsächlich Vitamine, Mineralstoffe, Bakterienkulturen (Joghurts) oder ungesättigte Fettsären zugesetzt. Abgrenzbar von den funktionellen Lebensmitteln sind die Novel Foods. Die Novel Foods sind laut EU-Verordnung von 2007 Lebensmittel, die im nicht nennenswerten Umfang gehandelt werden. Es sind meist Lebensmittel aus anderen Kulturkreisen, aus Mikroorganismen oder mit modifizierter Molekularstruktur. Für die Novel Foods gilt, dass sie gesundheitlich unbedenklich sind und lebensmittelamtlich zugelassen werden müssen.

Prinzipiell besteht zwischen einem industriell hergestellten Vitamin und einem natürlichen kein Wirkungsunterschied. Trotzdem sind natürlich aufgenommene Vitamine von Vorteil, weil noch zahlreiche Begleitstoffe (sekundäre Pflanzenstoffe) die biologische Wirkung erhöhen.

Tab. 1/6: Vitaminbedarf von Untrainierten und Leistungssportlern

Vitamine	Tagesbedarf		Minimale toxische Dosis
	Untrainierte*	Leistungssportler**	
A *(Retinol)*	5.000 I. E. (1,5 mg)	13.000 I. E. (4,47 mg)	25.000-50.000 I. E. (7,5-15 mg)
Betakarotin (Vorstufe Vit. A)	3 mg	4,5 mg	30 mg
D_3 *(Chlorecalziferol)*	400 I.E. (10 µg)	800 I. E. (20 µg)	5.000 I. E. (1,2 g) (1 µg/= 40 I. E. Vit. D)
E *(Tocopherol)*	10 mg	50 mg	1,2 g
K *(Phyllochinon)*	80 µg	150 µg	2 g
B_1 *(Thiamin)*	1,5 mg	7-8 mg	300 mg
B_2 *(Riboflavin)*	1,8 mg	8 mg	300 mg
B_3 *(Niacin)*	20 mg	30-40 mg	1 g
B_4 *(Folsäure)*	300 µg	400 µg	400 mg
B_5 *(Pantothensäure)*	~ 10 mg	20 mg	10 g
B_6 *(Pyridoxin)*	2,1 mg	10-15 mg	2 g
B_{12} *(Cobalamin)*	3 µg	6 µg	20 mg
C *(Ascorbinsäure)*	75 mg	300-500 mg	> 5 g
H *(Biotin)*	0,1 mg	0,3 mg	50 mg
Q_{10} *(Ubichinon)*	10 mg	30 mg	–

* Empfehlungen der Deutschen Gesellschaft für Ernährung (DGE) von 2000

** Höhere Mengen bei Kraft- und Kraftausdauertraining sowie Höhentraining

Die Weltgesundheitsorganisation (WHO) akzeptiert elf Vitamine, die sie als **wahre Vitamine** bezeichnet (**Tab. 2/6**).

Hierzu gehören:
Vitamin A (Retinol), B_1 (Thiamin), B_2 (Riboflavin), B_3 (Niacin), B_5 (Pantothensäure), B_6 (Pyridoxin), B_{12} (Cobalamin), C (Ascorbinsäure), D (Calciferol), E (Alpha-Tocopherol) und K (K_1 Phyllochinon und K_2 Menachinon).

Als inoffizielle Vitamine gelten:
F_1 (Omega-3-Fettsäuren), F_2 (Omega-6-Fettsäuren H (Biotin), B_Y (Pteridin), J (Cholin), M (Folsäure), O (L-Carnitin), P (Bioflavonoide) und Q (Coenzym Q_{10}/Ubichinon).

Die klassische Vitamineinteilung ist durch die Entdeckung neuer lebensnotwendiger Wirkstoffe, auf die der Organismus angewiesen ist, etwas verworren. Diese obligaten Wirkstoffe sind: Antioxidanzen, Bioflavonoide, Omega-3- und Omega-6-Fettsäuren, Betakarotin u. a. Diese Wirkstoffe, die teilweise eine nachhaltige Schutzwirkung auf die Gefäße und das Herz-Kreislauf-System ausüben, stehen im Blickpunkt der Gesundheitsprävention. Das Pteridin ist ein wichtiges Biomolekül und ist Bestandteil der Flügelfarbstoffe der Schmetterlinge, der Folsäure, des Ribofavins (Vitamin B_2) und als das Biopterin der bekannte Weiselfuttersaft (Gelee Royal).

VITAMINWIRKUNGEN
Die Vitamine werden nach ihren Lösungsverhalten in wasserlösliche und fettlösliche Vitamine eingeteilt.

Zu den **fettlöslichen Vitaminen** gehören:
Vitamin A, D, E, und K. Hinzu kommen inoffiziell Vitamin Q und die sowohl fett- als auch wasserlöslichen Vitamine F_1 und F_2 sowie O. Vitamin Q ist kein Vitamin, da es der Körper selbst bilden kann. Die Existenz von Vitamin O ist umstritten, da es sich um ein Placebopräparat handelt, welches in den USA in den Nahrungsergänzungsmittelvertrieb kam.

Zu den **wasserlöslichen Vitaminen** gehören:
Vitamin B_1, B_2, B_6, B_{12}, Folsäure, Pantothensäure,

Tab. 2/6: Einteilung der von der Weltgesundheitsorganisation (WHO) anerkannten offiziellen und inoffiziellen Vitamine

Offizielle Vitamine

Vitamine	Name	Löslichkeit
A	Retinol	Fett
B_1	Thiamin (Aneurin)	Wasser
B_2	Riboflavin (Lactoflavin)	Wasser
B_3	Niacin	Wasser
B_5	Pantothensäure	Wasser
B_6	Pyridoxin	Wasser
B_{12}	Cobalamin	Wasser
C	Ascorbinsäure	Wasser
D	Calciferol (Cholecalciferol)	Fett
E	Tocopherol	Fett
K	Menachinon (Vit. K_2), (Phyllochinon Vit. K_1)	Fett

Inoffizielle Vitamine

Vitamine	Name	Löslichkeit
F_1	Omega-3-Fettsäuren	Fett/Wasser
F_2	Omega-6-Fettsäuren	Fett/Wasser
H	Biotin (Vit. B_7)	Wasser
B_Y	Pteridin (Biomolekül)	Wasser
J	Cholin (Vit. B_4)	Wasser
M	Folsäure (Vit. B_9 oder Vit. B_{11})	Wasser
O	L-Carnitin; Vit. O auch als Placebopräparat in USA geführt	Fett/Wasser
P	Bioflavonoide (sekundäre Pflanzenstoffe)	Wasser
Q	Ubichinon (Bildung im Körper)	Fett

Niacin, Biotin, und C. Von den inoffiziellen Vitaminen sind H, B_Y, J, M und P auch wasserlöslich. Wasserlösliche Vitamine können nicht gespeichert werden. Der Vorteil der wasserlöslichen Vitamine besteht darin, dass sie bei Überschuss ausgeschieden werden.

6.1   VITAMINE A, D, E, K

VITAMIN A

Vorkommen

Die Bezeichnung Vitamin A ist ein Sammelbegriff für Vitamin A_1 dem **Retinol**, und A_2, dem **3-Dehydroretinol**. Die Vorstufe des Vitamin A, das **Betakarotin**, hat eine eindeutig andere Wirkung als das Vitamin A. Vitamin A kommt nur in tierischen Nahrungsmitteln (besonders in der Leber) vor, nicht aber in Pflanzen. Mit pflanzlicher Nahrung wird nur die Vorstufe des Vitamin A, das Betakarotin, aufgenommen. Bei Aufnahme von Betakarotin wird dieses bereits im Darm enzymatisch zu Vitamin A umgewandelt. Hauptlieferant des Provitamins sind Möhren und andere gelb gefärbte Gemüse, die reich an *Carotinoiden* sind (**Tab. 3/6**).

Tab. 3/6: Gehalt an Betakarotin und Vitamin C in frischem Obst und Gemüse

Obst/Gemüse	Ascorbinsäure (mg/100 g)	Obst/Gemüse	Betakarotin (mg/100 g)
Paprika	120	Möhre	7,8
Brokkoli	115	Spinat	4,7
Rosenkohl	112	Feldsalat	3,9
Kiwi	71	Hagebutte	2,4
Erdbeeren	62	Paprika (rot)	2,1
Apfelsine	50	Honigmelone	2,0
Tomate	25	Aprikose	1,8
Kartoffel	17	Mango	1,4
Apfel	12	Butter	0,4
Banane	10	Bohnen	0,3

Den höchsten Gehalt an Vitamin A weisen von den tierischen Produkten Leber, Butter, Vollmilch, Milchprodukte und Eigelb auf. Weitere bedeutende Quellen sind Käse, Margarine (Zusatz) und Seefische.

Funktion

Wesentliche Wirkungen von Vitamin A sind die Beteiligung am Wachstum und an der Differenzierung von Haut- und Schleimhäuten sowie am Sehvorgang (**Tab. 4/6**). Das lichtempfindliche Pigment im Auge (Sehpurpur) kann nur mit Hilfe von Vitamin A gebildet werden. Das Vitamin A ist bei der Bildung des Wachstumshormons beteiligt. Die Fortpflanzung ist abhängig von der Vitamin A-Versorgung. Das Vitamin A wird bei der Schwangerschaft benötigt und auch bei der Bildung des männlichen Sexualhormons, dem Testosteron. Der Körper verfügt über einen kleinen Speicher an Vitamin A, der sich zu 95-99 % in der Leber befindet. Bei mangelnder Vitamin A-Aufnahme reicht der Speicher für etwa sechs Monate.

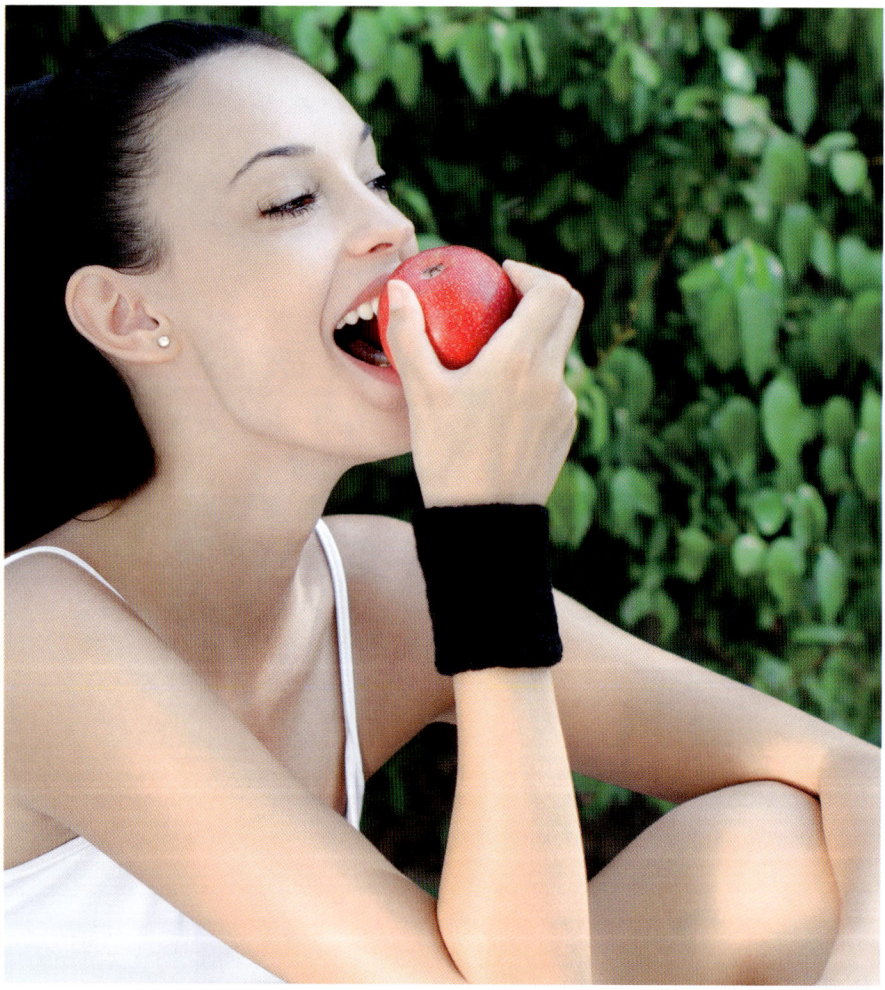

Tab. 4/6: Physiologische Wirkungen und Bedarf fettlöslicher Vitamine im Leistungssport

Vitamine	Wirkungen	Empfohlene Aufnahme/Tag
Vitamin A *(Retinol)*	Aufbau und Erhalt: Haut, Schleimhaut, Knochen, Nervenbahnen; Sehvorgang („Sehpurpur"), Dämmerungssehen); Stärkung der Immunabwehr (Antikörperbildung); Erythropoese; Wachstumsregulation über Testosteron, Östrogene; als starkes Antioxidans Verhinderung von Zellschäden; wichtiger Regulator für Wachstum und Differenzierung von Zellen und Geweben. Leberspeicher reichen 2 Jahre.	1-2 mg Retinol (3.300-6.600 I. E. Vit. A). Bei Schwangerschaft 8.000 I. E., therapeutische **Höchstdosis**: 50.000 I. E. (15 mg). 3,33 I. E. Vitamin A = 1 µg Retinol (Vit. A) oder 1 mg Retinol = 3.300 I. E. Vit. A
Betakarotin *(Vorstufe Vitamin A)*	Wirksames Antioxidans, sonst in höherer Dosierung Wirkung wie Vitamin A. Nahrungskarotinoide sind nicht toxisch: bei Überdosierung Gelbfärbung der Haut. Wirkung von 1 I. E. Vitamin A = 0,3 µg Retinol oder 1 Retinoläquivalent (RE) entspricht 1 µg Retinol aus Nahrung. 1 µg Retinol = 0,33 I. E. Vitamin A-Aktivität = 2 µg Betakarotin (Supplement) = 12 µg Betakarotin aus Nahrung = 24 µg andere Provitamin-A-Karotinoide.	4-8 mg Provitamin-A-Karotinoide (RE). Provitamin-A-Karotinoide weisen nach neuen Daten nur 50 % der bisher angenommenen Bioverfügbarkeit auf: Wirkung von 1 µg Retinol entspricht 12 µg Betakarotin bzw. 24 µg anderer Karotinoide mit Provitamin A-Wirkung (IOM, 2001) 12 µg Betakarotin = 1 µg Retinol
Vitamin E *(Alpha-Tocopherol am wirksamsten).* 4 Tocopherole und 4 Tocotrienole	Starkes Antioxidans für ungesättigte Fettsäuren, Vit. A., Hormone und Enzyme; Arterioskleroseschutz; natürlicher „Blutverdünner", hemmt Thrombozytenaggregation. Speicher in Fettgewebe und Muskulatur reichen 2-6 Wochen	15-50 mg (TÄ). Biologische Aktivitäten: Alpha-Tocoph: 100 %; Beta-Tocoph: 50 %; Gamma-Tocoph: 20 %: Delta-Tocoph: 1 % ; Tocopherol-Mischaufnahme am günstigsten. 1 mg Alpha-Tocoph.(TÄ) = 1,49 I. E.
Vitamin D *Ergo-calciferol* (Prohormon von Vitamin D_2) und Dehydrocholesterol (Prohormon von Vitamin D_3)	In biologisch aktiver Form Hormon = 1 Alpha, 25 $(OH)_2D_3$. Wachstum und Aufbau von Knochen und Zellen; Förderung der Aufnahme und Verwertung von Kalzium und Phosphor; hormonähnliche Wirkung (über Zellrezeptoren); Immunfunktion; Reserven reichen 2-6 Wochen.	5-20 µg Vit. D_2 bzw. D_3; Überdosierung über 30 µg (1.200 I. E.) möglich. 1 µg Chole- oder Ergocalciferol (Vit. D_3/D_2) = 40 I. E. Vit. D.
Vitamin K Vit. K_1 (Phylolchinon); Vit. K_2 (Menachinon); Synthetisch Vit. K_3 (Menadion)	Aktivierung der Synthese von Blutgerinnungsfaktoren (II, VII, IX, X); beteiligt an Knochenbildung (Knochenmatrixproteine, Osteocalcin); Antioxidans. Reserven von 100 mg reichen 2-6 Wochen.	60-100 µg Vit. K_1 (Phyllochinon).
Vitamin Q (Ubichinon, Coenzym Q_{10}) Bildung im Organismus	Antioxidans zusammen mit Vitamin E, C und Betakarotin, Elektronenüberträger in Atmungskette; Schlüsselfunktion für zelluläre Energiebildung.	30-120 mg Coenzym Q_{10}; Mehraufnahmen unschädlich.

Tab. 5/6: Vitamin E (Alpha-Tocopherol) im Sport

Wirkung	Wichtigste biologische Funktion: Membranlipide, Lipoproteine und Depotfette vor dem Abbau durch Lipidperoxidation zu schützen; wirkt synergistisch mit Vitamin C beim Schutz von Zellmembranen. Vitamin E schützt mehrfach ungesättigte Fettsäuren (z. B. Linolsäure), Vitamin A, Hormone und Enzyme vor oxidativer Zerstörung.
Empfohlener Tagesbedarf (1 mg Alpha-Tocopherol = 1,49 I. E.)	10-15 mg Untrainierte 10-12 mg Kinder, Jugendliche 12-17 mg Schwangere 20-40 mg Fitnesssportler 100-200 mg Leistungssportler 300-500 mg Hochleistungssportler bei Stressbelastungen Plasmakonzentration sollte mindestens 30 μmol/l betragen (lipidstandardisiert). Aufnahme und individuelle Verwertung streuen stark!
Nahrungsmittel mit hohem Vitamin E-Gehalt	Pflanzenöle (Soja, Sonnenblumen, Oliven, Mais), Weizenkeime, Margarine, Naturreis, Haferflocken, Obst, Käse, Gemüse (Spargel, Spinat, Rosenkohl, Brokkoli), Kartoffeln, Eier, Milch.
Medikament	5-500 mg als Alpha-Tocopherol.

Bedarf

Der Bedarf an Vitamin A wird in Retinoläquivalenten (RÄ) angegeben und durch die Betakarotinoide ergänzt. Die früher gebräuchliche Internationale Einheit (I. E.) entspricht 0,3 μg Retinol. Der tägliche Bedarf an Vitamin A wird mit 1 mg angenommen. Zur Abdeckung des Bedarfs an Vitamin A wird die Aufnahme von ein Drittel Retinol und zwei Drittel Betakarotin empfohlen. Die Mischung ergibt sich daher, weil das Betakarotin durch seine antioxidative Wirkung ein bedeutender Radikalenfänger ist.

Im Leistungssport ist ein höherer Bedarf an Vitamin A erforderlich. Der Bedarf ist gegenüber Untrainierten um den Faktor 4-5 höher. Demnach sind 4-5 mg/Tag Vitamin A, ergänzt durch Beta-Carotin, der Bedarf bei Belastung. Eine normale Versorgung mit Vitamin A ist durch die Konzentration im Blut von über 20 μg/dl Vitamin A und über 40 μg/dl Beta-Carotin gekennzeichnet. Sinkt die Konzentration an Vitamin A unter 10 μg/dl, dann sind die Speicher fast entleert.

Mangel

Erste Mangelerscheinungen sind Störungen im Dämmerungssehen. Später kommt es zum Austrocknen der Haut und Schleimhäute. Für die Behandlung des Mangels an Vitamin A sind Aufnahmen von 2.000-4.000 μg notwendig. Die Vitamin A-Aufnahme hat kontrolliert zu erfolgen, weil aufgrund der Fettlöslichkeit Überdosierungen möglich sind (**s. Tab. 4/6**). Übersteigt die Zufuhr das Zehnfache des Bedarfs, dann ist überdosiert.

Bei der Aufnahme von Betakarotin ist eine Überdosierung nicht möglich. Ein Anzeichen überhöhter Aufnahme von Betakarotin ist die Gelbverfärbung der Haut. Die hohe Aufnahme von Möhren ist bei Säuglingen an der Gelbverfärbung von Haut und Schleimhäuten erkennbar.

VITAMIN D

Vorkommen

Das Vitamin D besteht aus mehreren Wirkstoffen, die insgesamt als **Calciferole** bezeichnet werden. Auch beim Vitamin D gibt es *Prohormone*, das *Ergosterin* (Prohormon Vitamin D_2) und das *7-Dihydrocholesterol* (Provitamin D_3). Das 7-Dihydrocholesterol wird in der menschlichen Haut durch UV-Strahlung mit Wellenlänge 270-290 nm (Sommersonne, Höhensonne) in das biologisch wirksame Steroidhormon *Vitamin D_3* umgewandelt (1 Alpha, $25(OH)_2D_3$). Auch das Ergocalciferol (Prohormon Vitamin D_2) wird durch UV-Strahlen in der Haut gebildet. Vitamin D_2 erreicht nur 30 % der Wirksamkeit von Vitamin D_3 (ZEMPLENI et al., 2007). Das im Blut überwiegend zirkulierende Vitamin $25(OH)D_3$ muss erst an Position C-25 und C-1 hydrolisiert werden, damit das aktive Steroidhormon 1 Alpha, $25(OH)_2D_3$ gebildet und biologisch wirken kann.

Vitamin B_2 kommt in Pflanzen vor und wird mit der Nahrung aufgenommen und wie Vitamin D_3 zu 50 % resorbiert (ZEMPLENI et al., 2007).

Vitamin D_3 ist hauptsächlich in tierischen Produkten (Butter, Käse, Leber) enthalten und kommt besonders reichlich in Seefischen (Hering, Lachs) und Fischleberölen (Lebertran) vor. Da die normale Mischkost arm an Vitamin D_3 ist, wird bestimmten Lebensmitteln (Margarine, Butter) dieses Vitamin zugefügt. Damit werden bedeutende Mangelerscheinungen, die früher zur Rachitis im Kindesalter führten, verhindert. Beim Menschen ist die Eigenbildung des 7-Dihydrocholesterin aus dem Cholesterin mittels Melanin in Unterhautschichten die hauptsächliche Quelle für das Vitamin D. Die Kapazität der photochemischen Synthese von Vitamin B_3 macht 25-50 $\mu g/cm^2$ aus (ZEMPLENI et al., 2007). Die Umwandlung der D-Vitamine erfolgt in komplizierten Stoffwechselvorgängen. Der Erwachsene kommt mit der durch die Sonnenstrahlung angeregten Bildung des Vitamin D_3 (Cholecalciferol) aus. Das Vitamin D_3 in der Haut wird über das in der Leber gebildete 25-Hydrocalciferol in den Nieren zu *Calcitriol* (1,25-Dihydroxycalciferol) umgewandelt. Die Calcitriolbildung wird fein reguliert und dem Kalziumbedarf des Körpers angepasst.

Funktion

Das Vitamin D_3 (1 Alpha, $25(OH)_2D_3$) ist ein an Zellrezeptoren wirkendes Steroidhormon, welches besonders in den Kalzium- und Phosphathaushalt eingreift (ZEMPLENI et al., 2007). Aufgrund der ungewöhnlichen Hormonbildung wird von einigen Autoren die Hormonwirkung von Vitamin D_3 abgestritten, weil diese Hormone und Prohormone eine Bildung und Wirkung hätten, die von der bisherigen physiologischen Definition der Hormone abweichen (VIETH, 2004).

Die einzelnen D-Vitamine wirken in Darm, Nieren und Knochen. Für die *Mineralisierung* der Knochen sind die D-Vitamine entscheidend. Beim Vitamin D-Mangel kommt es zum Abfall der Kalzium- und Phosphatkonzentration im Blut. Die Folgen einer Unterversorgung mit Vitamin D sind im Kindesalter die Rachitis und beim Erwachsenen verschiedene Formen der Knochenaufweichung (Osteomalazie). Mangelndes Sonnenlicht und stark verhüllende Bekleidung im Kindes- und Erwachsenenalter sind in bestimmten Ländern heute noch die Ursache für Knochenaufbaustörungen.

Bedarf

Der Bedarf an Vitamin D wird in I. E. oder µg angegeben. Eine I. E. entspricht 0,025 µg Vitamin D_2 oder D_3 (1 mg Vitamin D_2 oder D_3 entspricht 40.000 I. E.).

Der Vitamin D-Bedarf im Erwachsenenalter ist durch die normale *Sonnenexposition* und die ablaufende *Eigensynthese* des 7-Dehydrocholesterins in der Haut gesichert. Durch diese Versorgungsformen nehmen die D-Vitamine unter den Vitaminen eine Sonderstellung ein. Die DGE empfiehlt die tägliche Zufuhr von 5-10 µg Vitamin D. Sportler, die im Freien trainieren und sich der Sonnenexposition aussetzen, haben keine Versorgungsprobleme mit D-Vitaminen. Bei der Sonnenbestrahlung von 1 cm² Haut können in einer Stunde 10 I. E. (0,25 µg) Vitamin D aus 7-Dihydrocholesterin gebildet werden (FRIEDRICH, 1987). Für Sportler in den Hallensportarten, Schwimmer oder Trainierende mit Schutzbekleidung besteht ein Bedarf von 10 µg Vitamin D pro Tag. Eine *Rachitisprophylaxe* wird mit 12,5-25 µg (500-1.000 I. E.) Vitamin D_3 erreicht. Bei Erkrankungen wird höher dosiert. Die Gabe von Vitamin D_2 hat nur 25-30 % Wirkung von Vitamin D_3 (ARMAS, HOLLIS & HEANEY, 2004; ZEMPLENI et al., 2007).

Die Aufnahme von 1.000-3.000 I. E. von Vitamin D über mehrere Monate kann toxisch wirken, es kommt infolge einer Hyperkalziämie zur allgemeinen Schwäche, Krämpfen und Dehydratation. Vitamin-D-Gaben sind dann abzusetzen und der Kalziumspiegel ist im Blut zu kontrollieren.

VITAMIN E

Vorkommen

Das **Vitamin E** oder **Tocopherol** ist ein Sammelbegriff für vier ähnlich wirkende Substanzen in dieser Vitamingruppe. Die hauptsächliche Wirkung der E-Vitamine entfaltet das **Alpha-Tocopherol**. Die Tocopherole werden in Pflanzen gebildet. *Pflanzenöle* sind reich an Tocopherolen. Weizenkeim- und Sonnenblumenöl haben einen hohen Gehalt an Vitamin E (215 mg bzw. 56 mg/100 g). Nach diesen Ölen liefern Hasel- und Wallnuss die größte Menge an Vitamin E (20 mg bzw. 26 mg/100 g). Neben den Pflanzen enthalten Fleisch, Fisch und Milchprodukte Vitamin E. Durch die industrielle Bearbeitung von Pflanzen (Raffination) geht ein Drittel des Vitamingehalts verloren. Die langsam wachsenden und grünen Pflanzen haben einen höheren Vitamin E-Gehalt als schnell wachsende und nichtgrüne. Getreide und Getreideprodukte sind die Hauptlieferanten für Vitamin E.

Funktion

Die Wirkungen der vier *Tocopherole* (Alpha-, Beta-, Gamma- und Delta-Tocopherol) sowie der *vier Tocotrienole* sind vielgestaltig. Ihr gemeinsamer Wirkmechanismus ist aber der stark **antioxidative Effekt** auf die **Redoxsysteme (Tab. 5/6)**. Das Vitamin E schützt die ungesättigten Fettsäuren (Linol- und Linolensäure), das Vitamin A, verschiedene Hormone und Enzyme vor der Oxidation. Weiterhin beeinflusst das Vitamin E die Proteinsynthese, die Immunfunktion und das neuromuskuläre System.

Durch die Mitwirkung beim Elektronentransport in der Atmungskette und zur Energiegewinnung hat das Vitamin E für den Leistungssportler große Bedeutung. Die aerobe Energiegewinnung läuft nur in Anwesenheit von Vitamin E effektiv ab. Das Vitamin E (Alpha-Tocopherol) übt einen bedeutenden Schutz an der Zellmembran aus, indem diese vor den Einflüssen freier Radikale (aggressiver Sauerstoffverbindungen) bewahrt wird. Das Vitamin E schützt effektiv die muskuläre Zellmembran vor der Zerstörung durch die Sauerstoffradikale und stabilisiert deren Struktur. Das antioxidative Schutzsystem kann bei hohen Muskelbelastungen überfordert werden. Ein Defizit an Vitamin E vermindert die Aktivität der antioxidativen Enzyme im belasteten Muskel (BERG et al., 1987). Eine zusätzliche Aufnahme von Vitamin E kann die muskuläre Belastbarkeit erhöhen und die Auswirkungen eines Muskelkaters durch die membranschützenden Eigenschaften abschwächen.

Durch die Aufnahme fetthaltiger Nahrung wird die Resorption von Vitamin E erhöht. Im Fettgewebe und in der Leber können mehrere Gramm Vitamin E gespeichert werden.

Bedarf

Ein genauer Vitamin E-Bedarf ist nicht bekannt, sodass die Angaben wünschenswerte Aufnahmen sind. Im Serum beträgt die Konzentration an Vitamin E 1 mg/100 ml. Für Erwachsene wird empfohlen, täglich 15-20 mg (22-30 I. E.) Alpha-Tocopherol aufzunehmen. Der Vitamin E Bedarf steigt mit der Aufnahmemenge an ungesättigten Fettsäuren. Die Aufnahme von 0,6 g ungesättigter Fettsäuren erfordert 1 mg Vitamin E.

Wahrscheinlich stellt ein ständig erniedrigter Spiegel an Vitamin E einen Risikofaktor für bestimmte Krebsarten und Herzinfarkt dar.

Die Dosierung der unterschiedlichen Tocopherole wird auf die biologische Wirkung des Alpha-Tocopherols bezogen. 1 mg Alpha-Tocopherol entspricht einem 1,0 Alpha-Tocopherol-Äquivalent (TÄ) oder 1,49 I. E.

Im Sport, und besonders Leistungssport, reichen die Durchschnittsempfehlungen in der Aufnahme von Vitamin E nicht aus (s. Tab. 1/6). In der Regel ist der Bedarf des Leistungssportlers an Vitamin E um den Faktor 10-20 höher. Dosierungen von 400 I. E. (268 mg) Vitamin E und höher werden, obgleich das Vitamin fettlöslich ist, ohne Nebenwirkungen vertragen. Beschrieben wurden versehentliche Einnahmen von 3 g/Tag über 10 Jahre ohne Nebenwirkungen. Der Sporttreibende hat aufgrund des belastungsbedingten höheren Energieumsatzes einen höheren Bedarf an Vitamin E als der Untrainierte.

VITAMIN K

Vorkommen

Das natürliche Vitamin K wird von Pflanzen und einigen Mikroorganismen gebildet. Einige Colistämme sind in der Lage, im Dickdarm des Menschen Menachinon zu bilden. Das Vitamin K besteht aus zwei Hauptkomponenten, dem Vitamin K_1 (Phyllochinon) und dem Vitamin K_2 (Menachinon). Vitamin K kommt reichlich in Grünpflanzen und in der Leber vor (Tab. 6/6).

Tab. 6/6: Gehalt an Vitamin K in ausgewählten Lebensmitteln

Lebensmittel	Vitamin K (µg/100 g)
Spinat, Blumenkohl	bis 3.000
Sauerkraut	1.540
Rosenkohl	1.000
Leber (Schwein, Rind)	600
Sonnenblumenöl	500
Weißkohl	400
Tomaten (rot)	400
Brathuhn	300

Funktion

Die K-Vitamine werden hauptsächlich in der Leber gespeichert. Vitamin K hat Bedeutung für die Blutgerinnung und den Knochenstoffwechsel. Die Gerinnungsfaktoren II, VII, IX, X, Protein C und S sind in ihrer Funktion abhängig vom Vitamin K. Bei unzureichender Aufnahme von Vitamin K kann sich die Knochendichte vermindern. Bei Osteoporose ist der Blutspiegel von Vitamin K erniedrigt. Vitamin K ist stabil bei Erhitzung und Sauerstoffkontakt. Allerdings besteht eine hohe Empfindlichkeit gegenüber dem Tageslicht. Eine Überdosierung ist nicht möglich, da eine sehr geringe Toxizität besteht. Vitamin K wird zur Aufhebung der Wirkung von Antikoagulantien (Blutgerinnungshemmern) vor Operationen genutzt.

Bedarf

Die Konzentration des Vitamin K im Blutplasma beträgt 0,3-1,0 ng/ml und ist abhängig von der Nahrungsaufnahme. In der frischen Rindsleber beträgt die Konzentration 90 µg/100 g. Bei Vollwerternährung oder allgemeiner Mischkost tritt kein Mangel an Vitamin K auf. Ein Mangel kann bei Neugeborenen auftreten, weil die Muttermilch wenig Vitamin K enthält. Der Säuglingsmilchnahrung wird Vitamin K industriell zugefügt. Bestimmte Medikamente senken die Vitamin K-Konzentration. Die Zufuhrempfehlung an Vitamin K wird mit 60-100 µg/Tag angegeben. Ein Mangel an Vitamin K verlängert die Blutgerinnung; dadurch kann es zu Schleimhautblutungen, Hämatomen oder Nasenbluten kommen. Die antikoagulatorische Wirkung von Vitamin K wird bei der *Thrombose-* oder *Embolievorbeugung* (nach Herzinfarkt, nach Schlaganfall, nach Beinvenenthrombose, bei Vorhofflimmern u. a.) therapeutisch genutzt. Bei Leistungssportlern sind Unterversorgungen mit Vitamin K bisher nicht bekannt.

6.2 VITAMINE B$_1$, B$_2$, B$_3$, B$_6$, B$_{12}$, BIOTIN, FOLSÄURE, NIACIN, PANTOTHENSÄURE, VITAMIN C

VITAMIN B$_1$

Vorkommen

Das Vitamin B$_1$ (**Thiamin** oder **Aneurin**) kommt sowohl in Lebensmitteln tierischen als auch pflanzlichen Ursprungs vor. In Getreideprodukten (Weizen, Roggen, Haferflocken), Mais und Reis ist eine größere Menge an Vitamin B$_1$ enthalten. Das Vorkommen beträgt 0,4-0,6 mg/100 g. Im Schweinefleisch ist der Vitamin B$_1$-Gehalt mit 0,9 mg/100 g höher. Das Rindfleisch hat nur ein Drittel des Vitamingehalts an B$_1$ im Vergleich zum Schweinefleisch. Vom Gemüse sind Erbsen (0,3 mg/100 g) sowie Kartoffeln und Möhren (je 0,1 mg/100 g) die hauptsächlichsten Thiaminlieferanten. Beim Mahlen des Getreides oder Polieren von Reis wird über die Hälfte des Thiamins zerstört, weil dieses überwiegend in den Hüllschichten der Körner eingelagert ist.

Die Vitamin B$_1$-Avitaminose ist als „*Beriberi*"-Erkrankung bekannt geworden. *Beriberi* bedeutet *Schafsgang*, abgeleitet vom steifen Gang der betroffenen Schafe mit Nervenstörungen in den Beinen. Die Beriberi äußert sich in Muskellähmungen, psychischen Störungen und Gedächtnisstörungen. In den Industrieländern ist Beriberi selten anzutreffen. Chronischer Alkoholismus führt zu einem Thiaminmangel. Im fortgeschrittenen Stadium kommt es zu Nervenfunktionsstörungen, die sich in deutlichen Gangstörungen äußern (Wernicke-Kosakow-Syndom). Auch Diabetiker können, zusammen mit der Unterversorgung an Magnesium, einen Thiaminmangel erleiden. Beim Mangel ist bei Infektionen die Produktion von Antikörpern vermindert und auch die Energieproduktion.

Funktion

Bei Resorption wird es durch das Enzym Thiaminpyrophosphatkinase zu Thiamindiphosphat umgewandelt. In dieser Form wirkt es als Coenzym der Pyruvatdehydrogenase 1, der Alpha-Ketoglutarat-Dehydrogenase und der Transketolase. Thiamindiphosphat (Thiaminpyrophosphat, TPP) ist Coenzym bei Multienzymkomplexen, welche die dehydrierende Decarboxylierung von Alpha-Ketosäuren katalysieren.

Das Thiamin ist Bestandteil von Enzymen im aeroben und anaeroben Kohlenhydratstoffwechsel. Als wasserlösliches Vitamin ist es hitzelabil und wird beim Kochen zerstört. Der Abbau der Brenztraubensäure (Pyruvat) zur aktivierten Essigsäure (Acetyl-CoA) ist abhängig vom Vitamin B_1. Der Vitamin B_1-Bedarf steigt mit der Zunahme des Energieumsatzes an. Pro 1.000 kcal Nahrungsaufnahme werden 0,5 mg Thiamin benötigt. Auch der Abbau des Alpha-Ketoglutarats im Zitronensäurezyklus erfordert Vitamin B_1. Die Wirkung des Thiamins im Nervensystem ist noch nicht genau bekannt, jedoch erfordert die Übertragung der Nervenimpulse Neurotransmitter (Acetylcholin, Serotonin), für dessen Bildung Vitamin B_1 erforderlich ist Der Abbau der verzweigtkettigen Aminosäuren (Valin, Leucin und Isoleucin) bei der Glukoneogenese hängt vom Thiamin ab.

Bedarf

Der normale Bedarf an Vitamin B_1 beträgt 0,5 mg pro 1.000 kcal Energieaufnahme oder 1,2-1,4 mg/Tag. Bei Leistungssportlern ist die Versorgung mit Thiamin oft unzureichend. Nach ROKITZKI et al. (1994a) blieben 16 % der untersuchten Athleten unter dem Bedarf Untrainierter und 50 % unter der Aufnahmemenge bei Kontrollpersonen. Die Marathonläufer hatten einen normalen Blutspiegel an Thiamin, weil sie bewusst supplementierten.

Die Plasmakonzentration des freien Thiamins beträgt 1 µg/100 ml (1 I. E. Thiamin entspricht 0,003 mg). Die Resorptionsgrenze im Darm liegt für das wasserlösliche Thiamin bei 15 mg/Tag. Die Speicher an Vitamin B_1 betragen nur 30 mg.

Da viele Ernährungskonzentrate auf Kohlenhydratbasis vitaminarm sind, führt die erhöhte Energieaufnahme nicht automatisch zu einer besseren Versorgung mit B-Vitaminen.

Beim Leistungstraining ist eine Supplementation von Vitamin B_1 ratsam, weil es unabhängig vom erhöhten Verbrauch beim Energieumsatz, auch über den Schweiß und Urin ausgeschieden wird. Beträgt die Trainingsbelastung 20 Stunden/Woche und darüber, dann sollten 6-10 mg/Tag an Thiamin aufgenommen werden (s. **Tab. 1/6**). In Hochbelastungsphasen kann die Dosis erhöht werden. Die Entwicklung eines fettlöslichen Vitamin B_1-Derivats (Benfotiamin®) ermöglicht eine fünfmal höhere Vitaminaufnahme über den Darm. Die Aufnahme von 1 g/Tag eines fettlöslichen Thiaminderivats führt zu keiner Steigerung der sportlichen Leistungsfähigkeit (WEBSTER et al., 1997). Bei Mangelzuständen kann die Aufnahme des Benfotiamins bis zu 100 mg/Tag betragen, im Vergleich zu 20-30 mg/Tag des wasserlöslichen Vitamins B_1. Die therapeutische Breite des zugeführten Vitamin B_1 ist groß (SCHMIDT & SCHMIDT, 2004).

VITAMIN B$_2$

Vorkommen

Das Vitamin B$_2$ oder **Riboflavin** (**Lactoflavin**) ist im Tier- und Pflanzenbereich weit verbreitet und sieht in Lösung gelbgrün aus. Der größte Gehalt an Riboflavin kommt in der Hefe vor. Dies ist ernährungsphysiologisch aber bedeutungslos. Eine ausreichende Zufuhr wird über die Milch und Milchprodukte gesichert. Dort kommt Vitamin B$_2$ in Mengen von 0,2-0,3 mg/100 g vor. Ein höheres Vorkommen weist die Kalbsleber auf (3 mg/100 g). Das Fleisch gilt als reich an Riboflavin (0,2 mg/100 g). Auch Erbsen, Bohnen und Kohl enthalten 0,1-0,2 mg/100 g an diesem Vitamin. In den Körnern von Weizen, Mais und Reis beträgt der Gehalt an Riboflavin 0,1 mg/100 g. Das überschüssig aufgenommene Riboflavin wird nicht gespeichert, sondern ausgeschieden (Gelbfärbung des Urins). Die kleinen Speicher reichen nur für 2-6 Wochen (BIESALSKI, KÖHRLE & SCHÜMANN, 2002; PIETRZIK, GOLLY & LOEW, 2008).

Da Riboflavin alkali- und lichtempfindlich ist, wird es bei unsachgemäßer Lagerung und auch beim Kochen bis zu 50 % zerstört. Bei Aufnahme in physiologischer Dosierung wird Vitamin B$_2$ über spezielle Transporter zu 50-60 % absorbiert (SCHMIDT & SCHMIDT, 2004; HAHN, STÖHLE & WOLTERS, 2006).

Funktion

Das Riboflavin ist das *Coenzym* einer großen Zahl von reduzierenden Substanzen, die aufgrund ihrer gelben Farbe als *Flavoproteine* oder *Flavoenzyme* bezeichnet werden. In über 60 Enzymen wirkt Vitamin B$_2$ als Coenzym von Oxidasen und Dehydrogenasen über das Flavin-mononukleotid (FMN) und Flavin-adenindinukleotid (FAD). Im Blut wird Vitamin B$_2$ zu 80 % als FAD transportiert (BIESALSKI, KÖHRLE & SCHÜMANN, 2002).

Riboflavin wirkt in der Atmungskette und ist für die Wasserstoffübertragung notwendig. Als Bestandteil von Enzymen der Atmungskette in den Mitochondrien ist es für den aeroben Energiestoffwechsel stets erforderlich. Eine Unterversorgung kann sich leistungsmindernd auswirken. Zugleich führt die Unterversorgung zu einem sekundären Mangel an Vitamin B$_6$, Pantothensäure und möglicherweise auch Folsäure und Niacin (BÄSSLER et al., 1992). Mangelerscheinungen äußern sich in Entzündungen am Mund (Mundwinkel) und Zunge.

Bedarf

Der Bedarf beträgt 1,8-2,5 mg/Tag bei Untrainierten. Die Plasmakonzentration liegt bei 2-4 µg/100 ml.

Leistungstraining erhöht den Bedarf an Riboflavin, indem dieser mit zunehmender Energieaufnahme steigt (**Tab. 7/6**). Für je 1.000 kcal Energieaufnahme sollten 0,6 mg/Tag Riboflavin zugeführt werden. Bei sehr hohen Trainingsbelastungen wird empfohlen, täglich 6-12 mg Vitamin B₂ zuzuführen. Bei ausgewogener Mischkost besteht für den Leistungssportler kein Anlass für eine Unterversorgung (ROKITZKI et al., 1994a). Die Darmflora des Menschen ist zur Riboflavinbildung fähig. Eine Überdosierung mit Riboflavin ist nicht möglich. Gelbfärbung des Urins nach Aufnahme ist harmlos.

Tab. 7/6: Wirkungen und empfohlene Dosierung von wasserlöslichen Vitaminen beim Leistungstraining

Vitamine (wasserlösliche)	Wirkung	Aufnahme/Tag
B₁ (Thiamin)	Aerober Energiestoffwechsel, Herz- und Nervenfunktion.	6-10 mg
B₂ (Riboflavin)	Anaerober und aerober Energiestoffwechsel; Stoffwechsel für Haut, Haare, Nägel.	6-12 mg (1 μmol Riboflavin = 0,376 mg Riboflavin). Therapeutisch bis 400 mg!
B₃ (Niacin)	Bedeutendes Antioxidans, Energiestoffwechsel, Genzunahme und Generneuerung, Biosynthesen von Fettsäuren und Steroiden, Bildung von Transmittern	20-40 mg (1 mg Niacin = 60 mg Tryptophan = 1 Niacin-Äquivalent (NÄ)
B₅ (Pantothensäure)	Aerober Energie-stoffwechsel, Antioxidans, Haarwachstum, Hauterneuerung.	4-7 mg, hochdosiert nicht toxisch
B₆ (Pyridoxin)	Proteinstoffwechsel, Antioxidans.	6-15 mg
B₁₂ (Cobalamin)	Zellbildung, DNA-Synthese,L-Carnitinsynthese (Fettsäurenabbau), Immunsystem.	2-6 μg
C (Ascorbinsäure)	Antioxidans (schützt als Radikalenfänger Vitamin A, B₂, E und Pantothensäure vor oxidativer Zerstörung), Zell- und Gefäßschutz, Infektabwehr, Hautelastizitätaufbau.	300-500 mg, bei höherer Dosierung sinkt Resorption
Biotin (H)	Fettsäurensynthese, Glukoneogenese, T-und B-Zellen vermittelte Immunabwehr, Zellwachstum (DNS-Synthese).	50-100 μg, hochdosiert nicht toxisch
Folsäure (M)	Zellbildung , DNA-Synthese, Immunsystem, Blutgerinnung.	400-800 μg

VITAMIN B$_6$

Vorkommen

Das Vitamin B$_6$ (**Pyridoxin**) ist in der Natur weit verbreitet. Im Fisch und Fleisch kommt es in Mengen von 0,4-0,8 mg/100 g vor. Auch in Pflanzen ist Pyridoxin enthalten, allerdings in geringeren Mengen. Das Vorkommen im Getreide, Mais und Reis beträgt 0,2-0,6 mg/100 g. Geringere Mengen an Pyridoxin enthält Obst und Gemüse (0,1-0,3 mg/100 g). Bei der Zubereitung ist der Verlust infolge Hitzeinstabilität hoch, er beträgt 20-40 %. Bei Getreideprodukten, Getreidekeimen oder vegetarischer Vollwertkost, die wenig erhitzt werden, ist die Versorgung ausreichend.

Funktion

Das Pyridoxin ist das Coenzym von über 100 Enzymen im Proteinstoffwechsel und hat daher für dessen Funktion eine Schlüsselstellung. Bei dem Vitamin B$_6$ handelt es sich eigentlich um drei Pyridoxine (Pyridoxal, Pyridoxamin und Pyridoxol), die Bestandteile von Coenzymen sind. Die wichtigste Form ist das Pyridoxal-5-Phosphat. Die *Proteinsynthese* beim Organwachstum, Muskelaufbau und Muskelregeneration würde ohne Pyridoxin nicht möglich sein. Das Pyridoxin wirkt auch als Antioxidans (**Tab. 7/6**).

Bedarf

Der Bedarf an Vitamin B$_6$ ist abhängig vom *Proteinumsatz* und erhöht sich deutlich bei der Aufnahme großer Proteinmengen und von Fettsäuren. Der Bedarf von 1,5-2,5 mg bei Untrainierten reicht für den Leistungssportler nicht aus. Die propagierte Mindestaufnahme von 1,6-1,8 mg/Tag erreichten 30 % der Sportler nicht (ROKITZKI, et al, 1994b). Allein nach einem Marathonlauf wurde der Verlust an Pyridoxin von 1 mg angegeben (ROKITZKI et al., 1994b). Aufgrund der Bedeutung des Vitamin B$_6$ im Proteinstoffwechsel sollte besonders der Leistungssportler auf eine ausreichende Aufnahme von über 6 mg/Tag achten. Einen erhöhten Bedarf haben alle Kraftsportler, die einen *Muskelzuwachs* anstreben. Für die Kraftsportler und Bodybuilder ist das Vitamin B$_6$ das *Schlüsselvitamin* für die Proteinsynthese.

Unterversorgungen sind bei reichlicher Alkoholaufnahme und auch bei der Einnahme der „Antibabypille" möglich. Daher sollten Ausdauersportlerinnen auf eine reichliche Pyridoxinaufnahme achten.

Anzeichen der Unterversorgung sind trockene Haut, Mundwinkel- und Zungenentzündungen. Isolierter Vitamin-B$_6$-Mangel ist selten, meist handelt es sich um eine Unterversorgung von Vitamin-B-Komplex-Vitaminen. Mehr als 1.000 mg pro Tag, auch zu Heilzwecken, sollten nicht aufgenommen werden.

VITAMIN B$_{12}$

Vorkommen

Das **Vitamin B$_{12}$** oder **Cobalamin** kommt nur in tierischen Nahrungsmitteln vor. Die höchste Konzentration enthält die Leber von Rind und Schwein (70 bzw. 30 µg/100 g). Als das Vitamin noch nicht voll identifiziert war, mussten Patienten rohe Leber verzehren. Auch die Nieren enthalten reichlich Cobalamin. Bedeutend weniger ist Cobalamin im Muskelfleisch enthalten (2-3 µg/100 g). Der Hering hat von den Fischen den höchsten Gehalt an Cobalamin (10 mg/100 g). Weiter Vitaminquellen sind Eier, Käse und Vollmilch (2-0,4 mg/100 g). Pflanzliche Kost enthält kein Vitamin B$_{12}$, daher sind Vegetarier oft unterversorgt. Der kleine Speicher, besonders in der Leber, beträgt 2-4 mg.

Funktion

Vitamin B$_{12}$ ist der Sammelbegriff für Cyanocobalamin, Hydroxycobalamin und Methylcobalamin, die als einzige mineralhaltige Vitamine im Vitamin-B-Komplex Cobalt enthalten. Die Aufnahme von Vitamin B$_{12}$ ist im Darm an einen physiologischen Bestandteil des Magensaftes gebunden, der als Intrinsic Factor bezeichnet wird und ein Transportprotein darstellt. Fehlt dieser Faktor, so kommt es zum Mangel an Cobalamin. Neben den *Intrinsic Factor* gibt es noch das Haptocorin in den Granulozyten und das Transcobalamin, welche die Aufnahme von B$_{12}$ in alle Körperzellen ermöglichen (ZEMPLENI et al., 2007). Das Vitamin B$_{12}$ ist das einzige Vitamin, das Cobalt enthält. Vitamin B$_{12}$ nimmt zahlreiche Funktionen im Nervensystem, Stoffwechsel, Blutbildung, Zellwachstum und Entgiftung wahr.

Im Stoffwechsel wirkt es in den reduzierenden Systemen der Mitochondrien, beim Aufbau der Fettsäuren und Aminosäuren. Das Vitamin B$_{12}$ unterstützt den Abbau der verzweigtkettigen Aminosäuren und ermöglicht deren Einschleusen in den Zitronensäurezyklus. Das Vitamin B$_{12}$ ist für die Zellbildung und die Synthese der Desoxiribonucleinsäure (DNA) notwendig. Auch erfordert die körpereigene Bildung von L-Carnitin das Cobalamin. Ohne L-Carnitin könnten langkettige Fettsäuren nicht abgebaut werden. Das Vitamin B$_{12}$ ist ein entscheidendes Vitamin für die Blutreifung im Knochenmark. Bei Mangel an Vitamin B$_{12}$ kommt es zu einer Fehlbildung in der Erythrozytenreifung (**Megaloblastenanämie**). Der Sauerstoffmangel, durch fehlgebildete Erythrozyten, schwächt die Leistungsfähigkeit (WATKINS & ROSENBLATT, 2010).

Bedarf

Der tägliche Bedarf an Vitamin B_{12} beträgt 2-3 µg. Bei Sportlern ist der Bedarf um den Faktor 3 höher (**Tab. 7/6**). Bei der Behandlung einer Anämie werden Dosierungen von 1-3 mg (1.000-3.000 µg) pro Woche als Injektion verabreicht. Hohe Dosen kommen nur über eine Injektion an den Bedarfsort. Bei Aufnahme von Vitamin B_{12} mit der Nahrung oder als Nahrungsergänzungsmittel werden nur 3 % im Darm resorbiert. Die *zusätzliche Aufnahme* dieses Vitamins ist nur bei *Vegetariern* notwendig. Bei Fleischverzehr entsteht keine Mangelsituation. Auch bei reichlich Bierkonsum werden Hefen zugeführt, die das Vitamin enthalten. Diese decken 10 % des Bedarfs. Der Speicher an Vitamin B_{12} beträgt etwa 4 mg und reicht, wenn er gefüllt ist, für 3-4 Jahre. Falls eine Unterversorgung eintritt, entwickelt sich der Mangelzustand langsam (Müdigkeit, Leistungsschwäche). Über die Bestimmung von Methylmalonsäure (MMS) im Blut oder Urin kann eine Unterversorgung an Vitamin B_{12} objektiviert werden. Unterversorgung fördert den Anstieg des Homocysteins (Blutkonzentration des Homocysteins über 9 mg/dl). Das chronische Erschöpfungssyndrom (CFS) kann mit Vitamin B_{12} behandelt werden (PALL, 2001).

BIOTIN (VITAMIN H)

Vorkommen

Früher wurde **Biotin** als **Vitamin B_7** oder **H** bezeichnet. Dieses Vitamin ist in der Natur weit verbreitet und wird zu den Vitaminen des B-Komplexes gerechnet. Hauptquellen für die Versorgung sind Leber, Nieren, Milch, Eier und Fleisch. In der Leber kommt 30-100 µg/100 g Biotin vor. Hingegen sind in Sojabohnen 60, im Hühnerei 25, in Bananen und Weizenkörnern 5-6 sowie Fleisch 2-5 mg/100 g enthalten. Das pflanzliche Biotin ist wasserlöslich und jenes in tierischen Nahrungsmitteln und Hefe kommt in wasserunlöslicher (proteingebundener) Form vor. Die Darmbakterien können geringe Mengen Biotin bilden. Biotin ist hitzestabil.

Funktion

Fünf wichtige Caboxylasen sind in ihrer Funktion abhängig vom Biotin. Das Biotin ist Coenzym in mehreren Stoffwechselwegen und für die Schlüsselenzyme der Glukoneogenese und der Fettsäurensynthese notwendig. Damit ist es ein Bindeglied zwischen dem Kohlenhydrat- und Fettstoffwechsel. Der Abbau der verzweigtkettigen Aminosäuren ist ohne Biotin kaum möglich. Das Biotin ist an der zellulären Immunabwehr (B- und T-Zellen) beteiligt. Neu ist der Nachweis, dass Biotin an der epigenetischen Regulation der Chromatinstruktur und an Genfunktionen beteiligt ist (HASSAN & ZEMPLENI, 2006).

Bedarf

Der tägliche Biotinbedarf liegt bei 50-100 µg. Der genaue Bedarf ist unklar. Die normale Mischkost deckt den angegebenen Bedarf problemlos. (**Tab. 7/6**). Hinweise für eine Unterversorgung sind Störungen im Zellstoffwechsel von Haut und Haaren. Haarausfall und Hautentzündungen sollten an einen Biotinmangel denken lassen. Antibiotikabehandlungen stören die Biotinresorption im Darm. Bei einem Mangel können sich Muskelschmerzen und Schläfrigkeit einstellen. Besteht der Verdacht auf eine Biotinunterversorgung, dann können täglich 200-1.000 mg Biotin aufgenommen werden. Überdosierungserscheinungen sind nicht bekannt.

FOLSÄURE (VITAMIN M ODER AUCH B$_4$)

Vorkommen

Die **Folsäure** kommt in Lebensmitteln pflanzlichen und tierischen Ursprungs vor. Als wasserlösliches Vitamin gehört Folsäure zur *Gruppe der B-Vitamine*. Reich an Folsäure sind grünes Blattgemüse, Tomaten, Getreide und Leber. Geringe Mengen kommen in Fleisch, Fisch und Obst vor. Den höchsten Folsäuregehalt weisen Hühnerleber (1.880 µg/100 g), Getreidekörner (1.800 µg/100 g) und Bierhefe (1.800 µg/100 g) auf. Die Folsäuremenge in der Leber beträgt 330 µg/100 g. Deutlich weniger enthalten Eier (70 µg/100 g), Blattsalat, Bohnen, Spinat, Spargel sowie Tomaten (20-160 µg/100 g). Milch und Käse enthalten 5-20 µg/100 g Folsäure. Mit der Nahrung zugeführte Folsäure ist gebunden (Folate) und wird nur zu 40 % resorbiert.

Funktion

Die Folsäure bildet im Aminosäuren- und Nukleinsäurenstoffwechsel ein wichtiges Coenzym. Sie wirkt hier als Akzeptor und Überträger von aktiviertem Formaldehyd und Ameisensäure. Die Zellneubildung ist auf Folsäure angewiesen. Die Folsäure ist beteiligt an der Immunfunktion und an der Blutgerinnung. Die Aufnahme der Folsäure im Darm ist dosisabhängig und steigt als pharmazeutisches Präparat mit zunehmender Menge bis 5.000 µg linear an. Die Serumkonzentration ist repräsentativ für die Versorgungslage, sie beträgt im Serum 0,5-24 ng/ml und im Vollblut 16-80 ng/ml. In den Erythrozyten ist der Gehalt deutlich höher, er beträgt 184-492 ng/ml. Die Erythrozyten haben eine Speicherfunktion. Jedoch befindet sich der größte Speicher in der Leber. Vom Gesamtfolsäuregehalt (5-10 mg) sind 50 % in der Leber deponiert. Überschüssig zugeführte Folsäure wird mit Harn, Faeces, Galle und auch Schweiß ausgeschieden. Bei geringer Aufnahme wird die Ausscheidung gedrosselt.

Bedarf

Der Bedarf liegt bei etwa 400 µg/Tag und ist bei Schwangeren und stillenden Müttern doppelt so hoch. Die Folsäure wird mit der Nahrung als freie und gebundene Folsäure (Gesamtfolat) aufgenommen, diese Menge muss größer sein als die freie Folsäure in Präparaten. Eine Unterversorgung mit Folsäure ist im Sport möglich, nur sind die Auswirkungen nicht eindeutig festzustellen. Besondere Aufmerksamkeit kommt der Folsäurenversorgung in der Schwangerschaft zu, da bekannt ist, dass Unterversorgungen zu Fehlbildungen oder Frühgeburten führen. Da der Folsäurenmangel oft mit einer Unterversorgung an Vitamin B_{12} zusammenhängt und eine Anämie fördert, ist eine ausreichende Versorgung notwendig. Das gefäßschädigende Homocystein kann bei Folsäuremangel ansteigen und durch Folsäuregabe, zusammen mit Vitamin B_6 und B_{12}, gesenkt werden.

Das Trinken von Wein und Schnaps fördert den Folsäurenmangel. Auch die Fast Food-Ernährung kann einen Folsäuremangel begünstigen. Eine Unterversorgung wirkt sich nach etwa vier Monaten aus.

NIACIN (VITAMIN B3)

Vorkommen

Die **Nicotinsäure** und das **Nicotinamid** werden im Körper in das biologisch aktive **Niacin** umgewandelt. Beide Stoffe haben die gleiche Wirkung, weil sie im Stoffwechsel ineinander übergeführt werden können. *Niacin* ist im engeren Sinne kein Vitamin, da es vom Körper aus der Aminosäure L-Tryptophan gebildet werden kann. Das Nicotinamid wurde früher auch als *Vitamin PP* bezeichnet, da sein Mangel die Hauterkrankung Pellagra (braune Haut) bewirkte. Auslöser war eine einseitige Maisernährung, welche trytophanarm ist. Tryptophan ist die Vorstufe für die Bildung der Nicotinsäure. Pellagra wurde bereits 1735 beschrieben und kam an der sonnenexponierten Hautpartien zum Vorschein, begleitet von Müdigkeit, Schleimhautentzündungen und Leistungsschwäche. Wenn der Mais geröstet oder mit Alkali behandelt wird, kommt die Nicotinsäure aus der komplexen Verbindung frei. Die Herstellung der Tortillas (z. B. Mexiko) beruht auf diesem Backverfahren. Das Nicotinamid kommt in allen tierischen Produkten vor, besonders in Fleisch und Innereien. In den Pflanzen kommt das Niacin hauptsächlich als Nicotinsäure vor, allerdings in deutlich kleineren Mengen als in Leber und Fleisch (**Tab. 8/6**). Während das Niacin aus Fleischprodukten fast vollständig resorbiert wird, erfolgt dies aus Pflanzen nur zu 30 %. Im Bohnenkaffee kommt reichlich Niacin vor (1-2 mg/Tasse).

Tab. 8/6: Durchschnittlicher Niacingehalt und Niacinnährstoffdichte in ausgewählten Nahrungs-mitteln (Bundesgesundheitsamt)

Nahrungsmittel	Niacingehalt (mg/100 g)	Niacinnährstoffdichte (mg/1.000 kcal)
Fleisch		
Schweineleber	15,0	94,3
Rinderleber	14,5	107,1
Huhn	8,1	32,6
Kaninchenfleisch	8,0	55,8
Kalbfleisch	5,8	37,6
Rindfleisch	5,2	25,8
Schweinefleisch	4,5	25,7
Fisch		
Lachs	7,2	34,4
Hering	3,8	29,1
Forelle	3,2	27,6
Milch, Milchprodukte		
Camembert	1,0	3,0
Vollmilch	0,1	1,5
Gemüse		
Erbsen	1,7	49,0
Kartoffeln	1,2	6,0
Möhren	0,6	21,4
Obst		
Pfirsiche	0,9	21,4
Bananen	0,6	6,8
Äpfel	0,2	4,1
Getreideprodukte		
Roggen (Vollkorn)	1,7	5,4
Reis (ungeschält)	1,5	13,9
Haferflocken	1,0	2,6
Weizenmehl	0,8	2,2
Reis (geschält)	0,5	4,1

Funktion

Niacin ist das *Coenzym* bedeutender Substanzen im Energiestoffwechsel. In den Code-hydrogenasen wirkt es als Nicotinamid-Adenin- Dinucleotid (NAD) und als Nicotinamid-Adenin-Dinucleotid-Phosphat (NADP). Die NAD-abhängigen Dehydrogenasen wirken vor allem in den Mitochondrien. Sie liefern den Wasserstoff an die Atmungskette zur Oxidation und Energiegewinnung. Das NADP-System wirkt im Zytosol bei Reduktionsprozessen in der Biosynthese. Der Ablauf der Glykolyse oder der Synthese der Fettsäuren erfordert Niacin. Da das Niacin aus Tryptophan vom Organismus gebildet werden kann, sind für die Bildung von 1 mg Niacotinamid 60 mg L-Tryptophan notwendig. Der Bedarf an Niacin wird in *Niacinäquivalenten* (NÄ) angegeben: demnach entspricht 1 mg Niacin gleich 60 mg L-Tryptophan. Eine hochdosierte Niacinaufnahme erhöht die Kohlenhydratoxidation und unterdrückt den Fettstoffwechsel (BEEK, 1991).

Bedarf

Durch die Möglichkeit der Eigenbildung des Niacins aus Tryptophan ist eine Bedarfsangabe nicht eindeutig festzulegen. Der Bedarf hängt auch von der Tryptophanzufuhr ab. Der Bedarf wird in den *Nicotinäquivalenten* zum Ausdruck gebracht, die den Tryptophangehalt in den Lebensmitteln berücksichtigen. Der durchschnittliche Tagesbedarf wird mit 15-20 mg angenommen und ist abhängig vom Energieverbrauch (<13 mg NÄ bei < 2.000 kcal). Der Plasmaspiegel des Niacins beträgt 75 mg/100 ml. Da der Niacingehalt in Lebensmitteln unterschiedlich ist, entspräche die Aufnahme von 200 g Rindfleisch (15 mg Niacin) einer Aufnahme von 750 g Erbsen oder 1,25 kg Kartoffeln. Bei Obst wären es 3 kg, welches 15 mg Niacin enthielte. Damit die Eigensynthese von Niacin funktioniert, müssen ausreichend Folsäure sowie Vitamin B_2 und B_6 verfügbar sein. Normalerweise beträgt bei Mischkost die tägliche Aufnahme von Niacin 8-17 mg und 0,5-1,0 g Tryptophan. Im Sport sind bisher keine Mangelzustände an Niacin bekannt. Bei Mangelzuständen im Rahmen von Erkrankungen ist eine Niacin Aufnahme von 50-100 mg/Tag nötig. Die Maximaldosis sollte 1 g/Tag nicht übersteigen, da die Nicotinsäure zu einer starken Gefäßerweiterung führt. Einseitige Ernährung (Mais, Alkohol, Extremdiäten, Fasten) sowie Vitamin-B-Mangel fördert die Niacinverarmung. Symptome des Mangels sind Dermatitis, Schleimhautentzündungen (Mundwinkel), Durchfall und Demenz.

PANTOTHENSÄURE (VITAMIN B$_5$)

Vorkommen

Die **Pantothensäure** wurde ursprünglich als *Wachstumsfaktor* oder *Antidermatitisfaktor* bezeichnet und in die Reihe der B-Vitamine (B$_5$) eingeordnet. Da die Pantothensäure überall vorkommt, wurde ihre Bezeichnung aus dem Griechischen (panthos = überall) abgeleitet. Fast alle Lebensmittel enthalten Pantothensäure. Pantothenreich sind Leber (7 mg∕100 g), Innereien (2,7 mg∕100 g) und Fleisch (0,6 mg∕100 g). In Weizenkörnern, Eiern, Brokkoli und Blumenkohl sind Mengen von 1-1,6 mg∕100 g enthalten.

Funktion

Die Pantothensäure ist Bestandteil wichtiger Substrate im Energiestoffwechsel, so der aktivierten Essigsäure (Acetyl-Coenzym A) und eines Acylcarrierproteins (4-Phospho-pantethein). Das Acyl-Carrier-Protein spielt eine multiple Carrierrolle im Fettstoffwechsel (BYERS & GONG, 2007). Das Coenzym A ist ein universeller Acylgruppenträger. An allen Aufbau- und Abbauvorgängen im Kohlenhydrat-, Fett- und Aminosäurenstoffwechsel ist Pantothensäure beteiligt. Die Synthese von Steroiden (Cholesterin, Sexualhormone, Vitamin D), Hämoglobin oder Zytochrome in Mitochondrien benötigt Pantothensäure. Auch für die Bildung von Acetylcholin (wichtiger Neurotransmitter) und Taurin ist Pantothensäure notwendig. Der Plasmaspiegel sollte über 6 µg∕dl betragen.

Bedarf

Ein exakter Bedarf ist nicht anzugeben, er wird jedoch auf 8 mg∕Tag geschätzt. Da in 100 g Leber 6 mg Pantothensäure enthalten sind, müssten für die gleiche Menge 600 g Hering, 800 g Schweinefleisch oder 3 kg Gemüse zugeführt werden. Mit der normalen Mischkost werden etwa 10 mg Pantothensäure aufgenommen. Auch wenn nur 1 mg∕Tag aufgenommen wird, sind keine Mangelerscheinungen erfassbar. Erhöhte Nahrungsaufnahme und Stresssituationen im Sport erhöhen den Bedarf. Bei vermuteter Unterversorgung können täglich 10 mg Pantothensäure aufgenommen werden. Überschüssig aufgenommene Pantothensäure wird mit dem Urin ausgeschieden.

VITAMIN C

Vorkommen

Das **Vitamin C** oder die **Ascorbinsäure** hat eine lange Geschichte. Der Mangel an Vitamin C, der bei den Seefahrern zum gefürchteten *Skorbut* führte, wurde lange Zeit nicht ursächlich erkannt. *Skorbut* war die häufigste Todesursache bei den Langzeitseefahrern bis zum 18. Jahrhundert. Der englische Arzt James LIND erkannte 1753, dass Skorbut durch Aufnahme von Zitrusfrüchten heilbar ist. Die Isolierung von Vitamin C gelang erst 1926 Szent-Györgyi.

Der Gehalt von Vitamin C ist in Zitrusfrüchten am höchsten (50-80 mg/100 g). Die tägliche Vitaminversorgung ist nicht identisch mit den höchsten Trägern an Vitamin C (**Abb. 1/6**). Wichtige Versorger für den Vitamin C-Haushalt sind Paprika (140 mg/100 g), Kohlgemüse (45-110 mg/100 g), Zitrusfrüchte (120 mg/100 g), Obst (50-100 mg/100 g) sowie die Kartoffeln (14 mg/100 g). Den höchsten Vitamin C-Gehalt weisen Hagebutten (1250 mg/100 g), Sanddorn (450 mg/100 g) und schwarze Johannisbeeren (180 mg/100 g) auf. Die Leber enthält auch Vitamin C (25 mg/100 g). Hingegen hat zubereitetes Fleisch kein Vitamin C. Die Bedarfsdeckung wird durch angereicherte Obst- und Orangensäfte sowie Multivitamingetränke gefördert. Die Angaben über den Vitamin C-Gehalt in Nahrungsmitteln dürfen nicht darüber hinwegtäuschen, dass durch die Nahrungszubereitung und Lagerung die oxidationsempfindliche Ascorbinsäure teilweise zerstört wird.

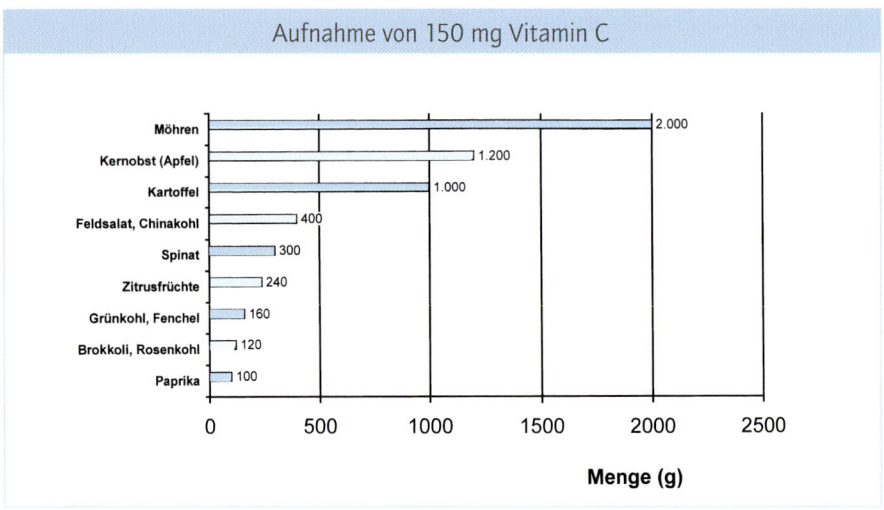

Abb. 1/6: Aufzunehmende Menge an Obst und Gemüse, um 150 mg Vitamin C zuführen zu können. Demnach führen Paprika und Kohlfrüchte in der Ernährung zur höchsten Vitamin-C-Aufnahme.

Funktion

Da Vitamin C *wasserlöslich* ist, wird es nur begrenzt gespeichert (1,5-3,0 g insgesamt). Diese Vorräte reichen für 2-6 Wochen. Überschüssig aufgenommenes Vitamin C wird über den Urin ausgeschieden. Der Blutspiegel beträgt 3-10 mg/dl, bei < 0,2 mg/dl liegt eine Unterversorgung vor. Der Umsatz von Vitamin C bewegt sich bei 1 mg/kg Körpermasse.

Das Vitamin C gehört zu den sehr wirksamen *Antioxidanzien*, indem es freie Radikale abfängt und somit die Zellwände schützt. Damit entfaltet es eine antiatherogen Wirkung. Die Hauptaufgabe des Vitamin C scheint die Abwehr der von den Granulozyten gebildeten *aggressiven Radikale* zu sein und damit die Sicherung der Funktion von Phagozyten und Lymphozyten. Auch die Vitamine E, A, Thiamin und Riboflavin werden durch Vitamin C vor Zerstörung geschützt. Das Vitamin C hat eine Sparwirkung auf den Verbrauch von Tocopherol (Vitamin E). Für den Aufbau von Kollagen ist Vitamin C notwendig. Das Vitamin C ist an zahlreichen Stoffwechselprozessen beteiligt, wie den mikrosomalen Hydroxilierungsreaktionen und Oxigenasereaktionen. Der Eisenstoffwechsel ist auf Vitamin C angewiesen, indem bei Anwesenheit von Vitamin C mehr Eisen resorbiert wird. Vitamin C schwächt die Wirkung der eisenresorptionshemmenden Phytate ab. Die Stabilität des intrazellulären Eisenspeichers Ferritin wird durch das Vitamin C gesichert. Durch die Eigenschaft, Mutasereaktionen und die Nitrosaminbildung zu behindern, ist eine tumorunterdrückende Wirkung von Vitamin C wahrscheinlich. Insbesondere soll es gegen Magen-, Darm- und Brustkrebs Schutzwirkungen entwickeln, obgleich die anticarzinogene Wirkung nicht belegt ist (NAIDU, 2003). Auch ist ein leistungssteigernder Effekt hochdosierter Aufnahme von Vitamin C ist nicht belegt. Eine Zusammenfassung von Studien zur Beeinflussung von Infekten bei Aufnahme von Vitamin C ergab Vorteile für das Vitamin C. Die Infektanfälligkeit ließ sich vermindern (HEMILA, 1996). Die gefäßprotektive Wirkung beruht möglicherweise auf die Zunahme von Cholestrol hoher Dichte (HDL), wie SIMON & HUDES (1998) nachwiesen.

Bedarf

Die Bedarfsangaben sind sehr unterschiedlich. Sie reichen von 100 mg/Tag (DGE) bis zu mehreren Gramm. Die RDA empfiehlt 100-200 mg/Tag. Die Bedarfsangaben zu Vitamin C beruhen auf Hochrechnungen aus Tierversuchen und Zellkulturen und übersteigen deutlich die Dosis, die Scorbut verhindert (GERSTHOFF, 1993). Aus gesundheitlicher Sicht bringt die tägliche Aufnahme von Vitamin C im Grammbereich präventive Vorteile für die Herz-Kreislauf-Funktion, Sehleistung, Schlaganfall u. a. (NAIDU, 2003). Da der Körper nur kleine Reserven hat, die im Sport in zwei Wochen aufgebraucht sind, ist auf eine ständige und ausreichende Zufuhr zu achten und gegebenenfalls bei hohen Belastungen zusätzlich Vitamin C über Zitrusfrüchte oder verschiedenste Präparate aufzunehmen. Die empfohlene Menge von 75 mg/Tag ist für den Leistungssportler zu niedrig, er sollte eine Zufuhr von 300-500 mg/Tag anstreben.

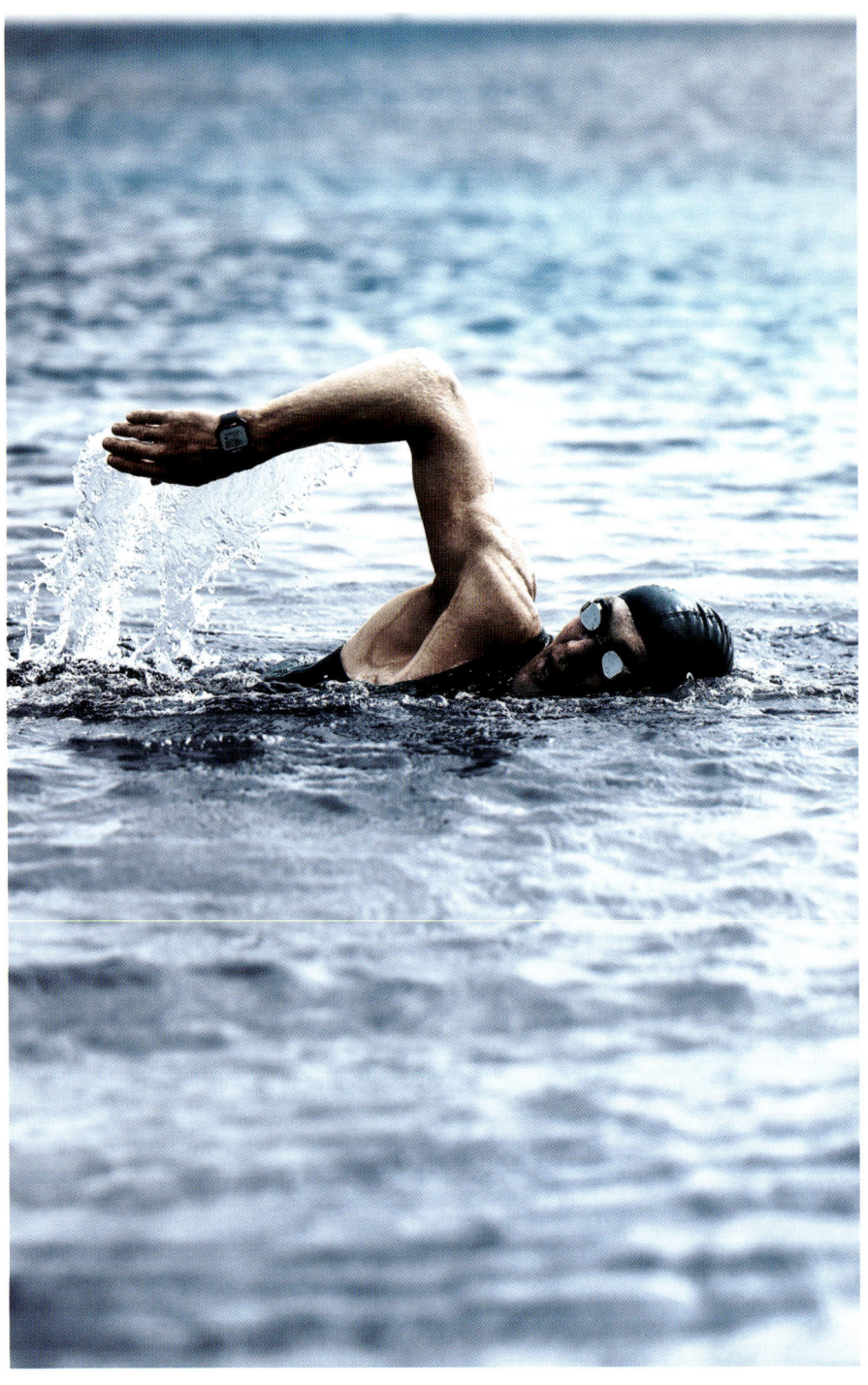

Je mehr Vitamin C aufgenommen wird, desto weniger wird es im Darm resorbiert. Es kommt hierbei zu einer der Downregulation der transmembranen Vitamin-C-Transportproteine in den Darmepithelzellen (MACDONALD, THUMSER & SHARP, 2002): Bei einer oralen Dosis bis 180 mg/Tag werden zwischen 80-90 %, bei 1.000 mg/Tag etwa 65-75 % und bei 3.000 mg/Tag etwa 40 % resorbiert (BLANCHARD, TOZE & ROWLAN, 1997).

Um eine hohe Blutkonzentration zu erreichen, werden aus therapeutischen Gründen inzwischen bis zu 20 g Vitamin C venös infundiert.

Eine Überdosierung oder Nebenwirkungen sind ist bei oralen Aufnahmen von bis zu 5 g/Tag nicht zu erwarten, da weit weniger vom Darm aufgenommen wird. Werden regelmäßig über 2 g/Tag Vitamin C oral aufgenommen, dann sind Magen-Darm-Beschwerden möglich und die Bildung von Nierensteinen (Oxalatsteine) wird gefördert.

Hauptargumente für die erhöhte Aufnahme von Vitamin C im Leistungssport sind: *Muskelzellschutz* durch die antioxidative Wirkung, Sicherung der *immunologischen Abwehrbereitschaft*, Unterstützung der *Bindegewebsbelastbarkeit*, Förderung der *Eisenaufnahme*, *Senkung der Stressanfälligkeit* durch Sicherung der Synthese von Steroidhormonen der Nebennierenrinde sowie des Ausgleichs von geringen Verlusten über den *Schweiß*.

Häufiger sind latente Unterversorgungen, die sich in erhöhter Infektanfälligkeit, Zahnfleischbluten, Wundheilungsstörungen, Müdigkeit, zunehmender Stressanfälligkeit u. a. äußern. Meist besteht ein Defizit mehrerer Vitamine (z. B. Vitamin E, D, Folsäure). Der Leistungssportler verspürt bei Mangel an Vitaminen eine nachlassende Trainingsbereitschaft sowie Leistungsfähigkeit, hat ein hohes Schlafbedürfnis und fühlt seine Gelenke.

KAPITEL 7

MINERALIEN
UND SPORT

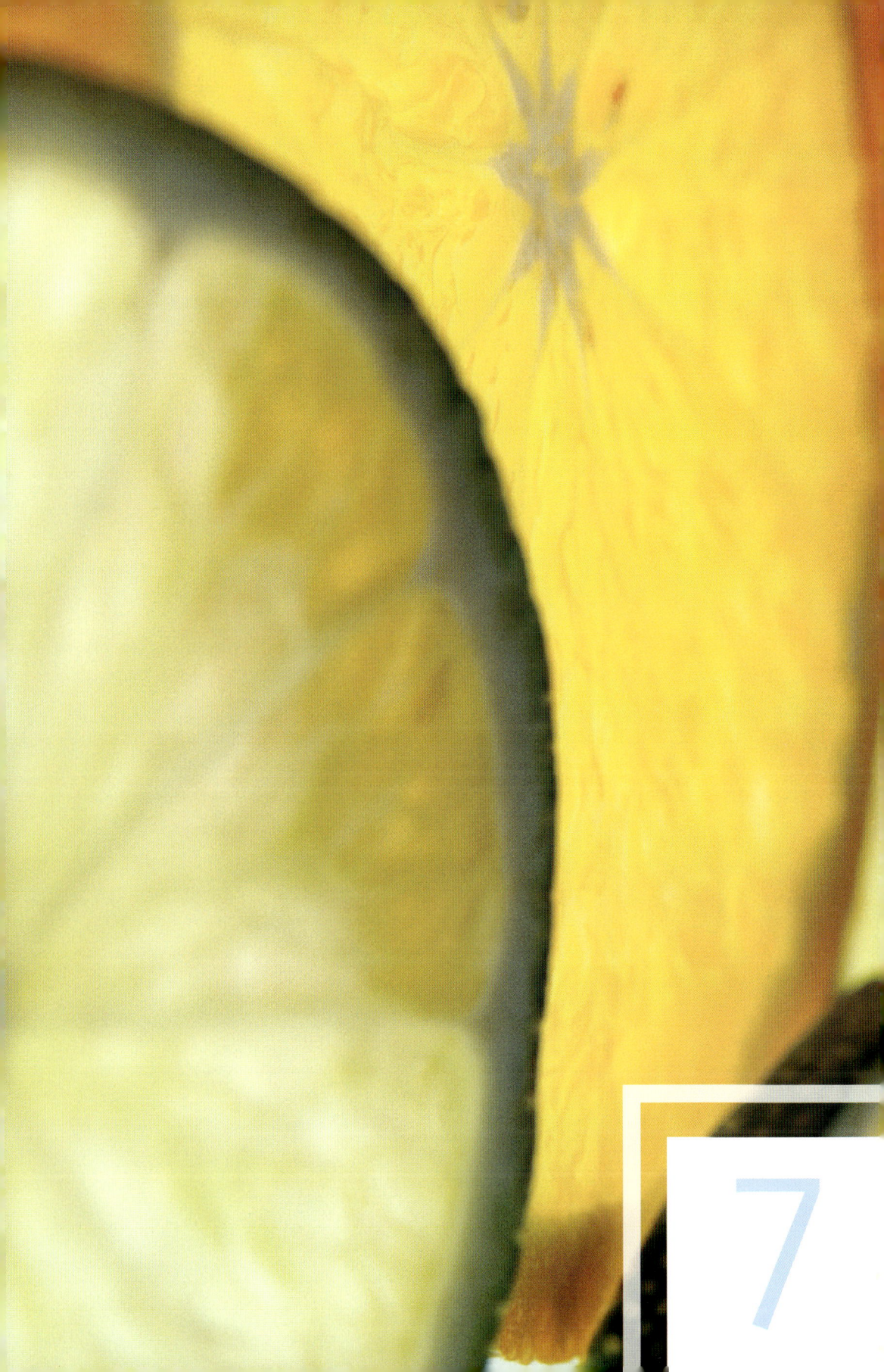

7

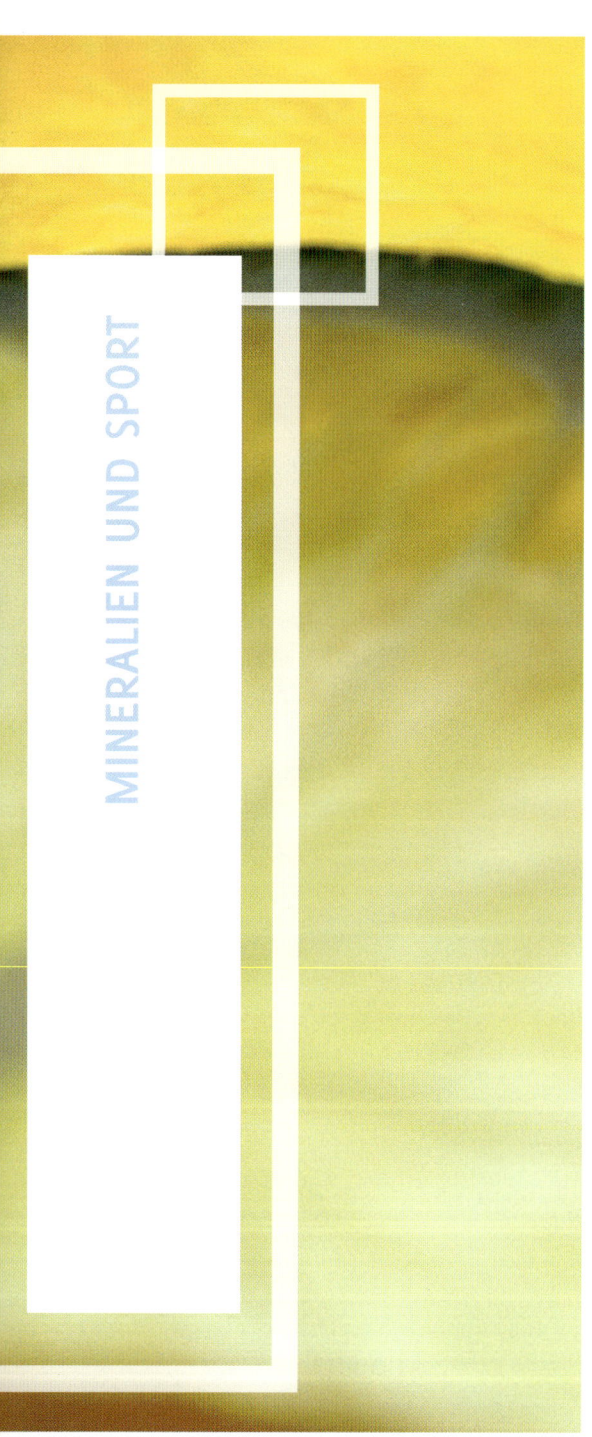

MINERALIEN UND SPORT

Die Mineralien sind *anorganische Stoffe*, die zur Aufrechterhaltung des Lebens unentbehrlich sind. Sie werden als Stütz- und Hartsubstanzen für das Wachstum von Knochen, Zähnen und Geweben benötigt. Die Lebensfähigkeit ist an eine ausgeglichene *Mineralstoffbilanz* gebunden. Durch sportliche Aktivitäten kann die Mineralbilanz gestört werden, es kommt zu Unterversorgungen oder Funktionsstörungen. Viele physiologische Funktionen sind von Mineralien abhängig, das betrifft den osmotischen Druck, Nervenimpulsübertragungen, Muskelkontraktionen, Funktion von Enzymen u. a.

Für die Funktionen im Organismus sind die zum Zeitpunkt der Belastung oder Entlastung verfügbaren Mineralien von Bedeutung. Zahlreiche Mineralien nehmen ihre Funktion als elektrisch geladene Teilchen wahr, in dem sie in *Anionen* oder *Kationen* dissoziieren. Die dissoziierbaren Mineralien werden **Elektrolyte** genannt. Elektrolyte sind im Wasser gelöste Salze, die als Ionen im elektrischen Feld wandern. Die einfach oder mehrfach positiv geladenen Elektrolyte sind die Kationen, zu denen Natrium (Na^+), Kalium (K^+), Kalzium (Ca^{2+}) und Magnesium (Mg^{2+}) gehören. Die Kationen wandern im elektrischen Feld zur Kathode. Die Anionen sind hingegen negativ geladen und wandern zur Anode. Anionen sind z. B. Chloride, Bicarbonate, Phosphate, Zitrate, organische Säuren. Die Kationen sichern zusammen mit den Anionen das Ionengleichgewicht im Körper. Ionen durchwandern die Zellmembranen passiv in Richtung verminderter Konzentration oder aktiv entgegen dem Konzentrationsgefälle durch die Ionenkanäle der Zellwände. Die Ionenkanäle in der Zellwand verfügen über einen speziellen Pumpmechanismus, der für den Ionenaustausch, entsprechend physiologischer Erfordernisse, sorgt. Ein wesentlicher Weg im Ionenaustausch ist die *Kalium-Natrium-Pumpe*.

BEDARF

Mit der Zunahme der Nahrungsaufnahme steigt die Zufuhr von Mineralien an, jedoch liegt hier kein Automatismus vor. In bestimmten Nahrungsmitteln können, durch moderne Anbaumethoden begünstigt, weniger Mineralien enthalten sein als angenommen. Die Mineralien sind *Mikronährstoffe*, wie die Vitamine. Die in den Nahrungsmitteln enthaltene Menge an Mikronährstoffen ist von großer ernährungsphysiologischer Bedeutung. Die Qualität eines Lebensmittels steigt, je mehr Mikronährstoffe enthalten sind. Ausdruck für die Menge der zugeführten Mikronährstoffe ist die *Nährstoffdichte*. Die Nährstoffdichte repräsentiert den Nährstoffgehalt in 1.000 kcal. Die Fast-Food-Ernährung oder Colagetränke sind zwar kalorienreich, sie haben aber eine geringe Nährstoffdichte. Ihr Gehalt an Vitaminen und Mineralien ist gering. Hingegen haben der natürliche Orangensaft oder Vollkornbrot eine hohe Nährstoffdichte, sie sind reich an Vitamin C und Vitamin B_1 sowie Kalium, Magnesium, Kalzium und Eisen.

Neben der Kennzeichnung der Nährstoffdichte gibt es noch den Begriff der Energiedichte. Die **Energiedichte** kennzeichnet den Energiegehalt (kcal) pro 100 g Lebensmittel. Lebensmittel, die 12-30 g kcal/100 g aufweisen, sind energiearm. Die Fast-Food-Ernährung hat eine hohe Energiedichte.

Die Auffassungen zur zusätzlichen Aufnahme von Vitaminen und Mineralien im Sport oder bei Stresssituationen sind unterschiedlich. In den USA gibt es eine große Neigung zur Versorgung mit Vitaminen, Spurenelementen und Mineralien über Nahrungsergänzungsmittel oder Einzelpräparate (BURKE et al., 1993). Das Problem liegt darin, dass es keine verbindlichen Empfehlungen gibt, welche Menge dieser Mikronährstoffe tatsächlich bei sportlicher Aktivität notwendig ist oder aufgenommen werden müssten.

Leistungsorientiertes Training führt zum erhöhten Schweißverlust, sodass ab etwa 12 Stunden Training pro Woche eine Supplementierung mit Mineralien gerechtfertigt sein kann (**Abb. 1/7**). Die maßgeblichen Empfehlungen für die Mineralstoffaufnahme für Untrainierte stammen von der Deutschen Gesellschaft für Ernährung (DGE) und der amerikanischen Lebensmittel- und Arzneibehörde FDA (U. S. Food and Drug Administration). Die FDA hat

2011 eine bedeutende Neuregelung für die US-Lebensmittelproduktion und das Lebensmittelverteilersystem herausgebracht, welche sogar parlamentarisch bestätigt wurde.

Für Sportler werden nach verschiedenen Literaturangaben höhere Aufnahmen an Mineralstoffen, im Vergleich zu DGE- und FDA-Vorgaben, empfohlen (**Tab. 1/7**).

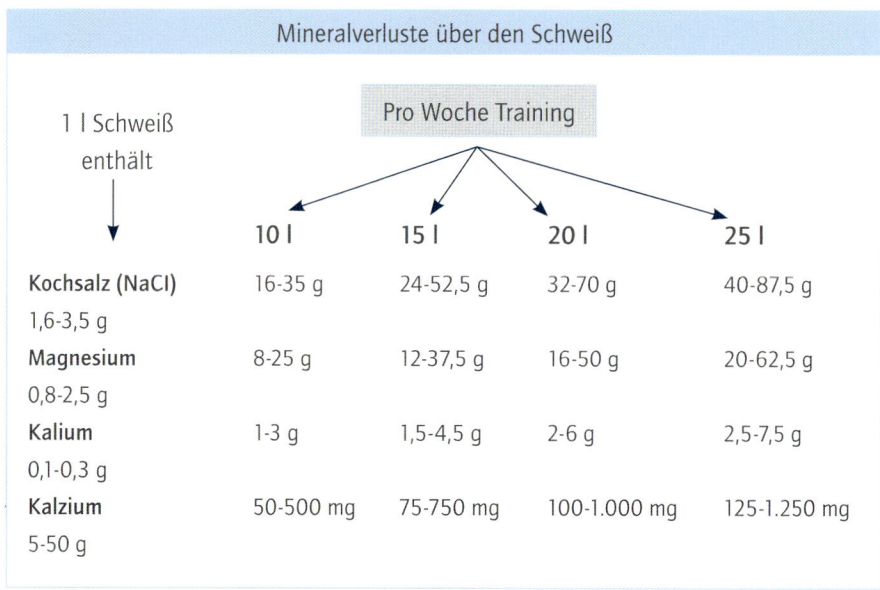

Mineralverluste über den Schweiß				
1 l Schweiß enthält	**Pro Woche Training**			
	10 l	**15 l**	**20 l**	**25 l**
Kochsalz (NaCl) 1,6-3,5 g	16-35 g	24-52,5 g	32-70 g	40-87,5 g
Magnesium 0,8-2,5 g	8-25 g	12-37,5 g	16-50 g	20-62,5 g
Kalium 0,1-0,3 g	1-3 g	1,5-4,5 g	2-6 g	2,5-7,5 g
Kalzium 5-50 g	50-500 mg	75-750 mg	100-1.000 mg	125-1.250 mg

Tab. 1/7: Bedarf an Mineralien und Spurenelementen

Mineral	Tagesbedarf		Minimale toxische Dosis
	Untrainiert	Sportler	
Kochsalz (NaCl)	8 g	15 g	> 100 g
Kalium	2,5 g	5 g	12 g
Kalzium	1 g	2 g	12 g
Phosphor	1,2 g	2,5 g	12 g
Magnesium	400 mg	600 mg	6 g
Eisen	18 mg	40 mg	> 100 mg
Zink	15 mg	25 mg	500 mg
Kupfer	2 mg	4 mg	100 mg
Jod	0,15 mg	0,25 mg	2 mg
Selen	70 µg	100 µg	1 mg
Chrom	100 µg	200 µg	2 mg

7.1 NATRIUM, KALIUM, MAGNESIUM, KALZIUM, EISEN, ZINK

NATRIUM

Das 1807 hergestellte elementare *Natrium* wurde anfangs *Sodium* genannt. Die physiologisch wichtigste Natriumverbindung ist das Kochsalz (NaCl). Das aus Meerwasser, Salzseen oder Erdlagerstätten gewonnene Kochsalz war früher ein gewinnbringendes Handelsgut.

Das Natrium ist hauptsächlich in Körperflüssigkeiten gespeichert. Der Körper speichert etwa 80 g Natrium. 23 mg Natrium entsprechen 1 mmol/l Natrium.

Die Natriumkonzentration im Blut beträgt 135-145 mmol/l (3,11-3,33 g). Seine Konzentration ist innerhalb der Zellen bedeutend niedriger als außerhalb. Natrium hat vielseitige physiologische Funktionen. Der *Wasserhaushalt* wird entscheidend vom Natrium aufrechterhalten. Die Natriumkonzentration in den Geweben und im Blut beeinflusst den *Blutdruck*, das *osmotische Gleichgewicht*, den *Säuren-Basen-Haushalt* sowie die *muskuläre Erregbarkeit*.

Im Sport findet über den Schweiß ein ständiger Natriumverlust in Form von Kochsalz (NaCl) statt (s. **Abb. 1/7**). Die Nahrung in industrialisierten Ländern zeichnet sich durch einen zu hohen Natriumgehalt aus. Unsere Vorfahren mussten mit bedeutend weniger Kochsalz auskommen (**Tab. 2/7**).

Ernährungsphysiologisch liegt die wünschenswerte Kochsalzaufnahme für Normalbürger bei 5-8 g/Tag. Tatsächlich werden täglich 9-15 g aufgenommen, meist in Form verdeckten Kochsalzes in Nahrungsmitteln. Kochsalz besteht zu 40 % aus Natrium und zu 60 % aus Chlorid. Die Wasseraufnahme im Darm ist abhängig vom Natriumgehalt. Reines Leitungswasser, welches sehr natriumarm ist, wird im Vergleich zu natriumhaltigem Mineralwasser oder salzhaltigen Getränken schlechter resorbiert. Am besten werden isotone Flüssigkeiten aufgenommen, die 0,5-1,2 g/l NaCl enthalten. Bei Hitzebelastungen sind leicht salzig schmeckende Flüssigkeiten am vorteilhaftesten.

Zu reichlich aufgenommenes Leitungswasser kann zur sogenannten *Wasservergiftung* führen. Auf das Phänomen der „Wasservergiftung" machte erstmals NOAKES (1992) aufmerksam, der bei Ultraläufern in Südafrika, die langsam liefen und sehr reichlich tranken, eine **Hyponatriämie** feststellte.

Der Abfall des Blutnatriums unter 130 mmol/l, welcher bei langen Hitzebelastungen etwa 10 % der Athleten betrifft, ist gesundheitsgefährdend. Beim Boston Marathon kam es trotz Aufklärung der Athleten zu einer Hyponatriämie bei 13 % der Läufer (ALMOND et al., 2005). Eine Standardsituation im Ausdauersport ist der Abfall des Blutnatriums beim oder nach dem Ironman (Langtriathlon) bei 30 °C Außentemperatur. Als die Bedeutung der Salzaufnahme bei Langzeitausdauerbelastungen erkannt wurde, versuchten die Athleten, das Defizit über die Aufnahme von *Salztabletten* zu lösen. Die Zufuhr der konzentrierten Salztabletten führte aber zur Magenunverträglichkeit, besonders dann, wenn keine oder zu wenig Flüssigkeit zur Verdünnung verfügbar war. Derzeit werden kaum noch Salztabletten aufgenommen; erfahrene Athleten bevorzugen isotonische, salzhaltige Flüssigkeiten oder geben ihrem Getränk 0,8-1,2 g/l Kochsalz hinzu. Ein Gramm Kochsalz (NaCl) enthält 0,4 g Natrium. Diese Menge sollte bei mehrstündigen Belastungen pro Stunde aufgenommen werden (CONVERTINO et al., 1996; SHARP, 2006). Die während des Wettkampfs angebotenen Flüssigkeiten enthalten zu wenig Kochsalz, sodass Athleten ihren Bedarf zuvor im Training testen sollten (CASA et al., 2010).

Liegt die Außentemperatur unter 20 °C oder dauert die Hitzebelastung weniger als eine Stunde, dann kann auf die Kochsalzaufnahme verzichtet werden.

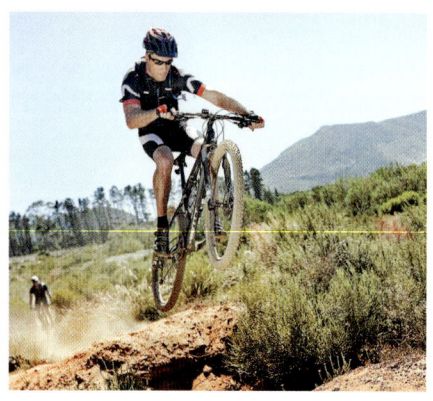

Der Organismus passt sich an Belastungssituationen an, bei denen viel geschwitzt wird. Er reduziert die Ausscheidung von Mineralien. Der Schweiß Trainierter enthält weniger Salz als der Untrainierter. Ausdauertrainierte haben *längere Schweißdrüsen*, die in erhöhtem Maße Mineralien *rückresorbieren*. Wenn Untrainierte mit 1 l Schweiß 3,5 g Kochsalz ausscheiden, sind es beim Ausdauertrainierten nur 1,6 g/l.

Kennzeichen der Ausdauertrainiertheit ist, dass der Athlet mehr schwitzt sowie weniger Kochsalz und andere Mineralien ausscheidet.

Bei Extremausdauerbelastungen können pro Tag 10-15 l Schweiß abgegeben werden; das bedeutet einen Mindestverlust von 16-24 g Kochsalz (s. **Abb. 1/7**).

Der Schweregrad des Natriumverlusts wird über die direkte Bestimmung der Blutnatriumkonzentration beurteilt. Sinkt das Natrium von normal 143 mmol/l auf unter 130 mmol/l ab, dann besteht eine **Hyponatriämie** und somit ein deutlicher Natriummangel. Ein Blutnatriumwert unter 120 mmol/l erfordert ärztliche Hilfe. In der Regel sind Kochsalzinfusionen unmittelbar nach einem Langzeitwettkampf notwendig. Die Dopingregularien von 2013 erlauben Infusionen nur in klinischen (stationären) Einrichtungen. Ist die Erschöpfung beim Zieleinlauf mit einer Einengung des Bewusstseins verbunden, dann ist eine weitere Behandlung in der Klinik notwendig. Der *Orientierungsverlust* und *Gehstörungen* sind Anzeichen eines beginnenden *Hirnödems*; ein gefährlicher Zustand für den Athleten. Die verminderte Selbstkontrolle des Athleten darf nicht zur Verweigerung ärztlicher Hilfe (Klinikeinweisung) führen.

Das Auftreten von *Muskelkrämpfen* wird oft mit einem Natriummangel in Verbindung gebracht. Bisher wurde angenommen, dass dem Muskelkrampf während der Belastung eine örtliche Durchblutungsstörung mit einem Defizit mehrerer Mineralien, wie Magnesium, Kalzium und Natrium, zugrunde liege. Die Elektrolythypothese wird inzwischen angezweifelt. SCHWELLNUS et. al. (2004) sehen die Ursache in einer nervalen Dysfunktion im Bereich hoch belasteter Muskelspindeln und Golgiorgane (Propriozeptoren). Dafür spricht die Erfahrung, dass durch Dehnen der Krampf rasch beseitigt werden kann.

Ein typisches Kennzeichen des eingetretenen Salzmangels durch die Belastung ist, dass die Sportler danach bevorzugt salzhaltige Nahrungsmittel aufnehmen oder ihr Essen stark mit Kochsalz nachwürzen.

KALIUM

Das 1807 aus Pottasche gewonnene Alkalimetall wird auch als Potasium bezeichnet. Der normale *Blutkaliumspiegel* beträgt 3,8-5,5 mmol/l. Die Kaliumkonzentration ist in der Zelle höher als außerhalb. Kalium sichert die *Zellmembranstabilität*, die *Nervenimpulsübertragung*, die *Muskelkontraktion* und die *Blutdruckregulation*. Kalium ist an den Transportvorgängen im Kohlenhydrat-, Protein- sowie Fettstoffwechsel beteiligt. Beim Aufbau von Coenzym A und Acetyl-Coenzym A hat Kalium eine zentrale Bedeutung. Der intrazelluläre Kaliumgehalt beeinflusst den aeroben Energiestoffwechsel in den Mitochondrien. Die Kaliumkonzentration ist in der Zelle 40 x größer als außerhalb. Die intrazelluläre Kaliumkonzentration beträgt 155 mmol/l und die extrazelluläre nur 4 mmol/l. Der Austausch des Kaliums mit dem Zellaußenraum erfolgt über Kaliumkanäle, über die jede Zelle verfügt. Die Kalium- und Natriumkonzentration auf jeder Seite der Zellmembran repräsentiert das Membranpotenzial der Zelle. Da das Kalium sich stets bemüht, nach außen zu gelangen, muss es über die Natrium-Kalium-Pumpe unter Energieaufwand nach innen zurückgebracht werden.

Energienot oder Sauerstoffmangel wirken auf das Membranpotenzial destabilisierend. Bei einem Mangel an Adenosintriphosphat (ATP) wird die Funktion der Pumpsysteme in der Muskelzellwand geschwächt. Eine steuernde Funktion auf den Pumpmechanismus haben Magnesium und Kalzium. Diese kurze Darstellung der hochkomplizierten Zellfunktion verdeutlicht die große Bedeutung der Mineralien, die im Zustand höchster Belastung ausreichend verfügbar sein müssen.

Der Kaliumspeicher ist größer als der Natriumspeicher und beträgt 140-150 g bei Männern und 90-120 g bei Frauen. Mit der Zunahme der aktiven Muskelmasse vergrößern sich die Kaliumspeicher. Das Gesamtkörperkalium beträgt nach GRUBE (1993) bei Sprintern 166 g (2,37 g/kg), bei Mittelstrecklern 159 g (2,28 g/kg) und bei Langstreckenläufern 151 g (2,36 g/kg). Untrainierte haben im Durchschnitt 142 g (1,94 g/kg) an Kalium gespeichert.

Täglich sollten von Untrainierten 2-3 g und von Trainierten 3-4 g Kalium mit der Nahrung aufgenommen werden (s. **Tab. 1/7**). Durch Aufnahme von Obst und Gemüse ist diese Anforderung problemlos erfüllbar. Vegetarier nehmen reichlich Kalium auf. Überschüssig aufgenommenes Kalium wird mit dem Urin ausgeschieden. Zu viel Kalium wirkt harntreibend.

Ergiebige Kaliumquellen sind Zitrusfrüchte, Bananen, Tomaten und Obst. Bei vegetarischer Ernährung werden täglich bis zu 10 g Kalium aufgenommen (s. **Tab. 1/7**).

Mit dem Schweiß wird im Vergleich zu Natrium bedeutend weniger Kalium ausgeschieden. 1 l Schweiß enthält 0,1-0,2 g/l Kalium.

Die Glykogenspeicherung hängt vom Kalium ab. Eine Kaliumunterversorgung würde die Regeneration verzögern. Beim Glykogenabbau während der Belastung wird reichlich Kalium freigesetzt.

Werden gezielt mehr Kohlenhydrate aufgenommen, dann steigt der Kaliumbedarf. Das bedeutet, dass kaliumhaltiges Obst oder Früchte immer mit zugeführt werden sollten.

Quelle eines erhöhten Kaliumbedarfs sind Zustände nach einem Bergablauf. Der Aufbau zerstörter muskulärer Strukturen benötigt verstärkt Kalium. Kommt der Organismus beim starken Schwitzen in einen Salzmangelzustand (Natriumverlust), dann tauscht er die Mineralien und scheidet als Ersatzion vermehrt Kalium mit dem Urin oder Schweiß aus.

Einige Bodybuilder nehmen kurz vor einem Wettkampf reichlich Kalium auf und wollen durch die Ionenverschiebung (Kalium-Natrium) eine Entwässerung der Haut erreichen.

Sie erhoffen sich eine bessere Konturierung der äußerlich sichtbaren Muskulatur. Sie provozieren dadurch eine unphysiologische *Hyperkaliämie* (Serumkalium > 5,5 mmol/l). Die Hyperkaliämie, verbunden mit extremer Körperentwässerung, führt zu neuromuskulären Störungen und damit lebensbedrohlichen Herzrhythmusstörungen. Aus diesem Grund ist es beim Bodybuilding der Profis bereits zu Todesfällen gekommen.

MAGNESIUM

Das *Magnesium* ist ein unentbehrlicher Mineralstoff, der in einer Menge von 24-28 g (584-681 mmol/l) im Organismus gespeichert wird. Die normale Konzentration im Blutserum beträgt 0,8-1,3 mmol/l. Etwa 60 % des Magnesiumbestands ist kaum zugänglich in den Knochen eingelagert. In den Muskelzellen befinden sich weitere 39 % des Magnesiums. Der Rest von 1 % repräsentiert das Magnesium im Blut und in den extrazellulären Flüssigkeiten. In den Erythrozyten sind 2,5 mmol/l Magnesium eingelagert, also 3 x mehr als im Serum.

Die große funktionelle Bedeutung des Magnesiums erklärt sich daraus, dass über 300 Enzyme magnesiumhaltig sind.

Magnesium ist notwendig für die *Energiebereitstellung, Energieübertragung, Signalübertragung bei der Muskelkontraktion, Muskelentspannung, Durchblutung, Hormonwirkung* und weiteren anderen Funktionen (s. **Tab. 5/7**).

Für die Aktivierung des Muskelkontraktionsenzyms, der *Adenosintriphosphatase* (ATPase), spielt Magnesium eine wichtige Rolle.

MAGNESIUMMANGEL

Der normale Tagesbedarf von etwa 300 mg wird problemlos über die Nahrung erreicht. Ein erhöhter Bedarf, wie beim Sport oder bei bestimmten Erkrankungen, kann durch Nahrungsergänzungsmittel oder Medikamente kompensiert werden. Die Bioverfügbarkeit des Magnesiums ist in organischen Salzen (Magnesiumaspartat, Magnesiumcitrat) höher als in anorganischen Verbindungen (FINE et al., 1991).

Bei einer Unterversorgung mit *Magnesium* steigt die Durchlässigkeit von Zellmembranen (Zellmembranpermeabilität) an. Der Magnesiummangel führt zur Abnahme der Dichte der in den Zellmembranen ständig arbeitenden *Natrium-Kalium-Pumpen*. Die *ATPase-Aktivität* ist bei Magnesiumunterversorgung erniedrigt und damit ist eine allgemeine Leistungsminderung oder Muskelfunktionsstörung vorprogrammiert. Der intrazelluläre

Kaliumgehalt nimmt ab und ersatzweise werden vermehrt Natrium (Na^+) und Kalzium (Ca^{2+}) in das Zellinnere eingelagert.

Im Leistungssport sind *Schweiß- und Urinausscheidung* die Ursachen erhöhten Magnesium-verlustes. 1 l Schweiß enthält etwa 9 mmol/l Magnesium. Im Sommertraining sind 2-3 l Schweißausscheidung am Tag normal, das bedeutet die Abgabe von 18-27 mmol/l (437-656 mg) Magnesium. Nach Langzeitbelastungen ist jedoch der Magnesiumverlust bedeu-tend höher, weil durch die muskuläre Traumatisierung zusätzlich Magnesium mit dem Urin ausgeschieden wird. In eigenen Experimenten wurde errechnet, dass zusätzlich zum Mag-nesiumverlust von 140 mg/Tag, in einer Woche nach dem Marathonlauf 2,5 g Magnesium ausgeschieden wurden, somit ein Magnesiumgesamtverlust von 3,5 g/Woche eintrat.

Die Bestimmung der Magnesiumkonzentration im Blut gehört zum Standard der Betreu-ung von Leistungssportlern. Eine **Unterversorgung** ist anzunehmen, wenn die Magnesi-umkonzentration im Blut unter 0,74 mmol/l abfällt. Der Magnesiummangel ist meist mit einem Kaliummangel in den Muskelzellen verbunden. Der Abfall des Blutmagnesiums erfolgt zwei Monate früher als der zelluläre Magnesiumabfall, einfach deshalb, weil intra-zellulär die Magnesiumkonzentration höher ist. Im Leistungssport und auch Freizeitsport sind Unterversorgungszustände mit Magnesium immer möglich. Sie sind vorprogrammiert bei länger anhaltendem starken Schweißverlust und Muskelbelastungen mit hohen ex-zentrischen Kontraktionsanteilen. Wenn dazu noch magnesiumarme Getränke oder Nah-rungsmittel aufgenommen werden, ist die Unterversorgung wahrscheinlich.

Magnesiummangelzustände können auch über die Urinausscheidung erkannt werden. In 24 Stunden wird normal 1 mmol/l (24,3 mg) Magnesium ausgeschieden. Ist die Menge geringer, dann ist der Mangel sicher.

Anzeichen einer Magnesiumunterversorgung

Die Anzeichen sind vielfältig und können nicht immer gleich richtig eingeordnet werden. Anzeichen sind: Muskelzittern, Wadenkrämpfe, Nervosität, Müdigkeit und nachlassende Leistungsfähigkeit.

Im Training ist die Herzfrequenz in Ruhe und bei Belastung erhöht. Bei Verdacht auf Un-terversorgung sollte die Magnesiumblutkonzentration bestimmt werden.

Sind Trainings- und Wettkampfbelastungen bei großer Hitze nicht zu umgehen, dann soll-ten vorsorglich täglich 200 mg Magnesium aufgenommen werden. Magnesiumpräparate, die durch Bindung des Magnesiums an Aspartat (organisches Magnesium) gekennzeich-net sind, werden besser vom Dünndarm resorbiert.

Behandlung der Magnesiumunterversorgung

Bei festgestellten Mangelzuständen ist eine zusätzliche Magnesiumaufnahme von 0,5 g/ Tag über längere Zeit notwendig. Gleichzeitig ist Kalium auf natürliche Weise aufzunehmen (Obst, Südfrüchte, Trockenfrüchte). Vorbeugend sollten zur normalen Kost im Leistungstraining 200-500 mg/Tag Magnesium aufgenommen werden. Die Magnesiummenge ist in den zahlreichen Präparaten durch die Bindung an Stabilisatoren unterschiedlich. Magnesiumhaltige Nahrungsmittel sind zu bevorzugen. Auch kann durch die Aufnahme stark magnesiumhaltiger Mineralwässer einem Mangel vorgebeugt werden (**Tab. 6/7**). Die für die Magnesiumversorgung geeigneten Mineralwässer sollten 100 mg/l Magnesium enthalten.

Tab. 2/7: Vergleich der Mineral- und Vitaminaufnahme zwischen Steinzeit und derzeitiger Ernährung: Untrainierter, Sportler und Kranker, Angaben in mg/Tag (Männer mit Energieverbrauch von 2.500-4.000 kcal/d).

Vitamine	DGE 2000	Steinzeit (1)	USA (1)	Leistungssport (2)	Krankheit/Stress
A	1,0	17,2	7,8	3-6	4
B$_1$	1,3	3,9	1,42	4-8	20
B$_2$	1,5	6,5	1,71	3-4	20
B$_6$	1,5	–	–	–	28
B$_9$ (Folsäure/µg)	400	360	180	–	5.000
B$_{12}$ (µg)	3,0	–	–	–	5,0
C	100	604	93	200-400	2.000
D (µg)	5,0	–	–	–	7,0
E	15,0	33	8,5	30-50	150

Mineralien	DGE 2000	Steinzeit (1)	USA (1)	Leistungssport (2)	Krankheit/Stress
Natrium	550	768	4.000	4.000-6.000*	
Kalium	2.000	10.500	2.500	5.000-6.000	
Kalzium	1.000	1.622	920	2.000	* als NaCl
Magnesium	400	1.223	320	500-900	10-15 g/d
Zink	10	43	12,5	(30)	
Eisen	10	87	10,5	20-30	

[1] Eaton et al. (2000);

[2] Keul & Witzigmann (1988); DGE (Deutsche Gesellschaft für Ernährung, 2000)

KALZIUM

Kalzium ist ein Metall, welches in der Umwelt nur in gebundener Form (Kalkstein, Marmor, Kreide, Gips) vorkommt. Kalzium verleiht den Knochen und Zähnen Stabilität und ist dort im Organismus gelagert.

Der *Kalziumspeicher* des Organismus beträgt 1.000 g und befindet sich zu 98 % in den Knochen. Die Festigkeit der Knochen und der Zähne ist vom Kalziumgehalt abhängig. Im Blutserum sind 2,3-2,7 mmol/l (92-108 mg/dl) Kalzium enthalten. Nur die Hälfte ist freies Kalzium in aktiver physiologischer Funktion. Eine starke Säuerung (Laktatbildung) erhöht den freien Anteil. Der Rest ist an Plasmaproteine gebunden. Der Kalziumspiegel wird von zwei Hormonen (Parathormon und Kalzitonin) reguliert. Intrazellulär ist bedeutend weniger Kalzium eingelagert als extrazellulär.

Kalzium ist ein wichtiger Cofaktor für *Enzymreaktionen*. Kalzium ist erforderlich für die neuromuskuläre *Signalübertragung* (Neurotransmitterfunktion), die Durchlässigkeit von *Zellmembranen*, die *Energiefreisetzung* und für die *Blutgerinnung*.

Ein erhöhter Kalziumbedarf im Organismus wird durch die Kalziumfreisetzung aus den *Knochen*, mittels Aktivierung der Osteoklasten über das Parathormon, gesichert.

Normalerweise führt sportliche Aktivität zu keinem Kalziummangel. Eine Ausnahme bildet der Östrogenmangel bei jungen Sportlerinnen, der zu einer Entmineralisierung der Knochen führen kann. Die hormonbedingte Knochenaufbaustörung ist eine Ursache für das Auftreten von Ermüdungsbrüchen (Stressfrakturen), besonders bei jungen Läuferinnen. Als Ursache für die *Stressfraktur* gelten Hormonmangel (meist Östrogene) und unzureichende Kalziumaufnahme über längere Zeit. Der Trainingsstress kann bei jungen Mädchen zu einer hypophysär-hypothalamischen Fehlregulation und letztlich zu einem Ausbleiben der Regelblutung (Amenorrhoe) führen.

Da von der Stressfraktur auch männliche Athleten betroffen sind, ist die Ursache wohl komplexer Natur. Die *Stressfrakturen* sind als Ermüdungsbrüche im Bereich der Knochen der unteren Extremitäten. Sie sind Folge längerer einwirkender motorischer Fehlbeanspruchungen an den knöchernen Ansatzstellen der Muskulatur. Stressfrakturen sind im Röntgenbild anfangs schlecht erkennbar und wurden oft spät diagnostiziert. Moderne bildgebende Verfahren erleichtern die Diagnose.

Die Entmineralisierung stellt eine Vorstufe der sich später entwickelnden Osteoporose dar (Verminderung der Knochenmasse oder Knochendichte).

Um die Entmineralisierung zu vermeiden, ist auf eine ausreichende Aufnahme von Kalzium und Vitamin D_3 zu achten. Wichtige Kalziumquellen sind Käse, Milch, Milchprodukte und Gemüse (**Tab. 3/7**). Der tägliche Kalziumbedarf liegt bei 900-1.200 mg. Mit der Aufnahme von 1 l Milch oder 150 g Hartkäse pro Tag wäre der Bedarf zu decken. Ein hoher Proteingehalt in der Milch behindert die Kalziumresorption. Ebenso wirken Phytate, Oxalate und Phosphate resorptionsbehindernd. Das betrifft eine reichliche Fleischaufnahme oder ein regelmäßiges Trinken von Coca-Cola® (phosphatreich).

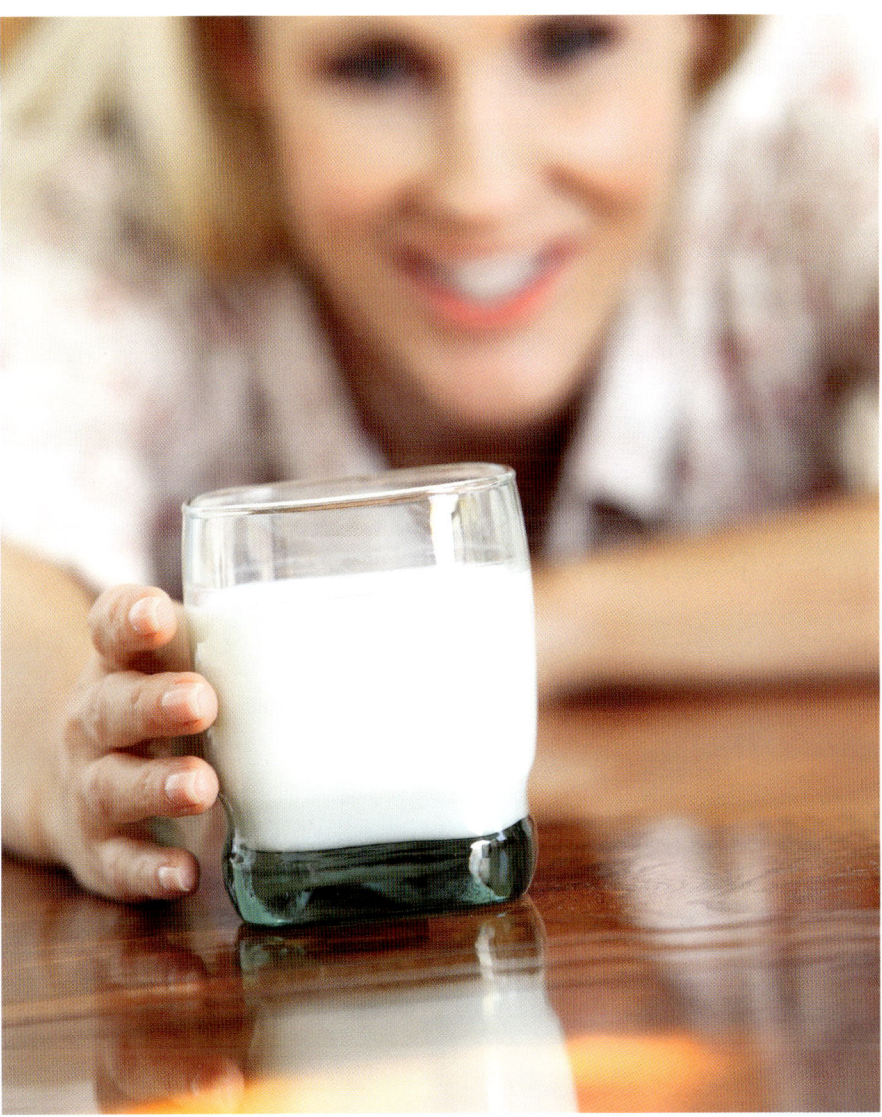

Übertriebene Messungen der Knochendichte haben zu Irritationen bezüglich des Mineralgehalts bei Sportlern geführt. Inzwischen besteht Einigkeit darüber, dass der Sport die Knochenfestigkeit stärkt und es zur Entmineralisierung nur bei den oben angeführten Ausnahmesituationen (Hormonmangel) kommt. Ein klassisches Beispiel für die Knochenentmineralisierung war der Zustand der Schwerelosigkeit der Kosmonauten. Seitdem sie bei längeren Flügen regelmäßig auf Ergometern trainieren, ist die Entmineralisierung weitgehend behoben.

Messungen der Kalziumkonzentration nach Langzeitbelastungen ergaben keine auffälligen Veränderungen. Mit dem Schweiß wird auch Kalzium ausgeschieden, die Verluste werden unterschiedlich angegeben, sie können zwischen 5-50 mg/l schwanken (s. **Tab. 1/7**). Die von der DGE empfohlene Kalziumaufnahme von 1,2 g/Tag war für 14 % der Athleten nicht ausreichend (ROKITZKI, 1994). In den Spiel- und Kraftsportarten benötigen die Athleten mit 1,5-2,5 g/Tag eine höhere Kalziumaufnahme.

Tab. 3/7: Nahrungsmittel mit hohem Kalziumgehalt (Menge in 100 g). Modif. nach: HOLMEIER (1995)

Kalziumhaltige Lebensmittel	Menge in 100 g
Sprotten (geräuchert)	1.700
Parmesan	1.290
Magermilchpulver	1.290
Emmenthaler (45 %Fett; Trockenmasse)	1.159
Schnittkäse (20 % Fett; Trockenmasse)	978
Weitere Käsesorten	125-820
Ölsardinen	330
Kondensmilch (10 % Fett)	315
Sojamehl	195
Vollei (getrocknet)	195
Magermilch	123
Buttermilch	129
Weizenvollkornbrot	95
Magerquark	92
Haferflocken	54

Tab. 4 /7: Magnesiumhaltige Nahrungsmittel. Angaben in mg pro 100 g. Modif. nach: HOLTMEIER (1995)

Magnesiumhaltige Nahrungsmittel	Menge in mg pro 100 g
Kakaopulver	414
Weizenkeime	336
Sojamehl	235
Bierhefe	231
Erdnüsse	182
Mandeln (süß)	170
Haselnüsse	156
Haferflocken	139
Bohnen (weiß)	132
Wallnüsse	129
Reis (unpoliert)	119
Erbsen (geschält)	116
Schokolade	104
Linsen	77
Knäckebrot	68
Nudeln	67
Rosinen (getrocknet)	65
Heringsfilet	61
Weizenvollkornbrot	59
Roggenvollkornbrot	45
Banane	36
Kartoffeln	25
Mineralwässer	20-160 mg/l

Tab. 5/7: Hauptsächliche Unterversorgung mit Mineralien im Leistungstraining

Mineralunterversorgung	Anzeichen der Unterversorgung	Empfohlene Nahrungsmittel
Magnesium: Serumkonzentration < 0,75 mmol/l	Wadenkrämpfe, Nacken-schmerz, Kribbeln (Parästhe-sien) in Händen und Füßen, vagotone Funktionsumstel-lung, Herzrhythmusstörungen, Organ- und Gefäßkrämpfe.	**Medikamente:** 0,3-0,5 g/Tag Magnesi-umpräparate; Aufnahme magnesiumhaltiger Nahrungs-mittel (Sojabohnen, Milch-schokolade, Haferflocken, Vollkornbrot, Milch, Fisch); Mineralwässer.
Eisen Serumferritin: < 12 µg/l Eisenspeicher erschöpft 12-15 µg/l – verminderte Eisenspeicher 35 µg/l – unterer Normalwert Männer (M) 23 µg/l – unterer Normalwert Frauen (F) **Hämoglobin:** < 12 g/dl F < 13 g/dl M **Serumeisen unsicher** (< 60 µg/dl/< 11 µmol/l F; < 80 µg/l/< 14 µg/l M)	Müdigkeit, Zunahme des Anstrengungsgefühls, nachlassende Ausdauerleis-tungsfähigkeit bei höheren Geschwindigkeiten, Verzöge-rung der Erholung, Anämie.	**Medikamente:** 1-2 Monate Eisenaufnahme von 100-200 mg/Tag (mög-lichst zweiwertiges Eisen und magenverträgliches Präparat). Eisenhaltige Nahrungsmittel (Leber, Nieren, rotes Fleisch, Hülsenfrüchte, Schokolade, Vollkornbrot, Leberpaste, Nüsse).
Zink Serumkonzentration < 12 µmol/l	Geschmacks- und Geruchs-störungen, Appetitlosigkeit, Gewichtsabnahme, Müdig-keit, Hautveränderungen, deutliche **Zunahme von Infekten.**	**Medikamente:** Zinkpräparate 15-20 mg/Tag; zinkhaltige Nahrungsmittel: Käse, Vollmilch, Fleisch, Eier, Austern. Zink in Hülsenfrüch-ten und Getreide ist durch enthaltene Phytate schlecht verwertbar.
Kalium Serumkonzentration < 3,5 mmol/l	Muskelschwäche, nachlassen-de Reflexantwort, Durchfälle, Müdigkeit und Trainingsun-lust, Herzrhythmusstörungen.	**Medikamente:** Kalium-Magnesium-Aspartat (50-100 mmol/l Kalium); kali-umhaltige Nahrungsmittel: Obst, Gemüse, Getreidepro-dukte, Fleisch.

Tab. 6/7: Mineralgehalt in Mineralgetränken

Inhaltsstoffe	Menge	Mineralwässer (M.)
Natriumreiche M.	> 200 mg/l	Hunyadi Janos, Kaiser Friedrich Quelle, Heppinger, Selters/Taunus, Überkinger, Fachinger, Rhenser, Apollinaris, Luisenbrunnen, Selters/Lahn u. a.
Kaliumreiche M.**	> 20 mg/l	Heppinger, Apollinaris, Fachinger, Selters/Taunus.
Magnesiumreiche M.	> 100 mg/l	Hunyadi Janos, Heppinger, Kaiser Friedrich Quelle, St. Gero, Gerolsteiner, Apollinaris.
Bicarbonatreiche M. (hydogencarbonatreiche M.)	> 1.000 mg/l	Heppinger, St. Gero, Überkinger, Kaiser Friedrich Quelle, Apollinaris, Fachinger, Gerolsteiner, Überkinger, Luisenbrunnen, Hirschquelle, Selters/Taunus, Rosbacher Urquelle u. a.
Jodreiche M.	> 30 mg/l	Kaiser Friedrich Quelle, Bad Wildunger Helenenquelle, Friedrich Christian Heilquelle, Victoria Lahnsteiner Heilquelle, Kaiser Ruprecht Heilquelle u. a.

Tab. 7/7: Nahrungsmittel mit erhöhtem Eisengehalt

Nahrungsmittel	Eisen (mg/100 g)
Leber (Schwein)	22
Hefe (trocken)	17
Kakao	12
Sojabohnen, Linsen, weiße Bohnen (Hülsenfrüchte)	7-9
Haferflocken, Weizenkeime	5-8
Petersilie, Spinat	4-8
Mandeln, Haselnüsse, Sonnenblumenkerne	3-7
Aprikosen, Feigen (getrocknet)	3-5
Vollkornprodukte	3-4
Rindfleisch, Kalbfleisch	3
Schokolade	3

EISEN

Das Körperdepot des Spurenelements Eisen beträgt 3-5 g. Davon befinden sich 70 % im *Hämoglobin* (roter Blutfarbstoff) als *Häm-Eisen* gebunden. Eisen ist Bestandteil aller sauerstoffübertragenden Verbindungen, wie im *Hämoglobin*, *Myoglobin* (Sauerstoffspeicher im Muskel) und in *Enzymen* des aeroben Stoffwechsels (Cytochrome, Katalasen, Peroxidasen).

Der neu entdeckte Regulator im Eisenstoffwechsel, das Hepadicin, wird in der Leber gebildet (GANZ & NEMETH, 2005). Dieses Peptid kontrolliert die Menge an extrazellulären Eisen, durch Regulation der intestinalen Aufnahme (Resorption im Dünndarm), dem Recycling aus den Macrophagen und der Freisetzung aus den körpereigenen Speichern. Das Hepadicin hemmt den zellulären Eisenaustritt durch Bindung und Hemmung des Abbaus eines Membrantransportproteins, dem Ferroportin (WESSLING-RESNICK, 2006). Das Ferroportin reguliert die Freisetzung von zweiwertigem Eisen (Fe^{2+}) aus den Zellen. Fe^{2+} ist intrazellulär an den Eisenspeicher Ferritin gebunden, welcher 20 % des Körpereisens speichern kann (HARRISON & AROSIO, 1996). Obgleich sich das meiste Ferritin intrazellulär befindet, ist die geringe Menge Ferritin im Blut ein sicherer Indikator für die Eisenversorgung im Körper. Die Umwandlung des zellständigen Fe^{2+} in das dreiwertig Eisen (Fe^{3+}) zum Transport im Blut erfolgt mit Hilfe des oxidationsfreudigen kupferhaltigen Proteins Coeruloplasmin. Das Fe^{3+} wird im Blut durch die Bindung an Transferrin transportiert.

Die *funktionellen Eisenreserven* verteilen sich auf 2,3 g im Hämoglobin, 0,32 g im Myoglobin und 0,18 g in eisenhaltigen Enzymen. 12 % des Eisenbestandes ist das Funktionseisen im Blut. Die restlichen 18 % sind als Eisenspeicher fest gebunden (700 mg als Ferritin und 300 mg als Hämosiderin). Nur ein kleiner Teil des Eisens wird in einem speziellen Blutprotein, dem Transferrin, transportiert.

Der größte Eisenspeicher ist die Leber. Die Serumkonzentration des Eisens beträgt 0,6-1,45 mg/l (10,7-26 µmol/l) bei Frauen und 0,8-1,68 mg/l (14,3-30 mmol/l) bei Männern. Der Normalbereich des Ferritins im Blut beträgt 30-400 µg/l bei Sportlern und 30-150 mg/l bei Sportlerinnen. Die Ferritinkonzentration im Blut steht mit dem Eisenspeichern in den Geweben in einem engen Zusammenhang. Bei Sporttreibenden ist eine mittlere Ferritinkonzentration von 30-150 mg/l anzustreben. Eine Eisenunterversorgung liegt bei Sportlern vor, wenn die Ferritinkonzentration unter 30 µg/l abfällt. Näheres zur Eisenversorgung siehe in **Tab. 7/7**. Zur Bestimmung der Eisenspeicher werden neuerdings noch weitere Indikatoren angewandt, das *Protophorphyrin* und der *lösliche Serumferritinrezeptor*.

Da das Serumferritin eng mit dem Gewebseisen korreliert, gehört es zum Standard zur Beurteilung einer Eisenunterversorgung im Sport und Klinik (BAYNES, 1996). Die Bestimmung des *Serumeisens ist zur Diagnose eines Eisenmangels ungeeignet.*

Folgende physiologischen Regulationsmöglichkeiten beeinflussen im Leistungssport den Eisenspiegel:

1. Das freie Serumeisen kann durch das Serumprotein *Haptoglobin* gebunden werden und wird in dieser Verbindung nicht nierendurchgängig. Wenn es nach einer intensiven Laufbelastung zum Abfall des *Haptoglobins* kommt, dann ist dieses zur zusätzlichen Bindung des freigesetzten Eisens aus den Erythrozyten (mechanische Zerstörung der Erythrozyten) voll beansprucht. Ist die verfügbare Haptoglobinmenge erschöpft, dann steigt das Serumeisen für 1-2 Tage an. Durch die erhöhte Ausscheidung über die Nieren normalisiert sich der Eisenspiegel wieder.

2. Wird ein Abfall des Serumeisens nachgewiesen, verbunden mit einem Anstieg des Ferritins, dann liegt hier eine *Akute-Phase-Reaktion* vor. Ferritin ist ein Akute-Phase-Protein. Fast bei jedem Infekt oder Belastungsstress kommt es zur Absenkung des Serumeisens und zu einem Ferritinanstieg, ohne dass hier ein Eisenmangel vorliegt.

3. Wenn der Sportler sich im Leistungstraining an die Belastung angepasst hat und die Stressregulation nachlässt, dann normalisieren sich Ferritin und Serumeisen und liegen beide im erwarteten Normbereich.

Das Ferritin kann bei einer Akute-Phase-Reaktion, einer durch Zytokine ausgelösten Allgemeinreaktion bei akuten Entzündungen und bei Stresssituationen, für mehrere Tage um 20-30 % ansteigen.

SPORTLERANÄMIE

Durch das Training und insbesondere das Ausdauertraining kommt es zu einer Zunahme der flüssigen Blutbestandteile, der Hämatokrit sinkt. Die Zunahme des Plasmavolumens kann 10-20 % betragen und führt scheinbar zu einer Abnahme des Hämoglobins um 1-2 g/dl. Diese *Pseudoanämie* Trainierter, die auf einer Hypervolämie beruht, darf nicht zur Fehldiagnose eines Eisenmangels führen. Mit dem Hämoglobinwert muss gleichzeitig der Hämatokrit beachtet werden. Dieser ist bei Athleten, besonders Ausdauersportlern, immer erniedrigt. Bei normalem Hämatokrit darf das Hämoglobin bei Männern nicht unter 13 g/dl und Frauen nicht unter 12 g/dl abfallen (**Tab. 8/7**).

Tab. 8/7: Abweichungen von Normalblutwerten durch Training (sogenannte „Sportleranämie")

Normalwerte	Männer	Frauen
Hämatokrit (%)	46 (39,8-52,2)	40,9 (34,9-46,9)
Hämoglobin (g/dl)*	15,5 (13,3-17,7)	13,7 (11,7-15,7)
Serumferritin (µg/l)**	30-400	30-150
„Sportleranämie"	Männer	Frauen
Hämatokrit (%)	< 40	< 35
Hämoglobin (g/dl)	< 13	< 12
Serumferritin (µg/l)	< 30	< 20

* Hämoglobin g/dl x 0,6206 = mmol/l

** 1 µg/l Serumferritin entspricht 8-10 mg Speichereisen

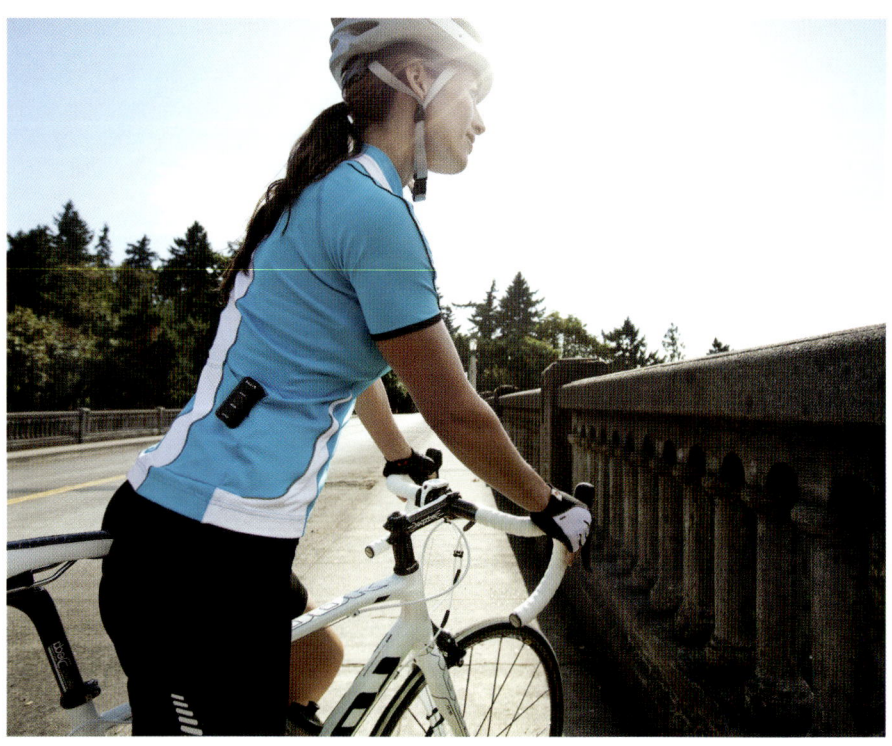

Zu den Sportlern, die gehäuft eine Eisenunterversorgung aufweisen, gehören die Läufer. Hier sind es wiederum die jungen Läuferinnen. Erhebungen ergaben, dass 10-16 % der Marathonläuferinnen eine Eisenunterversorgung aufwiesen (DICKSON et al., 1982). Seit diesem Befund wurde nach den Ursachen gesucht und Behandlungsmöglichkeiten vorgeschlagen.

Zur Entstehung eines niedrigen Ferritinniveaus tragen bei:

1. Trainingsbedingte Blutverdünnung (Hämodilution).
2. Anstieg des Myoglobins im Muskel.
3. Anstieg der Erythrozytenmasse im Blut.
4. Unzureichende Eisenaufnahme (Fleischverzicht).
5. Mikroblutungen im Magen-Darm-Trakt.
6. Eisenverlust über den Schweiß (~ 23 µg/l).
7. Eisenverlust über Urin (Haptoglobinmangel bindet weniger zerstörte Erythrozyten; Erythrozytenaustritte über die Nieren).
8. Größere Eisenspeicherung in der Leber.
9. Menstruationsblut bei Frauen (15-30 mg/Zyklus).
10. Einseitige pflanzliche Ernährung.

In der mechanischen Zerstörung der Erythrozyten in den Fußsohlen wurde die Hauptursache des Eisenverlusts bei Läufern gesehen, besonders dann, wenn auf hartem Untergrund gelaufen wurde. Von den Ausdauersportlern weisen die Läufer am häufigsten eine Eisenunterversorgung auf. Das Eisen und besonders das Hämoglobin hat eine große Bedeutung für den Sauerstofftransport. Die in diesem Zusammen-

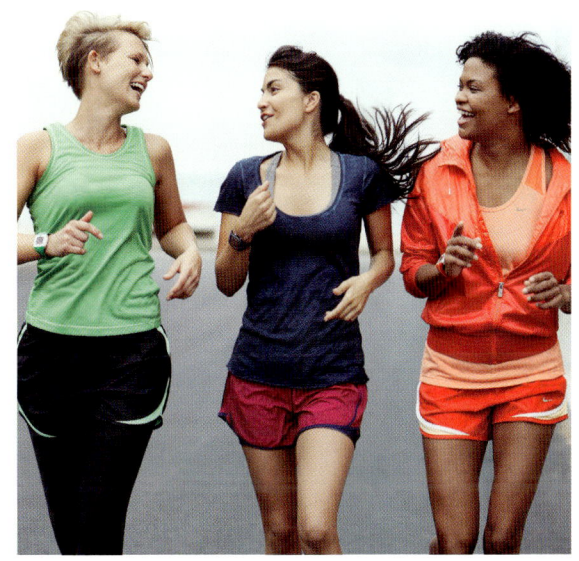

hang bewiesenen Manipulationen mit Erythropoetin® und Eigenbluttransfusionen für die Zunahme des Hämoglobins im Profisport (s. Kap. 11) unterstreichen die Bedeutung der Sauerstofftransportkapazität im Leistungssport. Im Leistungstraining beträgt der tägliche *Eisenverlust* etwa 2 mg. Deshalb sollte auf die natürliche Eisenaufnahme mit der Nahrung geachtet werden. Besteht ein Anhaltspunkt für eine *unzureichende Eisenversorgung*, dann sollten folgende Maßnahmen eingehalten werden:

- Verstärkter Verzehr von rotem Fleisch (Leber, Blutwurst).
- Keine gleichzeitige Aufnahme von Tee oder Kaffee mit der Hauptmahlzeit (hemmen Eisenaufnahme).
- Bei Fleischmahlzeit gleichzeitig Orangensaft (Vitamin C) trinken, da Eisenresorptionsförderung eintritt.
- Eisenangereicherte Supplemente aufnehmen.
- Eisenmedikamente vom Arzt.

Das in der Nahrung enthaltene Eisen wird bei normaler Mischkost nur zu etwa 10 % vom Darm aufgenommen (s. **Tab. 7/7**). Bei vegetarischer Kost beträgt die Resorption des Eisens nur 3-8 % im Vergleich zur Fleischnahrung von 15-22 %. Um den Verlust von 2 mg Eisen auszugleichen ist eine Zufuhr von 20 mg/Tag notwendig. Durch Umstellungen in der Ernährung kann die Eisenaufnahme gefördert oder behindert werden. Unterstützend wirkt die gleichzeitige Aufnahme von Vitamin C (Tabletten, Lösungen, Fruchtsäfte). Hingegen hemmen Kaffee, Tee, Coca-Cola® und faserreiche Kost die Eisenresorption im Darm.

Hält die Eisenunterversorgung längere Zeit an, dann sind die Eisenspeicher nach 5-8 Monaten erschöpft. Die Abnahme von einem µg/l Serumferritin entspricht dem Verlust von etwa 10 mg Speichereisen. Das Hämoglobin kann täglich um etwa 20 mg zunehmen. Um den Hämoglobinwert deutlich ansteigen zu lassen, ist eine längere Aufnahme von 100-200 mg/Tag an zweiwertigem Eisen notwendig, welches eine bessere Bioverfügbarkeit als dreiwertiges Eisen hat.

Bei latentem Eisenmangel (Ferritin < 20 µg/l) bei jungen Leistungssportlern beiderlei Geschlechts konnte nach 12-wöchiger Eisensubstitution (2 x 100 mg zweiwertiges Eisen) die aerobe Leistungsfähigkeit gesteigert werden, ohne Veränderungen im Gesamthämoglobin (FRIEDMANN et al., 2001).

Der Eisenmangel wird praktisch nicht gleich erkannt, deshalb sollte regelmäßig im Trainingsjahr das Serumferritin bestimmt werden. Hinweise für eine Eisenunterversorgung sind: ungewohnte Müdigkeit, vorzeitige Erschöpfung, mangelnde Intensitätsverträglichkeit, ausbleibende Leistungsentwicklung, verstärkte Atmung bei Belastungen, Häufung von Infekten der oberen Luftwege.

ZINK

Zink ist ein unentbehrliches Spurenelement und als Bestandteil vieler Enzyme (DNA-bindende Proteine: Transcriptionsfaktoren, Steroidrezeptoren, DNA- und RNA-Polymerasen, Endonucleasen; Glutathionoxidase) für den Stoffwechsel notwendig. Der Körper speichert 1,3-2 g *Zink* in Knochen und Muskeln. Nur eine kleine Menge befindet sich im Blut (4-7,5 mg/l oder 61-114 mmol/l). Davon sind 90 % in den Erythrozyten enthalten und für Stoffwechselprozesse verfügbar. Im Serum beträgt die Zinkkonzentration 9-18 µmol/l (0,6-1,2 mg/dl). Das in Knochen und Muskeln gelagerte Zink ist nicht gleich zugänglich. Zink hat zahlreiche bedeutende Funktionen und ist Bestandteil in über 300 Enzymen. Die Konzentration von Zink im Serum liegt bei Leistungssportlern bei durchschnittlich 17,7 µmol/l. Bei restriktiver Ernährung und geringer Fleischaufnahme sinkt der Zinkgehalt (LUKASKI et al., 1996). Während der Belastung geht Zink über Schweiß und Urin verloren. Der Zinkverlust über den Schweiß ist gering (0,1-0,3 mg/l); er ist höher über den Urin.

Nach eigenen Daten kommt es nach einem Marathonlauf zu einem dreitägigen Anstieg der Zinkkonzentration um 23 %, wahrscheinlich durch Zinkaustritt aus den Erythrozyten in das Blutplasma bei mechanischer Zerstörung der Erythrozyten. Ein ähnlicher Vorgang, wie er beim Eisen- und Magnesiumaustritt aus mechanisch zerstörten Erythrozyten bekannt ist.

Bei vielseitiger Ernährung hat der Leistungssportler normalerweise keine Probleme mit der Zinkversorgung. Die empfohlene Aufnahme von 10-15 mg/Tag wird gesichert. Mit zunehmender Nahrungsaufnahme steigt der Zinkkonsum, er kann bei 4.000 kcal auf 15-20 mg/Tag ansteigen. Fleisch, Leber, Seefisch, Milch und Eier sind die wichtigsten Zinklieferanten (**Tab. 9/7**).

Tab. 9/7: Nahrungsmittel mit erhöhtem Zinkgehalt

Nahrungsmittel	Zink (mg/100 g)
Weizenkeime	12
Fleisch (Schwein, Rind)	3,6-4,3
Hülsenfrüchte (Linsen, Bohnen)	3-5,5
Getreideerzeugnisse (Nudeln, Vollkornbrot, Haferflocken)	1,6-4,4
Geflügel (Pute)	1,8
Fisch (Forelle, Hecht)	0,5-1,1
Gemüse (Rosenkohl, Brokkoli, Mais, Erbsen)	0,9-1
Milchprodukte (Joghurt, Buttermilch, Käse)	0,4-1

Ähnlich wie beim Eisen, behindern die *Phytate* und *Fasern* in der pflanzlichen Nahrung die Zinkresorption. Die normale Zinkversorgung des Sportlers sichert seine Belastbarkeit, beugt Muskelkrämpfen vor und wirkt stabilisierend auf das Immunsystem. Gerade die Förderung der Reaktivität im Immunsystem hat die ausreichende Versorgung mit Zink in den Mittelpunkt der Infektvorbeugung gerückt. Zink fördert die Proteinsynthese. Die Aufnahme eines Eisenzinkpräparats hat zur Förderung der Blutzellbildung und zu einem Hämoglobinanstieg geführt (NISHIYAMA et al., 1996). Der Zinkmangel äußert sich u. a. in der Abnahme der Leistungsfähigkeit, schneller Ermüdung, Infekthäufung, Hautveränderungen (Nagelbrüchigkeit, Haarausfall, Trockenheit an Haut und Augen, entzündliche Mundwinkel) sowie Anämie.

Vegetarisch eingestellte Sportler sind meist mit Zink unterversorgt. Bei nachgewiesenem Zinkmangel sind täglich zusätzlich 30-90 mg aufzunehmen. Im Leistungssport ist ein Defizit in der Zinkaufnahme zu vermeiden, weil dadurch die Proteinsynthese behindert wird und es zu einem langsameren Laktatabbau kommt. Eine verminderte Proteinsynthese verlangsamt den Muskelaufbau in Kraftsportarten und im Bodybuilding. Eine Zinkaufnahme von 20-30 mg/Tag reicht im Hochleistungssport aus, um Mangelzuständen vorzubeugen. Eine höhere Zinkzufuhr hemmt die Kupferaufnahme und senkt nach LUKASKI (1997) die Lipoproteine hoher Dichte (HDL).

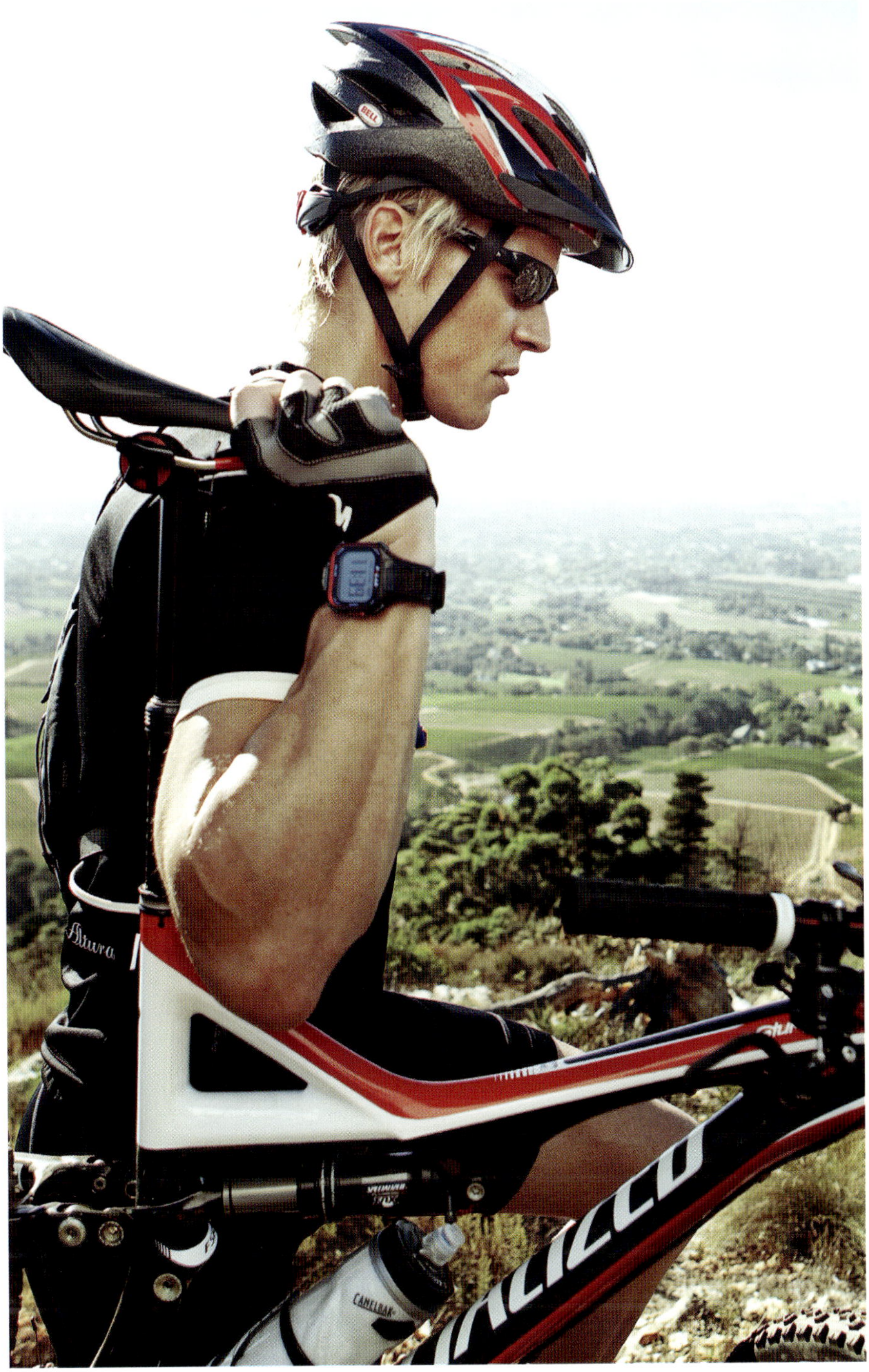

7.2 SPURENELEMENTE: KUPFER, SELEN, CHROM, VANADIUM, BOR, JOD

Die Spurenelemente bilden eine Gruppe von Mineralstoffen, die in geringen Mengen im Körper vorkommen und aufgenommen werden. Die Unterscheidung zwischen Mineralien und Spurenelementen beruht auf der geringen Mengen (10-1.000 mg) im Organismus. Zu den Spurenelementen zählen Mineralien, die in Mengen von unter 20 mg/Tag aufgenommen werden. Von den 14 bekannten essenziellen Spurenelementen stehen sechs in Beziehung zur körperlichen Belastung: Eisen, Kupfer, Zink, Selen, Chrom und Vanadium (**Tab. 10/7**).

Tab. 10 /7: Spurenelemente im menschlichen Organismus

Lebensnotwendig (essenziell)	Nichtessenziell	
Chrom (nicht mehr als essenziell geführt)*	Aluminium	Edelgase
Eisen	Antimon	Quecksilber
Fluor	Arsen	Rubidium
Jod	Barium	Silber
Kobalt	Beryllium	Strontium
Kupfer	Blei	Tellur
Mangan	Bor	Thallium
Molybdän	Brom	Titan
Nickel	Chrom*	
Selen	Kadmium	
Silicium	Zäsium	
Vanadium	Gold	
Zink	Lithium	
Zinn	Platin	

* Fett gedruckte Spurenelemente stehen in Beziehung mit körperlicher Belastung

KUPFER

Im Körper sind 80-150 mg (1,5-2,35 mmol/l) *Kupfer* gespeichert. Die Konzentration des Kupfers im Blutserum beträgt bei Männern 0,70-1,40 mg/l (11-22 µmol/l) und bei Frauen 0,85-1,55 mg/l (13.24 mmol/l). Als notwendige Aufnahme wird 1,5-3 mg/Tag angenommen. Die normale Mischkost deckt diesen Bedarf. Möglicherweise benötigen Leistungssportler mehr Kupfer als Untrainierte, weil es für den Strukturumbau in Muskulatur und Sehnengewebe benötigt wird. Der Hauptausscheidungsort für Kupfer ist die Galle. Jedoch wird Kupfer auch mit dem Schweiß ausgeschieden, wobei die Mengen stark variieren (ANDERSON, 1991). Zu den kupferreichen Nährstoffen gehören: Leber, Fische, Nüsse, Kakao und Hülsenfrüchte.

Kupfer ist für den Organismus lebensnotwendig. Unterversorgung führt zu gesundheitlichen Beeinträchtigungen, Störungen im Gewebeaufbau und Einschränkungen von Enzymaktivitäten. Kupfer ist Bestandteil von 16 Metalloproteinen. Die Bildung von Bindegewebe, die Funktion des Zentralnervensystems sowie die Blutbildung sind ohne Kupfer nicht möglich. Das *Coeruloplasmin*, ein kupfertransportierendes Protein, ist an der Immunabwehr beteiligt und ist als Protein der Akuten Phase bei Entzündungsprozessen wirksam.

Die Kupferaufnahme sollte dosiert erfolgen, denn eine zu reichliche Aufnahme führt zu Krämpfen und Blutarmut (hämolytische Anämie). Die gleichzeitige Aufnahme von reichlich Eisen oder Zink kann die Kupferresorption im Darm behindern.

SELEN

Das Selen gehört zu den *essenziellen Spurenelementen* und muss in Mengen von 20-100 µg/Tag aufgenommen werden. Selen ist Bestandteil der neu entdeckten 21. proteinbildenden Aminosäure Selenocystein (REDERSDORFF, KROLL & LESCURE, 2006).

Der größte Selenbestand von 10-15 mg befindet sich in Nieren, Leber, Skelettmuskel und Erythrozyten. Die Serumkonzentration schwankt zwischen 50-120 mg/l (0,6-1,5 µmol/l). Als tägliche Aufnahme werden 20-100 µg/Tag Selen empfohlen. Experten erscheint die untere Aufnahmegrenze als zu niedrig (SCHRANZER, 1997).

Funktionell ist Selen von zentraler Bedeutung bei der antioxidativen Abwehr (CLARKSON, 1995). In der *Glutathionperoxidase* entfaltet Selen eine stark antioxidative Wirkung, synergistisch mit Vitamin E. Selen wurde auch als Bestandteil eines schilddrüsenhormonbildenden Enzyms (Jodthyronin-5'-Dejodase) entdeckt. Dieses Enzym ist lebensnotwendig. Neben den Selenenzymen wurden auch spezielle Selenproteine entdeckt, deren Wirkung abgeklärt wird. Ein Selenmangel ist gleichbedeutend mit einer Jodmangelsymptomatik. Die durch Selenmangel bedingte Jodunterversorgung ist durch Kälteempfindlichkeit, niedrigen Blutdruck, Gewichtszunahme, Haut- und Haarveränderungen sowie Kropfbildung gekennzeichnet.

Ein Normwert für Selen ist schwer festzulegen. Der Gehalt in Lebensmitteln schwankt vom Anbaugebiet (Bodenselengehalt), der Belastung der Böden mit Schwermetallen sowie Verzehrgewohnheiten. Der Selengehalt in den Erythrozyten gibt Auskunft über die Langzeitversorgung. Lebensmittel, mit denen Selen aufgenommen wird, sind: Meeresfische, Fleisch, Leber, Getreideprodukte, Hefen und Nüsse. Selenhefen helfen bei gezielter Versorgung. 1 mg *Selenhefe* entspricht der Menge von 1 µg anorganischen Selens.

Die in China vorkommenden, selenarmen Böden führten zur Ausbildung der *Keshankrankheit*. Kennzeichnend für den extremen Selenmangel ist eine starke Schwäche (Myopathie) des Herz- und Skelettmuskels. Alkoholiker haben oft einen Selenmangel.

Der *Selenbedarf* wird in Europa mit 50-100 µg/Tag angenommen und in den USA mit 1 mg/kg Körpergewicht. Auch größere Mengen (150-250 µg/Tag) werden empfohlen (SCHRANZER, 1998). Deutschland gilt als mit Selen unterversorgt. Eine Selen-Supplementation von 180 µg/Tag führte zum Anstieg der muskulären Glutathionperoxidase-Aktivität und damit zur Zunahme der antioxidativen Kapazität (TESSIER et al., 1995).

CHROM

Nach neueren Daten wird Chrom nicht mehr als essenzielles Spurenelement betrachtet (DI BONA et al., 2011; LOVE et al., 2013). Die *Chrom-Serumkonzentration* von 0,5 µg/l (9,7 mmol/l) ist kein repräsentativer Wert für die Chromversorgung. Der Transport im Serum erfolgt durch Anlagerung an Transferrin und Albumin. Der tägliche Bedarf an diesem Spurenelement wird mit 0,01 mg (0,2 mmol) angenommen. Chromhaltige Nahrungsmittel sind: Bierhefe, Brokkoli, Leber, Gerste und Vollkornbrot. Die Resorption im Darm des natürlich aufgenommenen Chroms ist niedrig. Ein Chromdefizit ist beim Menschen nicht bekannt.

Chrom wirkt im Kohlenhydrat-, Protein- und Fettstoffwechsel und potenziert die Wirkung von Insulin bei der Stimulierung der Aufnahme von Glukose, Aminosäuren und Triglyzeriden in die Zelle (ANDING et al., 1997). Die Speicherung des Glykogens wird durch Chrom gefördert. Auf die Chromwirkung wurde man bei Glukosetoleranzstörungen aufmerksam, indem ein Glukosetoleranzfaktor, ein Komplex aus Chrom, Nicotinsäure und Glutathion, entdeckt wurde (HUNT & GROFF, 1990).

Im Tierversuch nahmen bei Chrommangel die Glykogenspeicher ab und bei Zufuhr wieder zu. Eine erhöhte Aufnahme von Chrom förderte den Einbau von Aminosäuren in das Muskelgewebe und die Zunahme des Fettumsatzes (CAMPBELL & ANDERSON, 1987; ANDERSON, 1991). Die Ergebnisse einer Studie, in der ein anaboler Effekt des Chroms festgestellt wurde, ließen sich später in Doppelblindversuchen nicht bestätigen. Bei Aufnahme von Chrompicolinat (200 μg/Tag) kam es zu keiner Erhöhung der Muskelkraft, des Fettstoffwechsels und einer Abnahme des Körperfetts (HALLMARK et al., 1996). Auch die Zufuhr von Chromchlorid führte zwar zur Erhöhung der Serumkonzentration und erhöhten Ausscheidung von Chrom, aber nicht zum Zuwachs der Muskelkraft (LUKASKI et al., 1996). Wird Chrom zu therapeutischen Zwecken genutzt, dann ist eine Senkung des glykolisierte Hämoglobins (HbA 1c) und Ruheblutzuckers wahrscheinlich (NAHES & MOHRER, 2009).

Das bisher als Nahrungsergänzungsmittel in den USA stark umworbene Chrompicolinat [CR(pic)^3] wird inzwischen bei Gesunden als wirkungslos angesehen und ist zu unterlassen. Im Tierversuch wird das Chrompicolinat sogar als toxisch eingeschätzt, indem es die oxidative Zerstörung der Erbsubstanz DNA generiert (VINCENT, 2003).

Chromhaltige Nahrungsmittel sind: Bierhefe, Brokkoli, Leber, Gerste und damit Vollkornbrot. Die Resorption im Darm des natürlich aufgenommenen Chroms ist niedrig.

Die Aufnahme größerer Mengen von Chrom kann auf die Leber schädigend wirken.

VANADIUM
Vanadium gehört zu den essenziellen Spurenelementen. Die Serumkonzentration beträgt 1 μg/dl. Der tägliche Bedarf liegt bei 1-2 mg. Vanadium wird hauptsächlich über Weizen, Sojabohnen, Olivenöl, Sonnenblumenöl, Äpfel und Eier aufgenommen.

Vanadium hat eine Wirkung auf das Insulin und senkt den Blutzucker (CAM, BROWNSEY & McNEILL, 2000; SHUKLA & BHONDE, 2008). Vanadium fördert den Aminosäurentransport in die Zellen. Dieser anabole Effekt wird im Bodybuilding genutzt. Im Laborversuch wurde der anabole Effekt nachgewiesen. Ratten die ohne Vanadium ernährt wurden, wuchsen langsamer (NIELSEN, 1996). Der Nachweis, dass die Aufnahme von 60 mg/Tag von *Vanadylsulfat* zum Muskelwachstum bei Athleten führen würde, ist nicht eindeutig belegt (FAWCETT et al., 1996).

Eine Metaanalyse zu Vanadium ergab, dass der Nutzen bei Behandlung des Diabetes Typ 2 nicht eindeutig ist (SMITH, PICKERING & LEWITH, 2008).

Eine zu große Menge (~ 150 mg/Tag) aufgenommenen Vanadiums kann zu Schleim-hautreizungen führen.

BOR

Bor ist ein *Ultraspurenelement* und ist hauptsächlich beim Menschen in Zähnen, Knochen, Fingernägeln und Haaren nachweisbar. *Bor* gilt für das Wachstum von Pflanzen als essen-ziell, nicht jedoch für den Menschen. Die mit der Nahrung aufgenommen tägliche Menge wird mit 0,5-3 mg angegeben, sodass die notwendige Menge von 1-2 µg/Tag mühelos durch Mischnahrung zu erreichen ist. Bor ist in Salaten, Nüssen, Gemüse und in Früchten, besonders in Weintrauben (Rotwein) sowie Bier enthalten. In Zitrusfrüchten kommt Bor nicht vor. Die Annahme, dass die Aufnahme von 2,5-3 mg/Tag Bor die Testosteron- und Östrogenkonzentration beeinflussen kann, wurden experimentell im Versuch mit Sport-lern nicht bestätigt (GREEN & FERADO, 1994). Die gegenwärtigen Daten reichen nicht aus, eine Supplementation mit Bor zu rechtfertigen. Eine Überversorgung durch Nah-rungsmittel ist nicht zu befürchten.

JOD

Jod ist ein essenzielles Spurenelement, welches in geringen Mengen in den Böden und Trinkwasser vorkommt. Jod wirkt als Bestandteil der Schilddrüsenhormone. Jod wird in der Schilddrüse in die Hormone (Thyroxin, Triiodthyronin und Diiodtyrosin) eingelagert. Mit Jod wird das Prohormon Thyroxin (T_4) zum aktiven Schilddrüsenhormon Trijodthyronin (T_3) umgewandelt. Das hierfür entscheidende Enzym (Jodthyronindejodase) enthält Jod und Selen (s. Kap. 6). Das Dijodthyrosin ist eine Vorläufersubstanz der Hormone T_4 und T_3.

Das Joddepot im Körper beträgt 10-20 mg, davon befindet sich die größte Menge in der Schilddrüse (8-15 mg). Bei der empfohlenen Jodzufuhr von 200 µg/Tag werden in 24 Stunden 15 % von der Schilddrüse aufgenommen. Sinkt die Jodzufuhr, dann steigt selbstregulierend die Jodaufnahme in der Schilddrüse an. Überschüssiges Jod wird stän-dig über den Urin ausgeschieden, sodass die Jodausscheidung ein praktisches Maß der Jodversorgung darstellt. Sie sollte täglich mindestens 100 µg/l Tag betragen (ANKE et al., 1998). In Deutschland betrug die tägliche Jodausscheidung im Mittel 117 µg/l und sollte nach Empfehlungen der WHO 100-200 µg/l betragen (THAM et al., 2007).

Entsprechend der Definition der WHO zur Jodversorgung zählt Deutschland zu den Mangelgebieten, mit einem *Nord-Süd-Gefälle*. Ein Jodmangel führt zur Vergrößerung der Schilddrüse (Kropf); ist der Mangel größer, dann entwickelt sich eine Hypothyreose mit einer Minderproduktion von T_4 und T_3. Diese hochgradige Jodunterversorgung beeinflusst viele Stoffwechselprozesse negativ und kann sogar die körperliche Entwicklung hemmen.

Die tägliche Jodzufuhr sollte mindestens 2 µg/kg Körpergewicht betragen. Bei der Behandlung einer Unterversorgung wird ärztlich eine höhere Dosis verordnet. Auch Schwangere und Mütter benötigen mehr Jod.

Die Versorgung mit Jod hängt vom Jodgehalt der Böden ab; dieser wirkt sich dann im Jodgehalt des Getreides und Futters bzw. Fleisches aus. Deshalb werden Tiere gezielt mit Jodsalz gefüttert. Ein weiterer Ausgleich wird in der ständigen Aufnahme von Jodsalz gesehen. In Deutschland wird dem Salz pro Kilogramm 15-25 mg Jod zugesetzt. Durch die konsequente Zufuhr von 25 mg Kaliumjodid/kg Salz hat die Schweiz, ein ehemaliges Jodmangelgebiet, die Unterversorgung mit ihren gesundheitlichen Folgen beseitigt.

Leistungssportler haben potenziell einen erhöhten Jodbedarf. Sie sollten jodhaltiges Salz benutzen und wöchentliche Fischmahlzeiten, die jodreich sind, realisieren. Die Obergrenze der Jodzufuhr sollte 500 µg/Tag nicht überschreiten. Die Höchstdosis in der Jodzufuhr wird von der WHO mit 1 mg/Tag angegeben. Darüber hinaus besteht die Gefahr der *Hyperthyreose*, einer Schilddrüsenüberfunktion.

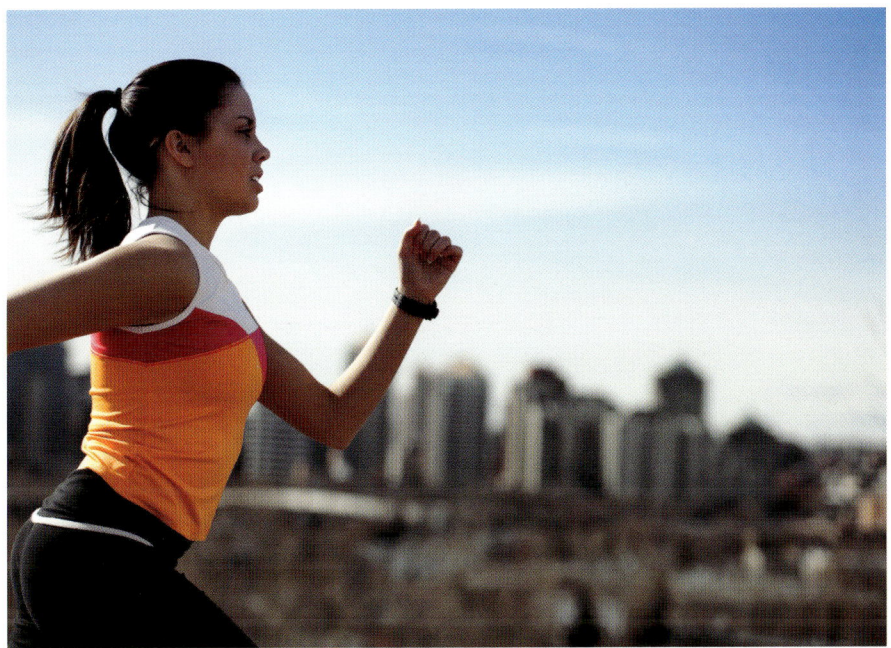

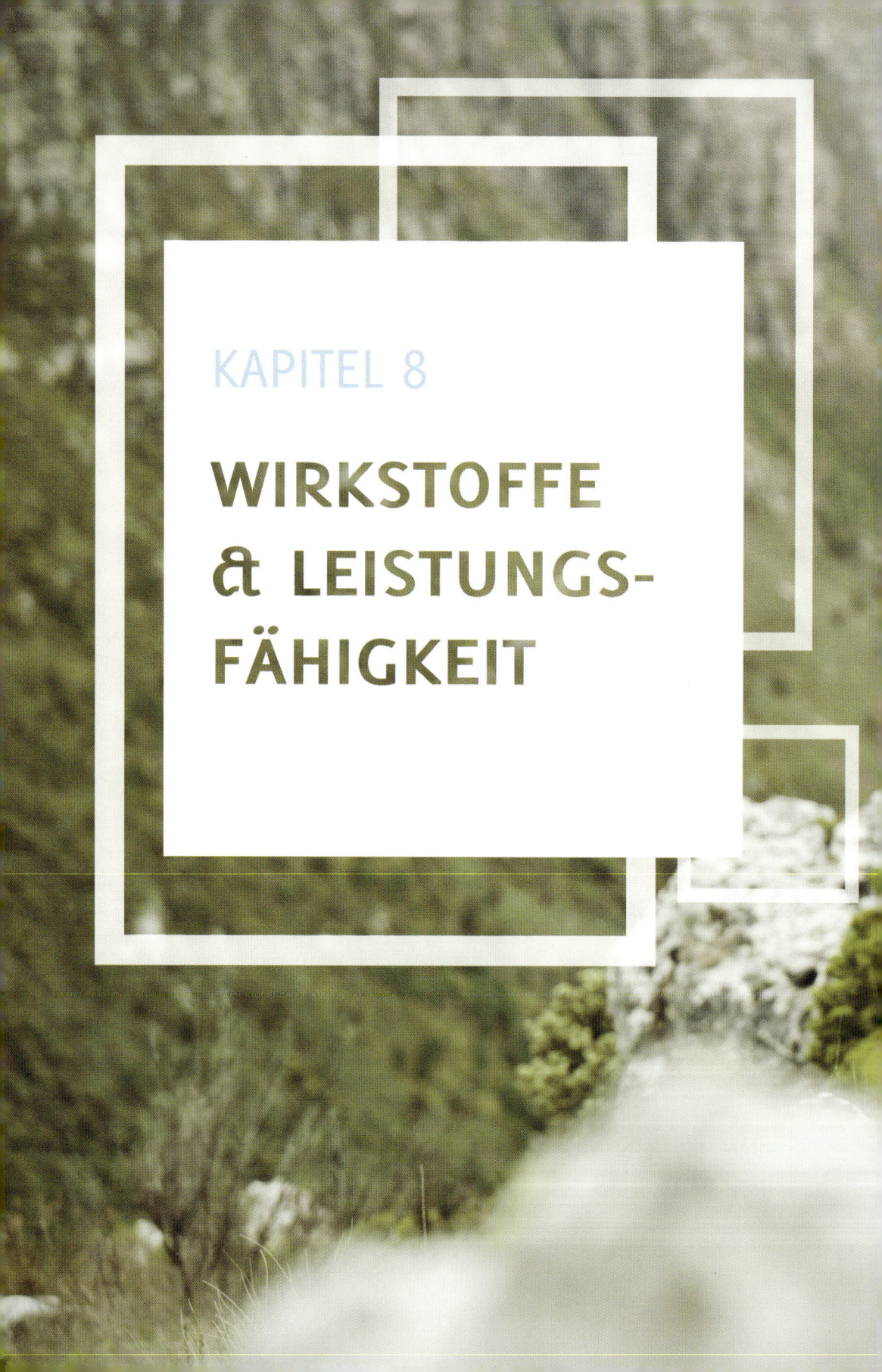

KAPITEL 8

WIRKSTOFFE & LEISTUNGS-FÄHIGKEIT

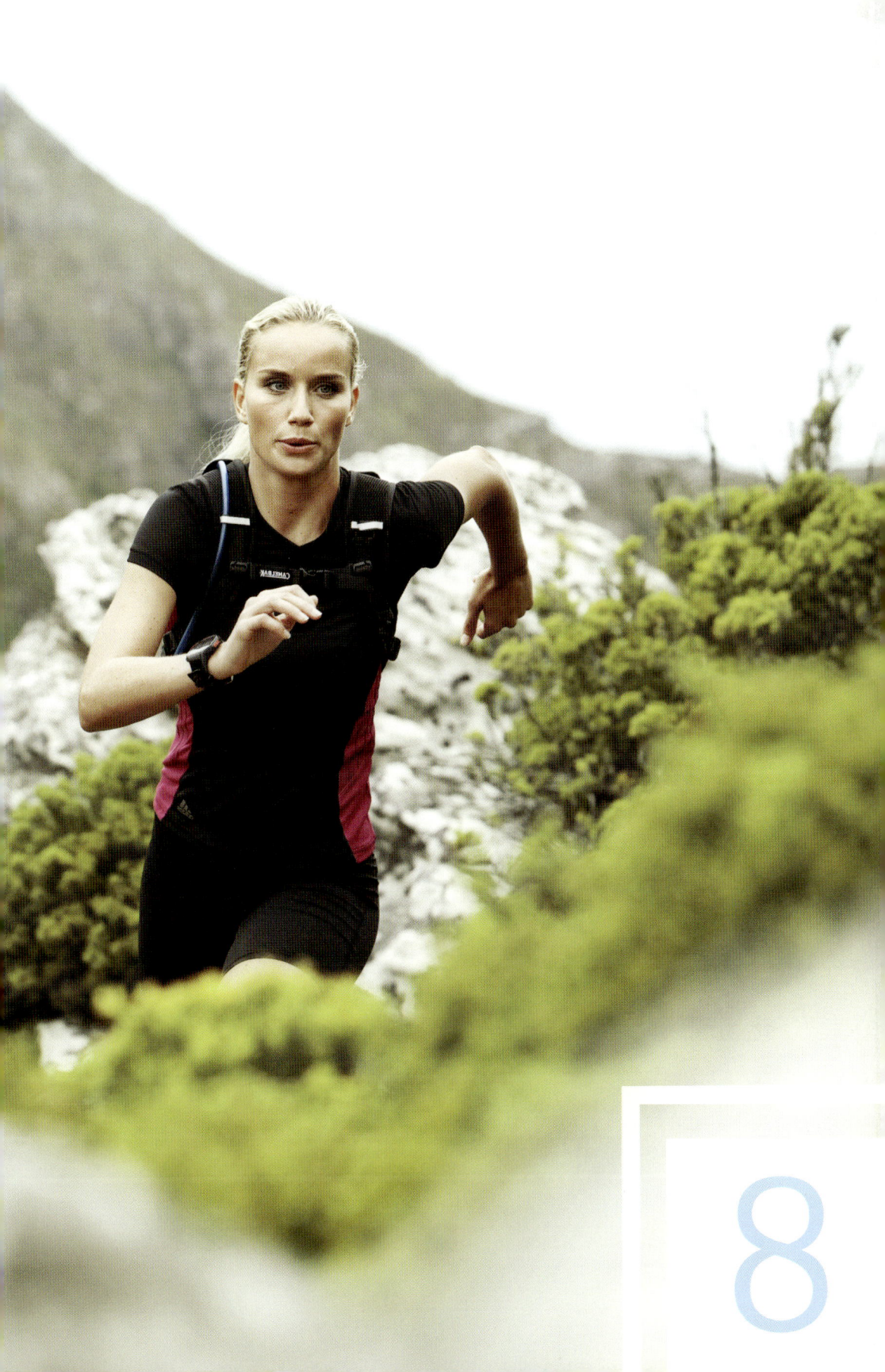

8

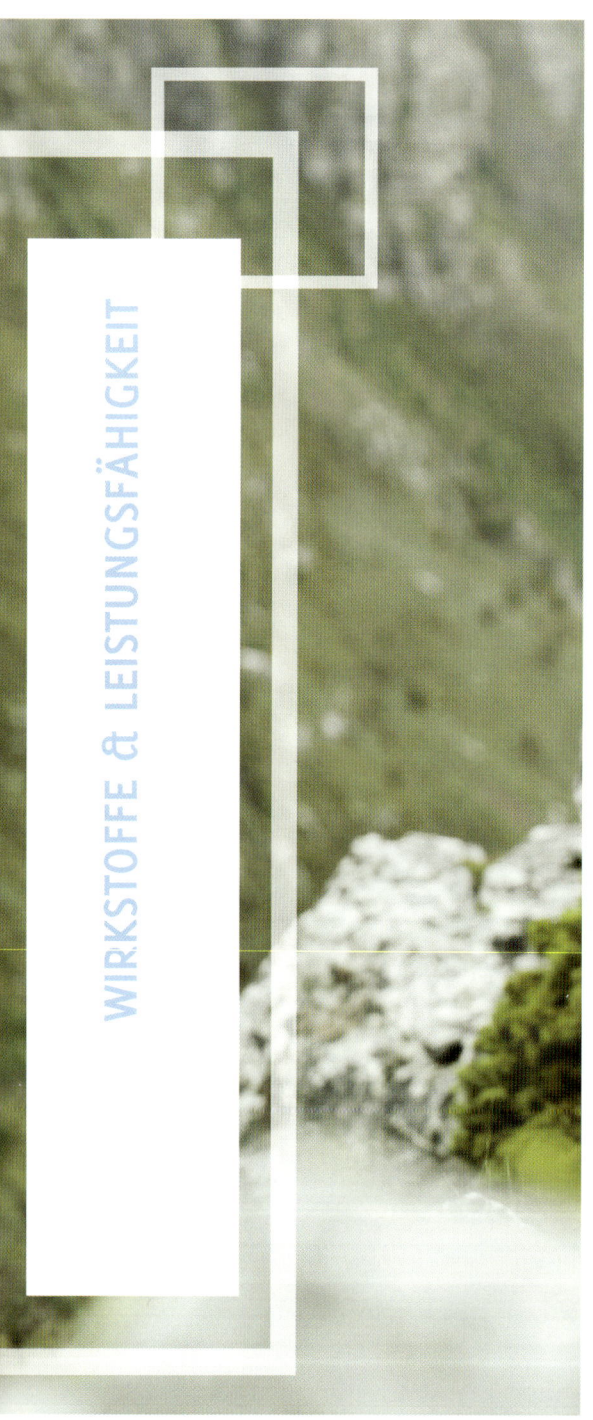

WIRKSTOFFE & LEISTUNGSFÄHIGKEIT

Neben der Aufnahme von Vitaminen und Mineralien werden im Leistungs- und Freizeitsport zunehmend weitere Wirkstoffe aufgenommen (**Abb. 1/8**). Die zusätzliche Aufnahme von Wirkstoffen wird kontrovers beurteilt. Die Athleten nehmen die Wirkstoffe mit folgenden Zielen auf:

- Sicherung der Regeneration,
- Unterstützung des Muskelaufbaus,
- hohe Belastbarkeit und Steigerung der Leistungsfähigkeit.

Die Anforderungen der Sportarten sind bei der Wirkstoffaufnahme zu berücksichtigen. Die zusätzliche Aufnahme von Proteinen hat in den Kraftsportarten eine größere Bedeutung als in den Ausdauersportarten. Die folgende Darstellung bezieht sich auf weitgehend gesicherte Wissensbestände und Erfahrungen. Die Wirkstoffe werden in unterschiedlicher Form vertrieben: Nahrungsergänzungsmittel, diätetische Lebensmittel, Functional Foods (funktionelle Lebensmittel) oder Nutraceuticals.

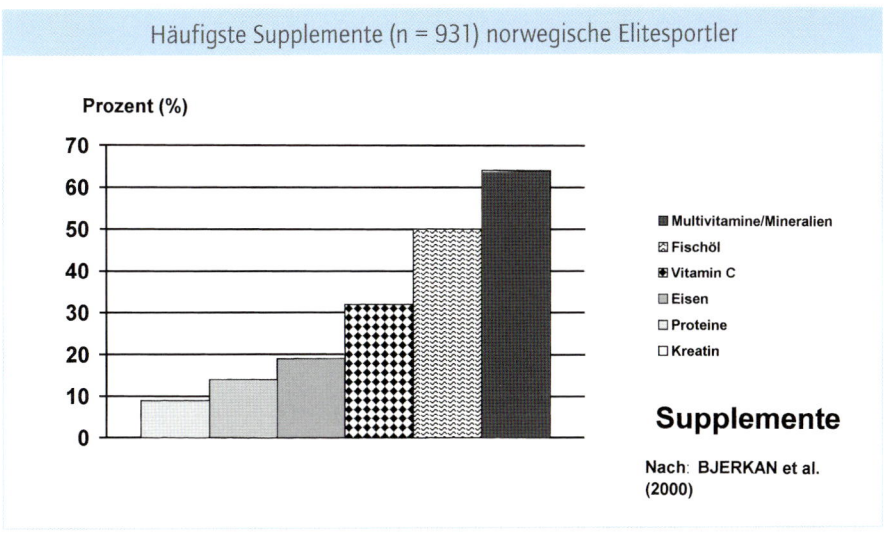

Abb. 1/8: Supplementierung von Vitaminen und Mineralien. Befragungsangaben norwegischer Leistungssportler (nach: BJERKAN et al., 2000)

Die **Nahrungsergänzungsmittel** dienen der Ernährung und sollen herkömmliche Lebensmittel ergänzen, weil sie Stoffe enthalten, die für die Gesunderhaltung nützlich sind. Entsprechend der Richtlinie der EU sind Nahrungsergänzungsmittel isolierte, meist chemisch definierte Stoffe oder Stoffgemische, die Nährstoffcharakter oder physiologische Wirkungen haben. Sie haben aber keine pharmakologische Wirkung. Die Wirkung bezieht sich auf Vitamine, Mineralien oder Schutzstoffe (sekundäre Pflanzenstoffe) u. a. Ein Arzneimittel darf nach deutschem Lebensmittelrecht kein Nahrungsergänzungsmittel sein.

Die **funktionellen Lebensmittel** (**Functional Foods**) sind Lebensmittel, die Körperfunktionen zielgerichtet beeinflussen. Die Inhaltsstoffe wirken auf physiologische Funktionen und beeinflussen die Gesundheit positiv. Der Nährwertcharakter dieser Lebensmittel ist verändert. Zu den funktionellen Lebensmitteln werden jene gerechnet, die industriell angereichert sind mit Folsäure, Kalzium, Kalium, Sojaprotein, Vitamin A, D oder andern Wirkstoffen. In den USA werden diese Produkte als „Health Claims" bezeichnet und sind von der Food and Drug Administration (FDA), der Lebensmittelbehörde, zugelassen. Eine neue „Health-Claims-Verordnung" der Europäischen Union (EU) schränkt ab 2013 die Werbeaussagen von Nahrungsergänzungmitteln stark ein

Die **Nutraceuticals** bilden eine neue Art von Lebensmitteln. Sie enthalten nichtgiftige Zusatzstoffe, von denen wissenschaftlich ein gesundheitsfördernder, krankheitsbehandelnder oder vorbeugender Effekt belegt ist. Gegenwärtig ist die Unterscheidung von Nahrungsergänzungsmitteln (diätetischer Supplemente), funktionellen Lebensmitteln und Nutraceuticals nicht eindeutig gesetzlich geregelt. Die Hersteller solcher Produkte dürfen aber nicht mit den Anforderungen an Arzneimittel werben, d. h., Wirkungen auf Krankheiten zu haben.

Die **Arzneimittel** sind Stoffe und Zubereitungen aus Stoffen, die dazu bestimmt sind, durch Anwendung am oder im menschlichen Körper Krankheiten, Leiden, Körperschäden oder krankhafte Beschwerden zu heilen, zu lindern, zu verhüten oder zu erkennen. Sie beeinflussen die Beschaffenheit, den Zustand oder die Funktion des Körpers oder der seelischen Zustände.

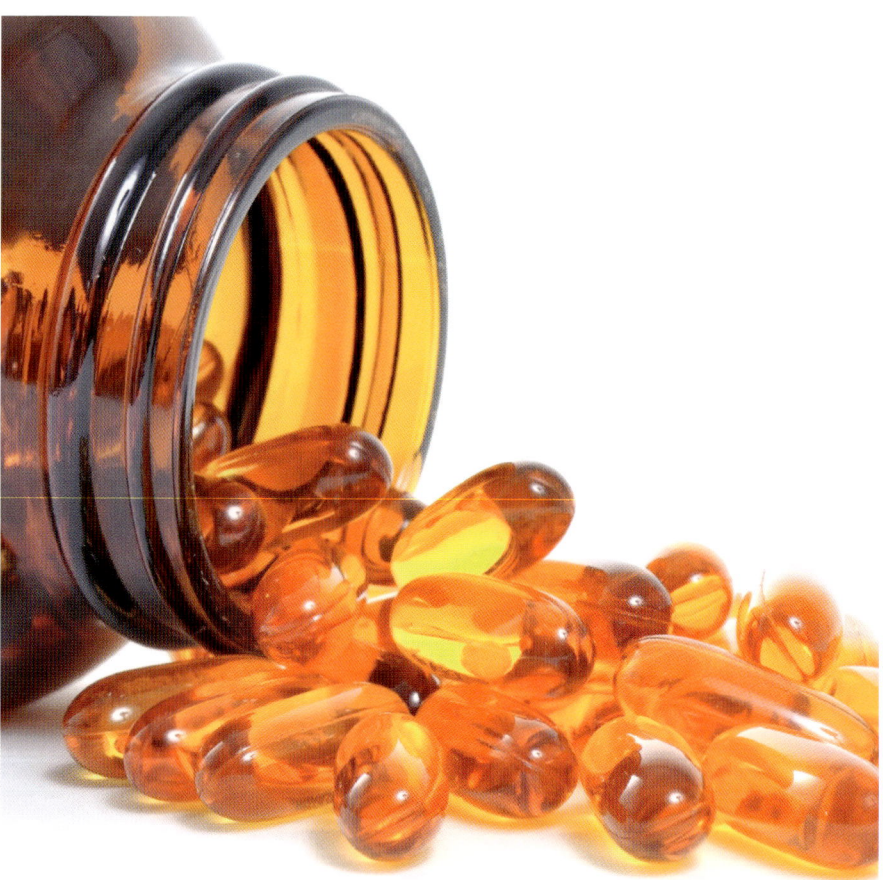

8.1 AMINOSÄUREN

Die Bausteine der Proteine ("Eiweiße") sind die *Aminosäuren*. Der Begriff der *Proteine* wurde vor über 150 Jahren geprägt und wurde aus dem Griechischen abgeleitet (*"protos"*: Erster). Damit wurde die Unentbehrlichkeit dieses Grundnährstoffs gekennzeichnet, ohne den ein Leben nicht möglich ist. Im Organismus kommen 21 proteinbildende Aminosäuren vor (**Tab. 1/8.1**)

Tab. 1/8.1: Einteilung der Aminosäuren (AS)

Essenzielle AS (unentbehrliche AS)	Semiessenzielle AS (konditionell essenzielle AS oder bedingt entbehrliche AS)	Nicht essenzielle AS (entbehrliche AS)
Leucin (BCAA)	(Arginin)	Alanin
Isoleucin (BCAA)	Cystein	Glycin
Valin (BCAA)	Glutamin	Prolin
Methionin	Tyrosin	Glutaminsäure
Lysin	(Taurin)	Asparaginsäure
Phenylalanin	(Histidin)	
Tryptophan	Selenocystein	
Threonin		

AS in Klammern nicht eindeutige oder unterschiedliche Zuordnung

Die Eigensynthese reicht für manche Aminosäuren nicht aus, sodass eine zusätzliche Aufnahme notwendig wird; das trifft in Stresssituationen, Erkrankungen oder bei hohen Belastungen für Glutamin, Cystein, Tyrosin und Alanin zu.

Die Proteine oder proteinhaltige Nahrungsmittel enthalten nicht immer das gesamte Aminosäurenmuster. Beispielsweise führte die einseitige Aufnahme von Gelatinepräparaten bei Abmagerungskuren zum Mangel an schwefelhaltigen Aminosäuren (Tryptophan). Im Reis und einigen Getreidesorten ist zu wenig Lysin enthalten. Mais ist frei von verdaulichem Tryptophan. Durch Kombination verschiedener Nahrungsmittel kann die biologische Wertigkeit der Lebensmittel erhöht werden. Durch die Kombination von Bohnen und Mais wird in der mexikanischen Küche die Tryptophanunterversorgung ausgeglichen.

Dem Hühnerei wird eine *biologische Wertigkeit* von 100 % zugeschrieben. Daher kommt auch der nicht ganz zutreffende Begriff für die Proteine *Eiweiß*; dieser wurde abgeleitet vom hohen Proteingehalt der Eier. Die Hühnereier gelten als Maß für die Vollwertigkeit der Proteinversorgung. Im Vergleich zu Eiern haben Fleisch, Fisch und Sojabohnen eine biologische Wertigkeit von 80 %. Eine niedrigere Wertigkeit hat Milch (~ 70 %). Getreideprodukte haben eine relativ niedrige biologische Wertigkeit, die zwischen 20-70 % liegt. Durch die üblichen Nahrungsmittelkombinationen kann bei der ausgewogenen Ernährung die biologische Wertigkeit der einzelnen Proteine deutlich erhöht werden und den Wert von Eiern übertreffen.

PROTEINAUFNAHME

Die mit der Nahrung aufgenommenen Proteine werden im Magen-Darm-Trakt zu Aminosäuren und kurzkettigen Peptidketten aufgespalten und resorbiert. Die Aufnahmekapazität von Proteinen beträgt 600 g/Tag. Die Leber eliminiert 60 % der mit dem Blut antransportierten Aminosäuren und baut diese ab oder um. Die verzweigtkettigen Aminosäuren Valin, Leucin und Isoleucin, im englischen Schrifttum als BCAA bezeichnet, werden überwiegend der Muskulatur zur energetischen Verwertung bei Glukosemangel (Glukoneogenese) zugeführt. Überschüssig aufgenommene Proteine werden in der Leber oxidiert. Im Muskel gibt es nur eine kleine *Aminosäurenreserve* (Aminosäurenpool), die etwa 120 g beträgt. Der Gesamtpool an freien Aminosäuren bei einem Sportler von 70 kg Körpermasse macht 200-220 g aus. Im Blut zirkulieren etwa 5 g an freien Aminosäuren (WAGENMAKERS, 1998). Der Hauptteil (60 %) des freien Aminosäurenpools besteht aus Glutamin.

Die Gesamtkörpermasse besteht zu 17 % aus Proteinen. Die Muskelmasse macht 40-45 % der Gesamtkörpermasse aus und besteht aus durchschnittlich 7 kg Proteinen. Die Proteine dienen hauptsächlich dem Kontraktionsvorgang (WAGENMAKERS, 2000). Bei Untrainierten wird eine Proteinaufnahme von 2 g/kg Körpergewicht und Tag als absolut unschädlich angesehen (DURNIN et al., 1999). Praktisch entspricht das einer Aufnahme von 120 g für Frauen (60 kg) und 140 g für Männer (70 kg) pro Tag.

Die Resorption der Nahrungsproteine erfolgt sehr langsam. Im Magen beträgt die Verweildauer von Ei, Fleisch oder Fisch 3-6 Stunden. Hingegen haben die vorverdauten Proteine, die Proteinhydrolysate, eine kürzere Aufnahmezeit. Am schnellsten werden die einzelnen Aminosäuren resorbiert. Die Resorptionszeit der essenziellen Aminosäuren beträgt nur 23 min (LUCÀ-MORETTI, 1989).

PROTEINSTOFFWECHSEL

In allen Körperorganen werden ständig Proteine ab- bzw. umgebaut (**Abb. 1/8.1**).

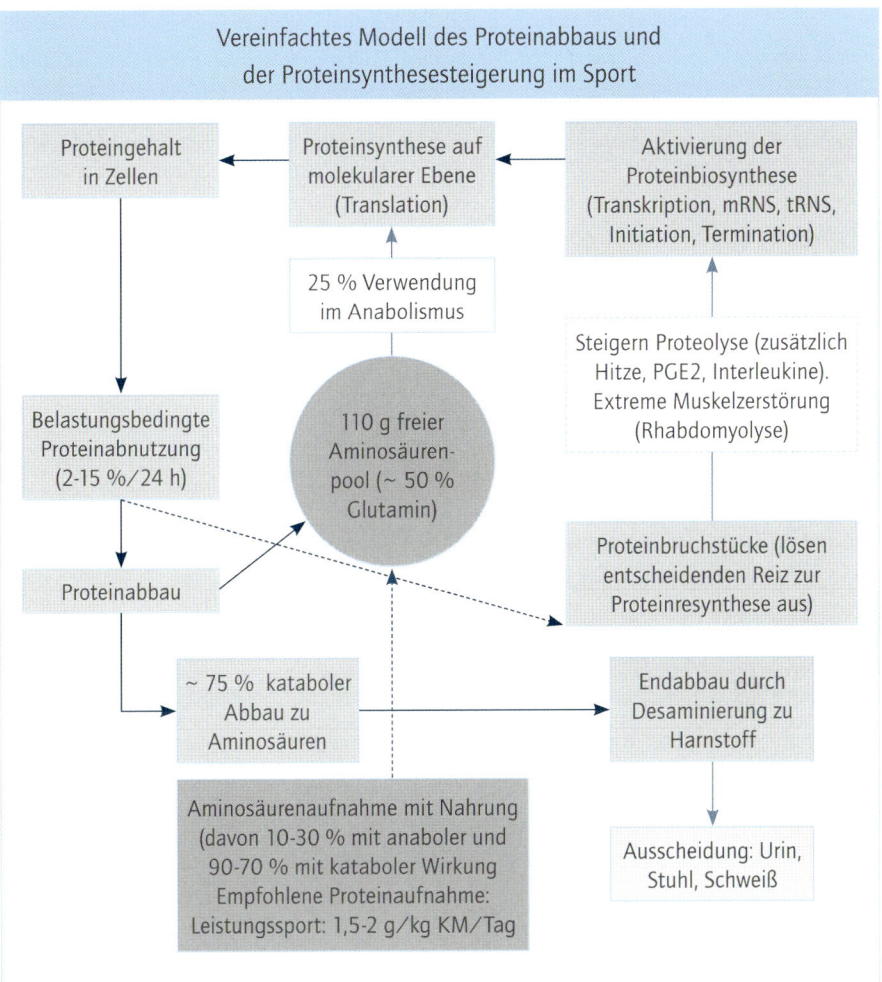

Abb. 1/8.1: Vereinfachtes Regulationsmodell des Proteinab- und -umbaus bei sportlichen Muskel-belastungen in Anlehnung an Mader (1990). Nach neueren Erkenntnissen zur anbolen und kata-bolen Verwertung der Aminosäuren werden maximal 25 % der aufgenommenen Proteine anabol zum Strukturumbau verwertet. Die meisten Proteine (75 %) werden unter Energiegewinn katabol umgesetzt. Diese Angaben gelten nicht für Vegetarier. Allgemein wird empfohlen, dass der Leis-tungssportler 1,5-2 g/kg Körpergewicht Nahrungsproteine pflanzlichen und tierischen Ursprungs aufnehmen sollte. Nur anabol werden die essenziellen (unentbehrlichen) Aminosäuren verwertet.

Die widersprüchlichen Positionen zum täglichen Proteinbedarf leiten sich aus dem physiologischen Befund ab, dass 65 % der abgebauten Proteine wieder im Stoffwechsel verwen-
det werden können. Die tägliche körpereigene Proteinsynthese wird beim Untrainierten
auf 300 g geschätzt.

Die Hormone Insulin, Testosteron und STH (Wachstumshormon) haben eine proteinauf-
bauende Wirkung, d. h., sie wirken anabol. Hohe Cortisolkonzentrationen wirken protein-
abbauend (katabol).

Das Ausmaß des Proteinum- oder -abbaus hängt von der aufgenommenen Proteinmenge
ab. Zur Bedeutung und Wirkung aufgenommener Proteine bzw. Aminosäuren wurden in
den letzten Jahren zahlreiche Arbeiten publiziert. Bereits nach 30 min zeigte eine Infusion
gemischter Aminosäuren einen Effekt auf die Proteinsynthese und nach 90 min war diese
bereits erhöht (BOHÉ et al., 2001).

Von den essenziellen Aminosäuren haben die verzweigtkettigen (BCAA) eine besondere
Bedeutung. Sie wirken einmal als *Signalproteine* für die Proteinsynthese, indem sie die Sig-
naltrasduktion eines ribosomalen Funktionsproteins steigern. Zugleich sind sie im Notfall
für die Energieproduktion (Oxidation) ein nützliches Substrat (Rennie et al., 2006).

AMINOSÄURENAUFNAHME IM SPORT

Die hauptsächliche Bedeutung der Proteine bzw. Aminosäuren im Sport bezieht sich
auf die *Muskelbildung* (Muskelhypertrophie) und die *muskuläre Regeneration* nach hohen Beanspruchungen. Beide Vorgänge sind von der Menge und Qualität der täglich
aufgenommenen Proteine abhängig. Die tägliche Erneuerungsrate verschlissener Strukturproteine in der Muskulatur beträgt 2-6 %. Die Synthese verbrauchter Strukturen ist
geringer, wenn ohne Pausen bzw. ohne ausreichende Regeneration trainiert wird. Sie ist
höher, wenn regelmäßig regenerative Pausen bzw. Belastungsreduzierungen eingehalten
werden. Die Belastungsintensität im Training beeinflusst die Proteinsyntheserate deutlich
(**Abb. 2/8.1**).

Die *Normvorgabe* der Deutschen Gesellschaft für Ernährung (DGE) zum täglichen Proteinbedarf beträgt 0,8-1,2 g/kg Körpergewicht. Für die Mehrzahl der Leistungssportler reicht
diese Proteinmenge wahrscheinlich nicht aus. Eine Proteinaufnahme unter 1,0 g/kg Körpergewicht führte bei Leistungssportlern zu einer negativen Stickstoffbilanz (FRIEDMAN
& LEMON, 1989).

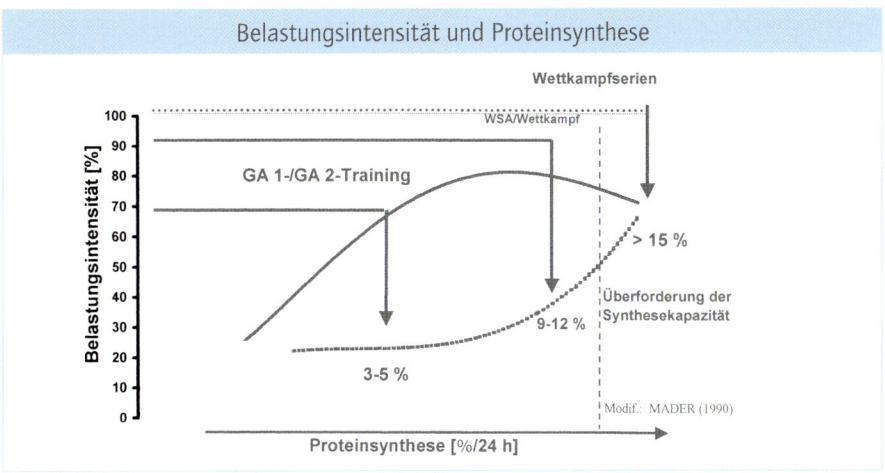

Abb. 2/8.1: Beziehung der Proteinsynthese zur Belastungsintensität im Leistungstraining. Die Prote-insynthese wird durch Wettkampfbelastungen wesentlich stärker beansprucht als durch Trainings-belastungen bei ~ 70-85 % der aktuellen Leistungsfähigkeit. Die Synthesekapazität ist begrenzt und kann bei über 15 % zum Systemstress und Zusammenbruch der Leistungsabgabe führen. Daten modifiziert aus dem Adaptationsmodell von MADER (1990)

Der erhöhte Proteinbedarf im Spitzensport ist wahrscheinlich vordergründig ein qualitatives Problem, da mit der normalen Ernährung und auch mit steigender Kalorienzahl durchschnittlich 12 % Proteine aufgenommen werden. Die durch die Trainingsbelastung angeregte Proteinsynthese kann nur zunehmen, wenn die Verfügbarkeit bzw. der Antransport von Aminosäuren in die Zellen ansteigt.

Werden deutlich über 2 g/Tag Proteine aufgenommen, dann werden die überschüssigen oxidiert, d. h., energetisch verwertet (**Abb. 3/8.1**). Bei extremen Langzeitbelastungen mit Kohlenhydratdefizit werden bis zu 10 % der Körperproteine energetisch verwertet, d. h., es kommt zum Abbau von Funktions- und Strukturproteinen (POORTMANS, 1988). Für die Funktion des Immunsystems (Interleukine) und besonders für die Lymphozytenbildung sind die BCAA essenziell notwendig (CALDER, 2006).

Die Zunahme des Proteinanteils (Nahrungskalorien) auf über 30 % ist eine gegenwärtig akzeptierte Maßnahme zur Gewichtsreduktion bei Diabetes Typ II, Metabolem Syndrom, Herz-Kreislauf-Erkrankungen, Sarkopenie (Muskelschwund im Alter und bei Bewegungsarmut) sowie Osteoporose (LAYMAN, 2009; WESTERP-PLANTENGA et al., 2009). Die gesundheitsfördernde Wirkung der Proteine ist vor allem ein qualitatives Problem, d. h., es betrifft die Zufuhr an essenziellen Aminosäuren (RODRIGUEZ, 2008).

AMINOSÄUREN UND BELASTUNG

Bei Langzeitbelastungen kommt es zur unterschiedlichen Beanspruchung der Aminosäuren (LEHMANN et al., 1995). Die Mehrzahl der Aminosäuren nimmt in ihrer Blutkonzentration ab (**Tab. 2/8.1**). Die Deutung dieser Veränderung ist kompliziert. Da viele Proteine und besonders die BCAA abnehmen, ist zu folgern, dass Langzeitbelastungen zu einem erhöhten Proteinbedarf führen. Dieser ist dann in der Regenerationsphase von Bedeutung (**Tab. 3/8.1**).

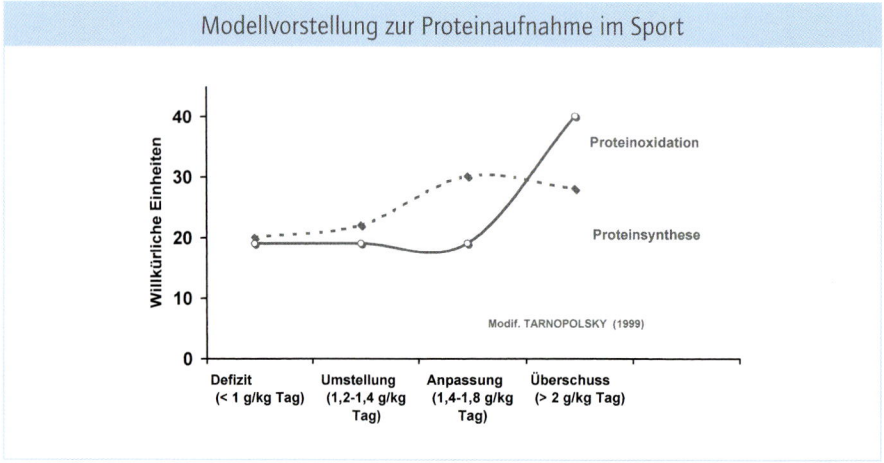

Abb. 3/8.1: Modellvorstellung zur notwendigen Proteinaufnahme im Leistungssport. Werden über 2 g/kg Körpergewicht aufgenommen, dann besteht die Gefahr ihrer energetischen Verwertung (Oxidation) und sie dienen nicht mehr anabolen Prozessen. Modif. nach: TARNOPOLSKY (1999)

Eine praktische Kontrolle über das Ausmaß des Proteinkatabolismus ist durch Messungen des *Serumharnstoffs* möglich. Reizwirksame Trainingsbelastungen zeichnen sich durch eine Serumharnstoffkonzentration zwischen 5-7 mmol/l aus. Bei Überlastung im Training steigt die Serumharnstoffkonzentration auf 9 mmol/l an. Bei Extrembelastungen sind Serumharnstoffanstiege zwischen 14-18 mmol/l möglich.

Tab. 2/8.1: Aminosäurenveränderungen beim Dreifachlangtriathlon (n = 9). Angaben in µmol/l. Eigene Befunde

Aminosäuren	Vorstart	Schwimmen (11,4 km)	Rad fahren (540 km)	Laufen (126,6 km)
Alanin	374,7 ± 48,9	387,1 ± 77,5	246,8 ± 51,4**	286,7 ± 116,6
Arginin	56,8 ± 12,5	64,6 ± 15,3	40,8 ± 10,5**	54,9 ± 10,8
Serin	98,0 ± 14,2	85,6 ± 13,5	76,1 ± 15,8	75,1 ± 16,1*
Prolin	242,3 ± 71,2	188,9 ± 52,3	142,8 ± 33,4***	125,5 ± 48,4***
Tryptophan	49,0 ± 12,0	36,3 ± 10,0***	28,4 ± 6,9***	47,0 ± 14,7
Threonin	10,5 ± 2,5	10,1 ± 1,8	8,2 ± 1,6**	9,3 ± 2,0
Isoleucin	77,8 ± 27,3	84,8 ± 37,6	67,7 ± 32,5	54,2 ± 18,5*
Leucin	125,8 ± 34,3	133,4 ± 34,8	103,3 ± 30,8	116,9 ± 29,5
Valin	245,0 ± 44,3	249,6 ± 74,7	170,7 ± 45,2**	183,2 ±57,3**
BCAA	448,5 ± 96,7	467,9 ± 135,7	336,9 ± 102,4*	354,4 ± 102,7
Glutamin	533,8 ± 63,9	521,6 ± 73,9	502,5 ± 70,9	534,4 ± 75,7
Tyrosin	61,3 ± 14,6	67,6 ± 8,2	65,6 ± 15,2	76,0 ± 17,6
Methionin	24,8 ± 7,8	28,5 ± 5,9	28,3 ± 11,0	28,3 ± 9,3
Asparagin	31,0 ± 8,3	24,6 ± 5,4	29,4 ± 8,8	34,5 ± 14,2
Citrullin	30,3 ± 7,1	32,8 ± 4,0	23,5 ± 7,8	24,7 ± 9,2
Glycin	224,4 ± 44,0	198,5 ± 42,6	190,5 ± 66,0	169,2 ± 25,3
Histidin	7,5 ± 1,3	7,5 ± 1,1	6,7 ± 1,2	9,0 ± 1,4
Cystin	0,91 ± 0,50	1,25 ± 0,60	0,83 ± 0,50	0,91 ± 0,50
Phenylalanin	58,7 ± 13,1	65,8 ± 12,7	70,3 ± 11,6	79,3 ± 12,6**
Taurin	39,2 ± 6,4	60,8 ± 20,8**	48,8 ± 7,2**	56,8 ± 28,0

* $p < 0,05$, ** $p < 0,01$, *** $p < 0,001$

Bei extremen Langzeitausdauerbelastungen kommt es öfter zu Ödemen an Händen und Füßen (KNECHTLE & BIRCHER, 2005; KNECHTLE, 2008). Die Ursachen werden hauptsächlich in einer belastungsbedingten Proteinmangelsituation (Hypoproteinämie) gesehen. Bei Aufnahme von 4 g/Tag an Proteinkonzentraten während Extremausdauerbelastungen waren die Ödeme vermeidbar (Knechtle & Knechtle, 2006). Wahrscheinlich führt ein Abfall des Albumins im Blut zu einer Abnahme des kolloidosmotischen Druckes und es verbleiben mehr flüssige Blutbestandteile im Gewebe der Kapillarregion.

GLUKONEOGENESE

Die verzweigtkettigen Aminosäuren Valin, Leucin und Isoleucin (BCAA) liefern bei der Zuckerneubildung (Glukoneogenese) in der Leber das Stickstoffgerüst für die Pyruvatbildung.

Das Alanin nimmt eine Schlüsselrolle bei der *Glukoneogenese* ein. Im Zustand des Glykogenmangels trägt Alanin wesentlich zur Glukoseproduktion in der Leber bei und hilft für eine bestimmte Zeit, den Blutzuckerspiegel zu sichern (BROOKS, 1987; WAGENMAKERS, 1998). Zur Synthese von Alanin ist aber Pyruvat erforderlich. Die Aminogruppen für die Alaninbildung liefert das Glutamat. Für die Glutamatbildung ist aber wiederum das Leucin der bedeutende Stickstofflieferant (HOOD & TERJUNG, 1990). Eine Aufnahme von 4-16 g BCAA beim Marathonlauf wirkte leistungsstabilisierend und leistungsfördernd (BLOMSTRAND et al., 1991). Für die Steigerung der Kraftleistung durch BCAA-Aufnahme allein gibt es bisher keine eindeutigen Evidenzen. Zur Leistungssteigerung kommt es, wenn Kombinationen von Creatin, Kohlenhydraten und Proteinen aufgenommen werden (CRIBB, WILLIAMS & HAVES, 2007).

Bei glukoneogenetischen Stoffwechselprozessen ist das Cortisol erhöht, welches ein typisches Langzeitstresshormon ist. Das Cortisol aktiviert die Enzyme der Glukoneogenese und des Energiestoffwechsels bei einem erhöhten Proteinkatabolismus (BLOCK & BUSE, 1990).

MUSKELAUFBAU

Zu den Aminosäuren mit besonderem Einfluss auf dem Muskelproteinstoffwechsel gehören Arginin, Ornithin, Glutamin, Tryptophan und die verzweigtkettige Aminosäuren. Von diesen Aminosäuren ist ein proteinanaboler Effekt belegt oder er wird angenommen. Eine Proteinaufnahme unter 1,5 g/kg pro Tag führte im Ausdauerleistungstraining zu einer negativen Stickstoffbilanz (FRIEDMAN & LEMON, 1989).

Die Steigerung der Muskelkraft bzw. die Muskelhypertrophie hängt entscheidend vom Trainingsinhalt ab. Durch eine gezielte Proteinaufnahme von 1,4-2,0 g/kg pro Tag wird die Zunahme der Muskelkraft gefördert. Für ein betontes Krafttraining und den Muskelaufbau werden mindestens 1,4-1,8 g/kg Körpergewicht pro Tag benötigt. Ausdauerathleten im Freizeitsport, die kein widerstandsbetontes Training ausführen, kommen mit einer Proteinaufnahme von ~ 1,5 g/kg Körpergewicht pro Tag aus. Ältere Sporttreibende über 55 Jahre reagieren besonders positiv bei der zusätzlichen Aufnahme von Proteinen, besonders wenn die BCAA-Menge 6,7 g beträgt und in dieser 2,8 g Leucin enthalten ist

(FUJITA & VOLPI , 2006). Demnach scheint der qualitative Aspekt bei der Proteinsupplementation bedeutsamer zu sein als ein Mischprotein.

Zur Sicherung einer erhöhten Proteinzufuhr ist Fleisch auf Dauer ungeeignet, besser sind vorverdaute Proteine *(Proteinhydrolysate)* oder *Aminosäurengemische*. Die Aufnahme von Proteinhydrolysaten gegenüber Placebo über 28 Tage verbesserte die Ermüdungsindikatoren und den antioxidativen Status sowie die Aktivität der Citratsynthase (oxidativer Stoffwechsel). Als Effekt erhöhter Proteinaufnahme war auch ein verminderte Laktatbildung während der Belastung nachweisbar (THOMAS et al., 2007).

Die essenziellen Aminosäuren wirken bevorzugt anabol, wenn die BCAA in einem bestimmten Verhältnis aufgenommen werden; dieses wird gegenwärtig mit etwa 60 % Leucin, 20 % Valin und 20 % Isoleucin angenommen wird (CALDER et al., 2006).

Für einen betonten Muskelaufbau (Kraft- und Kraftausdauer) im Leistungstraining wird neben der normalen Ernährung, empfohlen, zusätzlich 5-20 g/Tag an essenzielle Aminosäuren aufzunehmen. Die Zufuhr der Aminosäuren sollte auch während der Belastung (Training/Wettkampf) erfolgen. Kleinere und verteilte Portionen an essenziellen Aminosäuren (z. B. MAP®, Aminologes®) können besser für die Proteinsynthese verwertet werden. Für die beschleunigte muskuläre Regeneration sind essenzielle Aminosäuren wirksam (Kraemer et al., 2006). Die Aufnahme von 10 g/Tag an essenziellen Aminosäuren über 6 Wochen, zusätzlich zur normalen Ernährung, erhöhte signifikant die Muskelkraft (Neumann & Hotterott, 2008).

Von den mit der Nahrung oder zusätzlich aufgenommenen Aminosäuren kann der Muskel selbst nur sechs oxidieren (abbauen), das sind Valin, Leucin, Isoleucin, Glutamat, Aspartat und Asparaginat. Die anderen Aminosäuren verstoffwechselt die Leber oder sie üben eine Signalwirkung auf die Proteinsynthese in den bedürftigen Strukturen aus.

IMMUNSYSTEM

Bei Ausdauerbelastungen steigt der Glutaminbedarf im Stoffwechsel. Das Glutamin bildet ein bevorzugtes Substrat für die Lymphozyten und damit für die Immunzellen und sichert 35 % des Energiebedarfs dieser hochspezialisierten Zellen (CASTELL et al., 1997; PARRY-BILLINGS et al., 1990). Durch die Aufnahme verzweigtkettiger Aminosäuren kann die Muskulatur vermehrt Glutamin bilden und freisetzen. Glutamin liefert den Stickstoff für die Nukleotidsynthese der Lymphozyten. Reicht die Glutaminbildungsrate nicht mehr aus, dann sinkt der Glutaminspiegel im Blut (ROWBOTTOM et al., 1995).

Nach einem Kurztriathlon (2 Stunden Belastung) sinkt die Glutaminkonzentration um durchschnittlich 23 % ab. Durch die Aufnahme von 6 g BCAA über 30 Tage und unmittelbar vor dem Wettkampf, konnte der Abfall des Glutamins verhindert werden; die Immunkompetenz der Athleten nahm deutlich zu (BASSIT et al., 2000). Im Ergebnis der BCAA-Supplementation verminderte sich bei der Gruppe der von BASSIT et al. (2000) untersuchten Triathleten die Infektanfälligkeit um 33,8 %. Die BCAA-Aufnahme bewirkte eine Verbesserung der Lymphozytenproliferation und einen Anstieg der Interleukine (Calder, 2006).

Nimmt ein Athlet regelmäßig Kohlenhydrate während einer Langzeitbelastung auf, dann bleibt die Glutaminkonzentration gleich. Die stabile Kohlenhydratversorgung während Langzeitbelastungen wirkt auf das Immunsystem stabilisierend und leistungsfördernd.

LEISTUNGSSTEIGERUNG

Beim Glykogenmangel werden die *glukoplastischen Aminosäuren* als Energielieferanten herangezogen. Sie liefern in Extremsituationen bei ihrem Abbau bis zu 10 % der Energie (MACLEAN et al., 1991; NEWSHOLME et al., 1992; WAGENMAKLERS et al., 1991). Durch die Verhinderung des Abfalls der Blutglukose, kann die Geschwindigkeit auf längeren Distanzen aufrechterhalten werden.

Neben ihrer Unterstützung der Energiebildung bei Ausdauerleistungen beeinflussen die Aminosäuren über die hormonelle Ebene den Anabolismus im Stoffwechsel.

Aminosäurengemische aus BCAA, Lysin, Arginin und Ornithin führen zu einem signifikanten Anstieg der basalen Cortisol- und Testosteronkonzentration (DILUIGGI et al., 1994). Nach einer neueren Untersuchung fanden die Autoren einen signifikanten Anstieg der die Hypophyse zentral steuernden Hormone (ACTH, LH, FSH und GRH) bei Gabe eines Aminosäurengemischs. Das Aminosäurengemisch bestand aus 100 mg/kg Arginin, 80 mg/kg Ornithin und 140 mg/kg BCAA. Das Verhältnis der BCAA war: 50 % Leucin, 25 % Isoleucin und 25 % Valin. Beim 40 km Zeitfahren und Marathonlauf wirkten 16 g BCAA leistungsverbessernd (HELFER et al., 1995; BLOMSTRAND et al., 1991). Eine zusätzliche Aufnahme von BCAA verminderte bei längeren Gehbelastungen in mittleren Höhen den Muskelschwund (SCHENA et al., 1992). Damit ist der anabole Effekt bei der Aufnahme bestimmter Aminosäurengemische sehr wahrscheinlich, die Wirkung höherer Blutkonzentrationen von Aminosäuren wird in der Zunahme der muskulären und nichtmuskulären Proteinsynthese gesehen. Insbesondere werden Signalproteine in ihrer Wirkung für die Muskelhypertrophie beim Krafttraining verstärkt.

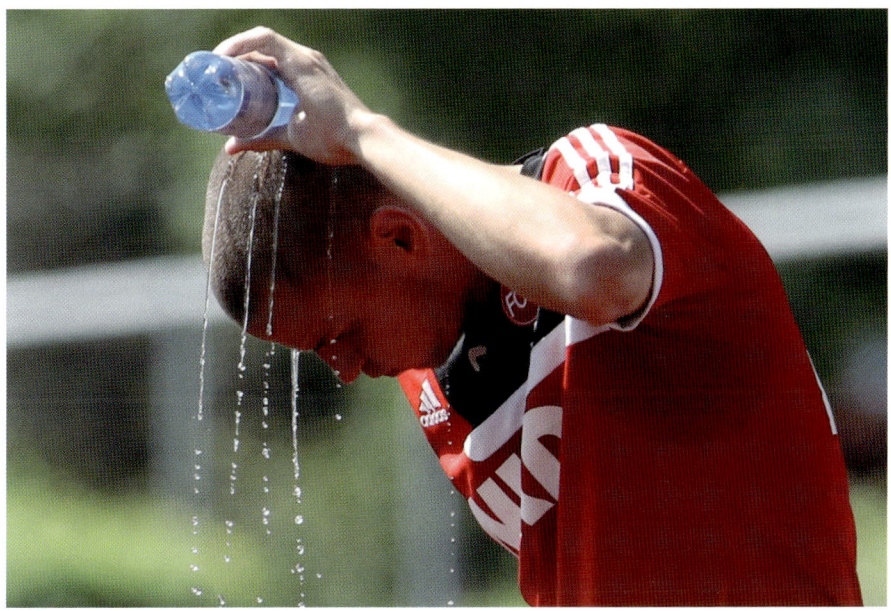

REGENERATION

In der Regenerationsphase geht es um die Förderung der Proteinsynthese, die für den Wiederaufbau zerstörter Strukturproteine notwendig ist. Durch die Aufnahme von Proteinen, Aminosäuren oder Proteinhydrolysaten (0,4 g/kg Körpergewicht) wird die *Glykogenresynthese* beschleunigt. Auch fördert die Zufuhr von 5-10 g Glutamin den Aufbau der Glykogenspeicher. Bei der Beschleunigung der Regeneration wirken die BCAA. Aminosäurengemische und vorverdaute Proteine (Proteinhydrolysate) werden schneller aufgenommen als die strukturgebundenen Proteine im Fleisch oder im Eiweiß. Zur Sicherung der Regeneration und zur Sicherung des Muskelaufbaus können verschiedene aminosäurenhaltige Supplemente aufgenommen werden (**Tab. 54/8.1**). Der regenerationsfördernde Effekt der Aminosäurensupplementation wirkt nur, wenn die Aufnahme bis zu drei Stunden nach Belastung beendet ist.

SCHLAF

Tryptophan, die Vorstufe des Hormons Melatonin, hat eine beruhigende Wirkung und gilt als mildes Schlafmittel. Die Wirkung wird bei Aufnahme von 1-1,5 g Tryptophan am Abend erreicht. Tryptophan fördert die Serotoninbildung im Gehirn und wirkt über diesen Weg schlaffördernd. Auf der anderen Seite wirkt Tryptophan zusammen mit höher dosierten Arginin und Ornithin muskelaufbauend.

Tab. 3/8.1: Supplemente in der Sporternährung*

Aminosäuren und Wirkstoffe	Wirkprinzip	Ernährungsziele	Sportarten	Nutzen für Sportler
Arginin, Ornithin, Tryptophan	Optimierung der Proteinsynthese	Erhöhung der biologischen Wertigkeit aufgenommener Proteine	Kraft- und Gewichtsportarten	Sicherer Muskelaufbau, Förderung der Regeneration nach Training
Verzweigtkettige Aminosäuren (Valin, Leucin, Isoleucin/ BCAA), Glutamin, Arginin, Ornithin	Gezielter Aminosäurenersatz	Ausgleich des durch Trainingsbelastung entstandenen Aminosäurendefizits	Kraftsportarten, Ausdauersportarten (Leistungssport)	Förderung der Muskelregenerationgezielter Muskelaufbau, Erhalt der Immunkompetenz
Hydroxymethyl-butyrat (Leucinabbauprodukt/ HMB)	Stoffwechsel zwischenprodukt mit anaboler Wirkung	Minderung der Proteinkatabolie ohne erhöhte Proteinzufuhr	Kraft- und Kampfsportarten, Ausdauersportarten	Förderung der Regeneration, Stützung des Muskelanabolismus
Guarana (Coffein)	Pflanzeninhaltsstoff mit aktivierendem Einfluss auf Fettstoffwechsel und Hirnfunktion	Aktivierung des Fettstoffwechsels, allgemeine Aktivierung und Antriebssteigerung	Sportarten mit hohem Energieverbrauch Langzeitausdauersportarten, Spielsportarten	Steigerung des Fettstoffwechsels, Entmüdung, zentrale Aktivierung
Kreatin, L-Carnitin, CoQ$_{10}$, Liponsäure, Linolsäure	Sonderbedarf an Nährstoffen	Förderung spezifischer Leistungsfähigkeit	Kurzzeit- und Schnellkaftsportarten, Ausdauersportarten	Alaktazide LeistungssteigerungStützung der Immunkompetenz und Regeneration
Vitamin C, E, Betacarotin, Folsäure, Ubichinon (CoQ$_{10}$), Selen	Antioxidanzien	Stabilisierung des antioxidativen Zellschutzes	Sportarten mit intensiver Muskelbeanspruchung	Erhalt von Zellstrukturen und Stützung der Immunkompetenz

* Im Handel angebotene Substrate, von denen nur teilweise wissenschaftliche Belege zur Wirkung vorliegen oder von denen eine Wirkungen angenommen wird.

Tab. 4/8.1: Aminosäurenaufnahme im Leistungssport

- Beschleunigung der muskulären Regeneration und Wiederbelastbarkeit.

- Förderung der Muskelfaserhypertrophie (1,5 bis 2,5 g/kg Körpergewicht).

- Verbesserung der Glykogenresynthese (1-3 h nach Belastung).

- Stabilisierung von Immunsystem-Funktionen durch Sicherung der Glukoseversorgung.

- Substrat der Glukoneogenese bei Belastung (Aufnahme von BCAA während Belastung vermindert den Proteinkatabolismus).

- Aminosäuren vermindern Ernährungsrisiko in Gewichtsklassensportarten, ermöglichen das Halten eines niedrigen Körpergewichts, helfen beim Aufbau fettarmer Muskelmasse und sichern die Regeneration bei Extremausdauerbelastungen.

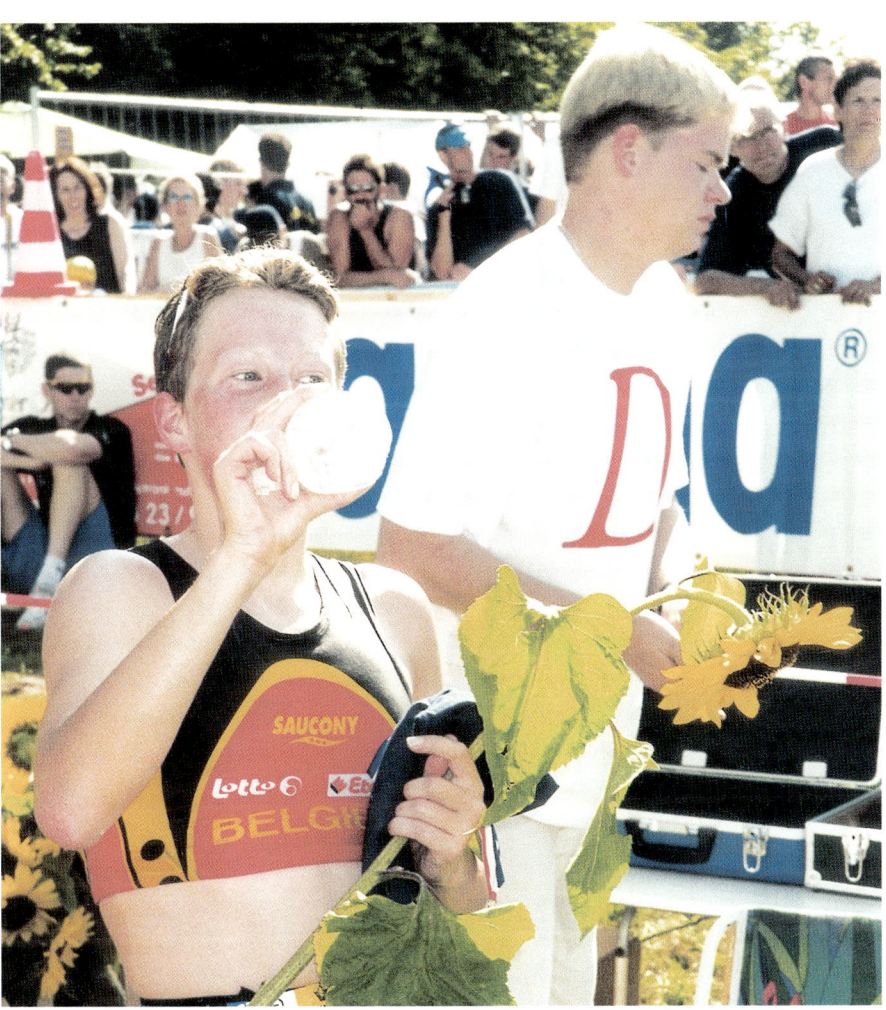

8.2   L-CARNITIN

Das L-Carnitin wird in Leber, Nieren, Gehirn und den Hoden des Mannes gebildet. Ausgangssubstanzen für die körpereigene Bildung sind die essenziellen Aminosäuren Lysin und Methionin. Die Eigensynthese deckt 25 % des täglichen Bedarfs. Voraussetzung für die Eigensynthese, die sehr langsam abläuft, ist die ausreichende Versorgung mit den Kofaktoren Vitamin C, Niacin (Vitamin B_3), Vitamin B_6, B_{12}, Folsäure (Vitamin B_9) und Eisen. Obgleich der größte Speicher für das L-Carnitin die Muskulatur ist, kann die Skelett- und Herzmuskulatur das L-Carnitin nicht selbst bilden. Die Aufnahme des L-Carnitins erfolgt über muskuläre Rezeptoren. Als Acylcarnitin gelangt es leicht durch die Lipidzellmembran hindurch und bildet daher die geeignete Transportform für die intrazelluläre Aufnahme der langkettigen Fettsäuren. Ohne L-Carnitin als Carrier können die langkettigen Fettsäuren nicht in das Zellinnere gelangen oder energetisch nicht verwertet werden. Je mehr freies L-Carnitin im Serum ist, desto höher ist die Aufnahmekapazität für die Muskulatur.

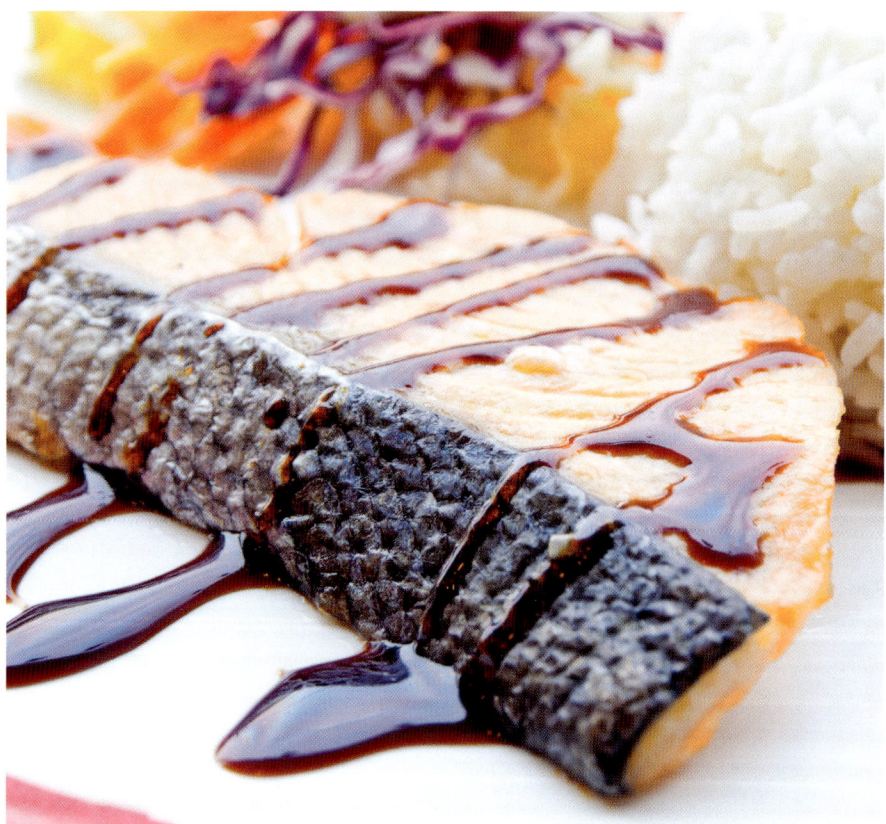

Insgesamt sind etwa 20 g Carnitin in der Muskulatur gespeichert, das entspricht 98 % des Körperbestandes. Im Körperbestand sind 80 % freies L-Carnitin und 20 % als Acyl-carnitin gebunden. Um den Körpervorrat an L-Carnitin aufrechtzuerhalten, muss dieser täglich mit der Nahrung in der Menge von 50-100 mg ergänzt werden (**Tab. 1/8.2**).

Tab. 1/8.2: L-Carnitingehalt in Lebensmitteln (nach: LEIBOVITZ, 1993)

Lebensmittel	Vorkommen	Menge (mg/100 g)
Fleisch	Schaf	210
	Lamm	80
	Rind	60
	Schwein	30
	Kaninchen	20
	Huhn	7,5
Sonstige Lebensmittel	Hefe	2,4
	Milch	2,0
	Eier	0,8
	Erdnüsse	0,1
Getreideprodukte	Brot	0,2
	Weizenkeime	1,0
Gemüse	Avocado	1,3
	Blumenkohl	0,1
	Kartoffeln, Orangen	0,0

Pflanzliche Nahrungsmittel enthalten nur wenig oder kein Carnitin, sodass die überwiegende Menge durch die Aufnahme von Fleisch und auch Milch sowie Milchprodukte zugeführt wird. Um den Bedarf allein über Fleisch zu decken, müssten etwa 150 g Schaffleisch oder 250 g Rindfleisch pro Tag verzehrt werden.

Bei Vegetariern ist der Blutspiegel von L-Carnitin an der unteren Normgrenze und deren L-Carnitin-Vorräte im Muskel sind sehr klein. Die Leistungssportler, die sich bevorzugt vegetarisch oder fleischarm ernähren, kommen in eine Defizitsituation in der L-Carnitin-versorgung (ZAPF, 1996). Über eine ovolaktovegetabile Kost ist eine maximale Zufuhr von 50 mg L-Carnitin pro Tag zu erreichen. Damit ist eine Unterversorgung beim Leistungstraining sich vegetarisch ernährender Sportler vorprogrammiert. Eine proteinarme Ernährung begünstigt den L-Carnitinmangel im Organismus.

Sporttreibende haben einen erhöhten L-Carnitinbedarf. Bei unzureichender Aufnahme von Vitamin B_6 und Eisen wird die L-Carnitinsynthese behindert. Zwischen der Größe des Eisenspeichers (Ferritin) und dem L-Carnitinpool besteht eine Abhängigkeit. Eine deutlich erniedrigte Serum-Ferritinkonzentration (unter 20 µg/l) ist bei Leistungssportlern auch ein Indikator der L-Carnitinunterversorgung.

Das L-Carnitin fördert den Fettsäurenabbau und spart dadurch Glykogen (CERETELLI & MARCONI, 1990) bei der Belastung.

Die Aufnahme von L-Carnitin ist für den Fettstoffwechsel nützlich, kann ihn aber nicht automatisch steigern. Das ist nur durch Langzeittraining möglich. Die Aufnahme von L-Carnitin soll zu einer Erhöhung der maximalen Sauerstoffaufnahme führen (MARCONI et al., 1985; ANGELLINI et al., 1986; DRAGAN et al., 1987).

Die Erhöhung der Aktivität von Schlüsselenzymen im aeroben Energiestoffwechsel durch L-Carnitin ist muskelbioptisch nachgewiesen. In der Förderung des aeroben Energiedurchsatzes liegt eine Wirkebene des L-Carnitins. Durch die zusätzliche Aufnahme von L-Carnitin nahm der Pyruvatdehydrogenasekomplex (PDHK) in seiner Aktivität in der Muskulatur zu (ARENAS et al., 1991). Zum PDHK-Enzymkomplex gehören Pyruvatdehydrogenase, Lipoamidtransacetylase und Lipoamiddehydrogenase. Damit beeinflusst das L-Carnitin den Flachenhalsenzymkomplex (PDHK) des aeroben Energiestoffwechsels nachhaltig (NEWSHOLME & LEECH, 1983). Die Oxidation des Pyruvats über den Zitratzyklus wird durch L-Carnitin kontrolliert. Da reichlich verfügbares L-Carnitin zu einer Abnahme des Quotienten Acetyl-CoA/CoA führt, sinkt der anaerobe Energieanteil bei längeren Belastungen und es kommt zur geringeren Laktatbildung. Bei Kurzzeitbelastungen wird jedoch die Glykolyse verstärkt.

Durch die Wirkung auf die Acylgruppen wird das L-Carnitin zugleich zum Fänger freier Radikale und schützt so Membranen und Zellen vor Zerstörung durch freie Radikale.

Nach derzeitiger Kenntnis ist die membranstabilisierende Eigenschaft des L-Carnitins eine bedeutende biologische Funktion. Das L-Carnitin wird auch in die Reihe wirksamer Immunstimulanzien eingeordnet (UHLENBRUCK & VAN MILL, 1992).

Die vorliegenden wissenschaftlichen Befunde rechtfertigen die zusätzliche Aufnahme von L-Carnitin im Leistungssport (**Tab. 2/8.2**). Eine direkt leistungssteigernde Wirkung des L-Carnitins ist aber nicht belegt.

Tab. 2/8.2: Indikationen für die L-Carnitinaufnahme im Leistungssport

Funktionssysteme	Wirkung
Fettstoffwechsel	Förderung langkettiger Fettsäurenaufnahme in Mitochondrien; Abbau von Neutralfetten und Lipoproteinen niedriger Dichte (LDL-Cholesterol) im Blut; allgemeiner Fettabbau.
Aerober Energiestoffwechsel	Steigerung der Pyruvatoxidation (aerober Energiedurchsatz) und der maximalen Sauerstoffaufnahme.
Anaerober Stoffwechsel	Aktivierung des Schlüsselenzyms der Glykolyse (Phosphofruktokinase) bei Kurzzeitbelastungen.
Regeneration	Verkürzung der Regenerationszeit, Schutz vor Übertraining.
Immunsystem	Stärkung der immunologischen Abwehr (Förderung der Phagozytose von Makrophagen und Monozyten).
Muskeldurchblutung	Durchblutungssteigerung.
Zellmembranschutz	Antioxidative Wirkung; Acylgruppen sind Radikalenfänger.

Über den Nutzen der zusätzlichen Aufnahme von L-Carnitin existieren unterschiedliche Meinungen. Die Anwendungspraxis im Leistungssport und der exakte wissenschaftliche Nachweis über den Nutzen erhöhter Aufnahme von L-Carnitin stehen im Widerspruch. Muskelbioptische Befunde belegen die Vermutung, dass ein Ausdauertraining, trotz normaler Ernährung, zu einer allmählichen Verminderung der L-Carnitinspeicher im Muskel führen kann. Durch eine regelmäßige L-Carnitinaufnahme kann die Verminderung des Carnitinspeichers im Muskel bei Ausdauerläufern verhindert werden kann (ARENAS et al., 1991). Falls keine ausreichende L-Carnitinaufnahme erfolgt, ist der muskuläre L-Carnitinspeicher in 50 Tagen zur Hälfte entleert. Die Defizite werden nicht gleich erkannt. Ausdauerläufer hatten einen höheren L-Carnitinverbrauch als Sprinter (ARENAS et al., 1991). Die schnell kontrahierenden Muskelfasern (FTF) nehmen weniger freies L-Carnitin auf als die langsam kontrahierenden Muskelfasern (STF). Die Ausdauersportler haben einen Anteil von 65-80 % STF und Sprinter von 20-35 % STF. Letztere benötigen keine erhöhte Fettstoffwechselverwertung für ihre Sprintleistungen.

DOSIERUNGSEMPFEHLUNG

Die Vorstellung, dass durch ein erlaubtes Medikament oder Wirkstoff die sportliche Leistungsfähigkeit direkt erhöht werden kann, ist illusorisch. Echte Leistungsverbesserungen sind nur durch Training möglich. Bei regelmäßigen Belastungen von über 15 Stunden/Woche ist eine Supplementation mit L-Carnitin gerechtfertigt.

Die zusätzliche Aufnahme von L-Carnitin hat keinen direkten Effekt auf die Zunahme der sportlichen Leistungsfähigkeit. Jedoch scheint die breite Wirkskala des L-Carnitins im Stoffwechsel vorteilhaft zu sein, so dass sich die zusätzliche Aufnahme im Leistungssport, im Freizeitsport, im Alterssport und bei hohen psychophysischen Belastungen (z. B. Höhenaufenthalt, Bergwandern) lohnt.

Tab. 3/8.2: Dosierungen bei Supplementation von L-Carnitin (möglichst erst bei Trainingsbelastungen > 15 h/Woche)

Aufnahmemodus	Dosierung (g)
2-3 h vor intensiven Langzeitausdauerbelastungen (z. B. Marathon)	2-4
Höchste Belastung in Trainingslagern, Höhentraining	1-2
Anstrengendes Training und Infektgefährdung	1-2
Sicherung des muskulären Kreatinpools	0,3-0,5
Förderung der Regeneration	1
Belastbarkeitssicherung im Alter	0,3

Bei der Gabe von 30 mg/kg Körpergewicht wird das Maximum in der Blutkonzentration des L-Carnitins nach etwa drei Stunden erreicht. Daher sollte für das Erreichen eines Soforteffekts im Ausdauerwettkampf die Aufnahme von L-Carnitin zwei Stunden vor dem Start erfolgen.

Von Dosierungen über 5 g/Tag ist Abstand zu nehmen, da die Resorptionskapazität im Darm begrenzt ist und das Carnitin unter Bildung von schwefelhaltigen Darmgasen (Fischgeruch) und beschleunigter Stuhlbildung (Durchfall) ausgeschieden wird. Die Ausscheidung bei zu hoher L-Carnitinaufnahme erfolgt auch über die Nieren. Eine plötzliche Konzentrationszunahme im Blut macht eine unmittelbare Wirkung auf den aeroben und anaeroben Energiedurchsatz bei Kurzzeitleistungen wahrscheinlich. Bei Langzeitbelastungen (z. B. Langtriathlon, 100-km-Lauf, Marathon, Straßenradfahren) nehmen zahlreiche Athleten vor dem Start 2-4 g L-Carnitin auf. Eine L-Carnitinüberdosierung ist nicht gesundheitsschädlich; der Körper reguliert die Ausscheidung selbst. Durch längere Einnahmepausen wird die Bildung von L-Carnitinrezeptoren in der Muskulatur (ST-Fasern) wieder stärker angeregt. Wahrscheinlich genügen 30-50 mg/kg Körpergewicht (oder 2-4 g an L-Carnitin), um die Rezeptordichte an der Muskulatur, besonders an den langsam kontrahierenden Muskelfasern (STF) zu erhöhen. Damit gelangt mehr freies L-Carnitin aus dem Blutserum in die Muskelzelle.

Für die ungestörte Biosynthese von L-Carnitin müssen Lysin, Methionin, Niacin, Vitamin B_6, Vitamin C und Eisen stets ausreichend verfügbar sein.

Durch ein reichlich verfügbares L-Carnitin werden die Voraussetzungen für hohe sportliche oder körperliche Leistungen positiv beeinflusst. Diese sind die Erhöhung der *Belastungsverträglichkeit, die Steigerung des aeroben und anaeroben Energiedurchsatzes, die Stimulierung des Immunsystems und Stabilisierung der Immunabwehr, die antioxidative Wirkung sowie erhöhter Zellmembranschutz und Beschleunigung der Regeneration.* Das breite Wirkungsspektrum des L-Carnitins auf den hoch belasteten Muskel wird von keinem anderen bekannten biologischen Stoff erreicht. Die erhöhte Aufnahme von L-Carnitin ist kein Doping.

Zunehmend wird das L-Carnitin in der Klinik bei der Behandlung der Herzmuskelschwäche u. a. Erkrankungen eingesetzt.

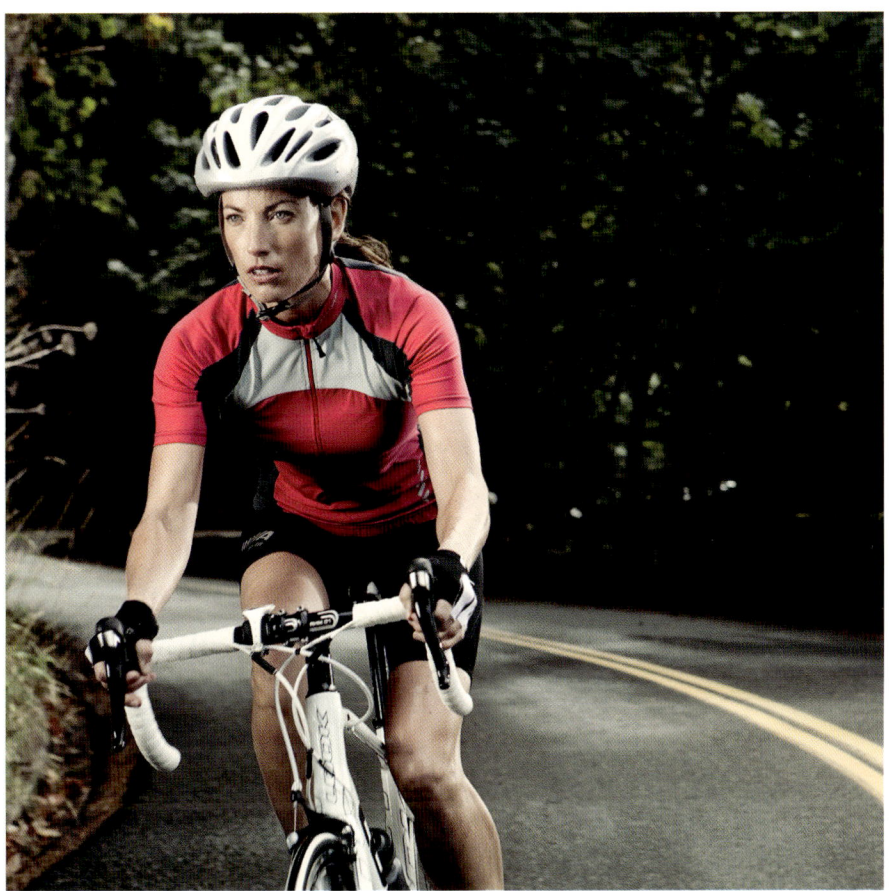

8.3 UBICHINON (COENZYM Q_{10})

Das *Ubichinon* oder *Coenzym Q_{10}* kann der Körper selbst aus Tyrosin, Phenylalanin und Mavolonsäure synthetisieren. Die Blutplasamkonzentration beträgt 1 µg/ml und kann bei erhöhter Aufnahme verdoppelt werden. Die Eigensynthese nimmt nach dem 45. Lebensjahr ab. Die frühere Zuordnung zu den Vitaminen (Vitamin Q) ist für das Coenzym Q_{10} nicht mehr üblich (s. **Tab. 1/6**). In der *Nahrung* ist das Coenzym Q_{10} besonders in Fisch, Eiern und Fleisch enthalten.

Die *physiologische Wirkung* des CoQ_{10} besteht in der Förderung des Elektronentransports durch die Zellmembran. Damit ist das Coenzym Q_{10} für die Energiebildung bei der Muskelfunktion unentbehrlich. Coenzym Q_{10} ist der einzige Elektronentransporter in der Atmungskette der nicht fest gebunden ist. Er ist ein sehr beweglicher Kofaktor zwischen den Flavoproteinen und den Cytochromen der Elektronentransportkette. Damit hat Coenzym Q_{10} eine Schlüsselfunktion bei der Energiebildung in der Zelle und besonders im Muskel. 95 % der Energiebildung ist an Coenzym Q_{10} (Ubichinon) gebunden. Neben dem Einfluss des Coenzym Q_{10} auf die allgemeine muskuläre Leistungsfähigkeit soll es das Immunsystem stabilisieren und an der Beseitigung der freien Radialen mitwirken. Ähnlich wie Vitamin E, wirkt Coenzym Q_{10} als Radikalenfänger, d. h. , es hat eine *antioxidative Wirkung*.

In zahlreichen Industrieländern wird die Zufuhr von Coenzym Q_{10} in Mengen von 10-30 mg/Tag als normale Nahrungsergänzung angesehen. Einseitige Ernährung, Fastenkuren und Erkrankungen können zur Unterversorgung führen. Bei hoher Belastung des antioxidativen Potenzials kann Coenzym Q_{10} die Regeneration des oxidierten Vitamin E fördern (KAGAN et al., 1996). Eine zusätzliche oder gesteigerte Supplementation mit Coenzym Q_{10} erhöht nicht die sportliche Leistungsfähigkeit (WILLIAMS, 1986; LAAKSONEN et al., 1995). Insgesamt gibt es um Einsatz des Coenzym Q_{10} im Leistungssport widersprüchliche Auffassungen. Mehrwöchige Aufnahmen von 70-150 mg/Tag beeinflussten die Lipidperoxidation und die bei der Leistungsdiagnostik üblichen physiologischen Messgrößen nicht. Eine hoch dosierte Zufuhr ist unschädlich.

8.4 TAURIN

Das *Taurin* ist eine aminosäurenähnliche Verbindung und entsteht beim Abbau der schwefelhaltigen Aminosäuren Cystein und Methionin als 2-Aminoethansulfonsäure. Das Taurin ist an der Erregungsübertragung im Zentralnervensystem beteiligt und wird deshalb auch den *Neurotransmittern* und Neuromodulatoren zugeordnet. Bei der Proteinsynthese spielt das Taurin keine Rolle. Aufgrund seiner hydrophilen Eigenschaften zieht es Wasser an und wirkt für den Flüssigkeitshaushalt der Zelle stabilisierend. Das Aminosäurenabbauprodukt Taurin hat nach der Aminosäure Glutamin im Pool der freien Aminosäuren die zweithöchste Konzentration. Daraus ist seine Bedeutung für den Zellflüssigkeitshaushalt abzuleiten.

Taurin kommt reichlich im Fleischextrakt, Fleisch und Fisch vor.

Im Leistungssport wenden die *Kraftsportler* Taurin an, um durch die Sicherung des zellulären Flüssigkeitshaushalts die Proteinsynthese zu optimieren. Taurin hat eine *antioxidative Wirkung* und übt damit einen Zellschutz aus. Die Wirkung des Taurins als Transmitter im Nervensystem wird besonders in Japan ausgenutzt, indem das Taurin als *Antistressmittel* großzügig zur Anwendung kommt. In Designergetränk „Red Bull"® ist viel Taurin enthalten (4g /l oder 1 g in der 250 ml Dose). Die Aufnahme von 1 g Taurin erhöhte das Schlagvolumen um 20 % (BAUM & WEIß, 2001). Nach Ausdauerbelastungen (11,4 km Schwimmen) stieg die Taurinkonzentration um 64 % signifikant an (s. **Tab. 2/8.1**).

TAURIN IM LEISTUNGSSPORT

Zur Sicherung des Flüssigkeitshaushalts in den belasteten Muskelzellen nehmen Kraftsportler regelmäßig Taurin auf. Die Dosierung beträgt, auf den Tag verteilt, 2-5 g. Übersteigt die Einzeldosis 3 g, können Durchfälle auftreten. Auch im Ausdauersport kommt Taurin zunehmend zum Einsatz, weil der *dämpfende Effekt* auf das Herz-Kreislauf-System ausgenutzt wird und ein Schutz vor Dehydratation erwartet wird. Die gleichzeitige Aufnahme von Glutamin unterstützt die Wirkung von Taurin auf den intrazellulären Flüssigkeitshaushalt.

Unabhängig vom Sport, wird Taurin in der Behandlung von Herzinsuffizienz, Hepatitis, Alkoholpsychosen u. a. eingesetzt.

8.5 COFFEIN

Das *Coffein* ist ein Wirkstoff in Kaffee, Tee, Kakao, Guarana, Coca-Cola, Mate und Designergetränken.

Die Wirksubstanz Coffein, ein *1,3,7-Trimethylxanthin*, wird aus der Kaffeekirsche, den Teeblättern, dem Samen der Colapflanze und der Urwaldfrucht *Guarana* gewonnen. Aus den Blättern des Baumes Iflex Paraguariensis (Latein- und Südamerika) wird das Anregungsmittel *Mate* gewonnen. Das *Matein* ist eine dem Coffein ähnliche, anregende Wirksubstanz. Mate stimuliert das Zentralnervensystem und erhöht die Reaktionsfähigkeit. Coffein gilt ab 2004 nicht mehr als Dopingsubstanz.

Der Gehalt an Coffein ist in den einzelnen Genussmitteln unterschiedlich und hat im Leistungssport praktische Bedeutung (**Tab. 1/8.5**). Bei Überschreiten einer bestimmten Menge Coffein im Urin (> 12 µg/ml Urin) wird die Aufnahme nicht mehr als Dopingvergehen geahndet (**Abb. 1/8.5**). Vor einem Wettkampf kann daher ein Athlet über vier Tassen Kaffe trinken, falls er die Aktivierung des Zentralnervensystems für sich als vorteilhaft sieht und er diese Dosis verträgt.

Auch bei der Aufnahme von *Designergetränken*, wie z. B. Red Bull®, muss der Athlet keine Grenzen einhalten. Die in Deutschland hergestellten Produkte Red Bull®, enthalten in 1.000 ml (vier 250-ml-Dosen) 320 mg Coffein, d. h. die Menge von 80 mg Coffein in einer 250-ml-Dose. Das ist die zugelassene Obergrenze nach dem deutschen Lebensmittelgesetz (§ 47a). In Österreich kann die Coffeinkonzentration in bestimmten Getränkemarken höher sein. Die tödliche Dosis bei einer Coffeinvergiftung liegt bei 5-10 g.

Der Hauptteil des Coffeins (95 %) wird in der Leber abgebaut, nur 5 % des aufgenommenen Coffeins (Methylxanthins) erscheint im Urin. Das Herstellen eines Zusammenhangs zwischen der Menge aufgenommenen Coffeins und der Ausscheidung ist nicht einfach, weil Alter, Geschlecht, Belastungsdauer, Stoffwechselsituation, Gewöhnungseffekt u. a. diesen beeinflussen.

Bei Hitzebelastungen ist auf die stark wasserausscheidende Wirkung des Coffeins zu achten.

Bei Aufnahme von 600 mg Coffein, mit reichlich Flüssigkeit, wurde noch kein Einfluss auf Urinfluss, Schweißbildungsrate und Herzfrequenz festgestellt (WEMPLE et al., 1997).

Tab. 1/8.5: Coffeingehalt in bevorzugten Getränken*

Getränk	Maßeinheit je Tasse (ml)	Coffeinmenge je Tasse (mg)	Coffeinmenge je Liter (mg)
Kaffee	125-140	65-115	465-822
Schwarzer Tee	125-140	20-50	160-400
Kakao	125-140	2-4	10-32
Coca-Cola®-Getränke	Glas (200 ml)	30-40	150-200
Designergetränke	Büchse, Flasche (~ 250 ml)	80 mg in 250 ml	320; in USA Produkte bis 500 mg in 250 ml erhältlich

* Die anregende Wirkung wird von der Geschwindigkeit der Coffeinfreisetzung in den Getränkearten bestimmt.

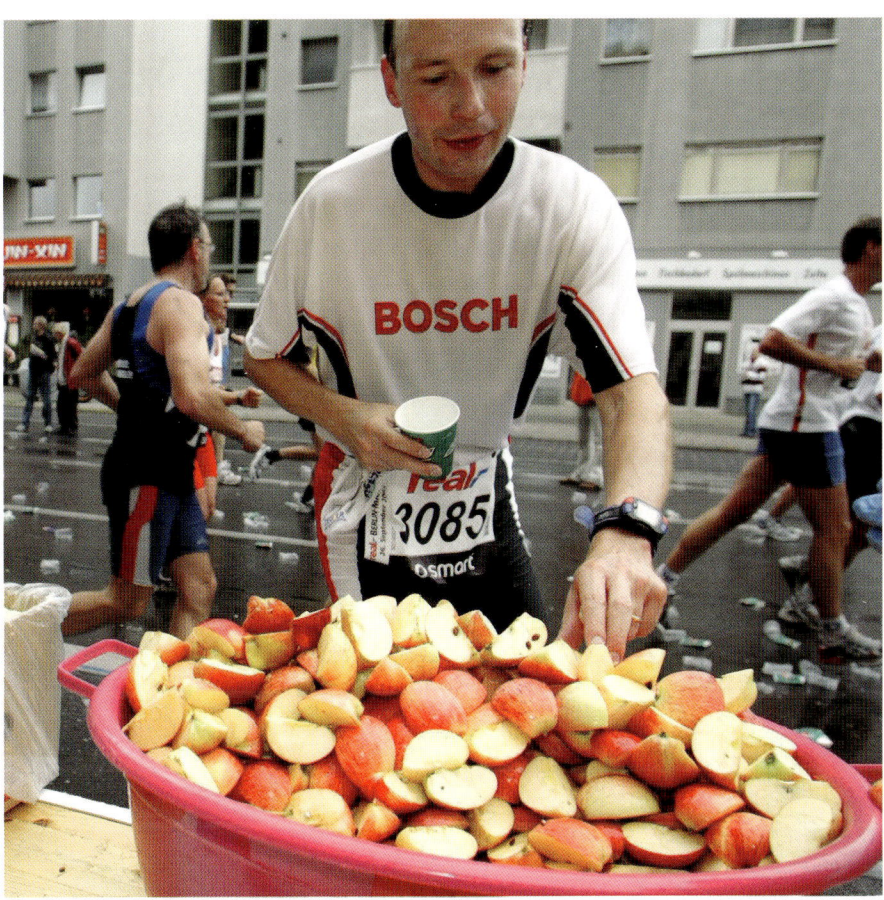

Die coffeinhaltigen Getränke werden als *Genussmittel* geschätzt, weil sie eine anregende Wirkung aufweisen und damit die geistige und körperliche Leistungsfähigkeit erhöhen. Der Kaffee ist das bevorzugte Mittel gegen Alltagsmüdigkeit. Das Coffein aktiviert das Zentralnervensystem und das sympathische vegetative Nervensystem (**Tab. 2/8.5**).

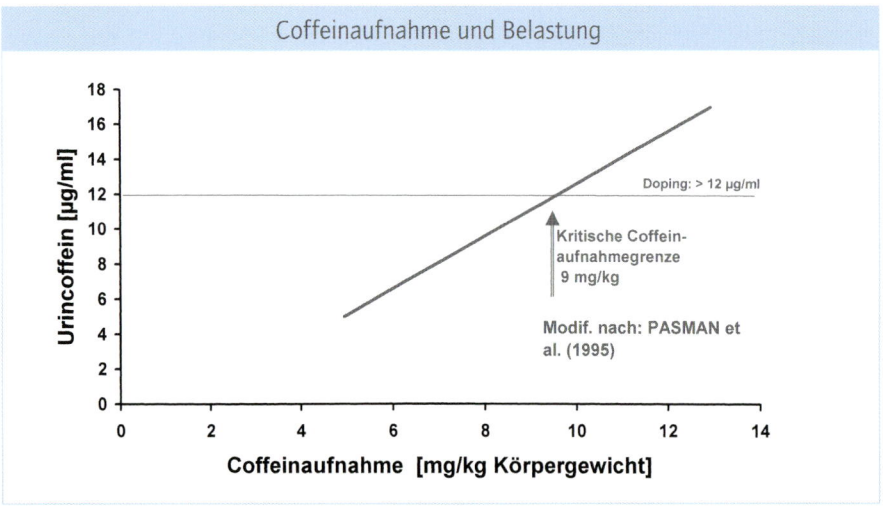

Abb. 1/8.5: Mögliche Coffeinaufnahme im Leistungssport. Bei der Aufnahme von 9 mg/kg Körpergewicht wurde die frühere Dopinggrenze erreicht, d. h., es könnten über 12 µg/ml Coffein im Urin ausgeschieden werden. Daten nach: PASMAN et al. (1995)

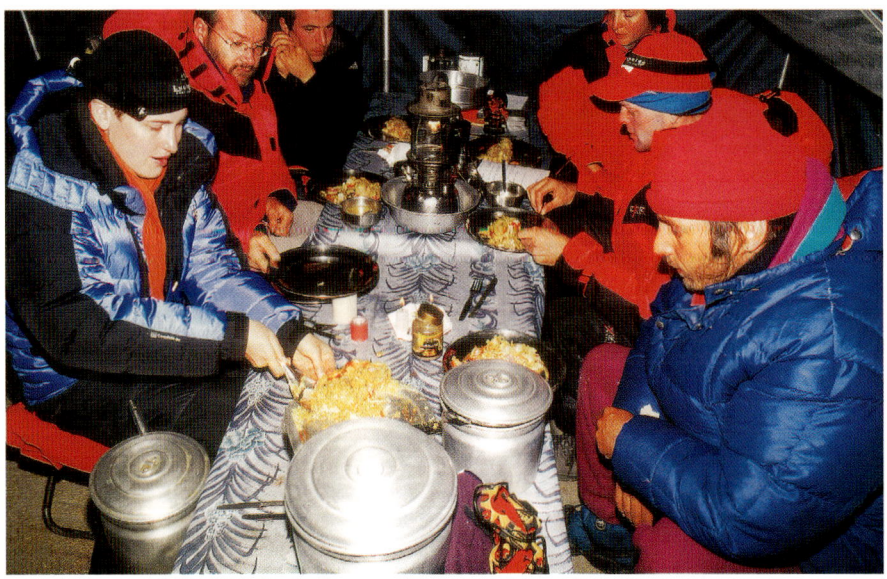

Tab. 2/8.5: Coffeinwirkungen

	Wirkung	Dosierung
Physiologie	Aktivierung des Zentralnervensystems (ZNS) durch Hemmung der A1-Adenosinrezeptoren (Neuronendämpfer), Erhöhung des Sympathiko-tonus, Katecholaminanstieg im Blut, Kalzium-ioinenfreisetzung aus intrazellulären Depots, Lipolyse (FFS-Freisetzung), Hemmung des Glykogenabbaus.	100-300 mg
Sport	Allgemeine Aktivierung, Verbesserung der Reaktionszeit und Koordination.	200-300 mg
	Verbesserung von Mittelzeit- und Langzeitaus-dauerleistungen.	50-350 mg (5-6 mg/kg)
	Keine Wirkung auf Sprint- und Kraftleistungen.	
Therapie	Starke ZNS-Aktivierung, HF- und Blutdruckan-stieg, Erweiterung der Atemwege, Zunahme der Muskelspannung, Förderung der Harnbildung, Gedächtnisaktivierung.	100-300 mg (1-6 mg/kg)
Doping	Nein. Bei > 12 µg/ml Coffein (Methylxan-thin) im Urin war bis 2004 die Dopinggrenze erreicht.	Im Leistungssport können über 600 mg Coffein aufgenommen werden.
Überdosierung	Nervosität, Schlaflosigkeit, Herzfrequenz- und Blutdruckanstieg, starker Harndrang, starke psy-chomotorische Stimulation (Bewegungsdrang), Gemütsaufhellung.	300-800 mg Dosierungen von 5-10 g wirken tödlich!

Durch die Freisetzung der Katecholamine entfaltet Coffein seine Wirkung auf den Fett-stoffwechsel, indem die *Lipolyse* gesteigert wird. Bei einer Coffeinaufnahme von 5 mg/kg Körpergewicht kommt es bei Ausdauerbelastungen zu einer Zunahme der Lipolyse und zu einem geringeren Abbau des Muskelglykogens (ESSIG et al., 1980). Dieser Effekt kann im Training genutzt werden, indem im nüchternen Zustand und bei Aufnahme von etwa 200 mg Kaffee die Trainingsbelastung begonnen wird. Magenempfindliche Sportler müs-sen aber vorsichtig sein, da Coffein die Produktion der Magensäure anregt.

Die volle Wirkung der Kaffeeaufnahme ist nach 30-60 min erreicht und hält etwa 5 Stun-den (Halbwertzeit) an. Entscheidend für die Coffeinwirkung auf den Stoffwechsel und die Gehirnfunktion ist aber der Gewöhnungseffekt. Chronische Kaffeetrinker reagieren insge-samt geringer auf die Kaffeeaufnahme. *Kaffee macht nicht abhängig, im Sinne einer Sucht.*

Coffein wird zu den *ergogenen Substanzen* gezählt, weil es nachweisbar die *sportliche Leistungsfähigkeit* erhöhen kann (GRAHAM & SPRIET, 1991, CURETON et al. 2007; GA-

NIO et al. 2009; DESBROW et al. 2008; GOLDSTEIN et al., 2010). Die Daten für die Verbesserung der Ausdauerleistungen durch Coffeinaufnahme sind eindeutig positiv. Für die Zunahme der Kraftleistungen und anaerobe Leistungen gibt widersprüchliche Befunde (DAVIS & GREEN, 2009; ASTORINO & ROBERTSON, 2010; GOLDSTEIN et al., 2010).

Ein internationales Positionspapier zur Wirkung des Coffeins auf den Stoffwechsel und die sportliche Leistungsfähigkeit ist bei GOLDSTEIN et al. (2010) dokumentiert.

Neben der Verwertung der freien Fettsäuren und dem Glykogenspareffekt bewirkt Coffein eine Verbesserung der Leistungsfähigkeit bei niedriger und mittlerer Intensität. Kurzzeitbelastungen (Sprint) werden durch Coffein nicht beeinflusst und ebenso erhöht Coffein nicht die Muskelkraft (MASSAD, 1994). Eine direkte Wirkung des Coffeins auf die Skelett- und Herzmuskulatur erfolgt über die erhöhte Freisetzung von Kalziumionen aus den transversalen sarkoplasmatischen Strukturen. Dieser Effekt wird auch an den postganglionären, parasympathischen und sympathischen Nervenendigungen vermutet. Die Aufnahme von 5-6 mg/kg Coffein führte zur Verbesserung von Mittel- und Langzeitzeitausdauerleistungen (SPRIET & HOWLETT, 2000).

Während die *Coffeinwirkung* bei Langzeitbelastungen hauptsächlich mit der Stoffwechselbeeinflussung (Fettstoffwechselzunahme und verminderte Kohlenhydratoxidation) erklärbar ist, reicht diese Deutung für Kurzzeitleistungen nicht aus. Hier spielen die aktivierenden Einflüsse auf das Zentralnervensystem und die muskuläre Signalübertragung eine entscheidende Rolle für die Leistungsverbesserung. Die peripheren und zentralen Angriffspunkte des Coffeins sind nicht trennbar und müssen bei der Beeinflussung der sportlichen Leistungen stets zusammen in Betracht gezogen werden. Coffein beeinflusst nach Langzeitbelastungen den Ermüdungszustand positiv.

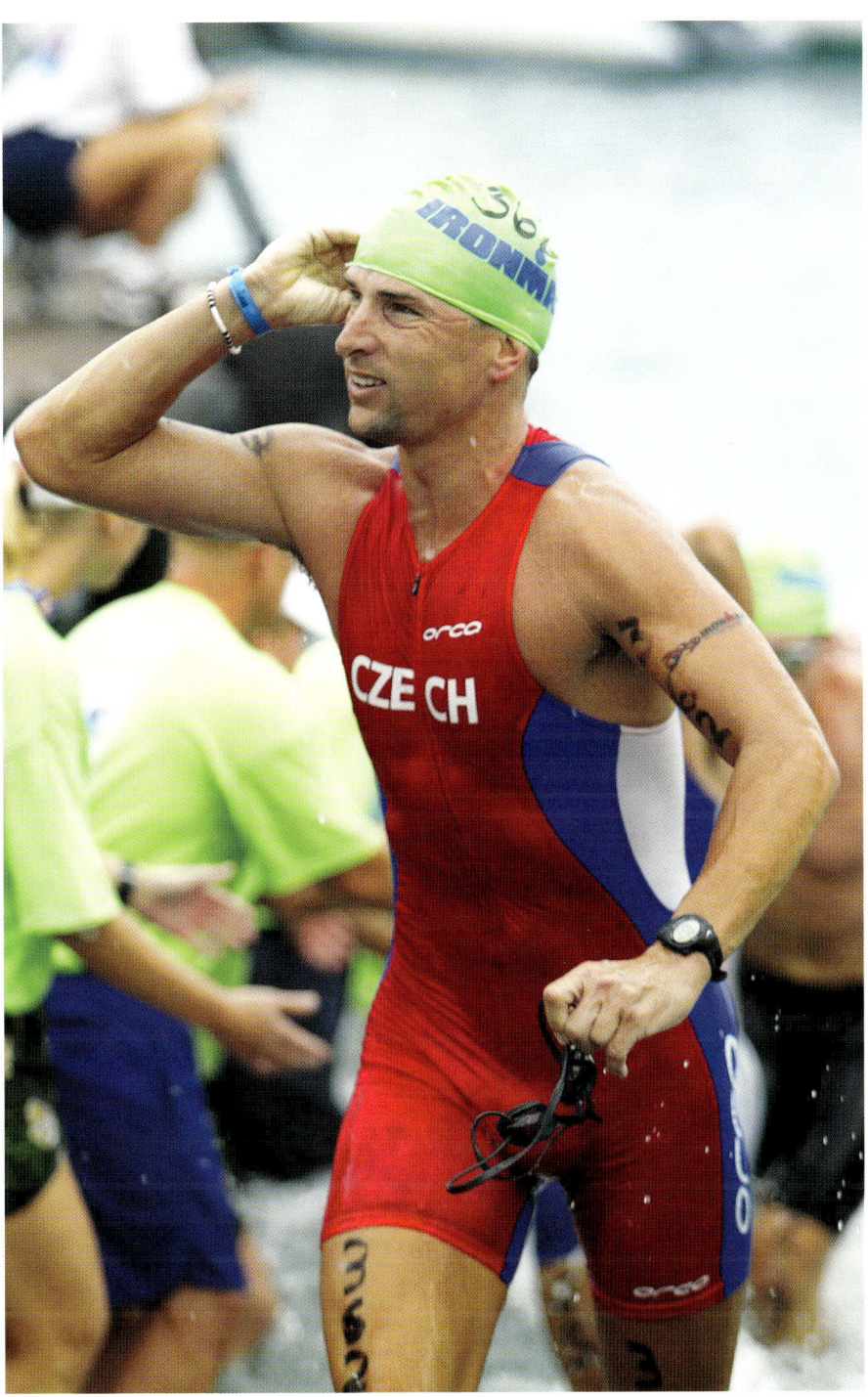

8.6   ALKALISCHE SALZE

Das Interesse an puffernden Substanzen, zum Zweck der Leistungssteigerung im Sport, erfolgte bereits in der 30er Jahren des vorigen Jahrhunderts (DENNING, 1937). Die bei intensiven Belastungen nachgewiesene hohe Laktatkonzentration gibt den Anlass, über die physiologischen Abpufferungsmöglichkeiten nachzudenken. Im Blut gibt es mehrere *Puffersysteme*, wobei der *Kohlensäurebicarbonatpuffer* und das *Hämoglobin* die wichtigsten sind. Das Bicarbonat puffert 53 % und das Hämoglobin 35 % der Säuren ab. Ergänzend wirken das *Serumphosphat* und die *Serumproteine* (zusammen 12 %).

Verschiedentlich werden die alkalischen Salze zu den ergogenen Substanzen gezählt, weil sie leistungssteigernd wirken. Die Ergebnisse hierzu sind aber widersprüchlich und beruhen auf den Versuchsanordnungen. Zusammenfassende Darstellungen zur Förderung der Alkalose durch Aufnahme von Puffersubstanzen erfolgten von GLEDHILL (1984), MCNAUGHTON & CERADO (1991), LINDERMAN & GOSSELINK (1994), MCNAUGHTON (2000) u. a.

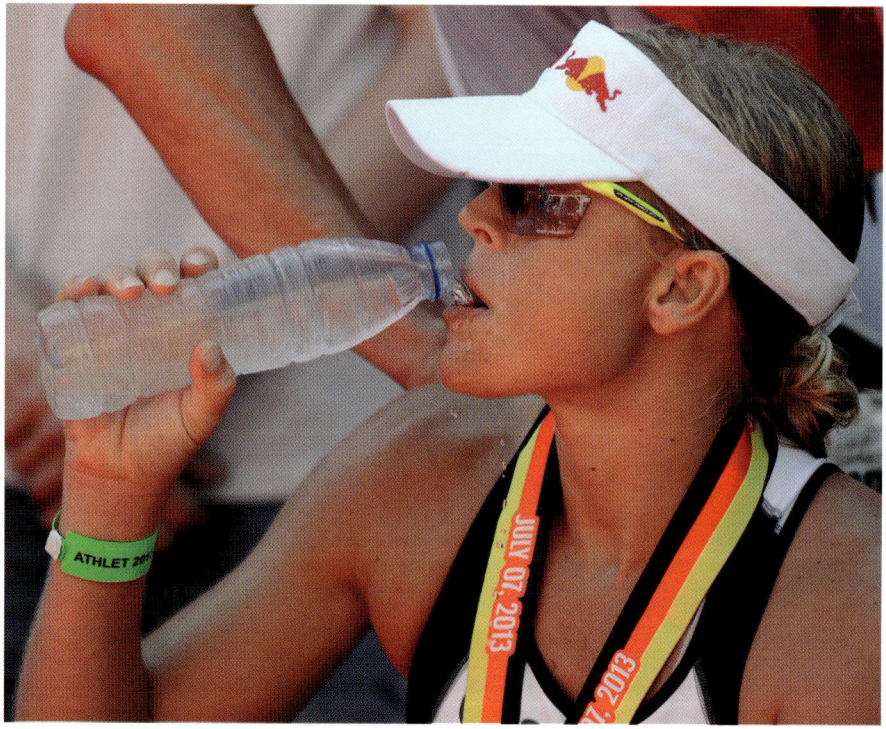

Aus den vorliegenden Untersuchungen ist abzuleiten, dass zugeführtes *Natriumbicarbonat* ($NaHCO_3$) von 300 mg/kg Körpergewicht (21 g bei 70 kg Sportler) eine sichere Alkalisierung des Blutes bewirkte. Das *Natriumzitrat* hat sich als effektiver erwiesen als das Natriumbicarbonat. Aus Erfahrungen von Trainern bei Verabreichung von alkalisierenden Substanzen ist bekannt, dass bei Aufnahme von 10 g Natriumcitrat über mehrere Tage vor Mittelzeitausdauerwettkämpfen die Athleten am Anfang schneller loslaufen konnten. Auch verbesserte die Aufnahme von Natriumcitrat, in einer Menge von 500 mg/kg Körpergewicht, signifikant die Geschwindigkeit im Zeitfahren (Rad) über 30 km (POTTEIGER et al., 1996).

Gesichert ist bei der Aufnahme alkalisierender Substanzen bisher (MCNAUGHTON, 2000):

1. Mengen von 200-300 mg/kg Körpergewicht an Natriumbicarbonat und Natriumzitrat erhöhen effektiv die Pufferkapazität und beeinflussen die Leistungsfähigkeit positiv.
2. Dosierungen dieser Substanzen unter 200 mg/kg sind zur Beeinflussung der Leistungsfähigkeit unwirksam.
3. Die Puffersubstanzen sind bei Belastungen unter 30 s Dauer ohne Effekt auf die Leistungsfähigkeit.
4. Eine Leistungszunahme durch Puffersubstanzen ist bei Belastungen zwischen 1-10 min Dauer zu erwarten.
5. Puffersubstanzen ermöglichen hoch intensive Ausdauerbelastungen.

Die Aufnahme von Puffersubstanzen verstößt nicht gegen die gegenwärtig gültigen Dopingregeln des IOC.

Die Aufnahme von Puffersubstanzen ist allgemein nicht üblich, weil es bei der großen Menge der aufzunehmenden Substanz (> 20 g Puffersubstanz in Flüssigkeiten) zu Unverträglichkeiten im Magen-Darm-Trakt kommen kann.

Ein anderer Weg zum Abbau hoher Laktatkonzentrationen wurde durch die Aufnahme eines *Kalium-Eisen-Phosphat-Zitrat-Komplexes* (Gelum®) beschritten. Diese Komplexsubstanz führte zur Abpufferung des bei intensiven Kurzzeitbelastungen anfallenden Ammoniaks und ermöglichte über die Stoffwechselentlastung der Leber einen höheren Laktatabbau (NEUMANN et al., 2000).

8.7 KREATIN

Creatin ist ein körpereigener und physiologischer Wirkstoff, der für die Muskelkontraktion in Form des *Kreatinphosphats* unentbehrlich ist. Das Kreatin (N-methyl-Guanido-Essigsäure) ist Bestandteil von Geweben mit hohem Energieumsatz und kommt somit insbesondere in der Muskulatur vor. Der menschliche Organismus bildet das Kreatin aus den Aminosäuren *Arginin*, *Glycin* und *Methionin* in Leber, Nieren und Bauchspeicheldrüse. Über die Nahrungsmittel Fleisch und Fisch wird täglich etwa 1 g Kreatin aufgenommen. Die Kreatinaufnahme ist bei Vegetariern deutlich vermindert, weil der Kreatingehalt in den Pflanzen sehr niedrig ist oder fehlt (**Tab. 1/8.7**).

Tab. 1/8.7: Kreatingehalt in Lebensmitteln. Nach: BALSOM et al. (1994).

Nahrungsmittel	Kreatingehalt (g/kg)
Fisch	
Hering	6,5-10
Lachs	4,5
Thunfisch	4
Dorsch	3
Fleisch	
Schwein	5
Rind	4,5
Andere Lebensmittel	
Milch	0,1
Moosbeeren	0,02

Die Folge einer niedrigen Kreatinaufnahme bei Vegetariern ist ein deutlich erniedrigter Serumwert von 25,1 mmol/l (Männer) und 32,4 mmol/l (Frauen), im Vergleich zu Fleischkonsumenten. Bei normaler Mischernährung haben Männer einen mittleren Kreatinserumwert von 40,8 µmol/l und Frauen von 50,2 µmol/l (DELANGHE et al., 1989). In eigenen Untersuchungen schwankte der Kreatinserumwert bei Ausdauersportlern stark und besonders bei der Kreatinaufnahme (**Abb. 1/8.7**).

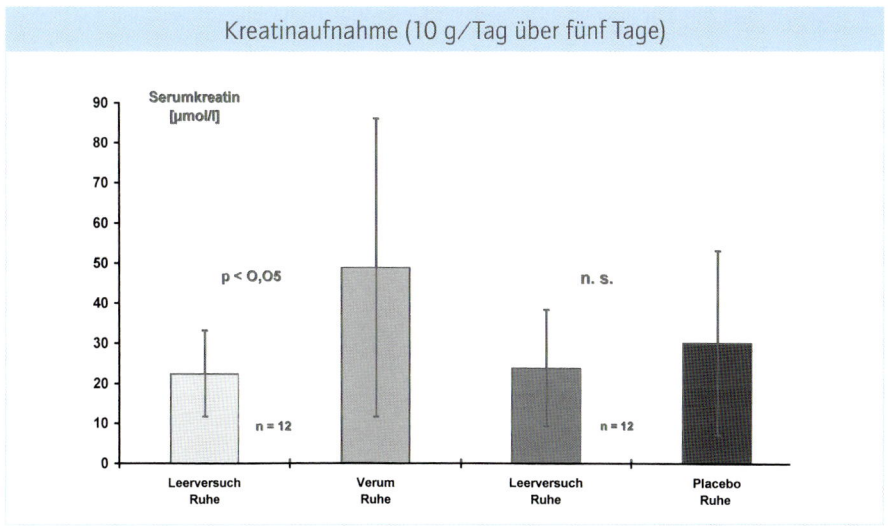

Abb. 1/8.7: Einfluss der Kreatinaufnahme (10 g/Tag über fünf Tage) auf die Kreatinserumkonzentration im Vergleich zur Placeboaufnahme. Nur bei realer Kreatinaufnahme stieg die Serumkonzentration des Kreatins signifikant an. Eigene unveröffentlichte Daten

Der tägliche Umsatz des Kreatins beträgt durchschnittlich 2 g (BALSOM et al., 1994). Zum Tagesbedarf tragen die Aufnahme mit der Nahrung und die körpereigene Bildung etwa je zur Hälfte bei. Mit einer fleischorientierten Ernährung können täglich etwa 3-4 g Kreatin aufgenommen werden. Durch die körpereigene Synthese ist eine Kreatinbildung von etwa 1 g pro Tag möglich. Übersteigt die Kreatinaufnahme den Bedarf, dann erfolgt eine Ausscheidung über die Nieren.

Im Körper sind 120-140 g Kreatin gespeichert, davon 95 % in der Muskulatur. Nur 30 % des muskulären Kreatins ist frei verfügbar, da der überwiegende Teil des Kreatins (70 %) in den *Energiespeicher Kreatinphosphat* (CP) eingebaut ist. Das CP ist der hauptsächliche alaktazide Energiespeicher, der nach seiner vollständigen Entleerung etwa drei Minuten zur Auffüllung braucht. Da eine Teilauffüllung der CP-Speicher bereits nach 22 s erfolgt, sind praktisch intensive Intervallbelastungen in Serie möglich.

Der Gesamtkreatingehalt beträgt im Muskel zwischen 124,4-126,6 mmol/kg TM bei Normalköstlern und 114-120 mmol/kg TM bei Vegetariern (HARRIS et al., 1992). Die schnell kontrahierenden Muskelfasern (FTF) haben einen höheren Kreatingehalt als die langsam kontrahierenden (STF). Wenn der muskuläre Kreatinpool durch zusätzliche Kreatinaufnahme um 20 mmol/kg TM ansteigt, dann ist eine Zunahme der alaktaziden Leistungsfähigkeit der Muskulatur möglich.

Das Kreatin gelangt über einen *natriumabhängigen Transporter* in die Muskelzelle (STEENGE et al., 1998). Die Aktivität des Kreatintransporters wird durch Insulin verstärkt. Sie kann aber durch die Aufnahme großer Kreatinmengen abgeschwächt werden. Die *Downregulation* des Transporters wurde aber nur bei Tierversuchen nachgewiesen, nicht aber bei Aufnahme von 10 g/Tag über acht Wochen beim Menschen (PARISE et al., 2000).

Durch die gleichzeitige Aufnahme von Kohlenhydraten mit Kreatin steigt die Kreatinaufnahmekapazität in der Muskulatur an (GREEN et al., 1996). In der Muskelzelle gelangt das Kreatin per Diffusion in die Mitochondrien und über die oxidative Phosphorylierung entsteht das energiereiche Kreatinphosphat in den Mitochondrien. Zwischen dem Zellraum (Cytosol) und den Mitochondrien findet ein ständiger Austausch des Creatins statt. Dieser Austausch wird auch als *Phospho-Creatin-Shuttle* bezeichnet (BESSMAN & CARPENTER, 1985). Dieser Shuttlemechanismus vermindert den Gradienten zwischen Adenosintriphosphat (ATP) und Adenosindiphosphat (ADP) in der Muskelzelle bei hohem Energieverbrauch.

Das bei der Muskelkontraktion verbrauchte Kreatin wird dehydriert und als Kreatinin über die Blutbahn zur Niere transportiert und dort ausgeschieden. Muskuläre Säuerung (Laktatbildung) begünstigt die Ausscheidung des Kreatinins.

KREATINSUPPLEMENTATION IM SPORT

Die wissenschaftlichen Belege für die Zunahme der alaktaziden Leistungsfähigkeit bei der Kreatinaufnahme stützten sich anfangs auf Versuche, bei denen eine hohe Kreatin-Dosierung von täglich 20 g über fünf Tage (Sättigungsdosis) verabreicht wurde (HARRIS et al., 1992). Nachfolgende Untersuchungen erbrachten den Beleg, dass auch bei einer niedrigeren Dosierung leistungssteigernde Effekte zu erreichen sind (BALSOM et al., 1993; GREENHAFF et al. 1993; 1996; HULTMAN et al., 1996 u. a.). WIe Untersuchungen von ENGELHARDT et al. (1998) zeigten, konnte mit einem Drittel der damals üblichen Kreatindosis (fünf Tage 6 g bzw. 30 g) eine signifikante Zunahme der alaktaziden Leistungsfähigkeit bei der Fahrradergometrie belegt werden (**Abb. 2/8.7**).

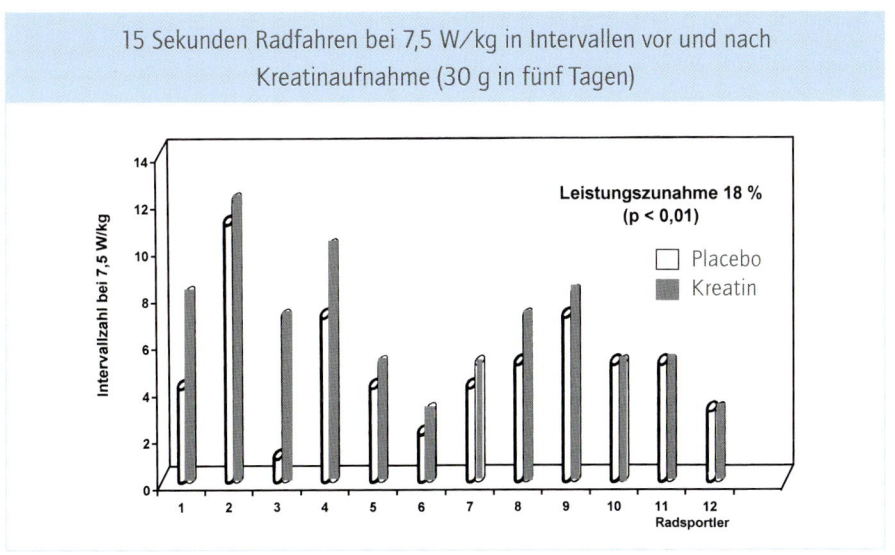

15 Sekunden Radfahren bei 7,5 W/kg in Intervallen vor und nach Kreatinaufnahme (30 g in fünf Tagen)

Abb. 2/8.7: Einfluss der Kreatinaufnahme auf die alaktazid-glykolytische Leistungsfähigkeit von Radsportlern. Das Kreatin bewirkte eine signifikante Zunahme der Intervallzahl und damit der Leistungsfähigkeit. Daten nach: ENGELHARDT et al. (1998)

Die Kreatinsupplementierung bewirkt einen Anstieg der fettfreien Körpermasse (POORT-MANS & FRANCAUX, 2000). Das bedeutet, dass der bereits in Tierversuchen nachgewiesene *anabole Effekt* des Kreatins auch beim Leistungssportler real ist. Das Kreatin bewirkt eine Steigerung der Proteinsynthesegeschwindigkeit (CLARK, 1997). Daraus folgt, dass eine niedrig dosierte Kreatinaufnahme für die Regeneration zunehmend an Bedeutung gewinnt. Wenn durch Kreatinaufnahme die Zeitkonstante in der Erholung von Kreatin-phosphat/ATP verkürzt wird, dann kann der Athleten eine höhere alaktazide Trainingsbe-lastung schaffen (KAMBER et al., 1999). Berichte aus der Sportpraxis bestätigen diesen Befund, indem unmittelbar vor wiederholten alaktaziden Belastungen 2 g Kreatin aufge-nommen wird. Bei Älteren erhöhte die Kombination von 0,1 g/kg Protein mit 0,3 g/kg Kreatin (~ 8 g/d) nach 10 Wochen Training signifikant die Muskelmasse und Muskelkraft (CANDOW et al., 2008).

Wenn es bei der Aufnahme des Kreatins zu Muskelkrämpfen kommen sollte, dann wird eine Ursache im Umsatz des Magnesiums bei der Kreatinkinasereaktion und unzureichen-der Flüssigkeitsaufnahme gesehen (POORTMANS & FRANCAUX, 2000). Wenn der Kre-atin-Pool aufgefüllt ist, dann kann mit einer niedrigeren Erhaltungsdosis von 1-2 g/Tag über Wochen supplementiert werden (HULTMAN et al., 1996). Nach neueren Daten und

Zusammenfassung der Literatur bewirkt Kreatin eine Zunahme der Muskelmasse und damit der Kraft und Muskelausdauer (RAWSON & PERSKI, 2007). Von besonderem Interesse war zu prüfen, wie diese Wirkung zustande kommt. Hier wurde bilanziert, dass Kreatin mehrere potente Mechanismen auslöst. Hierzu gehören Veränderungen in der Proteinsynthese, Beeinflussung von Hormonwirkungen, Stabilisierung der Lipidmembranen und Einflussnahme auf molekulare Strukturen. Kreatinsupplementation steigert die Bildung von Kreatinphosphat und Glykogen im Muskel (GREENHAFF et al., 1994; YQUEL et al., 2002; ROBINSON et al., 1999; NELSON et al., 2001; van LOON et al., 2004). Das Kreatin bewirkt einen antikatabolen Effekt (PARISE et al. 2001). Zur Steigerung der Proteinsyntheserate durch Kreatin gibt es unterschiedliche Auffassungen, da untersuchungsmethodische Probleme zu widersprüchlichen Daten führten (LUIS et al., 2003). Gesichert ist, dass eine Creatinsupplementation den muskulären Anabolismus erhöht und zugleich den anabolen molekularen Signalweg steigert. Das wurde durch die Zunahme von IGF I und IGF II mRNA (insulinartiger Wachstumsfaktor) und 4E-BP1 (Regulator der Proteintranslation) in der humanen Skelettmuskulatur belegt (DELDIQUE et al., 2005). Die Kreatinsupplementierung beim Krafttraining erhöht die Satellitenzellzahl und die muskulären Zellkerne bereits nach 4 Wochen Training signifikant (OLSON et al., 2005). Eine im Vergleich dazu durchgeführte Aufnahme eines Proteinhydrolysats führte erst nach 16 Wochen zu einer höheren Satelittenzellzahl (OLSEN et al., 2005).

Da nicht alle Sportler auf die Kreatinaufnahme reagieren, wurde diese in *Responder* und *Nonresponder* differenziert. Die Ursachen für die Blockierung der Kreatinaufnahme bei einigen Athleten sind nicht bekannt. Erst wenn die intrazelluläre Kreatinaufnahme 8 % übersteigt, kann die leistungsfördernde Wirkung des Creatins einsetzen (GREENHAFF et al., 1994). Bei Untrainierten führte die Kreatinsupplementation zu keiner Zunahme der Schnellkraftleistung (COOKE et al., 1995). Damit wurde belegt, dass die Vorteile der Kreatinaufnahme im Sport nur bei muskulärer Trainingsbelastung zur Geltung kommen.

Die Aufsättigung der Kreatinphosphatspeicher führte bei den meisten Sportlern zu einer signifikanten Zunahme der Schnellkraftleistung und teilweise auch der Wettkampfleistung (**Abb. 3/8.7**). Durch die Füllung des Kreatinphosphatspeichers in der Muskulatur erhöhen sich die energetischen Voraussetzungen für die alaktazide Leistungsabgabe in verschiedenen Sportarten.

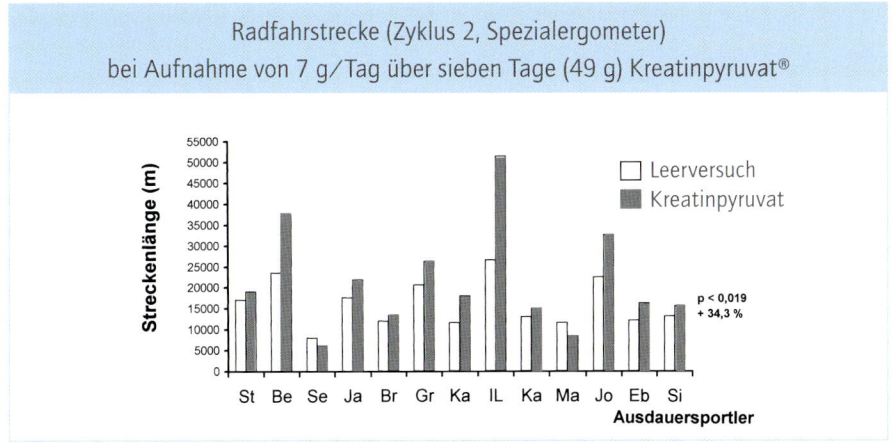

Abb. 3/8.7: Einfluss der Aufnahme von 49 g Kreatinpyruvat® (7 g/dl über sieben Tage) im Doppelblindversuch. Das Kreatinpyruvat® erhöhte signifikant die Radfahrleistung bei 7,5 W/kg Körpergewicht (umgerechnet auf die Fahrstrecke). Unveröffentlichte eigene Daten

Die Supplementation von CP führt zu einer sehr spezifischen Stoffwechselbeeinflussung, die besonders über die FTF wirkt. Die Leistungssteigerung durch die Kreatinaufnahme ist bei maximaler Muskelbeanspruchung eindeutig (CASEY et al., 1999).

Die metabole Selektivität durch Kreatin ist zu belegen. Die Supplementation von Kreatin hatte keinen Einfluss auf die Herz-Kreislauf-Regulation, die Sauerstoffaufnahme, die Kreatinkinase und die Serumharnstoffkonzentration (ENGELHARDT et al., 1998). Bezüglich der Beeinflussung der Latatkonzentration gibt es im Literaturvergleich widersprüchliche Befunde, die aber vom Versuchsaufbau abhängen.

Die Supplementation von 50 g Kreatin im Zeitraum von fünf Tagen erhöhte erwartungsgemäß die Kreatin- und Kreatininkonzentration im Blut. Mit dem Anstieg der Konzentration von Kreatin im Blut und der gleichzeitig erhöhten Ausscheidung über den Urin wird deutlich, dass eine Sättigungsdosis für die Speicher von insgesamt 50 g in fünf Tagen für die Ausdauersportler ausreicht. Die positiven Ergebnisse auf die alaktazide Leistungsfähigkeit rechtfertigen auch bei den Ausdauersportlern eine zusätzliche Kreatinaufnahme. Denn auch bei Ausdauerleistungen treten alaktazide Situationen auf, wie Sprints, Spurts oder Schnellkaftanforderungen.

Aufgefüllte Kreatinphosphatspeicher fördern die muskuläre Kurzzeitleistung sicher, nicht aber die gleichmäßige aerobe Dauerleistungsfähigkeit.

Neben dem Einfluss auf die Zunahme der Kreatinphosphatspeicher unterstützt das Kreatin, wie bereits erwähnt, die Proteinsynthese.

Zur Förderung der Regeneration in Ausdauersportarten ist eine längere Kreatineinnahme in Dosierungen von 1-2 g/Tag sinnvoll, die aber durch Pausen unterbrochen werden sollte. Die Regenerationsförderung erfolgt über die Proteinsynthese, die durch den schwach anabolen Effekt des Kreatins effektiver ablaufen kann.

Gegenwärtig nimmt ein Teil der Spitzenathleten zur Beschleunigung der Regeneration das Kreatin in niedriger Dosierung auf. Den Sinn dieser Kreatinzufuhr rechtfertigen neue Befunde. Aus diesen Daten ist abzuleiten, dass das in den Muskelzellen erhöht anwesende Kreatin zu einer geringen *Zellschwellung* bei der Belastung führt. Eine ausreichend hydrierte Muskelzelle übt eine Signalfunktion für eine verminderte *Proteolyse* und *Leucinoxidation* aus (PARISE et al., 2000). Sie fanden eine Verringerung der Leucinoxidation und eine Abnahme des Proteinabbaus im Gesamtkörper als Antwort auf die Kreatinaufnahme. Der Anstieg der fettfreien Muskelmasse ist der Beleg für eine abgelaufene erhöhte Proteinsynthese nach längerer und niedrig dosierter Kreatinaufnahme (MIHIC et al., 2000). Die Zunahme der Muskelmasse bei Kreatindosierungen von 3 g/Tag über neun Wochen, nach vorheriger Aufsättigung in fünf Tagen, ist keine Folge einer erhöhten Wassereinlagerung, sondern einer echten *Muskelhypertrophie* beim Krafttraining (FANCAUX & POORTMANS, 1999).

Neben den Kohlenhydraten, dem Coffein, den alkalischen Salzen und Aminosäuren wird das Kreatin als *ergogene Substanz* aufgefasst (**Tab. 2/8.7**). Die Höhe der Wasseraufnahme in den Muskelzellen hängt von der Kreatindosis ab. Bei der Kreatinniedrigdosierung lässt sich die Wasseraufnahme vernachlässigen, da es während der Belastung problemlos ausgeschieden werden kann (**Abb. 4/8.7**). Prinzipiell wirkt das Kreatin im Sport nur muskelspezifisch über den Trainingsreiz.

Das Kreatin wird in der Klinik bei neuromuskulären Erkrankungen eingesetzt.

Tab. 2 /8.7: Leistungssteigernde physiologische Substanzen (mit wissenschaftlich nachgewiesener Wirkung) ohne Hintergrund Tabelle verändern

Substanz	Wirkung	Dosierung	Bemerkung
Kohlenhydrate (KH)	Energieträger, sichern den Glukosespiegel während Langzeitbelastung.	30-60 g/Belastungsstunde, zusätzlich 30 min vor Langzeit-Wettkampf bis 50 g.	Komplex-KH werden besser vertragen.
Coffein	Zentralnervale Erregung, Steigerung der Lipolyse (FFS-Freisetzung).	200-500 mg vor Wettkampf und/oder während Langzeitwettkampf.	Bei 9 mg/kg wurde früher die Dopinggrenze erreicht. Coffein ist auch in Cola-Getränken und Designergetränken enthalten.
Kreatin (CR)	Zunahme der Kreatinphosphatspeicher um 20 % und damit der alaktaziden Leistungsfähigkeit, Steigerung der Proteinsynthese.	Speicherfüllung in 5-7 Tagen mit 7-20 g/Tag; bei Niedrigdosierung (1-2 g/Tag) Förderung von Regeneration und Steigerung der Proteinsynthese.	Einnahme auch vor dem Training (Wettkampf) möglich. Einige Athleten reagieren. nicht auf CR (Nonresponder).
Alkalische Salze	Pufferung der Milchsäure (Laktat).	Natriumbicarbonat oder Natriumcitrat in Dosierungen von 0,300-0,500 mg/kg (20-30 g).	Unverträglichkeit hochdosieter Puffersubstanzen behindert Gebrauch. Verträglicher Kalium-Eisen-Phosphat-Zitrat Komplex (GELUM®) als Ammoniakpuffer und Laktatsenker.
Aminosäuren	Steigerung Proteinsynthese und Zunahme der Muskelkraft. Energiesubstrat für Glukoneogenese. Regenerationsbeschleunigung.	8-10 g essenzieller Aminosäuren (z. B. MAP®, Aminologes®), wirken zu 99 % anabol. Aminosäuremischungen haben geringeren anabolen Effekt als nur essenzielle Aminosäuren oder BCAA.	Aminosäuren- einnahmen vor, während und nach Belastung möglich.

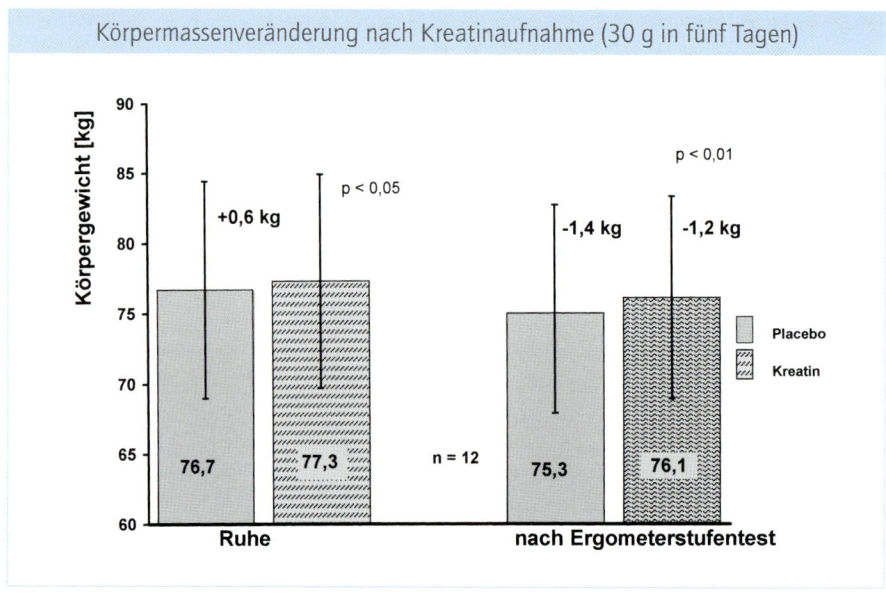

Abb. 4/8.7: Körpermassenveränderungen nach Kreatinaufsättigung (6 g/Tag über fünf Tage). Das Kreatinloading führte zu einer Massenzunahme von 0,6 kg. Nach der Ergometerbelastung war die Körpergewichtsverminderung in der Kreatingruppe geringer als in der Placebogruppe. Daten nach: ENGELHARDT et al. (1998)

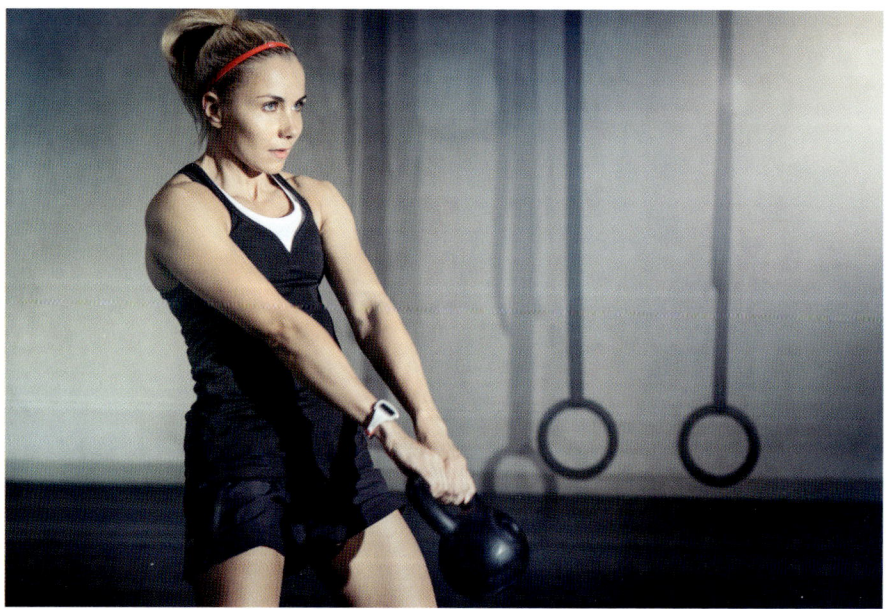

8.8 GLYCEROL

Glycerol oder *Glyzerin* entsteht natürlich bei der Fettspaltung. Aus einem Fettmolekül werden drei Teile Fettsäuren und ein Teil Glycerol freigesetzt. Das Glycerol ist ein dreiwertiger Alkohol und hat eine hohe Wasserbindungsfähigkeit. Eine Entwässerung (Dehydratation), besonders bei längeren Ausdauerbelastungen, wirkt ermüdend und leistungsverschlechternd. Dieser Effekt ist bei Langzeitbelastungen bereits nach Abnahme von 3 % des Körpergewichts nachweisbar. Da Wasser nicht auf Vorrat getrunken werden kann und eine zu reichliche Wasseraufnahme während der Belastung zu einer *Wasservergiftung* (s. Kap. 7) führen kann, wurde nach wasserzurückhaltenden Substanzen gesucht. Eine solche ist das Glycerol. Jede zu reichliche Flüssigkeitsaufnahme vor einer Belastung führt zu einer erhöhten Wasserausscheidung während der Belastung. Hingegen bewirkt die Aufnahme einer Glycerol-Wasserlösung (1 g/kg) eine Wasserzurückhaltung und verminderte Wasserausscheidung (FREUND et al., 1995). Dieser Effekt tritt aber auch bei Hitzebelastung auf, indem die Durchblutung der Nieren um über 30 % gedrosselt wird und damit die Urinproduktion sinkt. Durch die Glycerolaufnahme kann, abhängig von der Dosierung, mehr als 30 % Wasser zurückgehalten werden. Eine erhöhte Wasserzurückhaltung produziert aber eine erhöhte Schweißmenge (300-400 ml/h) und führt dadurch zu einer um 0,7 °C niedrigeren Hauttemperatur (LYONS et al., 1990). Die Wasserzurückhaltung ist bei Glycerolaufnahme ein objektiver Befund.

Bei Radsportlern wurde durch die Glycerol-Wasseraufnahme (50-100 ml Glycerol in 1-2 l Wasser), zwei Stunden vor Belastung, eine Leistungsverbesserung nachgewiesen (MONTNER et al., 1996).

Die Leistungssteigerung durch eine Glycerolaufnahme wird widersprüchlich beurteilt. Wenn der Sportler vor einer Hitzebelastung für eine ausreichende Hydratation (Euhydratation) sorgt und von Anfang an bei einer Belastung regelmäßig salzhaltige Flüssigkeit aufnimmt, dann sollte von einer Glycerolaufnahme Abstand genommen werden. Prinzipiell ist die Manipulation mit Glycerol im Ausdauersport zu unterlassen, weil die Schweißproduktion erhöht wird und so eine unbeabsichtigte höhere Dehydratation und Störung der Thermoregulation provoziert wird. Bei längeren nichtintensiven Belastungen hält Glycerol das Körperwasser besser zurück. Die Dopingliste von 2013 weist Glycerol als verbotene Substanz aus.

Die Aufnahme von Glycerol ist bei Bodybuildern verbreitet, die hochkonzentrierte Glycerolwasserlösungen 1-2 Stunden vor ihrem Auftritt trinken. Sie nutzen bei der Glycerolaufnahme den Wasserausstrom vom Zwischengewebe (Interstitium von Haut und Muskeln) in die Blutbahn aus. Das Blutvolumen steigt an. Um den peripheren Dehydratationseffekt zu verstärken, trinken sie am Wettkampftag wenig. Der Muskel erscheint dadurch strukturierter und die Gefäße sind besser sichtbar. Kommerziell wird Glycerol in 20 % igen Lösungen angeboten, die süß schmecken.

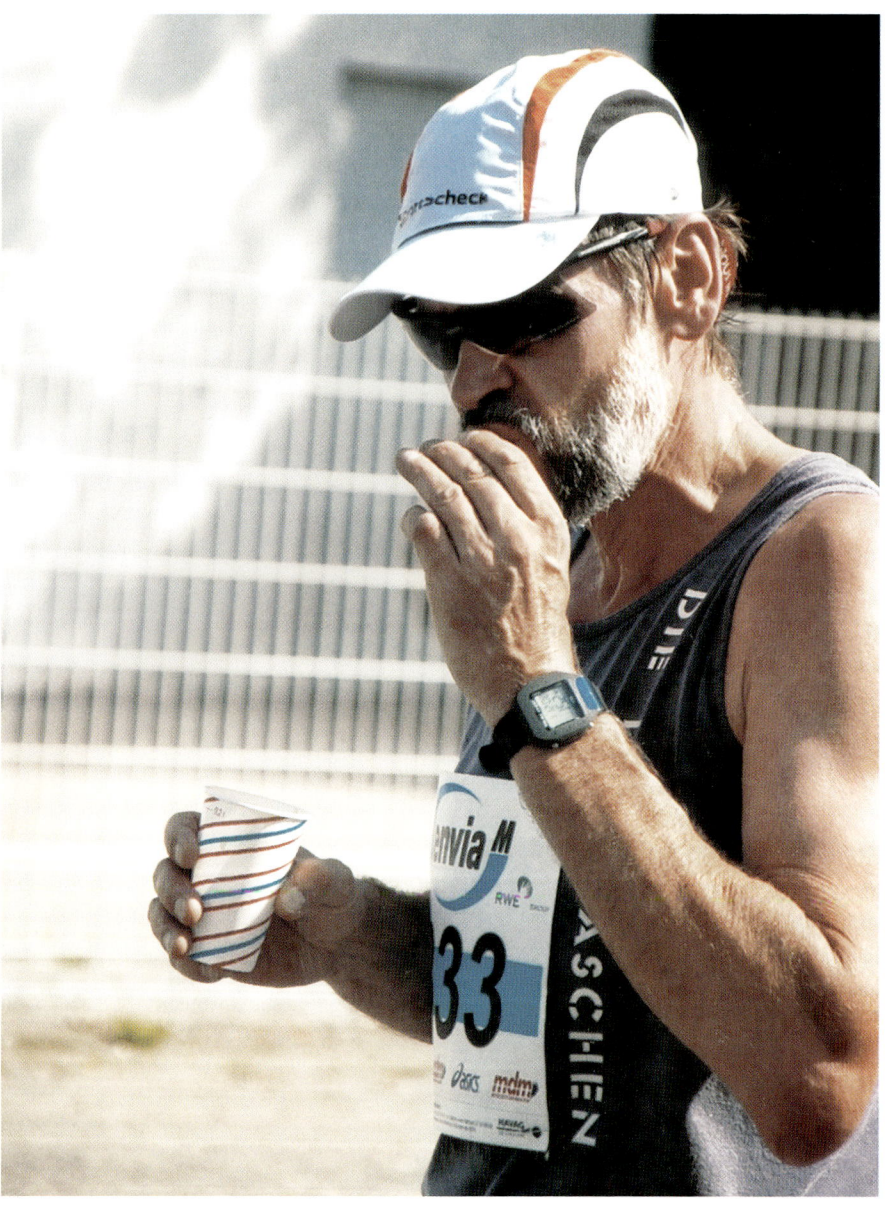

8.9 STOFFWECHSELZWISCHENPRODUKTE

Das allgemeine Interesse an *Intermediärprodukten im Stoffwechsel* (Stoffwechselzwischenprodukten) ist gestiegen, da Belege vorliegen, dass einige leistungsfördernd oder erholungsbeeinflussend wirken oder die Belastbarkeit fördern. Sie werden auch als *Nahrungsergänzungsmittel* angeboten (**Tab. 1/8.9**). Einige metabole Intermediate werden exemplarisch hervorgehoben:

Tab. 1/8.9: Zwischenprodukte im Stoffwechsel des Menschen, die als Nährstoffkonzentrate angeboten werden

Substanz	Bildung	Tagesproduktion im Körper (g)	Vorkommen
Traubenzucker (Glukose)	Glukoplastische Aminosäuren, Pyruvat, Laktat, Fructose, Glycerin	200-500	Früchte, Getreide, Süßwaren, Getränke, diätetische Lebensmittel
Brenztraubensäure (Pyruvat)	Glukose, Laktat	400	Weintrauben
Milchsäure (Laktat)	Pyruvat	10-200	Milchprodukte, fermentierte Lebensmittel
Essigsäure (Acetat)	Glukose, Pyruvat, Aminosäuren, freie Fettsäuren	> 500	Weintrauben, Essig; Konserven
Buttersäure (Butyrat)	Ballaststoffe, Essigsäure, Fettsäuren	1-3	Milchfett
Hydroxymethylbuttersäure (HMB)	Leucin	3-10	Fermentierte Lebensmittel (z. B. Käse)
Apfelsäure (Malat)	Asparaginsäure	< 10	Apfelsaft, Obst, Fruchtsäfte
Zitronensäure (Zitrat)	Glukose, Pyruvat, Aminosäuren, freie Fettsäuren	~ 500	Zitrusfrüchte, Säfte
Fumarsäure (Fumarat)	Malat, Phenylalanin	~ 500	Pflanzliche Lebensmittel
Ketoglutarsäure (Ketoglutarat)	Zitrat, Glutamat	~ 500	Fermentierte Lebensmittel
Taurin	Cystein	2-3	Fleisch, Milch
L-Carnitin	Lysin und Methionin	100 mg	Fleisch, Milch

8.9.1 PYRUVAT

Das *Salz der Brenztraubensäure, das Pyruvat* oder ein Umwandlungsprodukt, das Dihydro-xyaceton, wurden ursprünglich in der Diätetik als Kohlenhydratersatz eingesetzt. Pyruvat erhöht nicht die Insulinsekretion. Als Glukoseersatzstoff wurden bis zu 100 g Pyruvat/Tag verabreicht. Der Energiegewinn aus Pyruvat ist etwas niedriger als aus Glukose, weil 2 ATP weniger gebildet werden; er beträgt 3,9 kcal/g. Der Umsatz der Glukose verläuft im Stoffwechselweg immer über das Pyruvat und beträgt durchschnittlich 400 g/Tag. Das Pyruvat ist Teil des stickstofftransportierenden Systems, dem *Glukose-Alanin-Zyklus.* Dieser funktioniert nur über die Zwischenstufe Pyruvat.

Nachdem die *wärmebildenden (thermogenen) Eigenschaften* des Pyruvats im Tierver-such erkannt wurden, versuchte man diesen Befund (höhere Fettverbrennung) bei der Gewichtsreduktion beim Menschen zu nutzen. Bereits in geringen Mengen (3 g/Tag) zeigte sich Pyruvat im Rahmen einer gewichtsreduzierenden Diät durch die erhöhte Wär-mebildung als nützlich.

Die Pyruvatsupplementation führte bei Übergewichtigen zur Senkung des hohen Choles-terolspiegels (STANKO et al., 1992). Bei Untrainierten führte die Pyruvataufnahme über 7 Tage zur Zunahme der aeroben Leistungsfähigkeit. Die Autoren erklärten sich dieses mit einem Glykogenspareffekt bei erhöhter muskulärer Glukoseaufnahme (STANKO et al., 1990a; STANKO et al., 1990b). Die Aufnahme von 6 g Pyruvat/Tag über sechs Wochen verminderte das Körperfett, erhöhte die fettfreie Körpermasse und steigerte die Ermü-dungsresistenz (KALMAN et al., 1998).

Pyruvataufnahmen von über 6 g/Tag können zu Durchfall führen.

Das natürliche Pyruvatvorkommen ist in den Äpfeln am höchsten (bis 2 g/kg). Pyru-vatreich sind weiterhin Knoblauch, Emmenthaler Käse, Banane und Zwiebel. Der frische Apfel ist demnach ein ideales thermogenes Nahrungsmittel.

Pyruvat ist ein bevorzugtes Substrat für die Glykogenbildung und kann die Glykogensyn-these steigern. Wird das Pyruvat zusammen mit Glukose aufgenommen, dann erhöht sich die Glykogensynthese; sie kann weiter zunehmen, wenn zusätzlich Glutamin zugeführt wird.

Die Pyruvatsalze aus Magnesium, Kalium und Kalzium sind basenbildende Nahrungser-gänzungen.

8.9.2   HYDROXYMETHYLBUTYRAT (HMB)

Das *Hydroxymethylbutyrat (HMB)* ist ein Stoffwechselzwischenprodukt beim Abbau der Aminosäure *Leucin*. Neben seiner Bildung im Proteinstoffwechsel, entsteht es in geringen Mengen aus schwer verdaulichen Proteinen im Darm. Das HMB hat eine *antikatabole Wirkung*. Die körpereigene Bildung von HMB beträgt 1-10 g/Tag. In Tierversuchen und teilweise im Humanexperiment sind zahlreiche weitere Wirkungen belegt. Die Aufnahme von 1,6 g/Tag an HMB senkte die Stickstoffausscheidung.

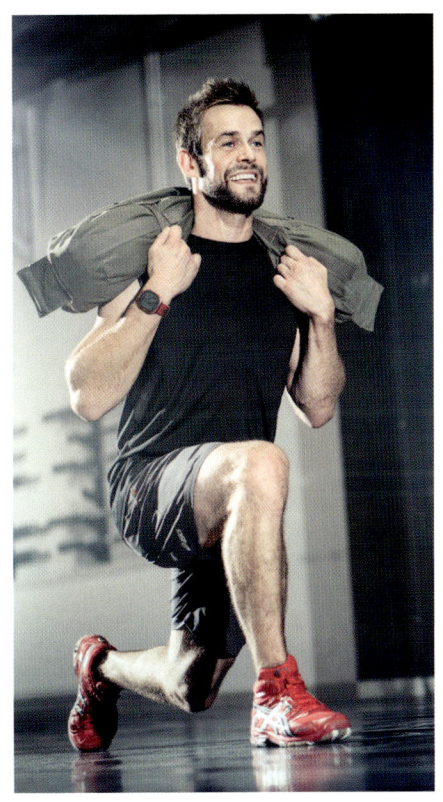

Aus Tierversuchen und im Humanexperiment wurde die antikatabole Eigenschaft des HMB belegt (NISSEN et al., 1996). Umfangreiche Versuche von NISSEN et al. (1996) mit Kraftsportlern ergaben, dass die Aufnahme von 3 g HMB pro Tag die fettfreie Muskelmasse erhöhte und zum Kraftzuwachs führte. HMB bewirkte beim Krafttraining eine eindeutige Abnahme des Proteinabbaus (Proteolyse), die mit einer Erniedrigung der Muskelabbauenzyme und der essenziellen Aminosäuren verbunden war. Der Wirkmechanismus ist aber nicht genau bekannt. Auch in anderen Sportarten (Spielsport) förderte die HMB-Supplementation die Zunahme der Muskelmasse. Das HMB bewirkte einen positiven Einfluss auf die Ausdauerleistungsfähigkeit bei Radsportlern (VUKOVICH & ADAMS, 1997).

Da HMB wasserlöslich ist, wird es bei Überschuss ausgeschieden. Als freie Säure hat HMB einen unangenehmen Geruch (ähnlich der Buttersäure). Deshalb wird das HMB an Kalzium-, Kalium- oder Magnesiumsalze gebunden. Nebenwirkungen sind nicht bekannt. Wechselwirkungen im Mineralhaushalt wären möglich. Die Präparate enthalten normalerweise einen Anteil von 13 % Kalzium und 80 % HMB. Bodybuilder nehmen das relativ teure HMB in Dosen von 3-6 g/Tag zum Muskelaufbau auf.

8.10 MITTELKETTIGE FETTSÄUREN (MCT)

Die *mittelkettigen Fettsäuren* (Medium Chain Triglycerides, MCT) nehmen unter den Nahrungsmitteln eine Sonderstellung ein, weil sie rasch verwertet werden. Die MCTs werden schnell resorbiert und sofort dem Energiestoffwechsel zugeführt. Energetisch liefern die MCTs doppelt so viel Energie wie Kohlenhydrate. Im Gegensatz zu den langkettigen Fettsäuren benötigen sie nicht das L-Carnitin als Transportsubstanz durch die Zellmembran. Bei der intrazellulären Oxidation der MCTs in den Mitochondrien zu Ketonkörpern werden erst 40 % der Energie freigesetzt. Die in das Blut diffundierten Ketonkörper dienen anderen Organen als Substrat. Der Muskel kann nur etwa 5 % der Ketonkörper, bei unzureichender Kohlenhydratverfügbarkeit, energetisch verwerten. Für das Gehirn und Zentralnervensystem sind die Ketonkörper wichtige Notfallsubstrate zur Aufrechterhaltung ihrer Funktion. Tritt ein Kohlenhydratmangel bei Langzeitausdauerbelastungen oder beim Diabetes mellitus auf, so steigen die Ketonkörper stark an.

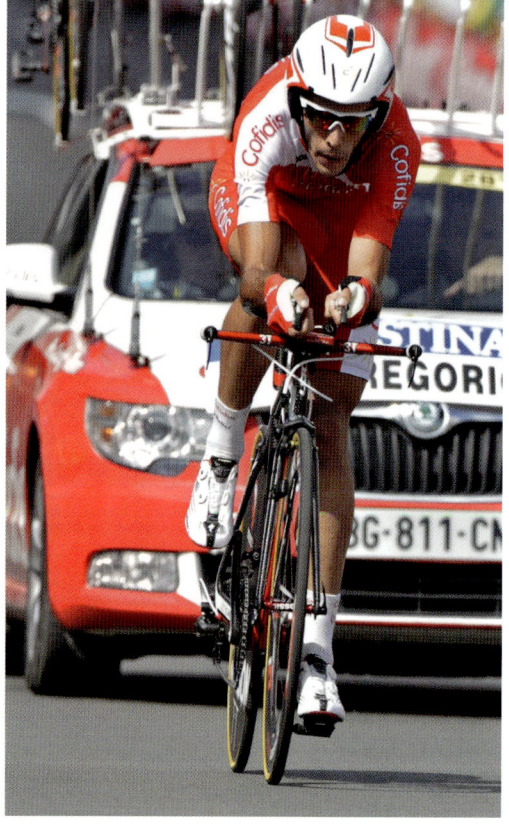

Zur Sicherung der Gesamtenergiebilanz bei Langzeitbelastungen sind MCTs nützliche Zusatznährstoffe, zumal eine kleinere Menge mit geführt werden muss. Die MCTs können Probleme im Verdauungstrakt (Durchfall) bewirken, falls der Sportler noch nicht an ihre Aufnahme gewöhnt ist. Daher sollte bei beabsichtigter Aufnahme im Wettkampf zuvor im Training die Verträglichkeit ausprobiert werden. In der Gesamtenergiebilanz sollen die MCTs nur 3-7 % beigetragen können (JEUKENDRUP, 1999). Vom Darmtrakt können nur 30 g MCTs in drei Stunden resorbiert werden. Die höchste Wirkung erzielen die MCTs, wenn sie zusammen mit Kohlenhydraten aufgenommen werden.

8.11 OMEGA-FETTSÄUREN

Die Omega-Fettsäuren sind ungesättigte Fettsäuren, die am 3., 6. oder 9. Kohlenstoffatom eine Doppelbindung aufweisen (daher Omega-3-, -6- oder -9-Fettsäuren). Diese lebensnotwendigen (essenziellen) ungesättigten Fettsäuren kann der Körper nicht selbst bilden und er ist auf Zufuhr angewiesen.

Die Nahrungsfette (Öle, Fische) sind die Quellen für die Zufuhr der *essenziellen* Fettsäuren. Sie dienen dem Ablauf zahlreicher Stoffwechselvorgänge, stabilisieren Zellmembranen und schützen die Gefäße vor Fetteinlagerungen. Die biologisch wichtigsten sind in (**Tab. 1/8.11**) aufgeführt.

Die Modulation des Immunsystems gehört z. B. zu den Aufgaben der ungesättigten Omega-Fettsäuren.

Die sich sehr fettreich ernährenden Eskimos (Inuit) auf Grönland hatten im Vergleich zu den nach Dänemark übersiedelten Inuits, die sich anders ernährten, eine deutlich niedrigere Inzidenz für Herzinfarkt, Asthma und Schuppenflechte. Als Ursache des Gefäßschutzes wurde die Zusammensetzung der Fettsäuren gesehen. Die Eskimos auf Grönland hatten eine andere Verteilung der mehrfach ungesättigten Fettsäuren in ihrer Ernährung als die in Dänemark lebenden. Das Verhältnis der Omega-6-Fettsäuren (z. B. Linolsäure) zu Omega-3-Fettsäuren (z. B. Linolensäure) war bei den Grönlandbewohnern nahezu ausgeglichen. Die in Dänemark lebenden Eskimos hatten unter dem Kultureinfluss eine dreifach höhere Menge an Omega-6-Fettsäuren aufgenommen. Gegenwärtig wird bei der Aufnahme von Fetten ein Verhältnis der essenziellen ungesättigten Fettsäuren von 4:1 oder 5:1 (Linolsäure/Linolensäure) als notwendig für die Gesunderhaltung angesehen.

Tab. 1/8.11: Essentielle Fettsäuren

Omega-6-Fettsäuren	Omega-3-Fettsäuren
Linolsäure (C 18:2)	Alpha-Linolensäure (C 18:3)
Arachidonsäure (C 20:4)	Eicosapentaensäure (C 20:5)
	Dokosahexaensäure (C 22:6)

Der Tagesbedarf dieser essentiellen Säuren beträgt:

- 1,8-2,0 g Alpha-Linolensäure und
- 0,6-0,8 g langkettige Omega-3-Fettsäuren

Die Wirkung der *Omega-3-Fettsäuren (Alpha-Linolensäure)* auf die sportliche Leistungsfähigkeit erbrachte widersprüchliche Befunde. Nach RAASTAD et al. (1997) erhöhte die Supplementation mit Omega-3-Fettsäuren (5,2 g Fischöl) über 10 Wochen bei hochtrainierten Fußballern nicht die Laufleistung und die aerobe sowie anaerobe Kapazität. Unbeeinflusst davon, nimmt ein Großteil der Leistungssportler in den skandinavischen Ländern zusätzlich Fischöle (Kapseln) auf. Eine unzureichende Aufnahme von Fettsäuren (unter 20 % der Gesamtkalorien) beeinflusst die Testosteronbildung negativ (HAMALAINEN et al. 1984; DORGAN et al., 1996; VOLEK et al., 1997). Demnach ist der Zuwachs an Muskelmasse und an Kraftfähigkeit im Sport auch an eine ausreichende Aufnahme ungesättigter Fettsäuren gebunden. *Ein Überschuss von Pflanzenölen (Linolsäure) gegenüber den Fischölen (Linolensäure) ist dabei anzustreben.* Insgesamt sollte beim leistungssportlichen Training der Gesamtenergiebedarf zu über 30 % aus gesättigten und ungesättigten Fettsäuren gedeckt werden.

Überschüssig zugeführte ungesättigte Fettsäuren werden nach ihrer physiologischen Aufgabenerfüllung im Stoffwechsel energetisch verwertet.

Die anfangs überhöhten Erwartungen zur kardioprotektiven Wirkung der Omega-3-Fettsäuren wurden inzwischen durch Metaanalysen relativiert (BRESLOW, 2006). Bei hoch dosierter Aufnahme von > 3 g/Tag an Fischölen (Eicosapentaensäure und Dokosahexaensäure) kommt es zur Senkung des kardiovaskulären Risikofaktors, der Abnahme der Blutfette (Triglyzeride), der Blutdrucksenkung, der Verminderung der Blutgerinnung und von Entzündungsreaktionen sowie die Dämpfung von Arrhythmien und einer Stabilisation von atherogenen Plaques (BRESLOW, 2006).

Die aus Salzwasserfischen gewonnenen Fischöle sind protektiv wirkungsvoller als die aus Pflanzenölen extrahierten Omega-3- und Omega-6-Fettsäuren. Bei niedrigem kardiovaskulären Risiko sind Fischaufnahmen wirkungslos (MARKMANN & GRØNBAEK, 1999; de LEIRIS, de LORGERIL & BOUCHER; 2009)). Hingegen wird bei Hochrisikopatienten, die täglich 40-60 g Fisch aufnehmen, das Risiko einer koronaren Herzerkrankung um 40-60 % gesenkt. Auf alle Fälle sind 1-2 Fischmahlzeiten/Woche zur Gesunderhaltung von Nutzen (de LEIRIS, de LORGERIL & BOUCHER; 2009).

Für die Vorbeugung von Erkrankungen und dem Erhalt der Belastbarkeit im Leistungssport ist die Aufnahme von ungesättigten Fettsäuren notwendig (**Abb. 1/8.11**).

Zum Ausgleich von Mangelerscheinungen, z. B. an Linolsäuren, kann die Dosis auf 8-10 g/ Tag erhöht werden. Kraftsportlern wird eine täglich Aufnahme von 5-10 g Linolensäure und 10-20 g Linolsäure empfohlen. Ein Zuviel an Linolensäure führt zur Fettspeichervergrößerung. Insgesamt bewirken die ungesättigten Fettsäuren eine Verminderung von Blutfetten (besonders Triglyzeride) und der Insulinresistenz von Muskelzellen. Sie erhöhen die Blutkonzentration *anabol* wirkender Hormone (Wachstumshormon und Testosteron). Zusätzlich werden die Fließeigenschaften des Blutes und der Fettsäurenabbau erhöht.

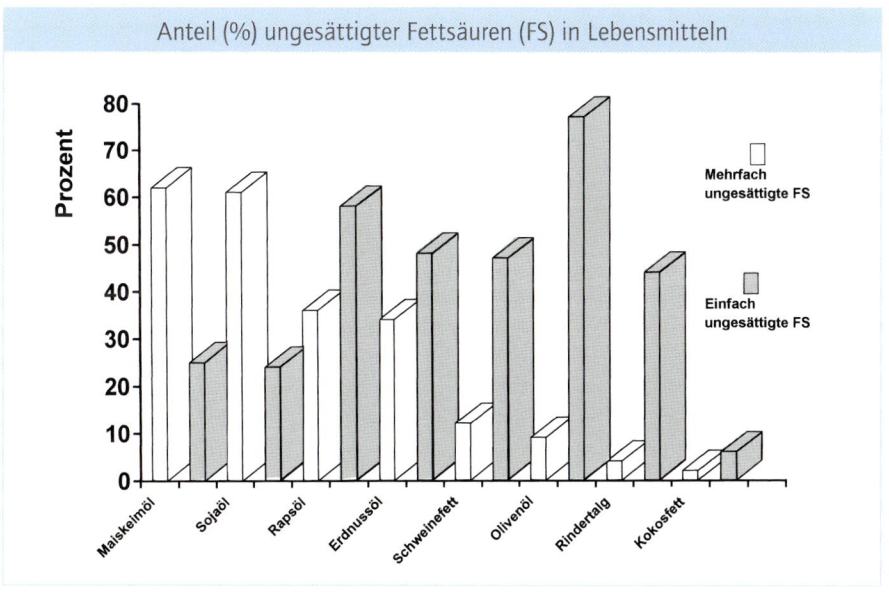

Abb. 1/8.11: Anteil einfach und mehrfach ungesättigter Fettsäuren in ausgewählten Lebensmitteln

8.12 GINSENG

Ginseng ist der Extrakt aus der Ginsengwurzel, die besonders im asiatischen und amerikanischen Raum wächst. Die zahlreichen Inhaltsstoffe (Sterole, Glycane, Flavonoide, Aminosäuren, Vitamine, Spurenelemente) wechseln mit dem Abbaugebiet. Unterschieden werden hauptsächlich:

- *Chinesisch-koreanischer Ginseng* (Panax ginseng)
- *Amerikanischer Ginseng* (Panax quinquefolium)
- *Japanischer Ginseng* (Panax japonicum)
- *Russisch-sibirischer Ginseng* (Eleutherococcus senticosus; kein echter Ginseng, er enthält Eleutheroside)

Ginsengpflanzen werden auch in einigen europäischen Ländern kultiviert.

Ginseng wird aufgrund seiner ausgleichenden Wirkung als ein *Adaptogen* betrachtet und weist in diesem Zusammenhang verschiedene Wirkungen auf. Die Wirkung kann anregend und auch beruhigend sein, sie kann den Blutdruck senken oder auch steigern. Als allgemeine Wirkungen werden die *Steigerung des Energieumsatzes*, der Durchblutung und der Sauerstoffversorgung angegeben. Ginseng kann die *Konzentrationsfähigkeit* verbessern und wirkt stimmungsaufhellend. Der wirksamste Ginseng ist der rote aus Korea. *Ginsengextrakte* können in der Dosierung von 1-3 g/Tag über längere Zeit in verschiedenen Zubereitungsformen eingenommen werden. Zeichen der *Überdosierung* sind Unruhe, Schlaflosigkeit, Blutdruckanstieg, Ödemneigung oder Durchfall. In den USA nehmen etwa fünf Millionen Bürger Ginsengpräparate auf. *Ginseng* oder *Eleuterococcus* steigern nicht die sportliche Leistungsfähigkeit.

Eine allgemeine, die Krebserkrankung vorbeugende (nicht organspezifische) Wirkung, wird vom roten (koreanischen Ginseng) angenommen (TAIK KO YUN et al., 2001).

In soliden Studien ließ sich jedoch bei Aufnahme von 8 oder 16 mg/kg Körpergewicht über sieben Tage kein Leistungssteigerung belegen. Das galt für Läufer (DOWLING et al., 1996) sowie für Radsportler (MORRIS et al., 1996).

8.13 BALLASTSTOFFE

Die Ballaststoffe sind die *Stütz- und Strukturelemente* von Pflanzenzellen, die mit der Nahrung aufgenommen werden. Die Ballaststoffe werden, je nach ihrem Aufbau, als Zellulose, Hemizellulose, Pektine und Lignine bezeichnet. Ein Teil der Ballaststoffe ist löslich und ein Teil unlöslich. Zu den *unlöslichen Ballaststoffen* im Getreide zählen die Zellulose, einige Hemizellulosen und Lignin. *Lösliche Ballaststoffe* sind Pektine und Schleimstoffe, die überwiegend in Obst, Gemüse und Hülsenfrüchten vorkommen. Aufgrund ihres Quellvermögens können sie enzymatisch abgebaut werden. Die Wirkung der Ballaststoffe äußert sich in der Zunahme des Stuhlvolumens und in der Steigerung der Darmmotilität.

Im Leistungssport haben die Ballaststoffe keine unmittelbare Wirkung. Werden ballaststoffreiche Nahrungsmittel unmittelbar vor dem Training aufgenommen, dann wird nachfolgend, durch die langsam ablaufenden Verdauungsprozesse, die Trainingsbelastung beeinträchtigt. Vor dem Wettkampf sollten keine ballaststoffhaltigen Nahrungsmittel aufgenommen werden, weil sie die Leistungsabgabe behindern könnten (Diskomfort im Magen-Darm-Bereich).

Ballaststoffreiches Essen behindert für mehrere Stunden die sportliche Belastung. Die Aufnahme ballaststoffreicher Nahrungsmittel ist für den Leistungssportler trotzdem notwendig, weil die Ballaststoffe in einem engen Zusammenhang mit der *Gesunderhaltung* stehen. Unzureichende Ballaststoffzufuhr (unter 20 g/Tag) kann zum Darmkrebs und der Zunahme von Herz-Kreislauf-Erkrankungen (koronare Herzkrankheit) führen. Die Aufnahme *ballaststoffreicher Lebensmittel* (z. B. Vollkornprodukte) soll das Risiko einer Koronaren Herzkrankheit um 30 % senken. Den höchsten Schutzeffekt haben hierbei Gemüse und Obst, weil sie zusätzlich die Aufnahme sekundärer Pflanzenstoffe ermöglichen.

Im Leistungssport ist zwischen der geringeren Energiedichte und der erhöhten Nährstoffdichte der Nahrungsmittel abzuwägen. Die energieärmeren Nahrungsmittel (Obst, Gemüse) haben aber mehr Mineralstoffe, Folsäure und sekundäre Pflanzeninhaltsstoffe als Konzentrate oder Kohlenhydrate mit hohem glykämischen Index.

8.14 INOSIN

Inosin ist ein harnfähiges Nucleosid, welches als Zwischenprodukt im Purinstoffwechsel entsteht. Natürlich ist Inosin als Nucleinsäure im Fleisch, Hefe und Zuckerrüben enthalten. Als Nucleosid ist Inosin ein Grundbaustein der Erbsubstanzen Desoxiribonucleinsäure (DNS) und Ribonucleinsäure (RNS). Eine wesentliche Funktion der RNS ist die Umsetzung von genetischen Informationen (Transcription, Translation) in speziellen Proteinen. Wenn bei Energiemangel in den Adeninnucleotiden reichlich AMP (Adenosinmonophosphat) entsteht, dann wird dieses über die AMP-Desaminase zu Inosinmonophosphat (IMP) abgebaut. Aus IMP kann durch Inosin oder aus weiteren Energieträgern (Kreatinphosphat, Glykogen, Fettsäuren) wieder AMP aufgebaut werden.

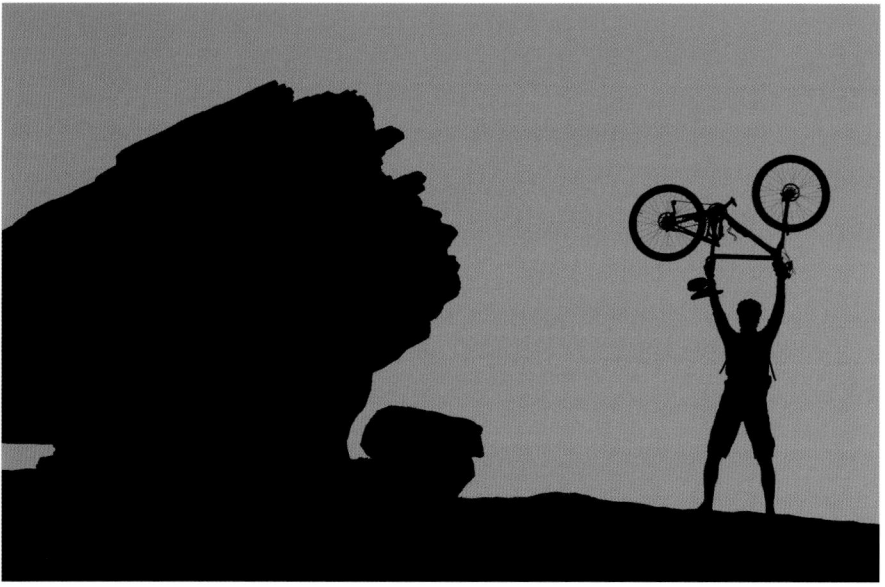

Inosin wird im Sport beworben, weil es zur Regulierung des Ungleichgewichts der Energieträger ATP, ADP und AMP beitragen soll. Da der Muskulatur einer Person von 70-80 kg insgesamt 40 kg/Tag an ATP zur Verfügung stehen, dürften die empfohlene Inosinmenge von 0,5-5 g/Tag auf die Dauer ein belastungsbedingtes ATP-Defizit kaum ersetzen. Bei intensiven Belastungen steigt der ATP-Verbrauch auf 0,5 kg/min an und wird primär vom Kreatinphosphat, welches eine vierfach höhere Konzentration aufweist (4 g/kg Muskel), meist vollständig resynthetisiert.

Eine Leistungsverbesserung durch erhöhte Inosinaufnahme ist nicht belegt.

8.15 CARNOSIN

Das *Carnosin (Beta-Alanyl-Histidin)* ist eine Aminosäurenverbindung aus Beta-Alanin und L-Histidin. Carnosin kommt reichlich im Muskelgewebe und Gehirn vor. Das natürlich im Fleisch vorkommende Carnosin wurde vor 100 Jahren vom russischen Wissenschaftler W. S. GULEWICH entdeckt und die Fähigkeit zur Milchsäurenpufferung 1953 durch den Russen S. E. SEVERIN.

Carnosin hat mehrere physiologisch wichtige Funktionen:

- Carnosin puffert Milchsäure in belasteter Muskulatur und senkt dadurch den pH-Wert.
- Carnosin hemmt die zelluläre Glykolysierung, d. h., es verhindert die abnormale Anlagerung von Glukosemolekülen an Proteinmoleküle und verlängert dadurch die Lebensdauer und den Schutz von Zellen, besonders von Hirnzellen (REDDY et al., 2005).
- Carnosin neutralisiert freie Radikale (Antioxidans), indem es Hydroxyl-, Superoxid- und Peroxyl-Radikale abfängt (CHAN et al., 1994; KLEBANOW et al., 1998; GIOTTO et al., 2005, KOHEN et al., 2013).
- Carnosin schützt Zellen, Proteine und DNA-Peptide vor vorzeitigem Abbau (REDDY et al., 2005).
- Carnosin trägt zur Metallentgiftung bei, indem es giftige Metallionen durch Chelatisierung bindet (YOUNG et al., 1999; KOHEN et al., 2013).
- Der Gehalt von Carnosin im Muskel nimmt mit der Alterung ab; zwischen dem 10.-70. Lebensjahr um -63 %. Dadurch vermindert sich die Pufferkapazität und die Ermüdbarkeit im Alter nimmt zu.
- Vegetarier haben meist einen Carnosinmangel!
- Das im Fleisch enthaltene Carnosin wird vom Darm schlecht resorbiert (30-70 %). Aufgrund seiner zellschützenden Wirkungen (SHAO et al., 2004) und Schutz vor Alterung (WANGEL et al., 2000; HIPPKIES, 2006) wird Carnosin als Antiaging-Substanz bzw. Verjüngungsmittel beworben! Praktisch ist die Aufnahme von Beta-Alanin vorteilhafter als Carnosin, weil es besser resorbiert wird und zusammen mit Histidin rasch Carnosin gebildet werden kann.

8.16 BETA-ALANIN

Beta-Alanin ist eine semiessenzielle Aminosäure, die nach Aufnahme im Muskelgewebe sich mit der Aminosäure Histidin zu Carnosin verbindet. Dadurch wird der Carnosingehalt, besonders in der schnell kontrahierenden Muskulatur (FTF), erhöht. Wie bereits unter 8.15 angeführt, ist Carnosin eine stark puffernde Substanz, die den pH-Wert senkt, indem Wasserstoffionen (H^+) gebunden werden. Die Fähigkeit zur starken Pufferung von H^+ (Laktat) macht Beta-Carnosin als Supplement im Sport interessant (HARRIS et al., 2006; HILL et al., 2007). Das betrifft das anaerobe Kraft- und intensive Ausdauertraining. Ohne Beta-Alanin kann in der Muskelzelle kein Carnosin gebildet werden. Das intramuskuläre Carnosin sichert etwa 20 % der Pufferkapazität. Nach einer vierwöchigen Beta-Alanin-Supplementation von 4-6 g pro Tag kann die intramuskuläre Carnosinkonzentration um 64 % ansteigen und damit die Pufferkapazität sich verdoppeln (HARRIS et al., 2006).

Mit zunehmendem Alter nimmt, wie bereits erwähnt, das muskuläre Carnosin (Beta-Alanyl-L-Histidin) deutlich ab. Dadurch sinkt die Pufferkapazität und die Ermüdbarkeit bei Belastung nimmt im Alter zu. Durch Gabe von Beta-Alanin (800 mg 3 x/Tag) stieg nach 9 Tagen die Ermüdungsschwelle bei Älteren um 28,6 % an (STOUT et al., 2008).

In einer Zusammenfassung aller Daten zu Beta-Alanin kommen HOBB et al. (2012) zum Ergebnis, dass bei Belastungen von > 60 s bis 240 s das Beta-Alanin leistungssteigernd wirkt. Bei Belastungen unter einer Minute ist aber keine Leistungsverbesserung zu belegen. Die zur Leistungsverbesserung notwendige Dosis beträgt insgesamt im Durchschnitt 179 g. Die Leistungszunahme beträgt im aufgeführten Zeitbereich durchschnittlich 2,85 % (– 0,36-10,49 %). Die Pufferwirkung über Carnosin und die damit verbunden Leistungssteigerung bewegte die Autoren zur Aussage, dass das Beta-Alanin in die Kategorie der ergogenen physiologischen Substanzen, wie Kohlenhydrate, Coffein, Kreatin, alkalische Salze und essenziell Aminosäuren, einzuordnen sei.

Die Anpassungen an ein Intervalltraining sind bei Beta-Alanin-Aufnahmen effektiver als ohne (SMITH et al., 2009). Auch Ausdauerradleistungen können durch eine 4-wöchige Supplementierung von Beta-Alanin zunehmen (HILL et al., 2007). In Kombination mit Creatinmonohydrat erhöhte Beta-Alanin die Ausdauerfähigkeit (ZOELLER et al., 2007).

Aus der Vielzahl der Publikationen zum ergogenen Effekt der Beta-Alanin-Supplementation ist eine Zusammenfassung in Tab. 1/8.16 aufgeführt:

Tab. 1/8.16: Zusammenfassung der Wirkungen der Beta-Alanin-Supplementation aus Literaturdaten.

- Signifikanter Anstieg der muskulären Carnosinkonzentration
- Leistungszunahme nach intensivem Krafttraining im Bereich von 1-4 min
- Infolge Laktatsenkung Anstieg der aerob-anaeroben Schwelle
- Anstieg der aeroben Ausdauerleistungsfähigkeit
- Unterstützung der Zunahme der Muskelhypertrophie
- Hinausschieben der muskulären Ermüdungsschwelle
- In Kombination mit Kreatin größere Ausdauerleistungsfähigkeit

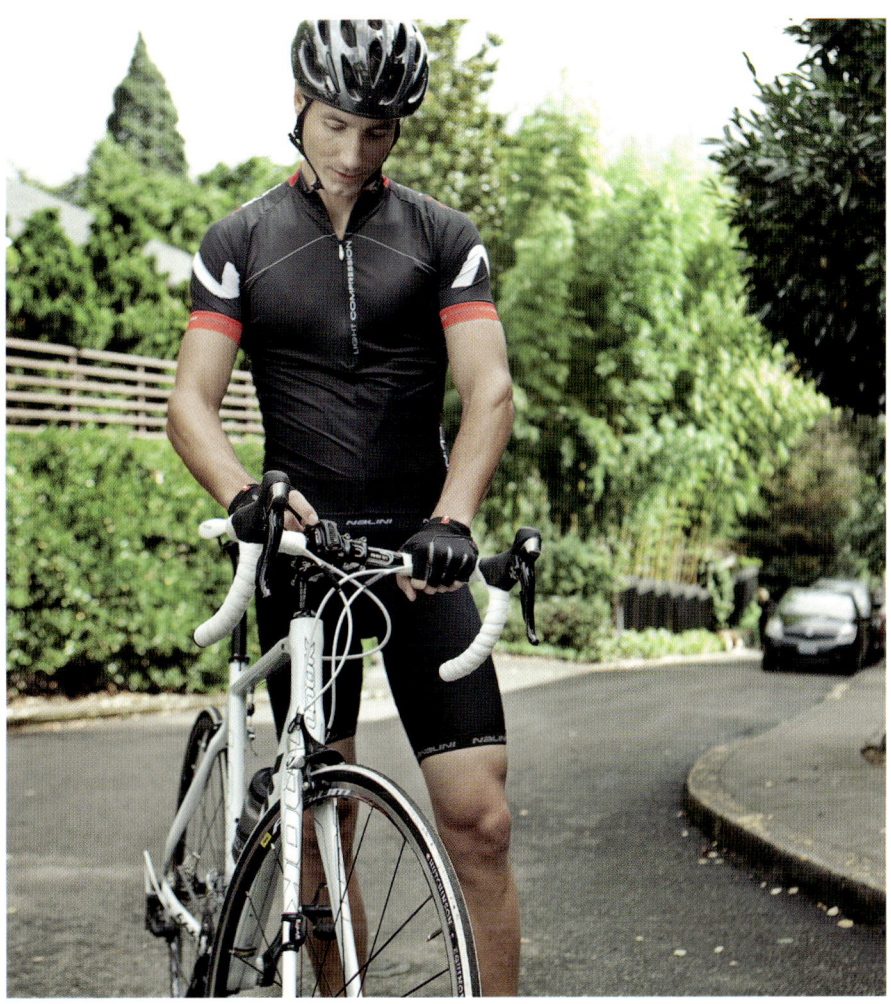

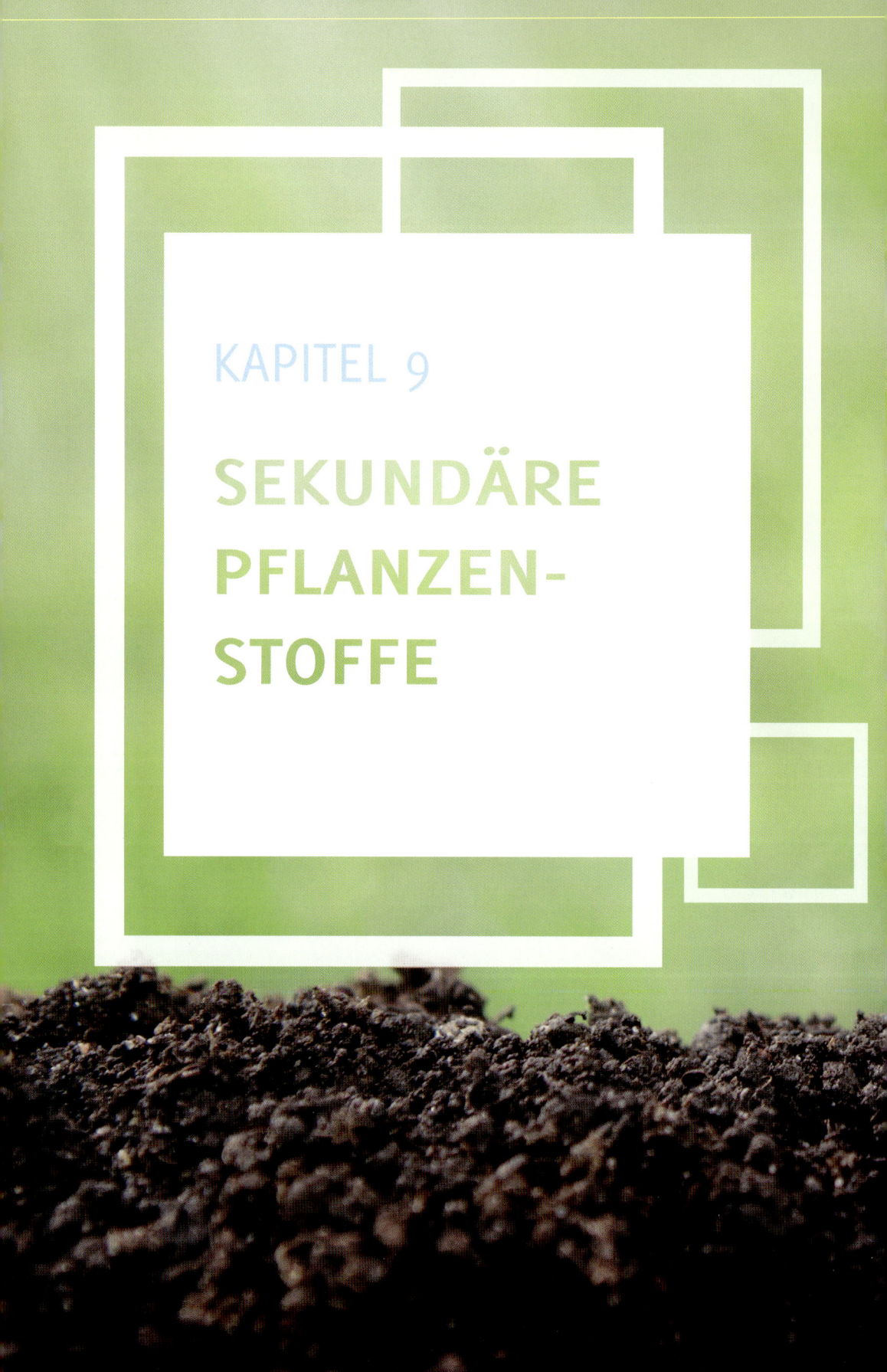

KAPITEL 9

SEKUNDÄRE PFLANZEN-STOFFE

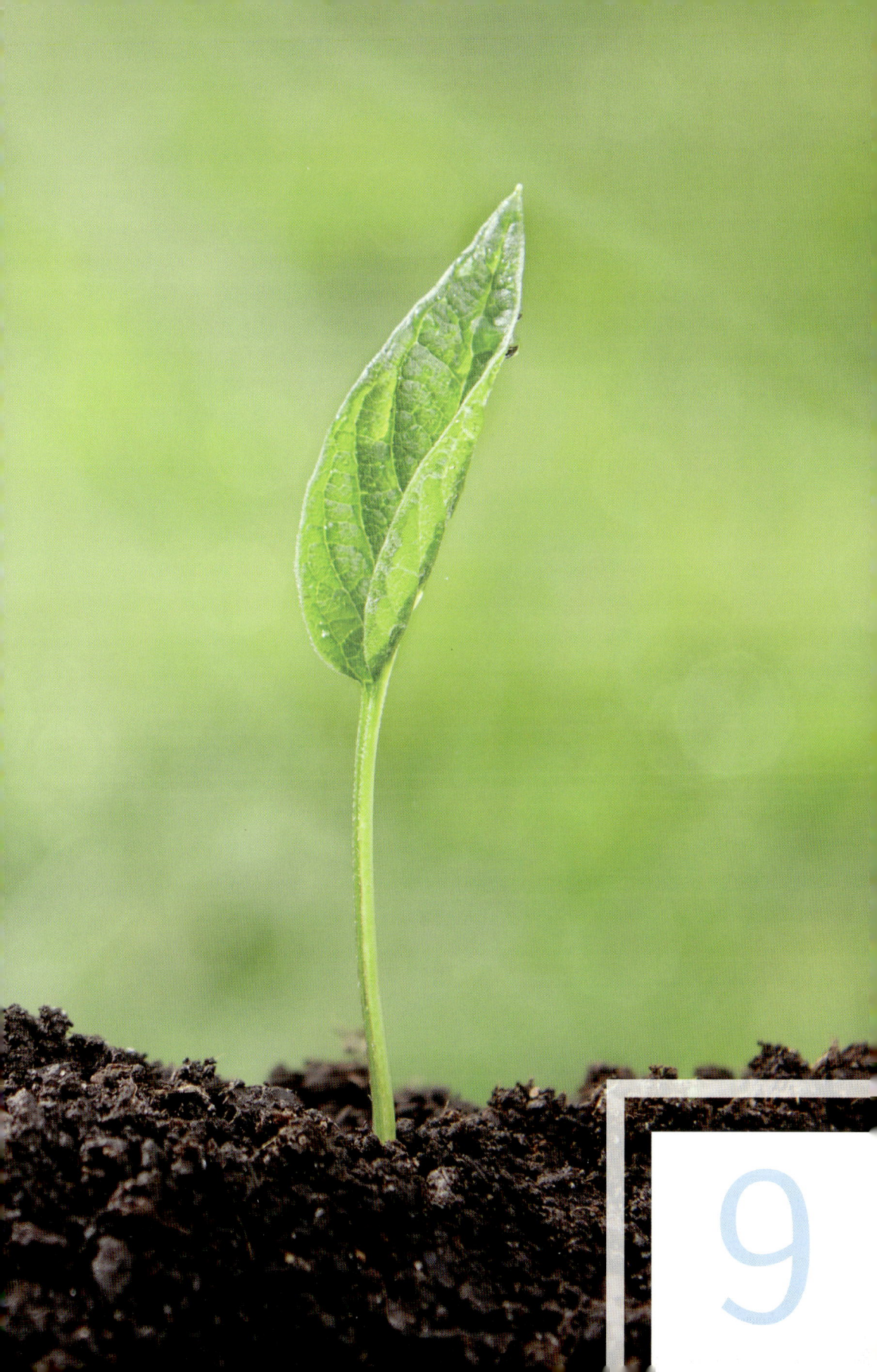

9

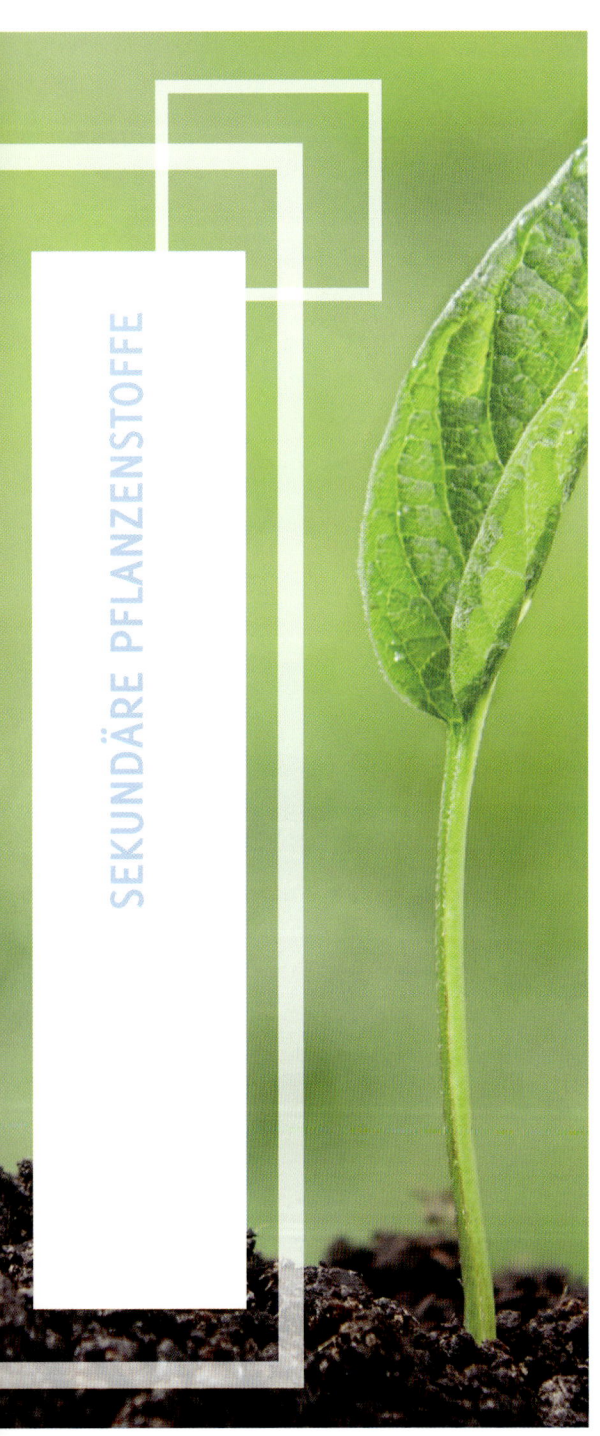

SEKUNDÄRE PFLANZENSTOFFE

Die *sekundären Pflanzenstoffe* werden von Pflanzen gebildet, um sich gegen Schädlinge und Krankheiten zu wehren. Die sekundären Pflanzenstoffe können Duft-, Farb- oder Geschmacksstoffe der Pflanzen sein. Sie regulieren auch das Pflanzenwachstum. Die Bedeutung dieser Stoffe ergibt sich daraus, dass der Mensch mit der Nahrung über 5.000 solcher Stoffe aufnimmt. Entsprechend ihrer chemischen Struktur und Wirkung sind über 10 Gruppen von sekundären Pflanzenstoffen bekannt bzw. haben für den Menschen Bedeutung (**Tab. 1/9**). Die Bedeutung der sekundären Pflanzenstoffe nahm zu, als Nachweise erbracht wurden, dass sie mit der Verhinderung einer Krebserkrankung beim Menschen im Zusammenhang stehen (DE FLORA & RAMEL, 1988). Besonders die *mediterrane Kost*, die reich an mehrfach ungesättigten Omega-6-Fettsäuren und sekundären Pflanzenstoffen ist, führt zur deutlichen Verringerung der koronaren Herzerkrankung. Das in blauen Weintrauben reichlich enthaltene Resveratrol, welches als Antioxidans auf Gefäße wirkt, geht auch in den Rotwein über.

Die sekundären Pflanzenstoffe sind keine Nährstoffe und für den Menschen nicht absolut lebensnotwendig. Da aber Gemüse und Obst die Hauptträger der sekundären Pflanzenstoffe sind, wird von der DGE empfohlen, täglich 400 g Gemüse und 250-300 g Obst aufzunehmen. Diese Menge sollte 7 % der Gesamtenergie bei

Normalbürgern sichern. Der reale Anteil an Obst und Gemüsezufuhr in Deutschland liegt bei der Hälfte der Forderung. Die Aufnahme von Konzentraten der sekundären Pflanzenstoffe wird gegenwärtig kritisch gesehen bzw. für Nichtsportler abgelehnt. Für gesundheitsprotektive Maßnahmen in der Ernährung sollte auf Vielfalt Wert gelegt werden. Im Leistungssport ist vordergründig auf Pflanzenstoffe zu orientieren, die eine antioxidative und immunmodulierende Wirkung entfalten.

Der Handel bietet Konzentrate von sekundären Pflanzenstoffen zahlreich an. Bekannt sind die Knoblauchkonzentrate, die seit vielen Jahren als Kreislaufmittel beworben werden. Viele Pflanzen, Obst oder Gemüse enthalten mehrere Inhaltsstoffe. Die prinzipiell gesundheitsfördernde Wirkung von Obst und Gemüse ist unbestritten. Die Mehrzahl der Wirkungen der Pflanzeninhaltsstoffe wurde im Tierversuch geprüft. Die Wirkung beim Menschen wird gegenwärtig international untersucht.

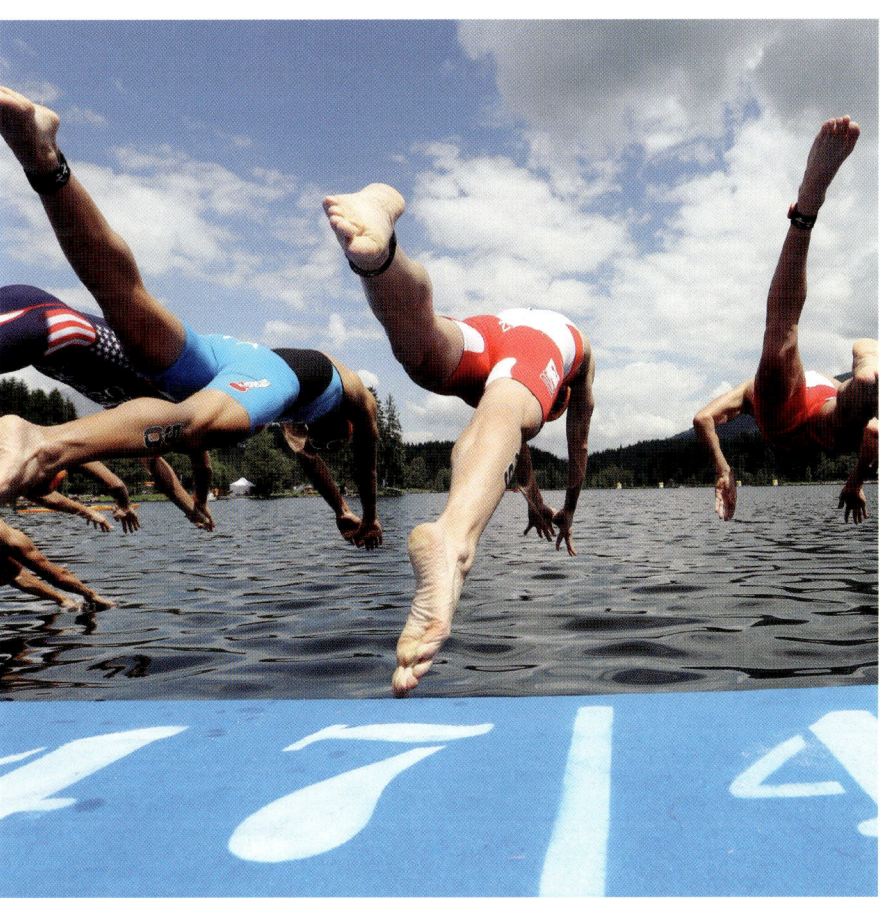

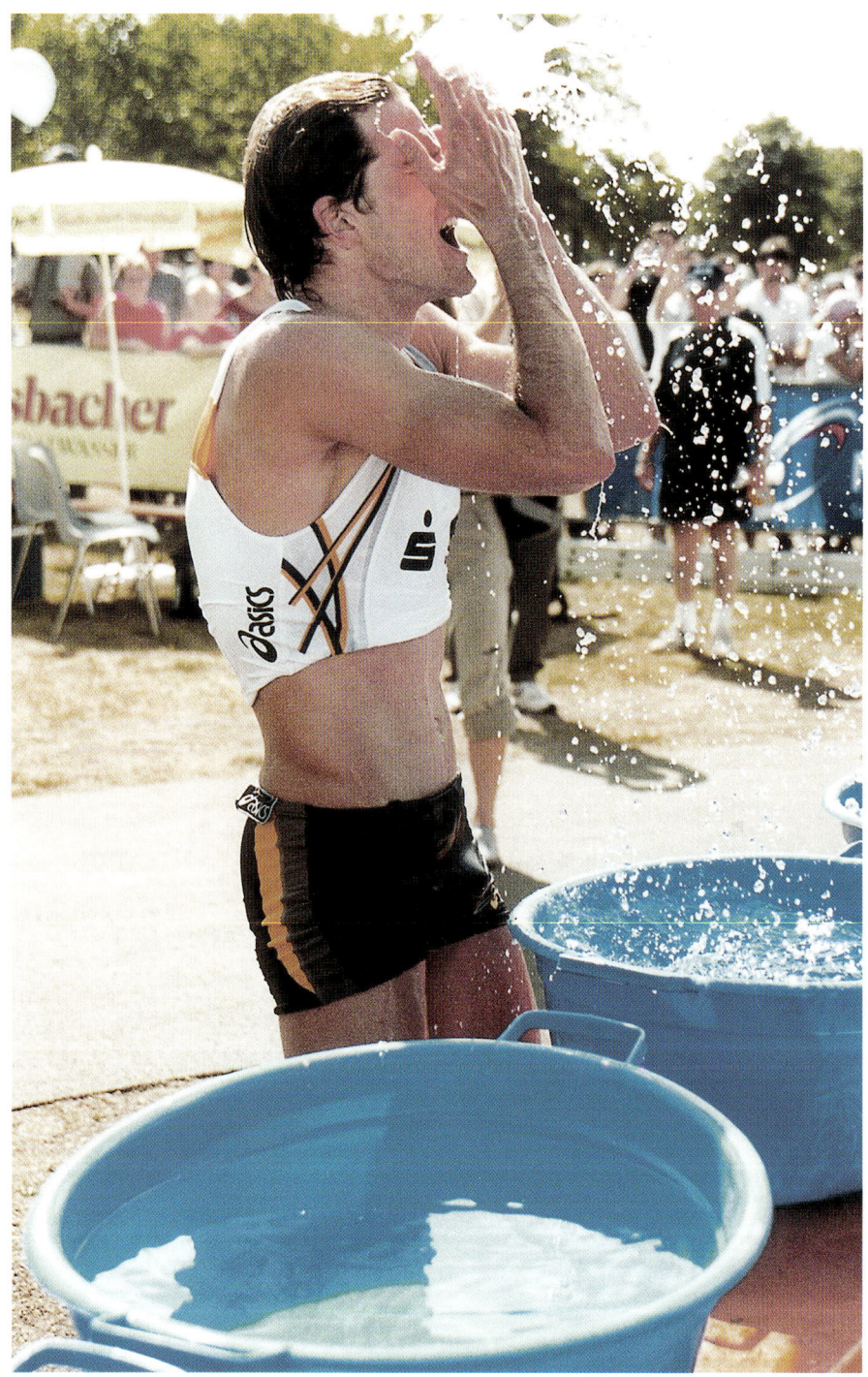

Tab. 1/9: Auswahl sekundärer Pflanzenstoffe (Modif. Angaben nach RECHKEMMER, 2001)

Gruppe der sekundären Pflanzenstoffe	Vorkommen	Biologische Wirkung
Carotinoide	ß-Carotin in Möhre, Grünkohl, Spinat, Kürbis und Aprikose; Lycopin in Tomate, Paprika, Wassermelone und Grapefruits (rot); Eigelb.	Antikanzinogen, antioxidativ, Immunmodulation.
Phytosterine	Nüsse, Leinsamen, Sesam, Sonnenblumenkerne, Sojabohnen, Olivenöl.	Antikarzinogen, cholesterinsenkend
Saponine	Bitterstoffe in Hülsenfrüchten (Erbsen, Linsen, Sojabohnen).	Antikanzinogen, antimikrobiell, Immunmodulation, cholesterinsenkend.
Glukosinolate	Gemüse (Kohl, Rettich, Kresse, Brokkoli, Rosenkohl, Blumenkohl).	Antikanzinogen, antimikrobiell, cholesterinsenkend.
Polyphenole	Quercetin in der Zwiebel.	Antikanzinogen, antioxidativ, antimikrobiell, antithrombotisch, Immunmodulation, entzündungshemmend, blutdruckregulierend, blutglukoseregulierend.
Protease-Inhibitoren	Weizen, Sojabohnen.	Antikanzinogen, antioxidativ, blutglukose regulierend.
Monoterpene	Aromastoffe in Obst: Zitronen, Orangen, Weintrauben, Möhren, Tomaten, Kümmel.	Antikanzinogen, antimikrobiell.
Phytoestrogene	Leinsamen, Weizenkleie, Kürbiskerne, Sojabohnen.	Antikanzinogen (Antiöstrogenwirkung), antioxidativ.
Sulfide	Knoblauch (Allicin); Zwiebeln, Schnittlauch, Spargel.	Antikanzinogen, antioxidativ, antimikrobiell, antithrombotisch, Immunmodulation, entzündungshemmend, blutdruckregulierend, verdauungsfördernd.
Phytinsäure	Erdnüsse, Sojabohnen, Getreiderandschichten, Mais, Oliven, Bohnen.	Antikanzinogen, antioxidativ, Immunmodulation, das Cholesterin und die Blutglukose senkend.
Resveratrol	Trauben (Rotwein, Weißwein), Obst, Beeren, Erdnüsse, Oliven.	Antikanzinogen, antioxidativ, entzündungshemmend, antithrombotisch.

Von den Pflanzeninhaltsstoffen werden einige in angereicherter Form vertrieben. Hierzu zählen z. B. *Tribulus terrestris, Chrysin, Guggulsterone, Lycopin u. a.*

TRIBULUS TERRESTRIS (TRIBOSTERON)

Die Pflanze *Erd-Burzeldorn (Tribulus terrestris)* mit den ertragreichen Inhaltsstoffen Protogracillin und Protodioscin wächst in subtropischen und tropischen Ländern Asiens, Afrikas und Südeuropas sowie in bestimmten Gegenden Bulgariens. Das bulgarische Präparat *Tribestan®* mit den Wirksubstanzen *Furostanol, Saponine* und *Protodioscin* hat aufgrund seiner Galenik eine anabole Wirkung. Das Präparat wirkt anregend auf die Keimdrüsen bei beiden Geschlechtern und wird auch als potenzsteigerndes Mittel benutzt. Der Extrakt aus Tribulus terrestris (hauptsächlich Saponine) steigert in einer Dosierung von 0,75-1,5 g die Testosteronproduktion um etwa 4 % beim Mann und den Östrogenspiegel bei der Frau. Die Wirkung erfolgt über die Hypophyse, wo die Ausschüttung des Luteinisiernden Hormons (LH) gesteigert wird. Über das LH kommt es zu einer erhöhten Bildung von Follikelstimulierenden Hormon (FSH) und Testosteron.

Tribosteron steht seit 2013 eindeutig auf der Dopingliste, weil es in den anabolen Hormonstoffwechsel eingreift. Leistungssportler im Kontrollsystem sollten daher Abstand von der Aufnahme nehmen.

In Tierversuchen wurden mehrfache antikanzerogene Wirkungen belegt (HU & YAO, 2003). Als Nebenwirkung von Tribosteron ist eine milde Aktivierung der Harnproduktion (Diurese) bekannt

CHRYSIN

Das *Chrysin* (5,7-Dihydroxiflavon) ist ein natürliches Bioflavonoid und wird aus Pflanzen (Passionsblume) extrahiert. Chrysin wird als Aphrodisiakum beworben, weil es die Wirkung des Enzyms Aromatase hemmt. Aromatase wird beim Mann zur Umwandlung von Testosteron in Östrogene benötigt und zur Aktivierung von Östrogen bei der Frau. Durch den Einsatz dieses „Aromatasehemmers" im Bodybuilding verspricht man sich durch die Hemmung des Abbaus männlicher Sexualhormone in Östrogen einen anabolen Effekt. Das pflanzliche Chrysin wird schlecht resorbiert und ist den synthetischen Aromatasehemmern (z. B. Anastrozol®) oder Östrogenrezeptorenblockern (z. B. Tamoxyphen®) unterlegen. Chrisin ist ein Antioxidans wirkt entzündungshemmend, antiauxiolytisch und antidiabetisch (KELLIS & VICERY, 1988; BROWN et al., 2007; KING et al., 1999; van MEUREN et al., 2007). Die Substanz steht auf der Dopingliste.

GUGGULSTERONE

Der indische *Myrrhenbaum (Commiphora mukul)* enthält im Harz die Wirksubstanz Guggulsterone. Die indische Myrrhe ist auch in Nordafrika und Asien verbreitet. Guggul, das Harz der Guggul-Myrrhe, hat blutverdünnende, hautreinigende und cholesterinsenkende Wirkungen. In der Ayuverdamedizin werden die Wirkstoffe aus dem Guggul-Harz, die Guggulsterone E und Z, vielseitig eingesetzt. So wirkt Guggul im Hungerzustand aktivierend über die Schilddrüsenhormone. Die Wirkung des natürlichen Guggul-Präparats ist aber geringer als die von synthetischen Schilddrüsenpräparaten. Guggulsterone wurde bei Abmagerungskuren untersucht, da es den Fettabbau aktivierte (KALMAN et al., 1999). Guggulsterone drosselt die Umwandlung des Schilddrüsenhormons Thyroxin (T_4) in das bedeutend stärker wirksame Trijodthyronin (T_3). Die Dosierung von Guggulsteron beträgt 60-120 mg / Tag.

LYCOPEN (LICOPIN)

Lycopen kommt als rotes Carotin und Carotinoid besonders reichlich in Tomaten und rotem Gemüse (Paprika, Möhren, Wassermelonen) vor. In erhitzten Produkten (Tomatensaft) oder Tomatenmark ist die Lycopenkonzentration höher und kann bis ~ 60 mg / 100 g ansteigen. Als Lebensmittelfarbstoff ist Lycopen in der EU zugelassen. Lycopen hat antioxidative Wirkung und macht reaktionsfreudige Sauerstoffmoleküle im menschlichen Körper unschädlich. Untersuchungen zur antikanzerogenen Wirkung, zur Risikosenkung von Herz-Kreislauf-Krankheiten, Osteoporose und Diabetes halten noch an.

RESVERATROL

Resveratrol kommt in Pflanzen vor, wobei eine Hauptquelle sich in den Weintrauben befindet. Dieser Substanz werden verschiedene Wirkungen nachgesagt. Die in Tierversuchen belegte Verlängerung der Lebensspanne der Spezies wird in der Webung gern auf den Menschen übertragen, wobei aber Belege dafür ausstehen. Ein entscheidender Effekt ist aber die zentralnervale Wirkung auf die Gewichtsreduktion und gegen Diabetes Typ 2. Resveratrol erhöht die Glukoseaufnahme in die Zellen, indem es die Translokation vom GLUT 4-Transporter aktiviert (PENUMATSA et al., 2008).

Die Einnahme von 1-2 g/d Resveratrol soll einen antidiabetogenen Effekt bewirken (RAMADORI et al. 2009; SZUDELSKI & SZUDELSK 2011).

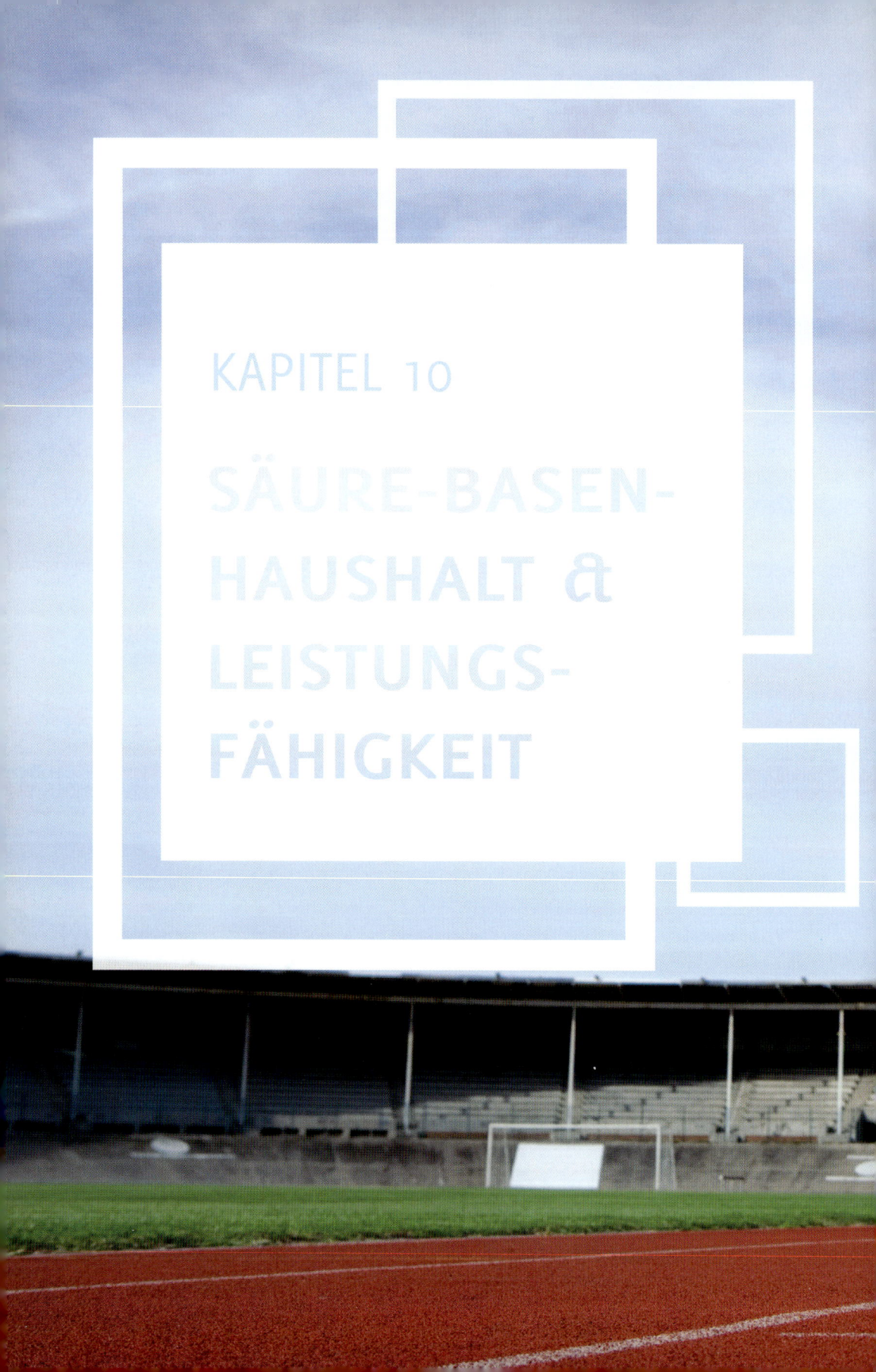

KAPITEL 10

SÄURE-BASEN-HAUSHALT & LEISTUNGS-FÄHIGKEIT

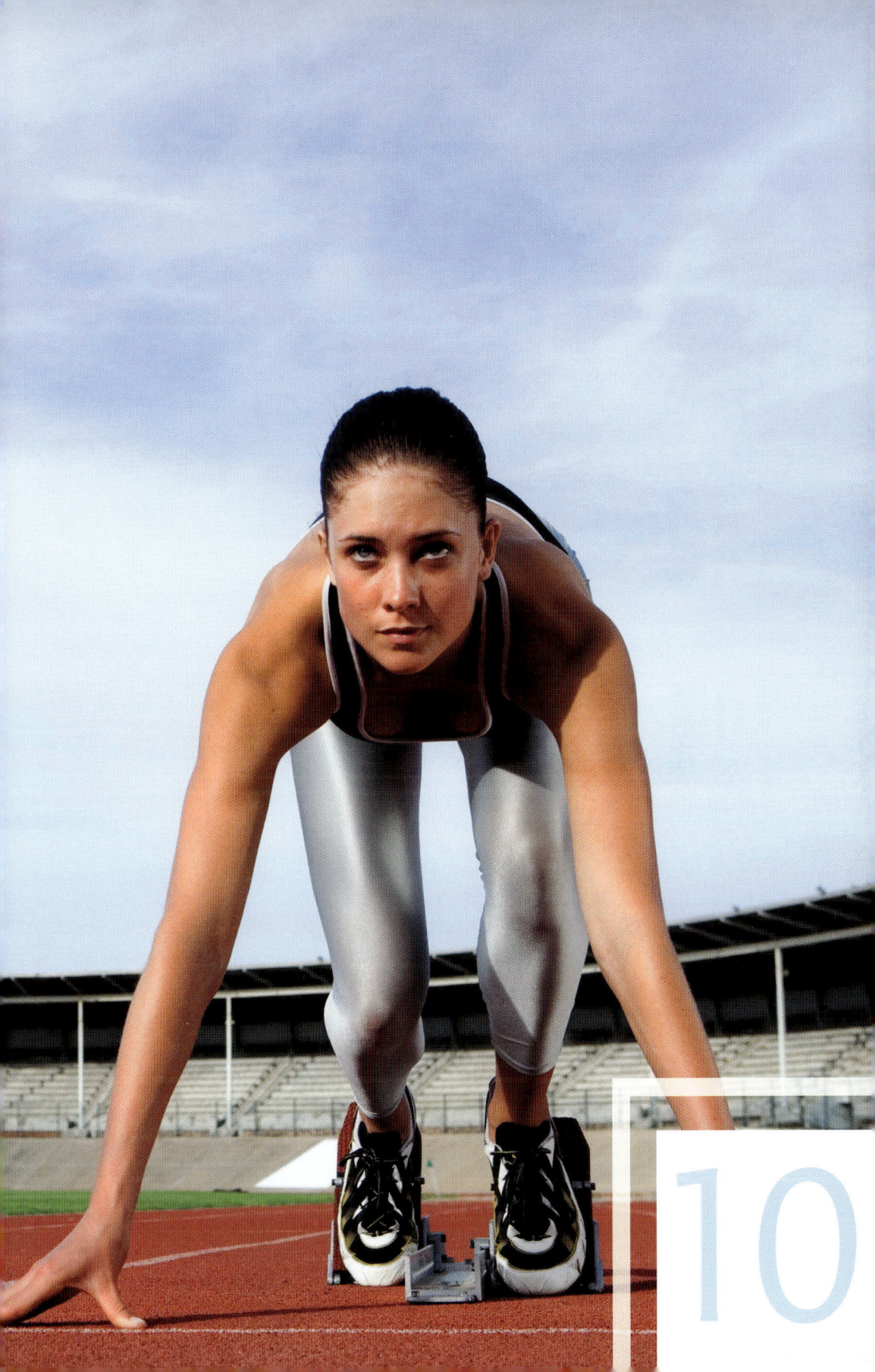

10

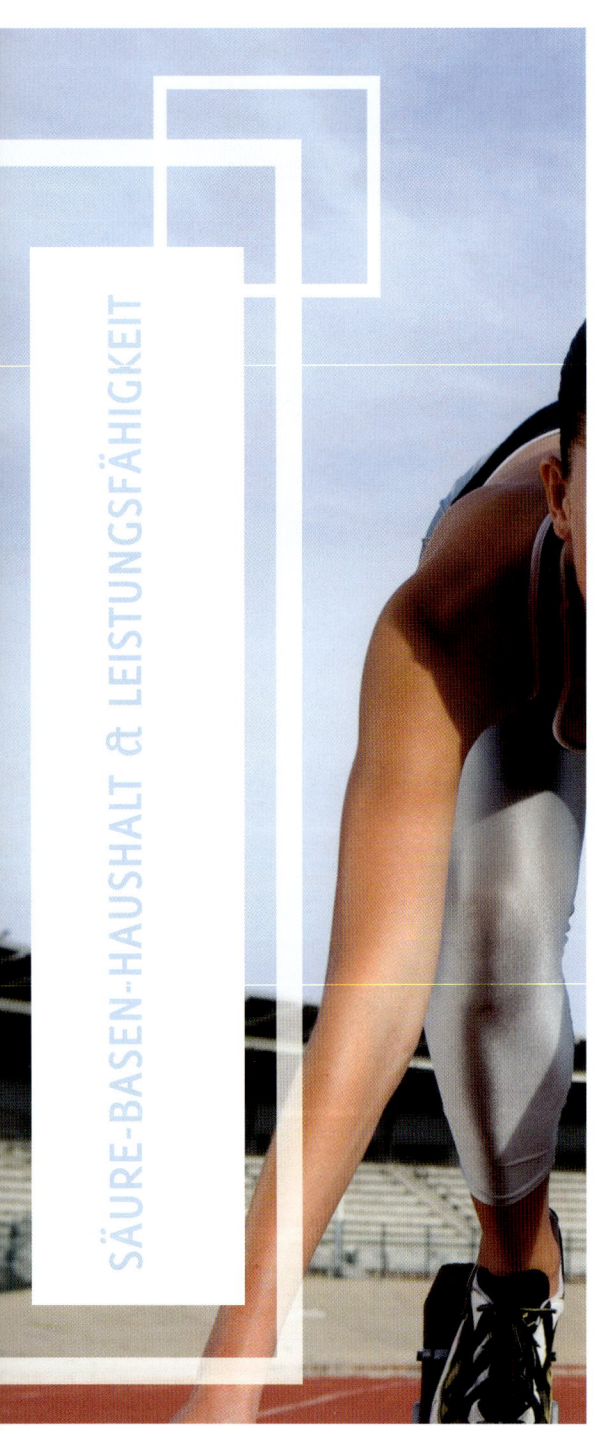

SÄURE-BASEN-HAUSHALT & LEISTUNGSFÄHIGKEIT

Die Aufrechterhaltung des Gleichgewichts (Homöostase) des Säure-Basen-Haushalts oder Säure-Basen-Status (SBS) in Ruhe und bei Belastung ist ein Grundprinzip der Lebensfähigkeit. Repräsentative Größen im SBS sind der *pH*-Wert (Konzentration der H^+ Ionen bzw. deren negativer dekadischer Logarithmus), *Base-Exzess* (BE) und pCO_2 (Kohlensäurepartialdruck). Durch Ernährung oder Belastung veränderte Mengen an Säuren oder Basen können die Homöostase im SBS stören. Säuren sind *Protonengeber (H⁺)* und Basen sind *Protonenfänger (H⁻)*.

Wirksame *Pufferkapazitäten sind Kohlensäurebicarbonat* (53 %), Hämoglobin (35 %), *Phosphat und Proteine* (12 %). Bei normaler Nahrungszufuhr werden von der Leber 50-100 mmol/l H^+ Ionen im Überschuss produziert, die aus dem Proteinstoffwechsel stammen (ZANDER, 1993). Proteinreiche Kost erhöht die Nettoproduktion nichtflüchtiger Säuren, während eine betont *vegetarische Kost* die Pufferkapazität des *Bicarbonatpuffers* erhöht.

Bei reichlicher Aufnahme *organischer Säuren* (Äpfelsäure, Zitronensäure, Essigsäure oder Milchsäure) als Anion (Malat, Zitrat, Acetat oder Laktat) kann es zur *Alkalisierung* im Organismus kommen. Die Anionen oder Basen dieser Protonenakzeptoren können nur als Säuren in den Intrazellulärraum und Zitratzyklus eintreten. Diese zu verstoffwechselnden Basen (Anionen) entziehen dem Extrazellulärraum H^+ Ionen.

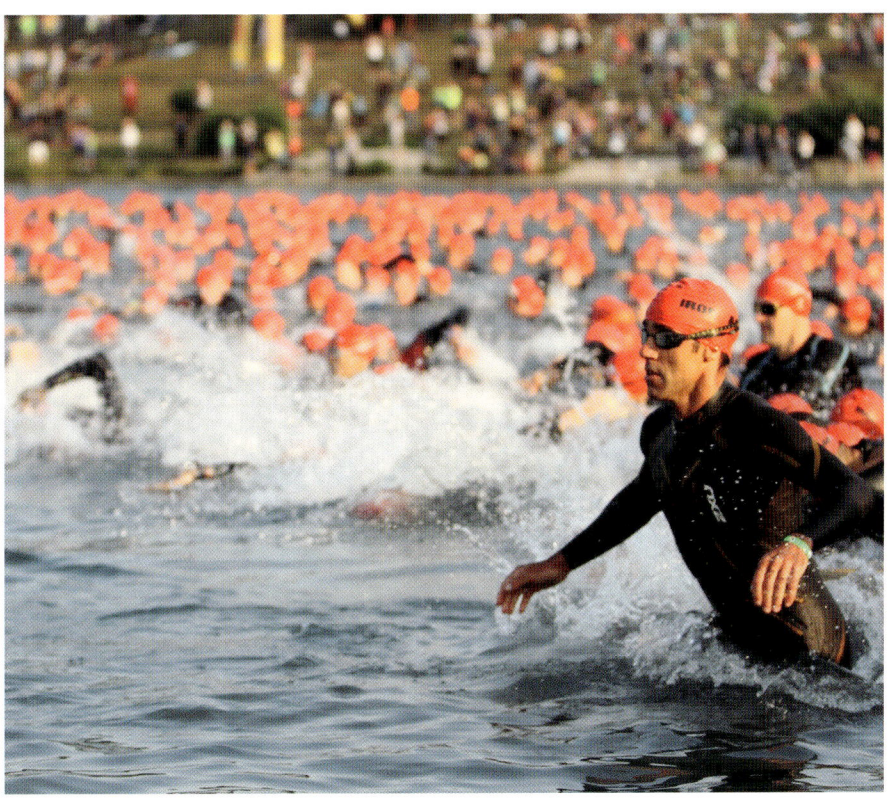

Ein Entzug von H$^+$ Ionen führt zur Alkalose. Bei Sauerstoffmangel entsteht im Gewebe Milchsäure, die bei einem pH-Wert von 6-8 in Laktat- und H$^+$ vollständig zerfällt (dissoziiert).

Das *Bicarbonat* (HCO$^-_3$) ist die entscheidende extrazelluläre nichtrepiratorische Pufferbase, mit einer Kapazität von 350 mmol/l, die bei hohem Laktatanfall auf 200 mmol/l abfallen kann.

Die Organe mit der höchsten *Pufferleistung* sind Lunge, Leber und Nieren. Der SBS weist in Ruhe einen pH-Wert zwischen 7,35-7,45 auf. Bei Anfall von Laktat fällt der pH-Wert unter 7,3 ab und es liegt eine Laktazidose vor. Das ist bei anaeroben Belastungen im Sport regelmäßig der Fall, wenn die Milchsäure in H$^+$ und Laktat zerfällt. Die Säuerung machen die H$^+$ Ionen. Auf der andern Seite kann bei reichlicher Aufnahme von Gemüse und Obst der pH-Wert über 7,45 ansteigen (Alkalose). Die Leber übt, zusammen mit Lungen und Nieren, die entscheidende pH-Regulation im Gesamtorganismus aus. Bei hochintensiven Belastungen kann die Leber bis 400 mmol/l Milchsäure umsetzen, d. h. H$^+$ Ionen eliminieren und Bicarbonat freisetzen ZANDER; 1995). Das bedeutet eine 40fach größere Pufferkapazität als die der Nieren. Das entspricht praktisch dem Abbau von 2,3 mmol/l Laktat bei Untrainierten. Das Bicarbonat (HCO^-_3) ist eine wertvolle extrazelluläre Pufferbase, die in einer Menge von 4.500 mmol/l täglich von den Nieren rückresorbiert wird. Daher ist die Ergänzung der Bicarbonatreserven durch Nahrungsmittel, als Schutz vor zu starker Übersäuerung, sinnvoll.

Die Erhöhung der Pufferkapazität, durch die Aufnahme von Natriumcitrat, Natriumbicarbonat u. a. Puffersubstanzen, kann die sportliche Leistung steigern. Bei einer Aufnahme von 300 mg/kg Körpergewicht an *Natriumbicarbonat* verbesserte sich die 1.500-m-Laufleistung (BIRD et al., 1995). Wenn auch andere Autoren keine direkte Leistungssteigerung durch die Aufnahme von Puffersubstanzen belegen konnten, so scheint die Verbesserung der Pufferkapazität durch die natürliche Ernährung, ein legitimes Vorgehen zur Leistungsförderung zu sein.

Die reichliche Aufnahme von Aminosäuren (Proteinen) vor der Belastung senkte die intramuskuläre Pufferkapazität (GREENHAFF et al., 1988). Wenn die Vorstartpufferkapazität durch niedrige Kohlenhydrataufnahme (3 %) und hohe Fett- (74 %) sowie Proteinzufuhr (24 %) gesenkt wird, dann verminderten sich das Belastungspufferpotenzial und die sportliche Leistung (GREENHAFF et al., 1988).

Werden vor Ausdauerbelastungen *Alkalisalze* supplementiert, so ist mit einer Leistungsverschlechterung zur rechnen, weil der erhöhte pH-Wert (Alkalose) die Sauerstoffabgabe des Hämoglobins an die Gewebe (Muskel) erschwert (MAUGHAN & GREENHAFF, 1991).

Damit wurden kurz die Einflüsse von Ernährung und auch Getränken (mit hohem Bicarbonatgehalt) aufgezeigt, die sich auf die sportliche Leistungsfähigkeit auswirken können.

Eine vegetarisch orientierte Kost führt zur Zunahme des körpereigenen Pufferpotenzials, welches für intensive Kurzzeitleistungen von Vorteil ist. Für Ausdauerleistungen ist die Auswirkung der Ernährung nicht so eindeutig, die Hauptsache ist, dass die Glykogenspeicher vor der Belastung gefüllt sind. Niedrige Vorstartglykogenspeicher vermindern die Ausdauerleistungsfähigkeit und wirken durch die geringere Laktatanhäufung alkalisierend (GRENHAFF et al., 1987). Den entscheiden Einfluss auf die Leistungsfähigkeit hat aber das Training und erst sekundär wirkt die Ernährung über den Säure-Basen-Status modulierend. Demnach sollten keine übertriebenen Erwartungen hinsichtlich des Einflusses der Ernährung auf den Säure-Basen-Status und damit auf die sportliche Leistungsfähigkeit erfolgen.

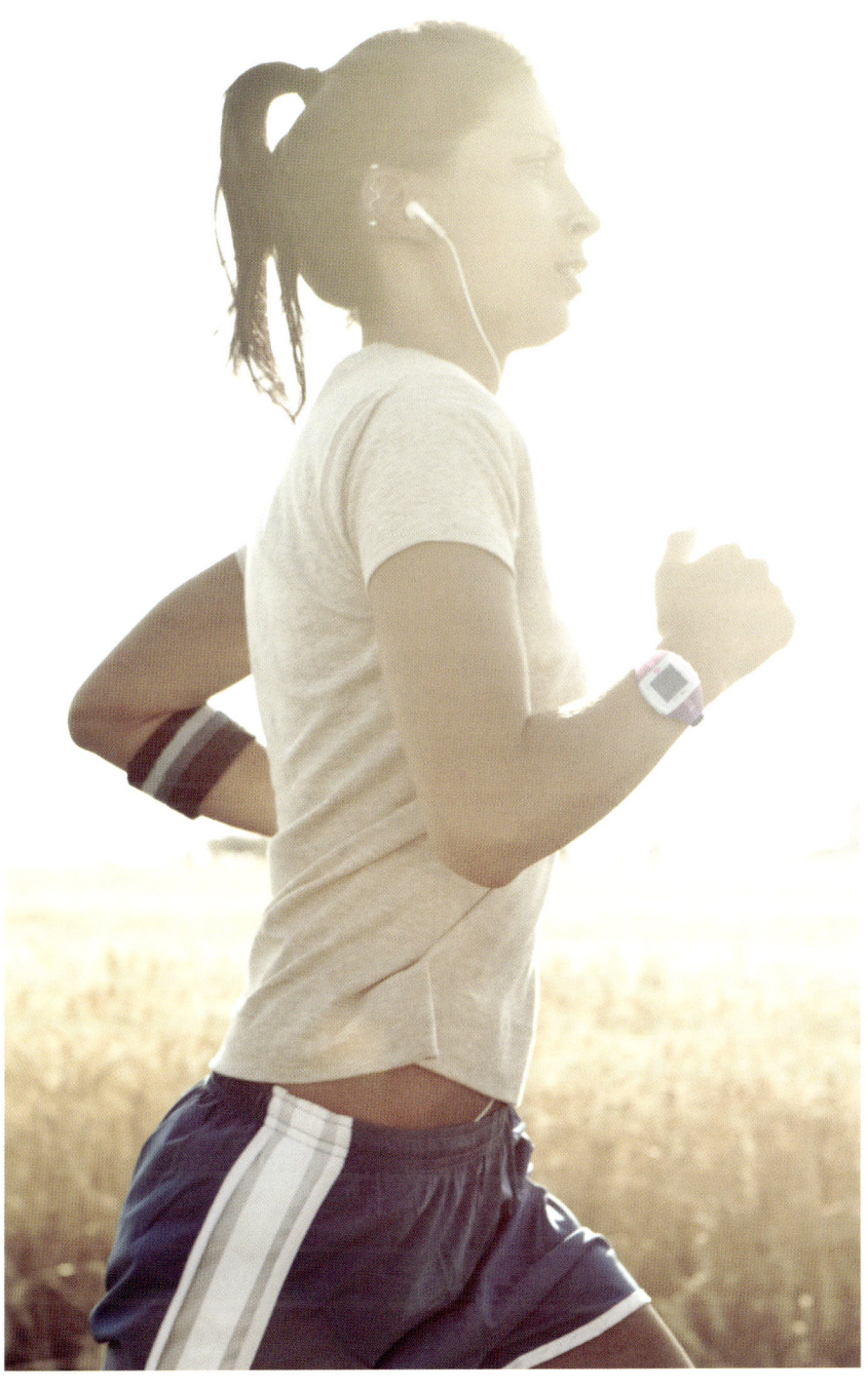

UNERLAUBTE SUBSTANZEN IM LEISTUNGS-SPORT

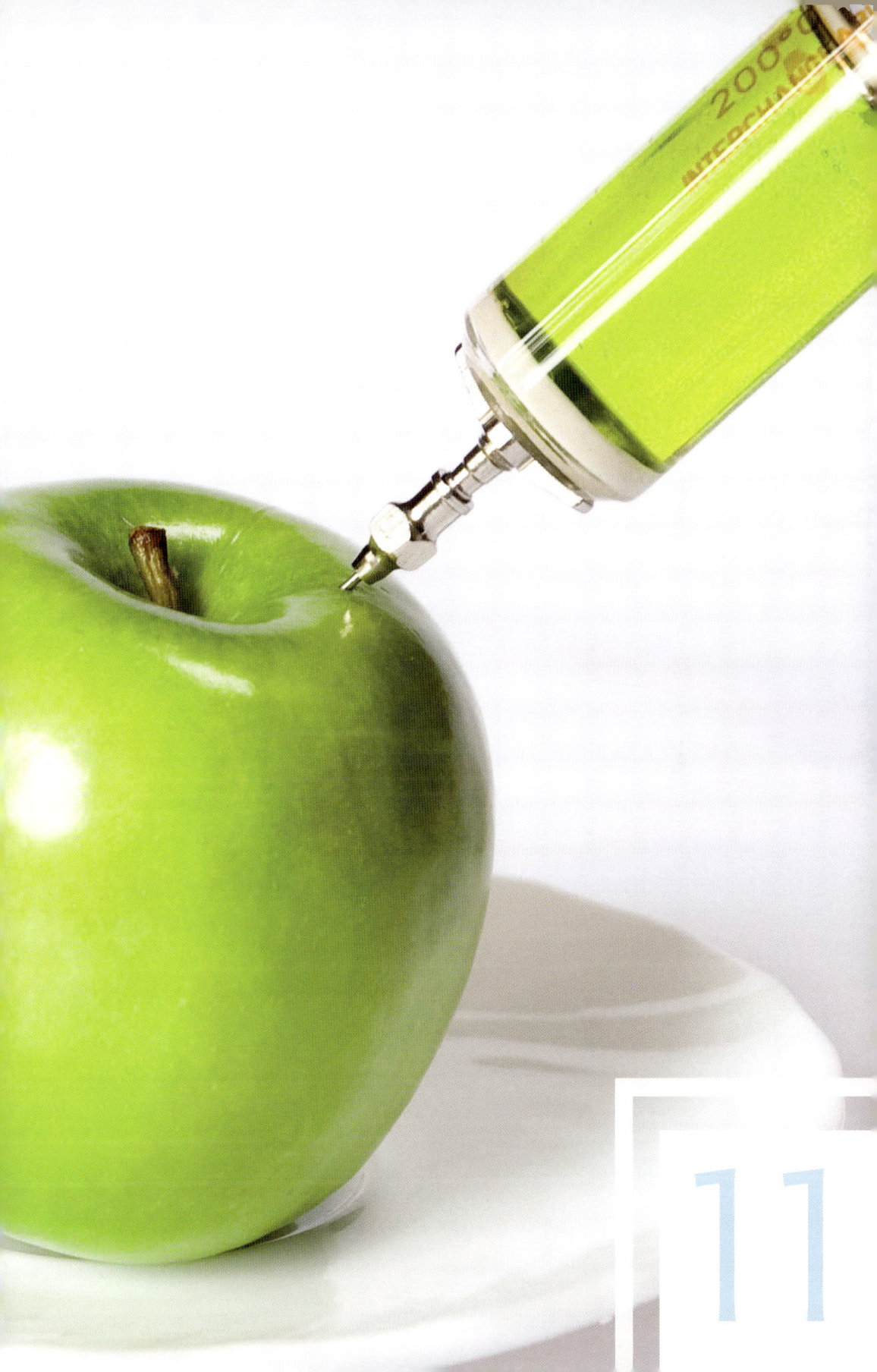

11

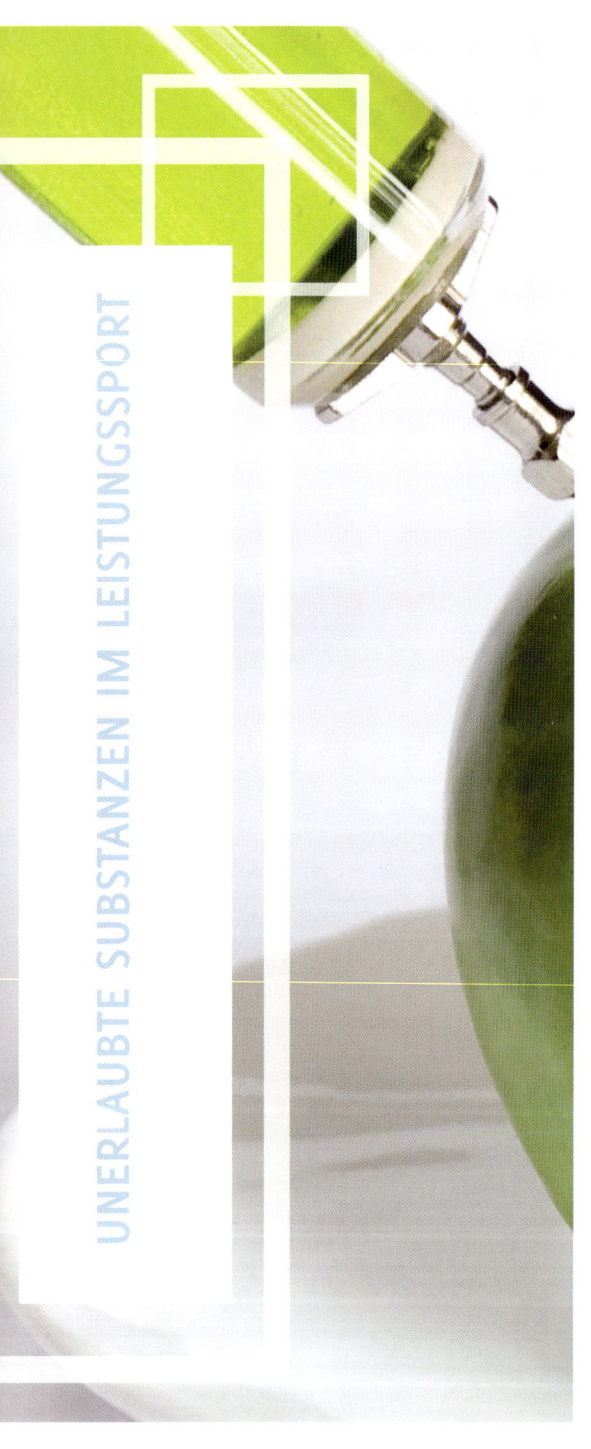

11.1 GESCHICHTE DES DOPINGS

Die Zufuhr bestimmter Substanzen mit der Ernährung oder die Aufnahme einer speziellen Ernährung hat seit jeher einen bedeutenden Platz im Handeln von Sportlern, die meinen, damit ihre Leistungsfähigkeit steigern zu können.

Veränderte Ernährungsgewohnheiten wurden der Überlieferung nach im Sport und auch im Kriegshandwerk als leistungsfördernd angesehen. Bei den antiken Olympischen Spielen wurden das *Stierfleisch* zur Verbesserung der Kraft und das *Ziegenfleisch* zur Begünstigung der Ausdauerleistung bevorzugt. Heute wissen wir, dass damit zusätzlich Kreatin und L-Carnitin und Proteine aufgenommen wurden. CÄSAR verordnete seinen Soldaten kohlenhydratreiche Kost, damit sie lange Märsche besser durchhielten. Eine aus heutiger Sicht sehr sinnvolle Maßnahme.

Seit dem 17. Jahrhundert gibt es Berichte, in denen die Gaben von Aufputschmitteln bei Rennpferden beschrieben wurden. Der Dopingbegriff wurde erstmals im Pferdesport erwähnt, nachdem 1910 bei Kontrollen Alkaliode nachgewiesen wurden.

Unlautere Maßnahmen sind im Profiradsport seit langem bekannt. Bereits 1886 kam es zum ersten Todesfall des englischen Radsportlers Tom LINTON beim Radrennen

Bordeaux-Paris. Der Begriff *Dope* entstammt der Burensprache in Südafrika, die damit einen von den Kaffern übernommenen anregenden Schnaps bezeichnen. Ein englisches Wörterbuch erwähnte 1889 das Wort *Doping* und im deutschen Sportlexikon tauchte es 1933 auf. Auch Sportler beschuldigen sich gegenseitig bis heute unerlaubter Handlungen. Viele Leistungssteigerungen des sportlichen Gegners, die sich ein Kontrahent oder Trainer bei Niederlagen nicht gleich erklären kann, werden als mögliche Dopingmanipulation interpretiert.

Die **Stimulanzien** gehörten mit zu den ersten missbräuchlich im Sport eingesetzten Medikamenten. Sie wurden mit dem Vorsatz eingesetzt, die willentlichen Leistungsgrenzen zu überschreiten. Eine fatale Vorstellung, die zahlreiche Athleten mit dem Tod im Wettkampf bezahlten. Spektakulär war der Tod des Dänen JENSEN, der beim 100-km-Mannschaftsfahren bei den OS in Rom 1960 zusammenbrach und im Krankenhaus an Amphetaminüberdosierung starb. Die missbrauchten Wirkstoffe waren anfangs Heroin, Kokain, Strychnin oder Amphetamine, die in unphysiologisch hohen Dosen verabreicht wurden.

Zu den Stimulanzien werden beispielsweise folgende Wirkstoffe gerechnet: Adrenalin, Amphetamin, Amphetaminil, Benzphetamin, Bromantan, Cathin, Cocain, Ephedrin, Etamivan, Etilamphetamin, Etilefrin, Famprofazon, Fenbutrazat, Fencamfamin, Mephentermin, Methylephedrin, Pholedrin, Strychnin, u. a. (s. Kap. 11.2, S. 307ff). Das Stimulanz Coffein wird als Genussmittel betrachtet und steht unter Laborbeobachtung, um einen eventuellen Missbrauch zu erfassen.

Da der Urin jetzt acht Jahre aufbewahrt wird, sind nachträgliche Kontrollen bei Entwicklung neuer Analysemethoden auf bisher unbekannte Substanzen oder Wirkgruppen möglich.

Das **Bromantan** wurde erst zu den Olympischen Spielen 1996 in Atlanta entdeckt. Es stand nicht auf der Liste und wurde von den Sportlern als genutztes Medikament angegeben. Danach wurde die massenspektrografisch nachweisbare unbekannte Zacke dieser Substanz identifiziert. Dabei stellte sich heraus, dass es sich um ein bisher geheim gehaltenes Aufputschmittel für die Soldaten der Roten Armee handelte. Die Sportler wurden anfangs nicht bestraft. Bromantan kam aber danach auf die Liste. Das im zweiten Weltkrieg bevorzugte Aufputschmittel für Flieger und Soldaten, das *Methamphetamin* (Pervitin), war nach dem Krieg als Stimulans weltweit verbreitet und ist heute nicht mehr im Handel. Ein Abkömmling, das *Fenytillin* (Captagon) war bis 1986 in weiten Bevölkerungskreisen als Aufputschmittel im Gebrauch. Bei Aufnahme wandelt der Körper diese Substanz in das stark wirksame *Amphetamin* um. Seit 1986 unterliegt das Fenytillin dem

Betäubungsmittelgesetz. Die Amphetamine stimulieren die Gehirnfunktionen und verwischen die natürlich empfundenen Leistungsgrenzen. Die belastungsbedingte Ermüdung wird unter Amphetaminen unterdrückt.

Die ersten Dopingsperren wurden in Deutschland (West) 1971 bei Leichtathleten verhängt.

Das *Testosteron* wurde 1984 verboten. Das Blutdoping wurde 1988 zu den OS in Calgary und Seoul auf die Verbotsliste gesetzt. Erst nach den OS 1988 in Seoul wurde mit Trainingskontrollen offiziell auf *anabole Steroide* begonnen. Bis dahin galt nur der Nachweis einer Einnahme kurz vor oder im Wettkampf als Verfehlung *(Wettkampfkontrollen)*. Neu war 1988 das Verbot der physikalischen, chemischen und pharmakologischen Manipulation mit dem Urin.

Viele Jahre standen die anabolen Steroide im Mittelpunkt der Dopingfahndung sowohl im Wettkampf als auch im Training und tragen auch derzeit zu etwa 50 % an positiven Proben bei.

Die positiven Dopingbefunde der letzten Jahre gehen auf das *Erythropoietin® (EPO)* zurück, ein körpereigenes Hormon, welches bei Zufuhr über Spritzen die Blutbildung fördert und anabol wirkt. Besonderes Aufsehen erregten Nachweise von *Nandrolon*, einer Vorstufe des Testosterons. Einigen Athleten wurde die Einnahme von verunreinigten Nahrungsergänzungsmitteln zum Verhängnis. Sie enthielten, nicht deklariert, größere Mengen oder nur Spuren von *Prohormonen*, deren Herstellung und Vertrieb in Deutschland untersagt ist. Um die Situation zu klären, haben alle Sportverbände die Verantwortung den Athleten übertragen, die das Risiko der Auswahl oder des Kaufs von Nahrungsergänzungsmitteln zu tragen haben.

11.2   DEFINITION DES DOPINGS IM LEISTUNGSSPORT

Um die in den 50er und 60er Jahren bekannt gewordenen Manipulationen im Leistungssport einzudämmen, erfolgten erste Definitionen zum Doping. Eine sehr frühe Definition zum Doping hat der Deutsche Sportärztebund (DSÄB) 1952 verabschiedet: *„Die Einnahme eines jeden Medikaments- ob wirksam oder nicht- mit der Absicht der Leistungssteigerung während des Wettkampfes eingenommen, ist als Doping zu betrachten."*

Der Europarat lies 1963 eine Dopingdefinition in Straßburg erarbeiten und auf dem Sportärztekongress in Barcelona bestätigen: *„Doping ist die Verabreichung oder der Gebrauch körperfremder Substanzen in jeder Form und physiologischer Substanzen in abnormaler Menge und auf abnormalem Weg an gesunde Personen mit dem einzigen Ziel der künstlichen und unfairen Steigerung der Leistung für den Wettkampf. Außerdem müssen psychologische Maßnahmen zur Leistungssteigerung des Sportlers als Doping angesehen werden."* Noch im selben Jahr erfolgte eine Ergänzung: *„Wird eine notwendige Behandlung mit Mitteln durchgeführt, die aufgrund ihrer Natur oder Dosis die körperliche Leistung über das normale Niveau zu heben imstande sind, so gilt dies als Doping und schließt Wettkampffähigkeit aus."*

Die **erste Dopingliste** erfasste Narkotika, Weckamine, Alkaloide (Strychnin, Ephedrin), Analeptika, Atmungs- und Psychomedikamente sowie bestimmte Hormone.

Die Definition des Dopingbegriffs im Leistungssport hat sich in den folgenden Jahren mehrfach verändert.

Nachdem Appelle zur Unterlassung der Medikamenteneinnahme bei den Olympischen Spielen (OS) nichts halfen und von den Sportlern nicht grundsätzlich akzeptiert wurden, wurde 1964 beschlossen, die Einnahme von Medikamenten bei OS zu verbieten.

Das IOC gründete 1967 eine Medizinische Kommission, die zu den OS 1968 in Grenoble mit Dopingkontrollen begann. Das IOC stellte eine verbindliche Liste verbotener Substanzen auf. Die *Liste verbotener Substanzen* wurde 1967 von den internationalen Fachverbänden anerkannt und wird ständig aktualisiert.

Parallel zur Dopingliste haben sich *Speziallabore* etabliert, die vom IOC akkreditiert werden und ständigen Qualitätsprüfungen für ihre Anerkennung unterworfen sind. Gegenwärtig gibt es auf der Welt 33 zugelassene Dopinglabore. In Deutschland haben zwei Einrichtungen den vom IOC geforderten Standard (Akkreditierung): die Labore in Köln und in Kreischa (Dresden). Nicht alle Labore verfügen gleichzeitig über ein aktuell höchstes Analyseniveau. Bei unzuverlässiger Analyse kann eine Akkreditierung entzogen werden.

Die Dopingdefinition am Anfang der 90er Jahre lautete: *„Doping ist die Verwendung von Substanzen aus den verbotenen Wirkstoffgruppen und die Anwendung verbotener Methoden. Die Dopingliste kann kurzfristig verändert werden, falls dazu Anlass besteht."*

Um auch die sachkundigen „Förderer" des Dopings in die Verantwortung zu nehmen, wurde die ethische Komponente aufgeführt und das unterstützende medizinische Sachwissen beim Doping verbannt. Die 2001 erstellte **Dopingdefinition** des IOC:

„Doping widerspricht der Ethik sowohl im Sport als auch in der Medizin. Doping besteht aus der Verabreichung von Wirkstoffen, die verbotenen Gruppen pharmakologischer Wirkstoffe angehören und/oder dem Einsatz verbotener Methoden" ist nicht mehr gültig.

Dafür wurde von der *Welt-Anti-Doping-Agentur* (WADA) ab 2004 eine allgemeine Erklärung verfasst, wann ein Wirkstoff oder eine Methode auf die Verbotsliste kommen. Zwei der folgenden drei Kriterien müssen erfüllt sein:

1. Die sportliche Leistung kann gesteigert werden.
2. Es besteht ein gesundheitliches Risiko.
3. Es liegt ein Verstoß gegen den Geist des Sports vor.

Für 2013 wurde der Dopingbegriff im NADA-Code in Artikel 4.2.2 festgehalten

> Im Einklang mit dem Artikel 4.2.2. des Welt-Anti-Doping-Codes gelten alle verbotenen Substanzen als „spezifische Substanzen" mit Ausnahme der Substanzen in den Klassen S1, S2, S4.5 und S6a sowie der verbotenen Methoden M1, M2 und M3.

Im Welt-Anti-Doping-Code sind detailliert die Pflichten des Athleten beschrieben, wie er dafür zu sorgen hat, dass keine Fremdsubstanz in seinen Körper kommt, die auf der Verbotsliste Liste steht. Positiv gilt auch ein potenzieller Missbrauchsversuch, Besitz verbotener Substanzen (auch beim Betreuer), Kontrollverweigerung oder drei versäumte Kontrollen oder Meldepflichtversäumnisse bei Abwesenheit innerhalb von 18 Monaten.

Verbotsliste 2013

Substanzen und Methoden, die zu allen Zeiten (in und außerhalb von Wettkämpfen) verboten sind

SO NICHT ZUGELASSENE SUBSTANZEN

Pharmakologisch wirksame Substanzen, die in den folgenden Abschnitten der Verbotsliste nicht aufgeführt und derzeit nicht durch eine staatliche Gesundheitsbehörde für die therapeutische Anwendung beim Menschen zugelassen sind (z. B. Arzneimittel in der präklinischen oder klinischen Entwicklung bzw. Arzneimittel, deren Entwicklung eingestellt wurde, Designerdrogen, nur für die Anwendung bei Tieren zugelassene Substanzen), sind zu jeder Zeit verboten.

S1 ANABOLE SUBSTANZEN

Anabole Substanzen sind verboten.

1. **Anabol-androgene Steroide (AAS)**

a. **Exogene AAS, einschließlich:**

1-Androstendiol, 1-Androstendion, Boldandiol, Bolasteron, Boldenon, Boldion, Calusteron, Clostebol, Danazol, Dehydrochlormethyltestosteron, Desoxymethyltestosteron, Drostanolon, Ethylestrenol, Fluoxymesteron, Formebolon, Furazabol, Gestrinon, 4-Hydroxytestosteron, Mestanolon, Mesterolon, Metenolon Methandienon, Methandriol, Methasteron, Methyldienolon, Methyl-1-testosteron, Methylnortestosteron, Methyltestosteron, Metribolon, Miboleron, Nandrolon, 19-Norandrostendion, Norbolethon, Norclostebol, Norethandrolon, Oxabolon, Oxandrolon, Oxymesteron, Oxymetholon, Postanozol, Quinbolon, Stanozolol, Stenbolon, 1-Testosteron, Tetrahydrogestrinon, Trenbolon und andere Wirkstoffe mit ähnlicher chemischer Struktur oder ähnlichen biologischen Wirkung (en).

b. **Endogene AAS bei exogener Verabreichung:**

Androstendiol, Androstendion, Dihydrotestosteron, Prasteron, Testosteron und 17 weiter Metabolite sowie Isomere.

2. **Zu den anderen anabolen Wirkstoffen gehören unter anderem**

Clenbuterol, Selektive Androgen-Rezeptor-Modulatoren (SARMs), Tibolon, Zeranol und Zilpaterol

S2 PEPTIDHORMONE, WACHSTUMSFAKTOREN UND VERWANDTE SUBSTANZEN

Die folgenden Substanzen und Releasinghormone sind verboten:

1. Erythropoese stimulierende Stoffe (z. B. Erythropoietin (EPO), Darbepoietin, (dEPO), Hypoxie-Induzierbarer-Faktor (HIF)-Stabilisatoren, Methoxy-Polyethylenglycol-Epoietin beta (CERA-Continuous Erythropoiesis Receptor Activator), Peginestadide (Hematide);
2. Choriogonadotropin (CG) und Luteinisierendes Hormon, nur bei Männern verboten;
3. Kortikotropine.

Wachstumshormon (GH), insulinähnliche Wachstumsfaktoren 1 (IGF-1), Fibroblasen-Wachstumsfaktoren (FGFs), Hepatozyten-Wachstumsfaktor (HGF), mechanisch induzierte Wachstumsfaktoren (MGFs), Blutplättchen-Wachstumsfaktor (PDGF), vaskulär-endothelialer Wachstumsfaktor (VEGF) sowie alle anderen Wachstumsfaktoren, die in Muskeln, Sehnen oder Bändern die Proteinsynthese/den Proteinabbau, die Gefäßbildung/-versorgung, die Energieausnutzung, die Regenerationsfähigkeit oder die Umwandlung des Fasertyps beeinflussen; und andere Substanzen mit ähnlicher chemischer Struktur oder ähnlicher/n biologischer/n Wirkung(en).

S3 B-2-AGONISTEN

Alle Beta-2-Agonosten, gegebenenfalls auch alle optischen Isomere (z. B. D- und L-), sind verboten. Hiervon ausgenommen sind inhaliertes Salbutamol (höchstens 1.600 µg über 24 Stunden), inhaliertes Formoterol (abgegebene Dosis höchstens 54 µg über 24 Stunden) und Salmeterol, wenn es entsprechend den therapeutischen Empfehlungen der Hersteller inhaliert wird. Ein Salbutamolwert im Urin von mehr als 1.000 Nanogramm/ml oder ein Formoterolwert von mehr als 40 Nanogramm wird nicht als beabsichtigte therapeutische Anwendung der Substanz angesehen und gilt als ein von der Norm abweichendes Analyseergebnis, es sei denn, der Athlet weist anhand einer kontrollierten pharmakokinetischen Studie nach, dass dieses abnorme Ergebnis die Folge der Anwendung einer therapeutischen inhalierten Dosis bis zu dem oben genannten Höchstwert war.

S4 HORMONE UND STOFFWECHSEL-MODULATOREN

Es gelten folgende Verbote:

1. Aromatasehemmer; dazu gehören u. a. Aminoglutethimid, Anastozol, Androstatriendion , 6-oxon, Exemestan, Formestan, Letrozol, Testolacton.

2. Selektive Estrogen-Rezeptor-Modulatoren (SERMs); dazu gehören unter anderem Raloxifen, Tamoxifen, Toremifin.

3. Andere antiestrogene Substanzen; dazu gehören unter anderem Clomiphen, Cyclofenil, Fulvestrant.

4. Substanzen, welche die Myostatinfunktion(en) verändern; dazu gehören unter anderem Myostatinhemmer.

5. Stoffwechselmodulatoren:
   a) Insuline
   b) PPAR-β (Peroxisome Proliferator Activated Receptor Beta)-Agonisten (z. B. GW15616) und AMPK (z. B. AICAR).

S5 DIURETIKA UND ANDERE MASKIERUNGSMITTEL

Maskierungsmittel sind verboten. Hierzu gehören: Diuretika, Desmopressin, Plasmaexpander (z. B. Glycerol; intravenös verabreichte(s) Albumin, Dextran, Hydroxyethylstärke und Mannitol), Probenicid und andere Substanzen mit ähnlicher/n biologischer/n Wirkung(en). Die lokale Verabreichung von Felypressin in der Dentalanästhesie ist nicht verboten.

Zu den Diuretika gehören Acetazolamid, Amilorid, Bumetanid, Canrenon, Chlortalidon, Etacrynsäure, Furosemid, Indapamid, Matolazon, Spirolakton, Thiatide (z. B. Bendoflumethiazid, Chorothiazid, Hydrochlorothiazid), Triampteren und andere Substanzen mit ähnlicher chemischer Struktur oder ähnlicher/n biologischer/n Wirkung(en), ausgenommen Drospirenon, Pamabrom und topisches Dorzolamid und Brinzolamid, die nicht verboten sind. Für die Verwendung in und gegebenenfalls außerhalb von Wettkämpfen jeglicher Menge einer Substanz, die Grenzwerten unterliegt (d. h. Formoterol, Salbutamol, Cathin, Ephedrin, Methylephedrin und Pseudoephedrin), in Verbindung mit einem Diuretikum oder einem anderem Maskierungsmittel, muss neben der Medizinischen Ausnahmegenehmigung für das Diuretikum oder ein anderes Maskierungsmittel auch eine gesonderte Medizinische Ausnahmegenehmigung für diese Substanz vorgelegt werden.

VERBOTENE METHODEN

M1 MANIPULATION VON BLUT UND BLUTBESTANDTEILEN

Folgende Methoden sind verboten:

1. Die Verabreichung oder Wiederzufuhr jeder Menge von autologem, homologem oder heterologem Blut oder Produkten aus roten Blutkörperchen jeglicher Herkunft in das Kreislaufsystem.
2. Die künstliche Erhöhung der Aufnahme, des Transports oder der Abgabe von Sauerstoff, unter anderem durch Perfluorchemikalien, Efaproxiral (RSR 13) und veränderte Hämoglobinprodukte (z. B. Blutersatzstoffe auf Hämoglobinbasis, mikroverkapselte Hämoglobinprodukte), außer ergänzender Sauerstoff.
3. Jegliche Form der intravaskulären Manipulation von Blut oder Blutbestandteilen mit physikalischen oder chemischen Mitteln.

M2 CHEMISCHEUND PHYSIKALISCHE MANIPULATION

Folgende Methoden sind verboten:

1. Die tatsächliche oder versuchte unzulässige Einflussnahme, um die Integrität und Validität der Proben, die während der Dopingkontrollen genommen werden, zu verändern. Hierzu fallen u. a. der Austausch und/oder die Verfälschung (z. B. mit Proteasen) von Urin.
2. Intravenöse Infusion und/oder Injektionen von mehr als 50 ml innerhalb eines Zeitraums von sechs Stunden, es sei denn, sie werden rechtmäßig im Zuge von Krankenhauseinweisungen oder klinischen Untersuchungen verabreicht.

M3 GENDOPING

Die folgenden Methoden zur Steigerung der sportlichen Leistungen sind verboten:

1. Die Übertragung von Nucleinsäure-Polymeren oder Nucleinsäure-Analoga.
2. Die Anwendung normaler oder genetisch veränderter Zellen.

11.3 IM WETTKAMPF VERBOTENE SUBSTANZEN UND METHODEN

Zusätzlich zu beschriebenen Kategorien S0 bis S5 und M1 bis M3 sind im Wettkampf folgende Kategorien verboten:

VERBOTENE SUBSTANZEN

S6 STIMULANZIEN

Alle Stimulanzien, gegebenenfalls auch alle optischen Isomere (z. B. D- und L-), sind verboten, hiervon ausgenommen Imidazolonderivate für die örtliche Anwendung und in das *Überwachungsprogramm für 2013** aufgenommene Stimulanzien.

Zu den Stimulanzien gehören:

a.   **Nicht spezifische Stimulanzien**

Adrafinil, Amfepramon, Amiphenazol, Amphetamin, Amphetaminil, Benfluorex, Benzphetamin, Benzylpiperazin, Bromantan, Clobenzorex, Cocain, Cropropamid, Crotetamid, Dimethylamphetamin, Etilamphetamin, Famprofazon, Fencamin, Fenetyllin, Fenfluramin, Fenpropex, Furfenorex, Mefenorex, Mephentermin, Mesocarb, Methylamphetamin, Methyldioxyamphetamin (D), p-Methamphetamin, Methylendioxyamphetamin, Methylendoxymethamphetamin, Modafinil, Norfenfluramin, Phendimetrazin, Phenmetrazin, Phentermin, 4-Phenylpirazetam (Carphedon), Prenylamin, Prolintan.

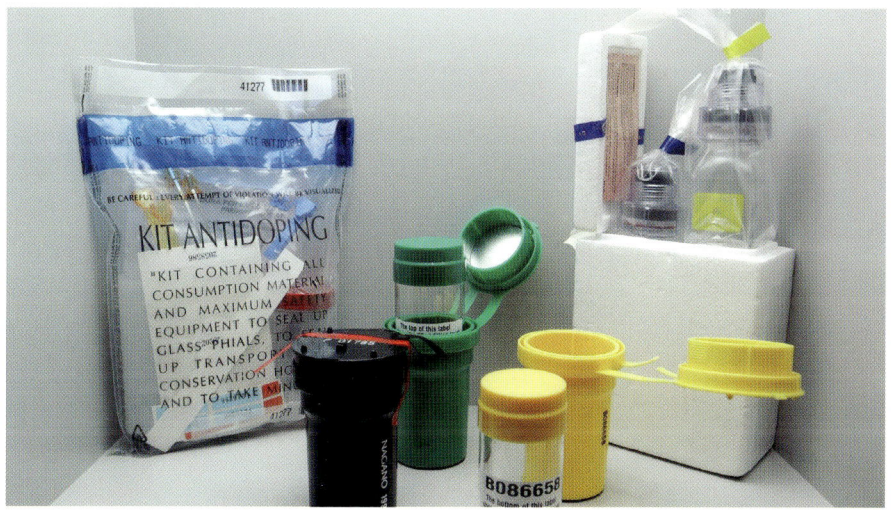

b. **Spezifische Stimulanzien (Beispiele):**

Adrenalin**, Cathin***, Ephedrin****, Etramivan, Etilefrin, Fenbutrazat, Fencamfamin, Heptaminol, Isomethepten, Levmethamfetamin, Meclofenoxat, Methylephedrin****, Methylhexanamin, Methylphenidat, Nicethamid, Norfenefrin, Octopamin, Oxylofrin, Parahydroxyamphetamin, Pemolin, Pentetrazol, Phenpromethamin, Propylhexedrin, Pseudoephedrin*****, Selegilin, Sibutramin, Strychnin, Tuaminoheptan und andere Substanzen ähnlicher chemischer Struktur oder ähnlicher/n biologischer/n Wirkung(en).

*   Die folgenden in das **Überwachungsprogramm 2013** aufgenommene Substanzen: (Bupropion, Koffein, Nikotin, Phenylephrin, Phenylpropanolamin, Pipradol, Synephrin) gelten nicht als verbotene Substanzen.

**   Die lokale Anwendung (z. B. nasal, ophthalmologisch) von Adrenalin oder die Verabreichung in Verbindung mit einem Lokalanästhetikum ist nicht verboten.

***   Cathin ist verboten, wenn seine Konzentration im Urin 5 µg/ml übersteigt.

****   Sowohl Ephedrin als auch Methylephedrin sind verboten, wenn ihre Konzentration im Urin 10 µg/ml übersteigt.

*****   Pseudoephedrin ist verboten, wenn seine Konzentration im Urin 150 µg/ml übersteigt.

S7 NARKOTIKA

Die folgenden Narkotika sind verboten:

Buprenorphin, Dextromoramid, Diamorphin (Heroin), Fentanyl und seine Derivate, Hydromorphon, Methadon, Morphin, Oxycodon, Oxymorphon, Pentazocin, Pethidin.

S8 CANNABOIDE

Cannoboide, wie Haschisch oder Marihuana sind verboten.

S9 GLUCOCORTICOSTEROIDE

Alle Glucokorticosteroide sind verboten, wenn sie oral, rektal, intravenös oder intramuskulär verabreicht werden.

BEI BESTIMMTEN SPORTARTEN VERBOTENE WIRKSTOFFE

P1 ALKOHOL

Alkohol (Ethanol) ist in den nachfolgenden Sportarten nur im Wettkampf verboten. Die Feststellung erfolgt durch Atem- oder Blutanalyse. Der Grenzwert (Blutwerte), ab dem ein Dopingverstoß vorliegt, beträgt 0,10 g/l.

- Bogenschießen (FITA)
- Karate (WKF)
- Luftsport (FIA)
- Motorbootsport (UIM)
- Motorradsport (FIM)
- Motorsport (FIA)

P.2 BETABLOCKER

Wenn nichts anderes bestimmt ist, sind Betablocker in den folgenden Sportarten nur im Wettkampf verboten:

- Billard (WCBS, alle Disziplinen)
- Bogenschießen (FITA; auch außerhalb von Wettkämpfen verboten)
- Darts (WDF)
- Golf (IGF)
- Motorsport (FIA)
- Schießen (ISSF, IPC; auch außerhalb von Wettkämpfen verboten)
- Skifahren/Snowboarding (FIS), Skispringen und Freestyle.

Zu den Betablocken gehören u. a.:
Acebutolol, Alprenolol, Atenolol, Betaxolol, Bisoprolol, Bunolol, Carteolol, Carvedilol, Celiprolol, Esmolol, Labetalol, Levobunolol, Metipranolol, Metoprolol, Nadolol, Oxprenolol, Pindolol, Propranolol, Solatol, Timolol.

11.4 JURISTISCHE ASPEKTE

SPORTRECHT

Das Sportrecht untergliedert sich in *Vereinsrecht, Sportrecht der Sportverbände* (international) und *olympisches Recht*, vertreten durch das Internationale Olympische Komitee (IOC). Alle diese Organisationen haben Satzungen, die ein Vergehen im Sinne des Dopings mit einem entsprechenden Strafmaß belegen. Hierfür halten sich die Verbände unabhängige Rechtsausschüsse mit Entscheidungsbefugnis.

OLYMPISCHES RECHT

Das olympische Recht wurde von der Medizinischen Kommission des IOC bisher fachinhaltlich bei Dopingfragen repräsentiert. Diese Aufgabe hat ab 2000 die WADA übernommen.

Die Mehrzahl der internationalen Sportverbände orientiert sich an diesen Vorgaben und behält sich nur kleine Varianten vor. Die Sanktionen legen die internationalen Sportverbände fest. Bei Olympischen Spielen sind IOC und WADA zuständig. Dennoch gibt es Diskrepanzen in der Verhängung des Strafmaßes. Ein bei Dopingmissbrauch gesperrter Sportler veranlasst die Sponsoren, den nach § 305 BGB abgeschlossenen Fördervertrag, der auf Leistung und Gegenleistung beruht, zu kündigen. Künftig werden alle Bekämpfungsmaßnahmen durch die 1999 gegründete *Welt-Anti-Doping-Agentur (WADA)* beschlossen und auch Rechts- und Streitfragen unabhängig geklärt.

VERBANDSRECHT

Die Sportverbände in Deutschland müssen sich den Dopingregularien des jeweiligen internationalen Fachverbandes und den DOSB-Rahmenrichtlinien zur Bekämpfung des Dopings anschließen. Die Sportverbände sind in ihrer Entscheidung national autonom, falls sie sich nicht an übergeordnete Sportgremien bezüglich der Bewertung der Dopingproblematik angeschlossen haben. Nach §§ 16ff. der Rahmenrichtlinien des DOSB zur Dopingbekämpfung sind die Sportverbände angehalten, bei positivem Ergebnis eines Athleten ein Verfahren einzuleiten und den Verstoß zu ahnden. Neben den Wettkampfkontrollen werden auch Trainingskontrollen bei Kaderathleten durchgeführt. Eine Dopingprobe kostet mit EPO über 300,– €.

Nationale Sperren bedeuten nicht automatisch internationales Startverbot.

Ein national oder international abgeschlossener Sponsorvertrag, der exakt die Leistungen und Werbeauftritte des Athleten enthält und die Gegenleistung des Sponsors beschreibt, ist bei nachgewiesener Einnahme verbotener Substanzen nicht mehr gültig. Die Regelungen in §§ 611ff. BGB ermöglichen die Sponsoringverträge mit dem Athleten aufzulösen.

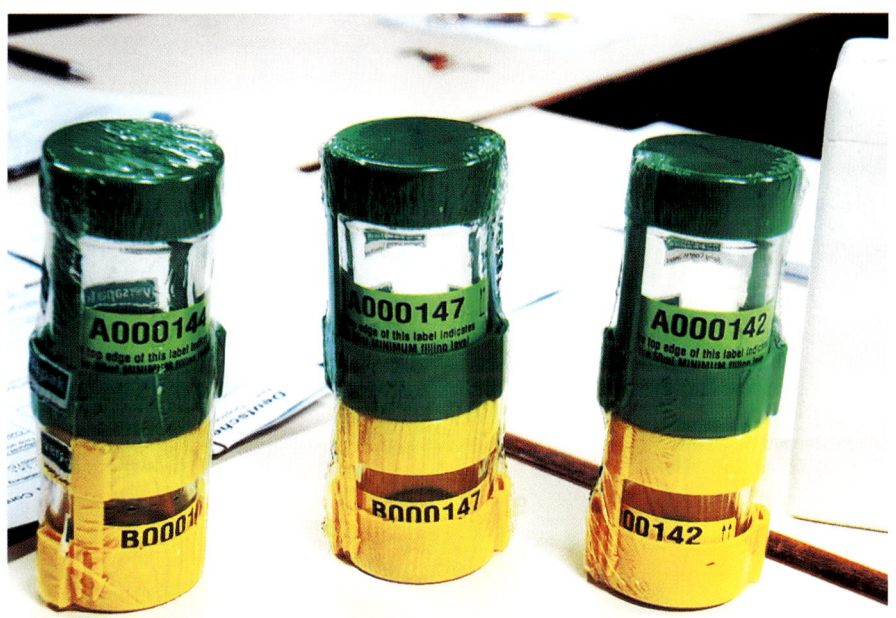

STRAFRECHT

Im Mittelpunkt der strafrechtlichen Aufarbeitung der Dopingprobleme steht der Aspekt der Körperverletzung. Fast allen auf der Dopingliste stehenden Medikamenten wird die zeitweise Gesundheitsbeschädigung juristisch unterstellt. Das vorsätzliche Verabreichen dieser Substanzen durch Arzt, Trainer, Masseur oder andere Betreuer erfüllt den Tatbestand der Körperverletzung gemäß § 223 StGB. Auch bei hinreichender Aufklärung des erwachsenen Athleten und Einwilligung des Athleten ist Doping sittenwidrig. Der Tatbestand der Körperverletzung liegt eindeutig vor, wenn jugendlichen Sportlern verbotene Medikamente verabreicht werden. Auf dieser Rechtsgrundlage wurden die Strafprozesse gegen Trainer und Sportärzte der DDR geführt. Damit Sportverbände von Athleten über das Zivil- und Strafrechtrecht nicht in den finanziellen Konkurs getrieben werden, wenn sie gemäß ihrer Satzung einen Athleten sperren, wurde die Gründung der NADA (Deutsche Antidopingagentur) 2002 in Bonn vollzogen.

INTERNATIONALER SPORTGERICHTSHOF (CAS)

Der Internationale Sportgerichtshof *(Court of Arbitration for Sport, CAS)* wurde 1984 auf Initiative des IOC gegründet. Sitz ist Lausanne (Schweiz). Der CAS ist die letzte Entscheidungsinstanz für Streitfragen zum internationalen Sportrecht. Behandelt werden Streitfragen von Sportverbänden, Nationalen Olympischen Komitees und Klagen von Einzelathleten. Bekannt ist die Indizienverurteilung der Eisschnellläuferin Claudia Pechstein (D) wegen angeblichen Blutdopings durch das CAS 2009. Das inzwischen erwiesene Fehlurteil wurde nicht zurückgenommen. Seit 1994 ist der CAS dem ICAS *(International Council of Arbitration for Sport)* unterstellt. Im CAS sind über 300 Richter aus 87 Nationen tätig.

ARZNEIMITTEL- UND BETÄUBUNGSMITTELGESETZ

Dieses Gesetz regelt den Umgang mit bestimmten Medikamenten und besonders solchen, die zur Sucht führen (Betäubungsmittelgesetz). Der Arzt hat über die Verabreichung eine besondere Dokumentation zu führen.

Medikamente, die auf der *Dopingliste* standen oder dem *Betäubungsmittelgesetz* unterworfen waren, konnten bislang für den Sportler rezeptiert werden. Der Bundestag verabschiedete 1998 ein „Anti-Doping-Gesetz" als Ergänzung zum Arzneimittelgesetz. Mit der Neufassung des Arzneimittelgesetzes (9/1998) ist der Dopingtatbestand verändert. In § 6a heißt es: „Es ist verboten, Arzneimittel zu Dopingzwecken im Sport in den Verkehr zu bringen, zu verschreiben oder bei anderen anzuwenden." Bei Verletzung dieses Paragrafen wird eine Freiheitsstrafe bis zu drei Jahren oder eine Geldstrafe angedroht. Dieses Anti-Doping-Gesetz wurde verschärft und am 5. 7. 2007 vom Bundestag verabschiedet. Für den Besitz und Handel von nicht geringen Mengen verbotener Dopingsubstanzen wird eine Freiheitsstrafe bis zu 10 Jahren angedroht. Gedopte Athleten unterliegen weiterhin der Sportgerichtsbarkeit.

Abschließend ist zu bemerken, dass eine stabile Leistungsverbesserung nur durch ein wissenschaftlich begründetes Training möglich ist. Aus ethisch-moralischen Gründen, der Fairness gegenüber dem sportlichen Rivalen und wegen der gesundheitlichen Risiken sollte prinzipiell auf Medikamente oder Wirkstoffe verzichtet werden, die auf der Verbotsliste stehen und als Doping gewertet werden.

Zu bemerken ist, dass es neben dem Training weiter *physiologischen Leistungsreserven* gibt. Diese sind Klima- und Höhentraining, Zunahme des aerobes Kraftausdauertrainings, Optimierung der Regeneration, sportartengerechte Ernährung sowie begründete und bedarfsgerechte Aufnahme von Nahrungsergänzungsmitteln oder von Supplementen.

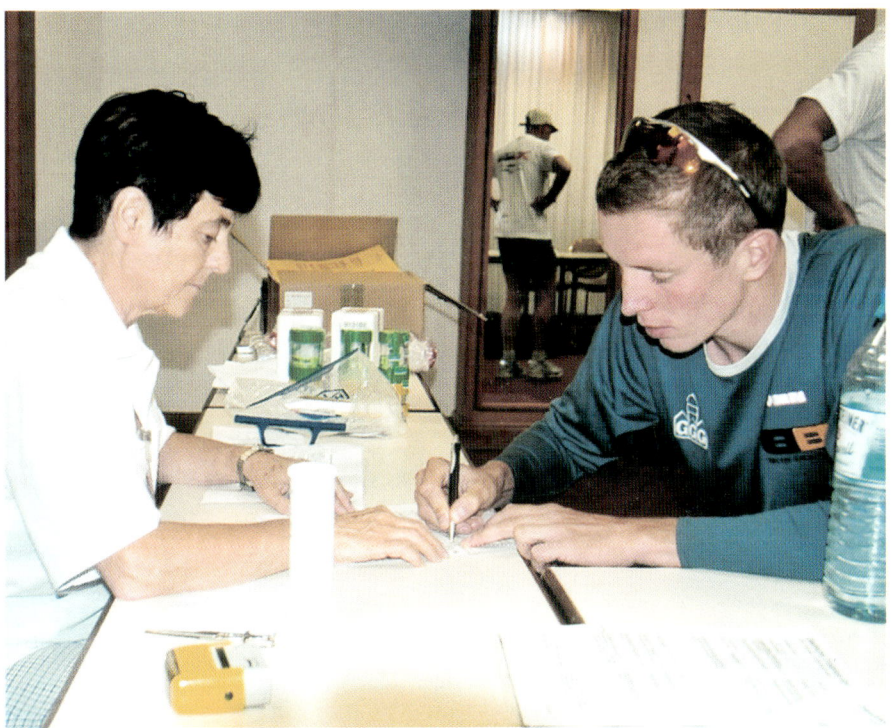

KAPITEL 12

AUSSENSEITER-DIÄTEN

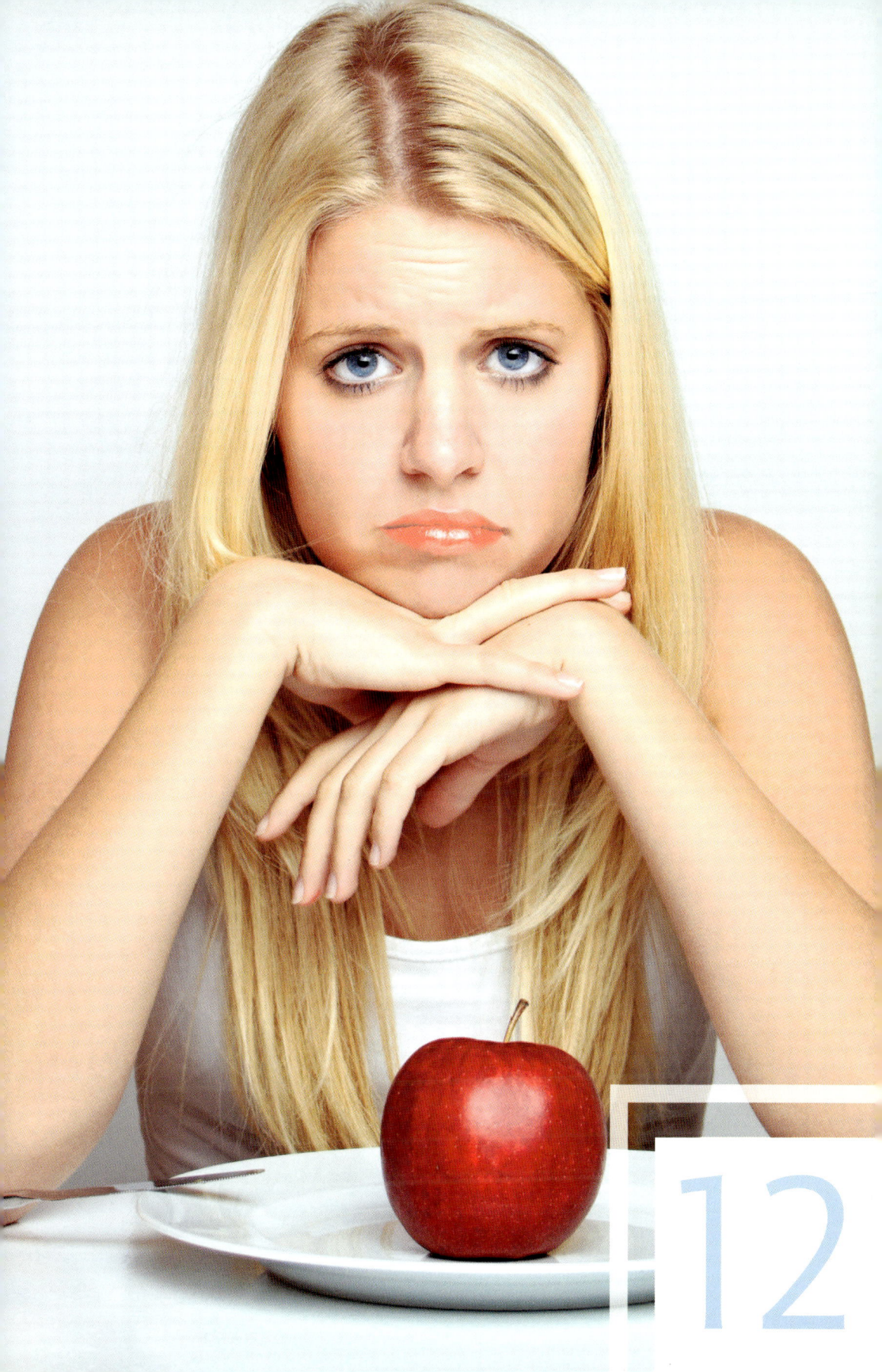

12

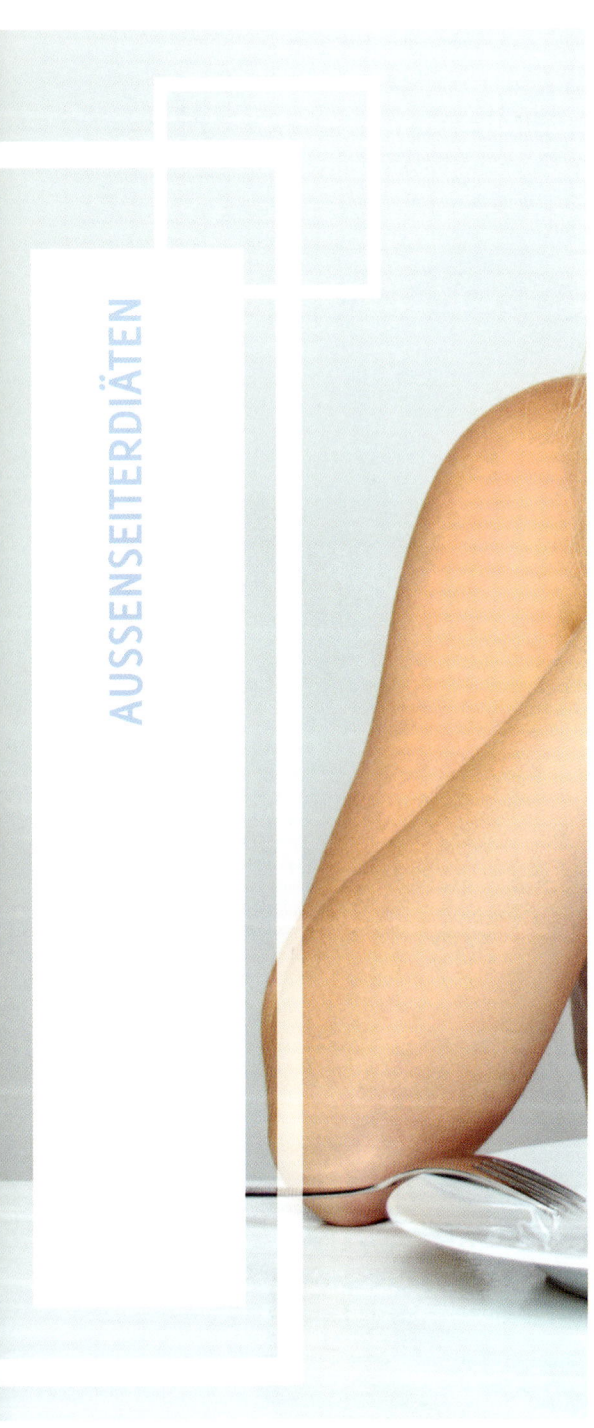

AUSSENSEITERDIÄTEN

Die Zunahme der Zahl von Übergewichtigen ermöglicht den Anbietern von Produkten zur Gewichtsabnahme einen breiten Spielraum zur Vermarktung ihrer Diätmethoden. Derzeit sind die Diätangebote für die Übergewichtigen und auch für die Ärzte kaum noch überschaubar. Der Markt für Schlankheitsmittel, Schlankheitskuren oder Diäten hat in den USA einen durchschnittlichen Umsatz von 40 Milliarden Dollar im Jahr (KASSIRER & ANGELL, 1998). Die Reduktionsdiäten werden nach verschiedenen Prinzipien durchgeführt und beruhen im Wesentlichen auf begrenzter oder anteilig veränderter Nahrungsaufnahme.

Die Lebensweise in den Industrieländern ist von Bewegungsarmut und reichlicher Nahrungsaufnahme geprägt. Das Übergewicht hat in Deutschland in den letzen 20 Jahren deutlich zugenommen. Im Jahr 2012 waren 67 % der Männer und 53 % der Frauen übergewichtig und adipös. Davon waren 23 % der Männer und 24 % der Frauen eindeutig adipös (Mensink, Schienkiewitz & Scheidt-Nave (2012).

Eine Mehraufnahme von 2 % an Energie (Kalorien) pro Tag führt in 10 Jahren zu einer Massenzunahme von 10 kg. Das ist das typische Phänomen zwischen dem 20. und 40. Lebensjahr. Das *Übergewicht* fängt bei Männern ab einem BMI von über 25 und bei Frauen über 23 an, welches über viele Jahre zur Zunahme gesundheitlicher Risiken (Diabetes, koronare Herzkrankheit, Bluthochdruck u. a.) führen kann (s. Kap. 14). Die Erkrankungswahrscheinlichkeit steigt an, wenn der BMI den Wert 30 überschreitet. Mit einem BMI von 30 und darüber sinkt die durchschnittliche Lebenserwartung. Die Lebenszeit von Adipösen im Alter von 45 Jahren ist bei Männern um sechs Jahre und bei Frauen um 8,4 Jahre verkürzt (PARDO SILVA et al., 2006).

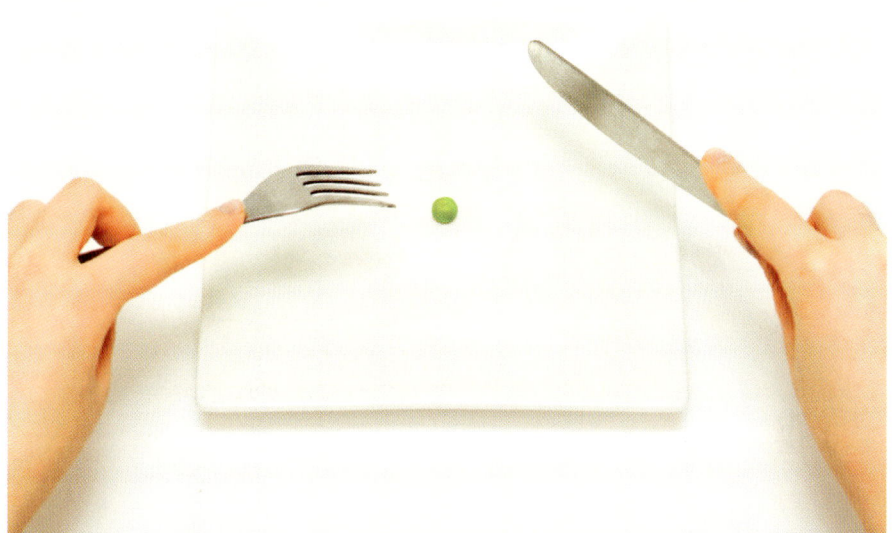

Nicht nur das Überschreiten der BMI-Normen, sondern auch das Unterschreiten im Erwachsenenalter mindert die Gesundheitsstabilität. Während für Erwachsene 18 nicht unterschritten werden sollte, gilt diese Grenze für Kinder nicht. Normalgewichtige Kinder im Alter von 7-14 Jahren weisen einen ansteigenden BMI von 15 auf 20 auf.

Große epidemiologische Studien weisen aus, dass der BMI über 26,5 bei Männern und über 25 bei Frauen oder ein Bauchumfang über 102 cm bei Männern bzw. 88 cm bei Frauen zu einer signifikanten Zunahme von kardiovaskulären Erkrankungen und Stoffwechselstörungen führt. Die Zunahme des BMI um den Wert eins erhöht das relative Risiko um etwa 10 %. Wenn es gelingt, die Übergewichtigen stabil um mehrere Kilogramm leichter zu machen, dann ist ihr Risiko, an einem Diabetes Typ II zu erkranken deutlich niedriger. Das gelingt aber nur 5-15 % bei den sehr Dicken. Die ausgeprägte Adipositas hat eine genetische Grundlage, die auf 30-40 % geschätzt wird. Den Hauptanteil an der starken Übergewichtigkeit haben aber erhöhte Energiezufuhr und Bewegungsarmut (HILL, 2006).

Um mit Diätmaßnahmen allein die Körpermasse zu vermindern, werden zahlreiche Methoden empfohlen (**Tab. 1/12**).

Tab. 1/12: Energiezufuhr bei beabsichtigter Gewichtsabnahme über eine Diät (ohne Sport)

Methoden	Energiezufuhr (kcal/Tag)
Totales Fasten	Null (nur Flüssigkeit)
Modifiziertes Fasten	300-400
Heilfasten (verbunden mit Wandern)	~ 400 (Gemüse- und Fruchtsäfte, Wasser)
Extreme Nährstoffrelationen (z. B. Haysche-Trennkost)	~ 1.000 (getrennte Protein- und Kohlenhydrataufnahme mit 4 h Pause)
Fettreiche Diät	1.000-1.200
Energiereduzierte Mischkost (z. B. Weight-Watchers®-Programm)	1.000-1.800
Industrielle Nährstoffgemische (Formula-Diäten)	400-1.500
Obst- und Reistage	950-1200
Diäten (z. B. Dr. Atkins-Diät, Mayo-Diät, Fit-for-Life-Diät, Hollywood-Diät u. a.), die nach den „Erfindern" benannt sind	800-1.000 (drastische Kohlenhydratreduktion; „low carbohydrate lifestyle"
Komplexe Ernährungsberatung (z. B. Optifast®-Programm)	Stufenprogramm: 400-800 über 12 Wochen; 1.000 über sechs Wochen; fortfahrend 1.400-1.800 über Monate
Quellstoffe (z. B. CM3®, Matricur®, Lorex®, BioNorm®)	Keine verbindlichen Vorgaben; energiearme Produkte(z. B. Algen, Zellulose) bewirken Sättigung
Medikamenteneinnahme (Reductil®/ Sibutramin; Xenical®/Orlistat)	Wegen Nebenwirkungen ist Sibutramin in Deutschland 2010 vom Markt genommen worden. Orlistat hemmt Fettresorption im Darm (Durchfälle möglich).

Nach aktuellen Empfehlungen der EU sollte jede **ambulante Gewichtsreduktion** mindestens die Aufnahme von 800 kcal gewährleisten, wobei der Proteingehalt zwischen 15-50 % der Energieprozente schwanken darf. Dabei ist die Mindestproteinaufnahme von 50 g/Tag zu gewährleisten. Bei den Reduktionsdiäten oder Fastenformen sind Mindestmengen an Vitaminen, Mineralien, Spurenelementen, Linolsäure und Fetten vorgegeben, wobei auch eine individuelle Supplementation von Vorteil ist.

Als *Erfolg in der Gewichtsabnahme* gilt, wenn durch die Diät die Körpermasse über ein Jahr lang um 5 % vermindert werden konnte bzw. der BMI um einen Punkt abnahm (ELLROTT, 1997).

Die vermeldeten Anfangserfolge bei der Anwendung einer Diätmethode oder eines Schlankheitsmittels von 1-2 kg/Woche sind zu 95 % Wasserverluste. Viele dieser Maßnahmen beruhen auf einer harntreibenden Komponente bei restriktiver Energieaufnahme. Bereits bei einem normalen oder zusätzlichen Lauftraining von 40-60 min ist eine Gewichtsverminderung von 1-1,5 kg normal. Der Gewichtsverlust beruht großteils auf Schwitzen und der Glykogenabbau ist bei normaler Ernährung und Flüssigkeitsaufnahme am nächsten Tag wieder ausgeglichen.

In Zusammenfassung aller Bemühungen und Studien zur Gewichtsabnahme bleibt zu konstatieren, dass die Langzeiterfolge gering sind und nur bei etwa 5 % der Personen erreicht werden. Von den Personen, die sich um Abmagerung durch Diäten bemühten, erreichten nach fünf Jahren wieder 95 % ihr Ausgangsgewicht oder überschritten es sogar (SCHWARZ & BRUNZELL, 1997). Die kommerziell beworbenen Methoden zur Gewichtsabnahme haben, beurteilt nach wissenschaftlichen Kriterien, fast alle versagt. Das betrifft nicht den objektiv nachweisbaren Kurzzeiteffekt, sondern die *Langzeitmassenabnahme*. Die hohe Zahl der Misserfolge und Aussteiger im Bemühen um eine nachhaltige Gewichtsabnahme durch Diät ist eine internationale Erkenntnis. Darüber täuschen auch die Wandlungen in der Werbestrategie von Herstellern der Diätprodukte nicht hinweg.

Offensichtlich wehrt sich das genetische Programm des Menschen gegen willkürliche oder drastische Eingriffe in den Energiehaushalt mehr als bei zu reichlicher Energieaufnahme (HILL, 2006). Der fettspeichernde Genotyp hatte in der Steinzeit die besten Überlebenschancen. Bei der gegenwärtig regelmäßigen und reichlichen Nahrungsaufnahme werden diese Merkmalsträger, durch raschen Fettaufbau, besonders schnell übergewichtig und erkranken häufiger an Diabetes Typ II. Der Energiehaushalt des Menschen ist auf Schwankungen in der Energiezufuhr und demnach auch Körpermasse eingerichtet und vermag zum Überstehen (Überleben) von Hungerperioden mühelos auf einen Sparhaushalt umzuschalten. Deshalb ist ein Fasten problemlos möglich. Nach Überstehen des Energiedefizits wird der alte Zustand wieder angesteuert oder verbessert (Übergewicht). Das Ergebnis ist ein höheres Gewicht Monate nach der *„Diätkur"*.

Das gesamtgesellschaftlich zunehmende Phänomen der Übergewichtigkeit von Männern, Frauen, Jugendlichen und Kindern ist sowohl durch Über- oder Fehlernährung entstanden und wird durch den zunehmenden Nichtgebrauch der Muskulatur verschärft. Die tägliche, stundenlange muskuläre Untätigkeit vor dem Fernseher, verbunden mit der Aufnahme von energiereicher Nahrung oder Alkohol, fördert die positive Energiebilanz und zwingt zur Vergrößerung der Fettdepots.

Die Unterbelastung der Muskulatur wird deutlich, wenn man sich vor Augen führt, dass das ererbte Belastungsprogramm auf ein Maß von mindestens vier Stunden Gehen, Traben, Laufen oder Tragen pro Tag seit über 10.000 Jahren unverändert eingestellt ist. Nur im Leistungssport wird diese muskuläre Belastbarkeit genutzt und überschritten. Bekanntlich leiden Leistungssportler nicht an Übergewicht und konsumieren bei Bedarf die doppelte Kalorienzahl von Untrainierten.

Der Ansatz zur Lösung der mit der Übergewichtigkeit und Fettsucht verbundenen Probleme liegt in der *Vorsorge*. Bereits in der Kindheit sollte mit der kontrollierten Energieaufnahme begonnen werden. Das vorsorgliche Bemühen, nicht übergewichtig zu werden, stellt gegenwärtig die einzige Chance zur Abwehr der Massenzunahme dar.

Übergewichtigkeit und Sterblichkeit stehen in einem bestimmten Wechselverhältnis zueinander. Beim Vergleich zeigte es sich, dass leicht übergewichtige 60-70-jährige Männer, bei einem BMI von 26,6, die niedrigste Sterblichkeitsrate hatten. Bei den 20-30-jährigen war ein BMI von 21,4 ideal. Die leicht übergewichtigen Männer hatten gegenüber den „dünnen" eine längere Lebenserwartung (ANDERS et al., 1993).

Die betrüblichen Meldungen zu den Misserfolgen bei der Gewichtsabnahme (Massenreduktion) sind aber kein Anlass zur Resignation. Alle Maßnahmen, die mit geführten Sportprogrammen und Beschränkung bzw. Umstellung in der Kalorienzufuhr verbunden waren, haben nachweisbare Wirkungen gezeigt. Auch wenn sich nur die Stoffwechselregulation verändert (z. B. Cholesterinabfall), der Blutdruck um 10 mm Hg abnimmt oder bestimmte Diätrichtlinien eingehalten werden, ist ein Gesundheitsbenefit erreicht. Ein Erfolg ist auch, wenn durch Diätmaßnahmen und/oder Sport eine weitere Gewichtszunahme gestoppt wird. Die Höhe des Energieverbrauchs durch Sport ist geringer als allgemein angenommen. Bei moderater Belastung werden, je nach Körpergewicht, nur 400-500 kcal/Stunde aus Kohlenhydrat- und Fettoxidation umgesetzt. In einer Minute moderater Belastung werden 1 g/Glykogen und 0,5 g Fette umgesetzt. Daraus wäre pro Stunde (60 min) Belastung ein Energieumsatz von (60 x 4,1 kcal Glykogen und 60 x 4,65 kcal Fett = 525 kcal) zu erwarten. Diese konstruierte Anteiligkeit von optimalen Energieumsätzen ist aber stark von der Intensität abhängig.

Um ein Kilogramm körpereigenes Fett abzubauen, müssten etwa 7.000 kcal durch Bewegung umgesetzt werden, was einem 100-km-Lauf entspräche. Theoretisch müssten über sechs einzelne Marathonläufe mit je 3.000 kcal Energieverbrauch bei 180 min Laufzeit absolviert werden, um 1 kg Fett abzunehmen. Dabei wird angenommen, dass etwa 30 % des Energieumsatzes bei einer Geschwindigkeit von 13-13,5 km/h auf einer Fettverbrennung beruhen. Wenn bei einer Belastungsintensität von 63 % der maximalen Sauerstoffaufnahme die höchste Oxidationsrate der FFS 0,5 g/min beträgt (JEUKENDRUP & WALLIS; 2005), wäre der theoretische Energieumsatz aus Fetten ~ 840 kcal bei 3 Stunden Belastung (ohne Kohlenhydratanteil!).

Inzwischen wurde von extremen Diäten und Fastenkuren weitgehend Abstand genommen. Bei extremer Restriktion der Kalorienaufnahme besteht die Gefahr der Unterversorgung mit Vitaminen, Mineralien, Fettsäuren und auch Proteinen. Deshalb sind Nährstoffzusammensetzungen, die auf das Prinzip der *Formula-Diät* (z. B. Optifast®, Modifast®, Slimfast®) orientiert wurden, immer noch die sinnvollste Maßnahme, weil hierbei eine Unterversorgung mit lebensnotwendigen Nährstoffen weitgehend vermieden wird. Bei diesen Diäten ist vorgeschrieben, dass die täglich Proteinversorgung mindestens 50 g, die essenzielle Fettsäurenaufnahme 7 g und die Kohlenhydratmenge 90 g betragen soll.

Wenn bei Übergewichtigen bereits eingetretene gesundheitliche Störungen vorliegen, dann besteht die größte Bereitschaft zur Gewichtsverminderung (**Abb. 1/12**). Die „Abnahmewilligen" tragen die Kosten der Gewichtsabnahme mit Diätprodukten und Medikamenten. Moderat übergewichtige Frauen, die aus beruflichen Gründen unter ambulanten Bedingungen abnehmen wollten, zeigten bei eigenen Untersuchungen mit einer Formula-Diät deutliche Verbesserungen in der Stoffwechsellage (**Tab. 2/12**). Da der Versuch nur über sechs Wochen kontrolliert durchgeführt wurde, kann über den weiteren Verlauf von Gewichtsabnahme oder Stoffwechsellage keine Auskunft gegeben werden. Die positive Wirkung restriktiver Energieaufnahme durch die risikoarmen Formula-Diäten auf die Stoffwechselwerte ist belegbar. Durch die restriktive Energieaufnahme konnten pro Woche 0,57 kg Fett abgebaut werden (s. **Tab. 2/12**).

Von zu häufigen Aktionen zur Gewichtsabnahme sollte Abstand genommen werden, da diese zur erhöhten Sterblichkeit (Mortalität) führen können (WILLIAMSON, 1996).

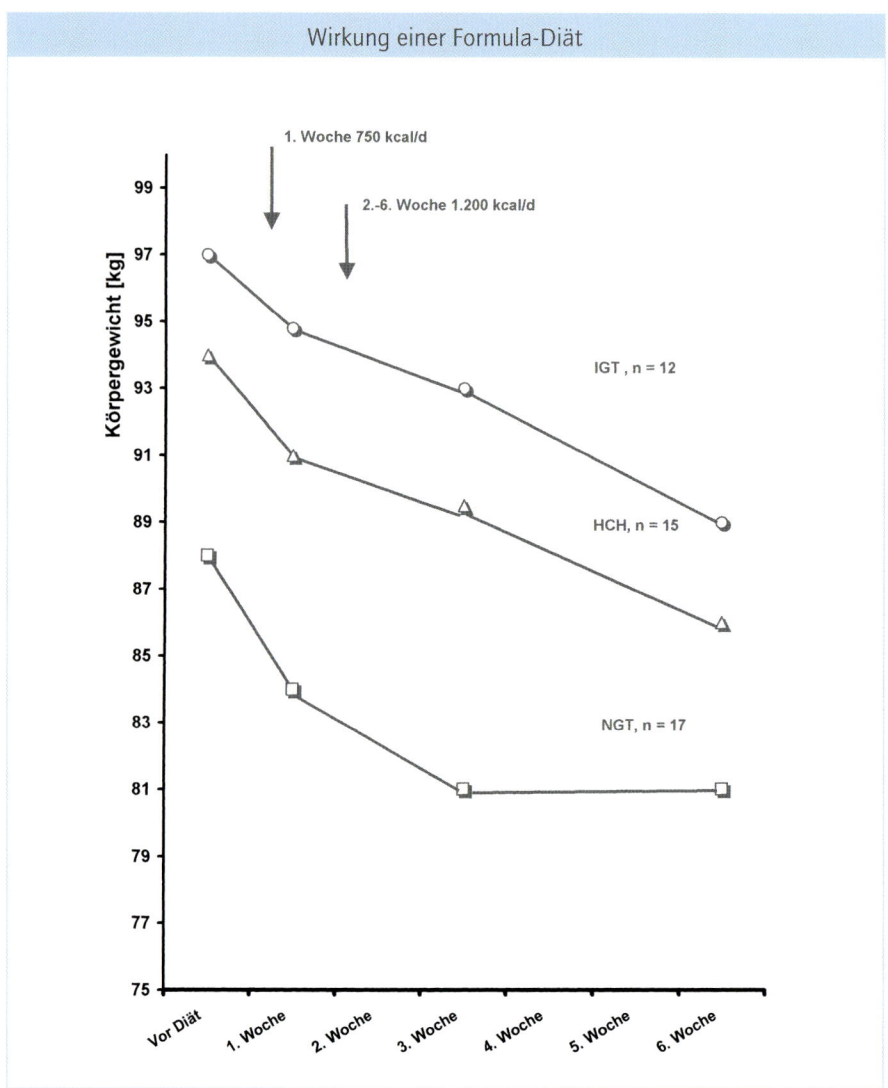

Abb. 1/12: Abnahme des Körpergewichts unter einer Formula-Diät bei Patienten mit Risikofaktoren. IGT = gestörte Glukosetoleranz (Vorstufe für Diabetes mellitus). HCH = hoher Cholesterinspiegel (Fettstoffwechselstörung), NGT = Stoffwechsel normal, bei Übergewicht. Bei der restriktiven Kalorienaufnahme haben die Risikopatienten am meisten profitiert. Eigene Daten

Tab. 2/12: Veränderung ausgewählter Stoffwechselmessgrößen nach Durchführung einer Formula-Diät mit 1.000-1.500 kcal/Woche bei 15 berufstätigen Frauen (1,66 ± 0,07 m Körperhöhe). Eigene Daten 1991.

Messgrößen	Ausgangswert	Nach drei Wochen	Nach sechs Wochen
Körpergewicht (kg)	82,2 ± 9,8	78,5 ± 8,9**	77,0 ± 8,9**
Body-Mass-Index (kg/cm²)	29,4 ± 2,4	28,5 ± 2,3**	28,0 ± 2,4**
Körperfett (kg)	25,8 ± 5,1	23,6 ± 4,6**	22,4 ± 4,7**
Glukose (mmol/l)	5,4 ± 0,7	4,5 ± 0,8*	4,3 ± 1,2*
Freie Fettsäuren (µmol/l)	427 ± 149	765 ± 227*	645 ± 221*
Cholesterin (mmol/l)	4,70 ± 0,8	4,95 ± 0,6**	5,11 ± 0,6**
Serumharnstoff (mmol/l)	5,5 ± 1,2	4,2 ± 0,7*	4,4± 0,9*
Harnsäure (µmol/l)	319 ± 44	275 ± 81*	275 ± 45*

*p < 0,05, **p < 0,001

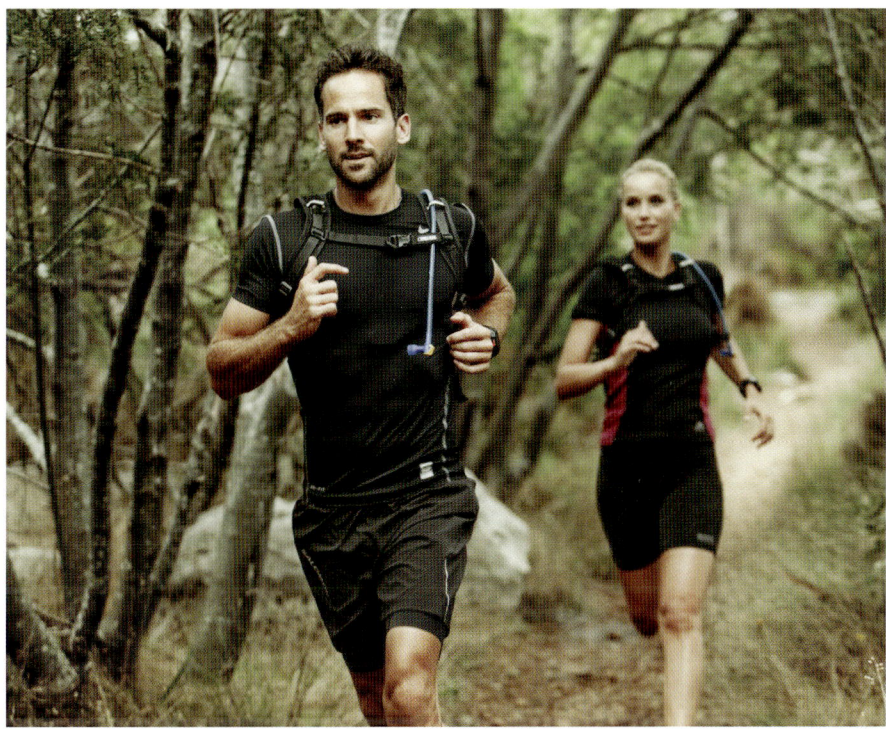

KAPITEL 13

ABWEICHENDE ERNÄHRUNGS-FORMEN

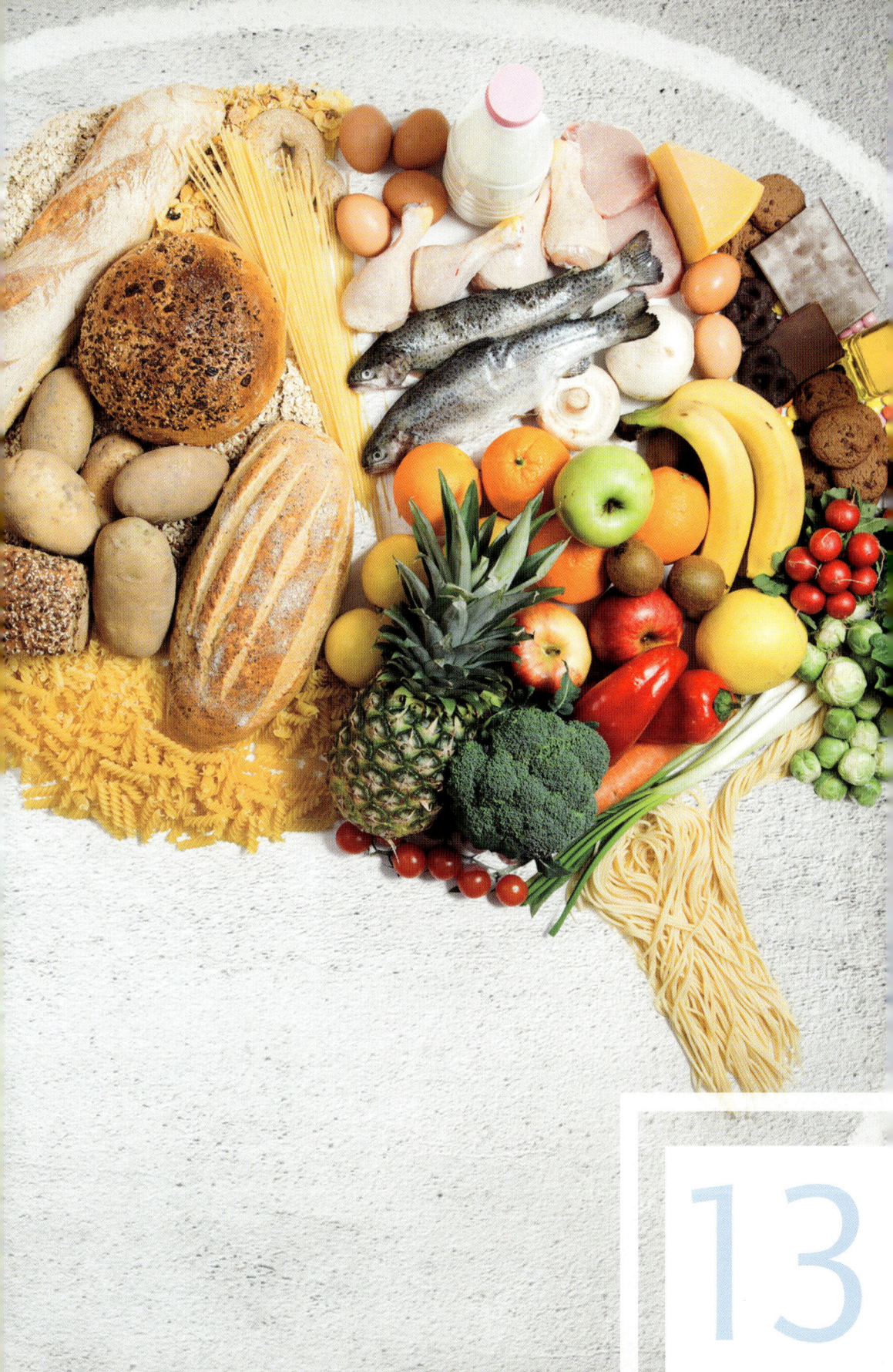

13

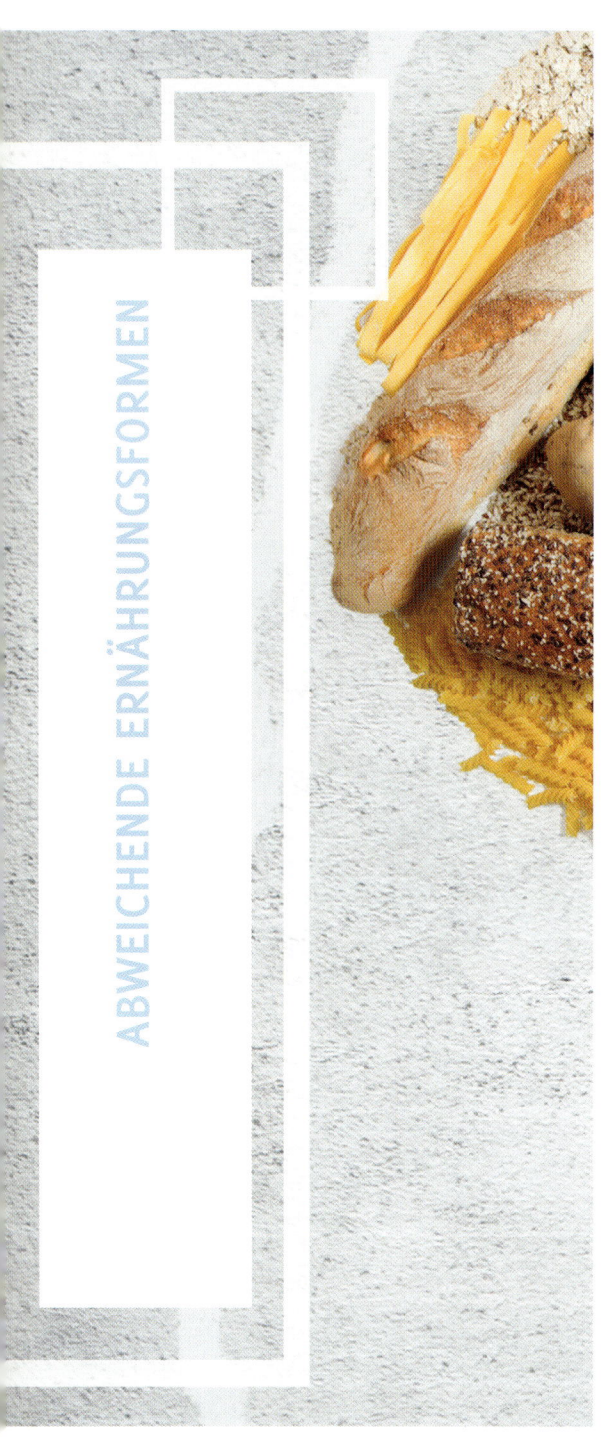

ABWEICHENDE ERNÄHRUNGSFORMEN

13.1 VEGETARISCHE ERNÄHRUNGS- WEISEN UND SPORT

Die Ernährung der Menschen hat sich im Verlaufe der Entwicklung verändert und hing wesentlich von den Ernährungsmöglichkeiten im Lebensraum ab. Die Vorstellung, dass der Mensch ursprünglich Vegetarier war, beruht auf vier Millionen Jahre alten Funden unserer Vorfahren, die einen massiven Kiefer und große Zähne hatten (Australopithecus). Zwischen der Zunahme des Fleischverzehrs und der Verkleinerung des Unterkiefers sowie dem Gehirnwachstum wurde entwicklungsgeschichtlich ein Zusammenhang gesehen. Aufgrund neuer Funde aus der jüngeren Steinzeit (Palaeoliticum) wird angezweifelt bzw. widerlegt, dass sich die Jäger und Sammler in der Steinzeit vegetarisch ernährten. Die Hauptnahrungsmittel der Steinzeitmenschen waren vor über 10.000 Jahren Wild, Fische und Wildpflanzen. Der Energiegewinn aus Kohlenhydraten machte teilweise nur 5 % aus (EATON & EATON, 2000). In den Überlegungen zur Proteinaufnahme war lange Zeit übersehen worden, dass die Haupteiweißquelle Fische waren und nicht die Wildtiere.

Der überwiegende Teil der Menschen lebt gegenwärtig von gemischter Kost, wobei auffällig ist, dass der Kohlenhydratanteil in den Industrienationen seit der Steinzeit deutlich zugenommen hat. Gegenläufig hat sich der Proteinanteil vermindert (**Abb. 1/13.1**). Beim Fett ist der Anteil, abgesehen von Schwankungen im Zugriff auf fetthaltige Nahrungsmittel, stabil geblieben. Der Vergleich der gegenwärtigen Leistungssporternährung mit der Ernährung in der Steinzeit weist aus, dass sich der Proteinanteil halbiert und der Kohlenhydratanteil sich fast verdoppelt hat.

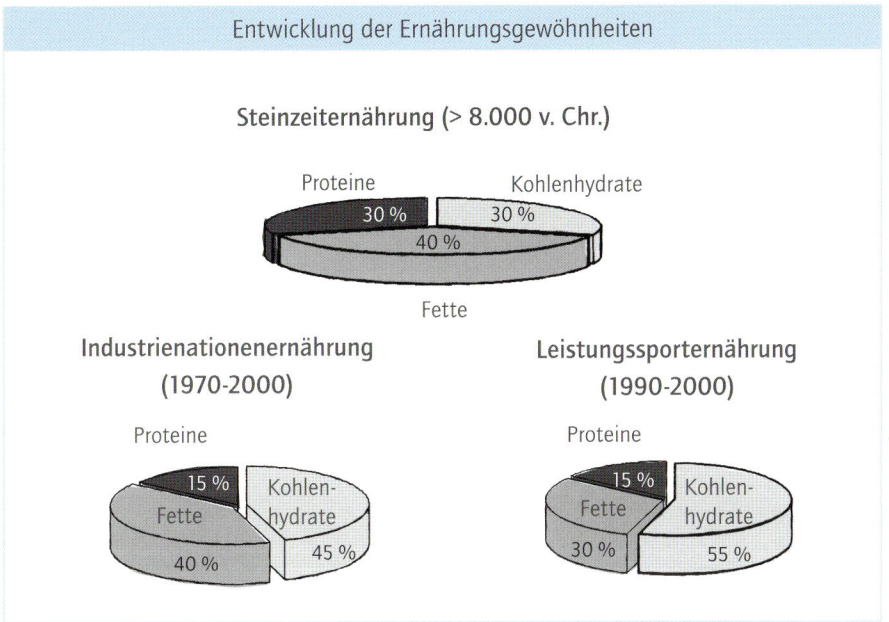

Abb. 1/13.1: *Veränderung der Ernährungsgewohnheiten seit der Steinzeit. Die Kohlenhydrataufnahme hat sich jetzt verdoppelt und die Proteinaufnahme ist um die Hälfte zurückgegangen.*

Die Fähigkeit zur einseitigen Ernährung ist dem Menschen erhalten geblieben. Das betrifft die überwiegende Ernährung mit Fleisch bei den Eskimos (Inuits) und von Hirten in bestimmten Regionen. Auf der anderen Seite dominiert aus geografischen, traditionellen oder religiösen Gründen eine betont pflanzliche Ernährung.

Seit der Antike ist die Philosophie des Vegetarismus bekannt. Ein Wegbereiter dafür war der Mathematiker PYTHAGORAS, seine Anhänger im 18. und 19. Jahrhundert wurden deshalb auch als *Pythagoreaner* bezeichnet. Da beim Radrennen von Berlin nach Wien über 599 km im Jahr 1893 der Sieger und der Zweitplatzierte Vegetarier waren, verbreitete sich die Annahme, dass die vegetarische Ernährungsweise für Ausdauerathleten besonders leistungssteigernd wirke. Gefördert wurde der Vegetarismus im 19. Jahrhundert von der *London Vegetarian Society*. Dieser Vegetariervereinigung schlossen sich Leichtathleten und Radsportler an, die gegen den Fleischgenuss *(Carnivorismus)* waren.

Da im Sport immer nach Leistungsreserven gesucht wird, vermutete man in der vegetarischen Ernährungsweise Vorteile für die Leistungsfähigkeit. Diese Vorstellung ist heute überholt. Inzwischen ist geklärt, dass der Erhalt und die Entwicklung der muskulären Kraftleistungsfähigkeit durch Verzicht auf Fleisch oder Fisch kaum möglich sind. Alle regelmäßigen Trainingsbelastungen über 10 Stunden/Woche erfordern im leistungsorientierten Sport von Vegetariern eine zusätzliche Aufnahme von Proteinen, Vitaminen, Mineralien und Fettsäuren. Im Einzelnen betrifft das Eisen, Vitamin B_{12}, Vitamin D, Jod, Kalzium, Zink, Magnesium, essenzielle Fettsäuren und Proteine (**Tab. 1/13.1**). Wenn die vegetarisch sich ernährenden Sportler ihr Defizit an Vitaminen, Mineralien, Fettsäuren und Proteinen kennen und entsprechend ausgleichen, dann sind sie auch zu großen Ausdauerleistungen fähig.

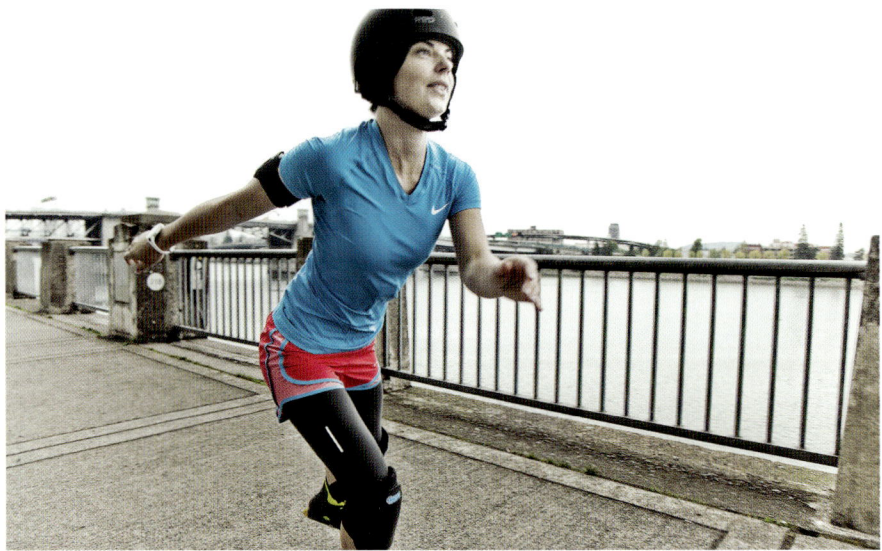

Ein bekanntes Beispiel dafür ist der Deutschlandlauf 1987, der über 1.000 km in 20 Tagen ohne Pause durchgeführt wurde. Die bei diesem Lauf durchgeführte Ernährungsstudie erbrachte keine eindeutigen Leistungsunterschiede zwischen Vegetariern und Gemischtköstlern (EISINGER, 1990). Sowohl die Sportler mit normaler Mischkost als auch die mit ovolactovegetarischer Vollwertkost standen das Etappenrennen von täglich 50 km über 20 Tage durch. Bei einer durchschnittlichen Laufgeschwindigkeit zwischen 9-11 km/h wurde ein Energieverbrauch zwischen 4.000-5.000 kcal/Tag gemessen. Mit zunehmender Erschöpfung und Profilierung der Strecke erhöhte sich der Fettanteil in der Ernährung; dieser stieg auf über 30 % am Energieverbrauch an. Das Auftreten von Ödemen während oder nach der Etappenbelastung, die aus heutiger Kenntnis Ausdruck eines Proteinmangels während der Belastung sind, wurde wenig beachtet.

Aus ernährungswissenschaftlicher Sicht besteht objektiv kein Grund, dass die sich von der Norm abweichend ernährenden Sportler diskreditiert werden. Die vegetarische Ernährungsweise umfasst unterschiedliche Abstufungen (**Tab. 2/13.1**)

Tab. 1/13.1: Möglichkeiten des Ausgleichs von Unterversorgungen an Proteinen, Mineralien und Vitaminen bei Vegetariern**

Nahrungs-bestandteil	Funktion beim Leistungsaufbau	Vorkommen	Tagesdosis für Sportler
Proteine	Muskelaufbau, Ersatz zerstörter Muskelfasern durch Training	Eier, Fisch, Milch, Milchprodukte, Nüsse, Nussbutter, Naturreis, Sojabohnen	1,2-2,0 g/kg KM
Eisen	Sauerstofftransport im Hämoglobin	Weizenkeime, Vollkornprodukte, Hülsenfrüchte, Schnittlauch, Petersilie, Gemüse (Brokkoli, Rosenkohl), Trockenobst, Soja, Muscheln	10-20 mg (Männer) 20-40 mg (Frauen)
Zink	Enzymbestandteil, antioxidative Enzyme, Immunsystemschutz	Grüne Erbsen, Fisch, Eier, Milchprodukte, Orangen, Salat	10-20 mg
Jod	Bildung der Schilddrüsenhormone	Seefische, Eier, Milch	0,15-0,20 mg
Kalzium	Knochenaufbau, Regulator bei Muskelkontraktion, Nervenimpulsübertragung	Milch, Milchprodukte, Salat, Gemüse, Fisch, Soja	1,5-2,5 g
Vitamin B_{12}	Bildung roter Blutkörperchen, Wachstumsförderung, Kofaktor für Enzyme	Eier, Milchprodukte, Muscheln, Austern, einige Meeresfrüchte	5-6 µg
Vitamin D	Knochenwachstum, Kalzium- und Phosphorstoffwechsel	Angereicherte Milchprodukte, Eigelb, Krabben, hautbräunendes Sonnenlicht	500 IU
Magnesium	Knochenaufbau, Muskelkontraktion	Weizenkeime, Hülsenfrüchte, Gemüse, Obst, Mineralwasser, Fisch	300-500 mg

** Reicht die natürliche Versorgung nicht aus, dann besteht die Möglichkeit der medikamentösen Ergänzung.

Tab. 2/13.1: Formen des allgemeinen Vegetarismus

Kostformen	Aufnahme	Mangel
Ovolactovegetabil	Pflanzliche Lebensmittel, Milch, Milchprodukte, Eier	Vitamin B_{12}, Eisen, Zink, Magnesium, Jod, L-Carnitin, Kreatin
Lactovegetabil	Pflanzliche Lebensmittel, Milch, Milchprodukte	Vitamin B_{12}, Eisen, Zink, Magnesium, Jod, L-Carnitin, Kreatin
Vegan	Ausschließlich pflanzliche Lebensmittel (kein Honig)	Vitamin B_{12}, Eisen, Eisen, Zink, Magnesium, Kalzium, Jod, L-Carnitin, Kreatin, Proteine

Mit der ovolactovegetabilen Ernährungsweise sind sportliche Höchstleistungen durchaus möglich. Riskant wird der Leistungssport beim Veganer. Sie haben Defizite in der Entwicklung der Muskelkraft und eine unzureichende Sauerstoffversorgung (Hämodilution, niedriges Hämoglobin).

Aus der Sicht der amerikanischen Sporttreibenden wurde die Einteilung des Vegetarismus erweitert (RUDD, 1989).

Tab. 3/13.1: Klassifikation der Vegetariertypen im Leistungssport. Nach RUDD (1989).

Vegetariertyp	Nahrungsaufnahme
Semivegetarier	Meidet einige Tierprodukte, nimmt aber Fleisch, Geflügelfleisch, Fisch, Meeresfrüchte, Eier, Milch und Milchprodukte auf.
Neuvegetarier	Ergänzt die Pflanzennahrung mit einigen Tierprodukten, die aber natürlich sein müssen und nicht verarbeitet oder raffiniert.
Fischvegetarier	Meidet rotes Fleisch; konsumiert aber Fisch und Pflanzennahrung.
Lactoovovegetarier	Nimmt Milch und Milchprodukte einschließlich Eiern auf. Meidet Fleisch und Fisch.
Ovovegetarier	Nimmt neben pflanzlicher Kost Eier auf, meidet aber Milch und Milchprodukte sowie Fleisch und Fisch.
Veganer (strikter Vegetarier)	Nimmt keine tierischen Produkte (Fleisch, Fisch, Geflügel, Eier, Milch, Milchprodukte, Honig) auf.
Makrobiotiker (Aufnahme von rohen und getrockneten Früchten, Nüssen)	Meidet alle tierischen Produkte. Nimmt nur natürliche und unbearbeitete Lebensmittel auf. Einige Makrobiotiker verhalten sich restriktiv in der Flüssigkeitsaufnahme.
Fruitarianer	Aufnahme von rohen und getrockneten Früchten, Nüssen, Samen, Honig und Pflanzenölen.

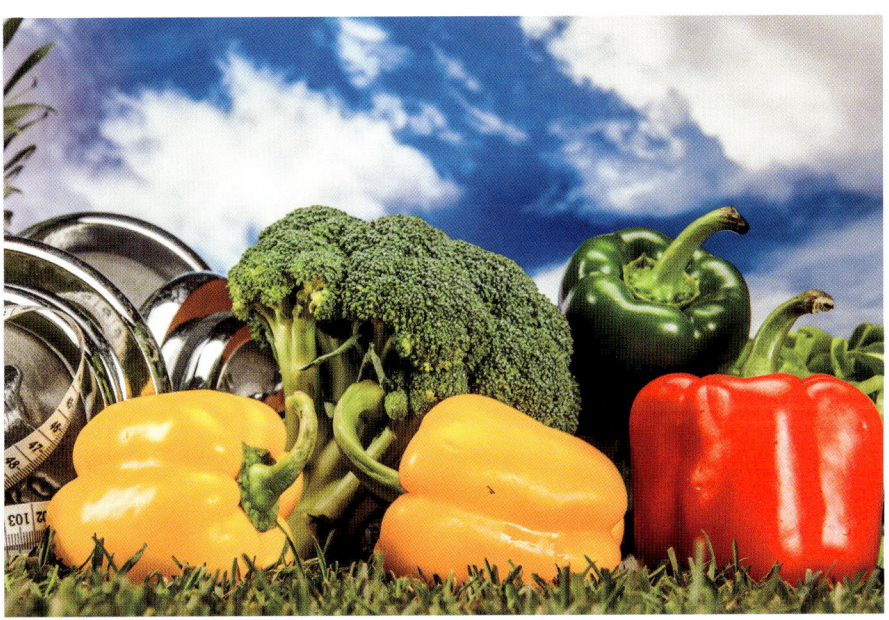

Unabhängig vom leistungsorientierten Sport erfreut sich die vegetarische Ernährungs-weise in den USA großen Zuspruchs, weil sie als wirksame Alternative gegen die enorme Übergewichtigkeit eines Großteils der Amerikaner gilt. Ungefähr 12 Millionen der ameri-kanischen Bürger orientieren sich vegetarisch und in 13,5 % der Haushalte praktiziert ein Familienmitglied die vegetarische Ernährungsweise (SABATÉ, 2001). Aktuell sind 3,2 % der Erwachsenen in den USA Vegetarier. In Deutschland sind es ungefähr 7 Millionen, d. h. mit 600.000 Veganern sind etwa 9 % Vegetarier.

Wenn von der Vollwertigkeit der Lebensmittel gesprochen wird, so ist zu beachten, dass ein einziges Lebensmittel allein aufgenommen nicht vollwertig ist. Eine Ausnahme macht die Muttermilch für den Säugling.

Erst in der Zusammenstellung erreichen Lebensmittel ihre Vollwertigkeit und befriedigen die Nahrungsbedürfnisse. In den 80er Jahren wurde eine Variante der vegetarischen Er-nährungsweise in Deutschland entwickelt, die als **Vollwerternährung** bezeichnet wurde (WORM & SCHRÖDER, 1987; WOLFRAM, 1988).

Das Prinzip der Vollwerternährung orientiert auf die Aufnahme von Nährstoffen in mehreren Stufen. Dabei sollten 50 % frische Rohkost und 50 % erhitzte Lebensmittel aufgenommen werden. Das Praktizieren der Vollwerternährung setzt den biologischen Anbau bestimmter Lebensmittel voraus. Die Ereignisse (Lebensmittelskandale) im Jahre

2001/2002 haben gezeigt, dass die Aufnahme von Bioprodukten keine Schadstofffreiheit im Vergleich zu industriell hergestellten Nahrungsmitteln garantiert. Die Verunreinigung von Biosaatgut mit dem Pestizid Nitrofen im Jahre 2002 ist ein Beispiel dafür. Eine Schwermetallanreicherung (z. B. Cadmium, Thallium) kann es überall in den Böden geben, gleich, ob hierauf ein konventioneller Anbau oder Bioanbau erfolgt. Die Propagierung der Vollwerternährung stützte sich auf fünf Verarbeitungsstufen der Lebensmittel (**Tab. 4/13.1**).

Tab. 4/13.1: Verarbeitungsstufen der Lebensmittel zur „Vollwerternährung"

Verarbeitungs-stufen	Lebensmittelzustand	Ernährungsprodukt
1. Stufe	Unverändert	Gekeimtes Getreide, Frischgemüse, Obst, Nüsse, Samen, Öle, Milch.
2. Stufe	Bearbeitet	Getreidekörner, Gemüse, Sauerkraut, Landbutter, Rohmilch, Dick- und Sauermilch, Joghurt, Milchprodukte, Quark, Trockenobst, Mineralwasser, Kräutertee.
3. Stufe	Temperaturbehandelt	Backwaren und Suppen aus Vollkornmehlen, erhitzte Gemüse, Kompott, Öle, Milch und Milchprodukte, Mineralwasser, Malzkaffee, Kakao.
4. Stufe	Verarbeitet	Backwaren aus gemahlenem Getreide, Obst- und Gemüsekonserven, Margarine, Öle, Milch und Milchprodukte, Fleisch, Fisch, Eier, Leitungswasser, Bohnenkaffee, Tee, Bier, Wein.
5. Stufe	Fertigprodukt	Getreide, Kohlenhydratenergieriegel, Gemüse, Obst, Öle, Fette, Nüsse, Milch und Milchprodukte, Eier, Vitamine, Alkohol, Nahrungsergänzungsmittel, Aminosäurenpräparate, Fleisch, Fisch, alle Getränke.

Wenn der Athlet sich für eine Form der Vollwerternährung entscheiden sollte, dann muss er sich auf der entsprechenden Stufe anpassen. Gekeimtes Getreide und Samen führen zur erhöhten Darmgasbildung und können beim Sport hinderlich sein. Die Stufe fünf wird von zahlreichen Athleten praktiziert, die zusätzlich zur vegetarisch orientierten Ernährungsweise Nahrungsergänzungsmittel oder Medikamente und Aminosäurenpräparate zur Regeneration aufnehmen. Die anfängliche Euphorie bezüglich der Vollwerternährung hat sich inzwischen gelegt und ist der Realität in der Ernährung gewichen. Gerade die kritische Position zum Verzehr von Fleisch, Fisch oder Eiern ist ein Kardinalfehler im Gedankengebäude der Propagandisten einer *„Vollwerternährung"*, die es praktisch so nicht gibt.

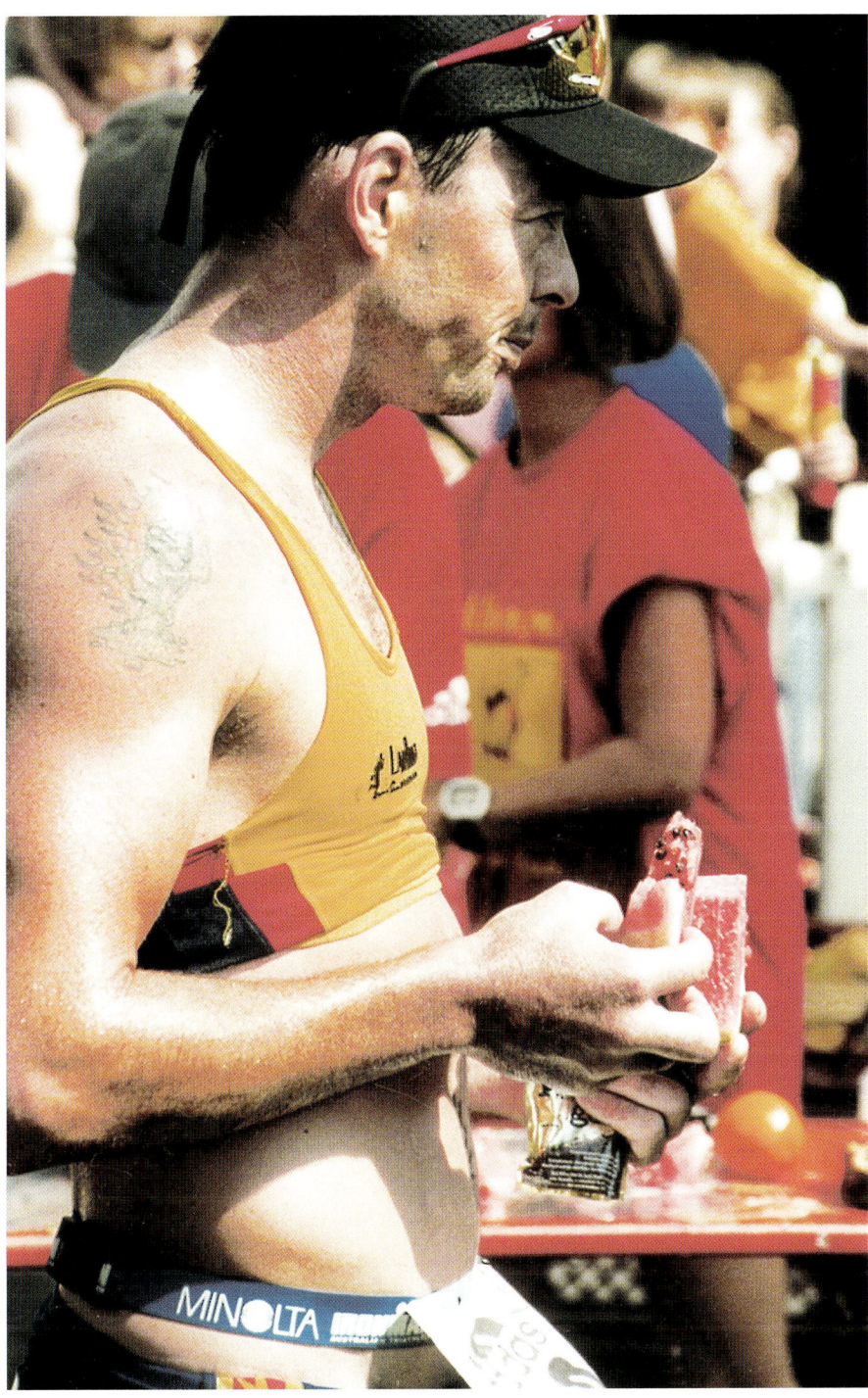

Die Empfehlungen zur begrenzten Zufuhr tierischer Produkte sind für den Leistungssportler auf längere Sicht kontraproduktiv. Bereits WORM (1992) äußert sich kritisch zum naturphilosophischen Ansatz der propagierten Vollwerternährung.

Zur Unterversorgung mit Vitaminen und Mineralien kann sowohl eine Vollwerternährung als auch eine konventionelle Mischkost führen (s. Kap. 6 und 7). Hierbei geht es um den gezielten Ausgleich von Mineralien und Vitaminen, die hauptsächlich über den Schweiß verloren gehen und um den Ersatz zerstörter Muskelstrukturen, für die ein erhöhter Protein- und Fettsäurenbedarf erforderlich ist (s. Kap. 8).

Von den sich vegetarisch ernährenden Leistungssportlern orientieren sich die meisten in die Richtung einer ovolactovegetabile Kost mit gezielter Supplementation unzureichend aufgenommener Wirkstoffe (s. Kap. 8). Einen Vorteil haben die Vegetarier im Leistungssport, sie befassen sich intensiver mit der Ernährung und nutzen gezielt ihre Vorteile. Sie nehmen auch viele sekundäre Pflanzeninhaltsstoffe auf, die eine hohe antioxidative Wirkung haben und die Immunabwehr fördern. Mit Eisen, Zink oder Magnesium sind die Vegetarier meist besser versorgt als die Normalköstler, weil sie die Zufuhr dieser Mineralien kontrollieren. Die in den Ernährungsbüchern erhobene Forderung zur betonten Kohlenhydrataufnahme erfüllen die Vegetarier im Sport am besten (JUNG, 1984; HAAS 1986a; HAAS 1986b; HAMM & WEBER, 1988; KEUL & WITZIGMANN, 1988; PETERSON & PETERSON, 1988; WORM, 1988, 2000; GEIß & HAMM, 1990; EISENMANN et al., 1990; CLARCS, 1990; HAMM, 1991; KONOPKA, 2001; MAUGHAM, 2000; JEUKENDRUP & GLEESON, 2004; BERG & KÖNIG, 2008 u. a.).

Da die vegetarische Ernährung zu eine höheren Aufnahme von Ballaststoffen führt, ist damit zu rechnen, dass der Kalzium- und Zinkbedarf ansteigt. Mit der Zunahme des Stuhl-(Faeces-)Gewichts verliert der Körper mehr Zink und Kalzium. Bei einer Ballaststoffzufuhr von 26 g/Tag erhöhte sich der tägliche Kalziumbedarf um 150 mg (SANDSTEAD et al., 1979). Ähnlich wie Eisen und Zink wird die Kalziumabsorption im Darm durch Phytate, Oxalate, Fasern und Tannin behindert (WEAVER et al., 1996).

WEIBLICHE VEGETARIER UND FATLOADING

Die meisten Athletinnen, die keine Menstruation haben *(Amenorrhoe)*, ernähren sich vegetarisch (BROOKS et al., 1984). Die Autoren fanden, dass sich von den amenorrhoischen Läuferinnen 82 % vegetarisch ernährten. Die amenorrhoischen Langstreckenläuferinnen konsumierten signifikant weniger Fette sowie rotes Fleisch und ernährten sich meist unterkalorisch (SLAVIN et al., 1984). Die anhaltende Amenorrhoe führt auf längere Sicht zur

Verminderung des Knochenmineralgehalts. Zur Entmineralisierung gibt es aber kontroverse Auffassungen. Ein Vergleich zwischen Vegetarierinnen und Nichtvegetarierinnen ergab keine Unterschiede in der Knochendichte, wohl aber in der Häufigkeit der Amenorrhoe (LLOYD et al., 1991).

Objektive Daten zur Frage des Vegetarismus und sportlichen Leistungsfähigkeit fehlen. Das bedeutet, dass Hochleistungsathleten auch Vegetarier sein können. Wie bereits angeführt, muss der Vegetarier planvoller mit der Ernährung umgehen. Für das Erreichen von Höchstleistungen ist er gezwungen, die Defizite an Mineralien, Vitaminen und essenziellen Aminosäuren sowie Fettsäuren auszugleichen. In den Ausdauersportarten kommt die betonte Aufnahme von Kohlenhydraten den Vegetariern entgegen.

Die Amerikanische Diätetik-Vereinigung hat 1993 für die Vegetarier, die nicht sportlich aktiv sind, folgende Empfehlungen publiziert:

1. Zu vermeiden ist die Aufnahme von Nahrungsmitteln mit niedriger Nährstoffdichte.
2. Zu bevorzugen sind Vollprodukte oder unraffinierte Produkte aus Getreide.
3. Variierte Aufnahme von Früchten und Gemüse, die viel Vitamin C enthalten.
4. Bei Milch und Milchprodukten sind jene mit hohem Fettgehalt zu meiden.
5. Begrenzte Aufnahme von Eiern (3-5/Woche).
6. Kommerziell angereicherte Produkte mit Vitamin B_{12} sind zu bevorzugen.
7. Solange sich der Athlet im Freien an der Sonne bewegt, besteht keine Gefahr des Defizits an Vitamin D.

Die einseitige Orientierung auf Kohlenhydrate, als dem zentralen Leistungsförderer im Leistungssport, ist überholt. Für eine hohe Leistungsfähigkeit sind neben den Kohlenhydraten die Proteine und essenziellen Fettsäuren von gleichrangiger Bedeutung. Bei den Fettsäuren handelt es sich um die essenziellen, ungesättigten Fettsäuren, die der Körper nicht selbst synthetisiert. Diese Fettsäuren kommen natürlich in Pflanzen- und Fischölen vor. Die Pflanzenöle sind wesentlicher Bestandteil der mediterranen Kost.

Der Körper ist auf die Zufuhr der mehrfach ungesättigten Fettsäuren, wie Linolsäure und Linolensäure, angewiesen, weil er diese nicht selbst bilden kann. Die **Linolsäure** *(Omega-6-Fettsäure)* wurde lange Zeit als die wichtigste essenzielle Fettsäure angesehen. Inzwischen ist belegt, dass die **Linolensäure, Eicosapentaensäure und Docosahexaensäure** *(Omega-3-Fettsäuren)* von gleichrangiger Bedeutung sind. Zur Aufrechterhaltung normaler Körperfunktionen und zur Sicherung der Leistungsfähigkeit ist ein bestimmtes Verhältnis bei der Aufnahme dieser beiden Fettsäuren einzuhalten. Als optimal wird das *Verhältnis von Omega-6- zu Omega-3-Fettsäuren von 5:1 bis 10:1 angesehen*. Das bedeutet, dass für eine gesunde und leistungsfördernde Ernährung sowohl *Pflanzenöle* (Maisöl, Leinöl, Sonnenblumenöl, Olivenöl) als auch *Fischöle* (Fischöle der Seefische, Lebertran) notwendig sind.

Frauen haben bei längeren Ausdauerbelastungen eine höhere Fettoxidationsrate als Männer (VENABLES, ACHTEN & JEUKENDROP; 2005).

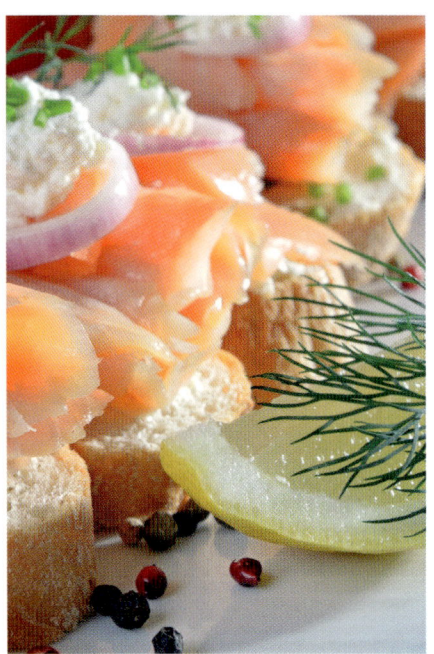

Bei Langzeitbelastungen bis zu 12 Stunden Dauer profitieren alle Athleten von einem Carboloading (BIRCHER, KNECHTLE & KNECHTLE, 2005). Bei allen längeren Belastungen ist die kohlenhydratreiche Ernährung auch von Vorteil, falls die Athleten zuvor durch ein Fatloading ihre intramuskulären Triglyceridspeicher aufgefüllt haben. Bei energetischem Defizit wird instinktiv von den Athleten die Fettaufnahme erhöht. Inzwischen wird für Extremausdauerbelastungen ein „Fatloading" propagiert. Untersuchungen bei erhöhter Aufnahme von Fetten, mehrere Wochen vor einer Extrembelastung, ergaben eine Leistungssteigerung bei Belastungen, die über 6 Stunden dauern und mit einer Intensität von 50-60 % der VO_2max ausgeführt wurden (KNECHTLE, 2005). Die bisher nur bei Männern durchgeführten Studien dürften auch für Frauen gelten. Die Auffüllung der intramuslulären Triglyzeridspeicher kann nur über reichlich Fettaufnahme erfolgen, nicht über die Kohlenhydrataufnahme (van LOON, 2003)

13.2 ERNÄHRUNG UND SPORT BEI DIABETES MELLITUS

Bei der Zuckerkrankheit (Diabetes mellitus) handelt es sich um eine Störung im Glukosestoffwechsel, aufgrund eingeschränkter oder gänzlich ausgebliebener Insulinbildung in der Bauchspeicheldrüse. Das Hormon Insulin ist notwendig, um die Blutglukose in die Muskelzelle zu transportieren, besonders in Körperruhe.

Die Blutglukose wird mittels eines speziellen Proteins, den sogenannten **Glukosetrans-portern**, in die Muskelzelle gebracht. Der hauptsächliche Glukosetransporter wird GLUT-4 genannt und ist insulinabhängig. Bei der Insulinanflutung im Blut wandert der im Zellinnenraum in zahlreichen kleinen Bläschen gespeicherte GLUT-4 Rezeptor an die Zellwand und hilft beim Glukoseeinstrom in den Zellinnenraum. Jede Zelle verfügt neben diesem GLUT-Rezeptor noch über weitere Rezeptoren, die insulinunabhängig sind. Die insulinunabhängigen Rezeptoren benötigen zum Einschleusen der Glukose kein Insulin. Diese Rezeptoren reagieren auf muskuläre Belastungsreize und erhöhen die Empfindlichkeit der Zelle gegenüber Insulin. Das ist der Grund dafür, dass Typ I und II Diabetiker, die Sport treiben, mit bedeutend niedrigeren Insulinmengen auskommen. Die Sport treibenden Typ II Diabetiker, die eine verminderte Insulinfreisetzung oder Insulinunempfindlichkeit haben, benötigen bei dosierter Glukoseaufnahme keine oder kleinere Mengen an blutzuckersenkenden Medikamenten. Immer mehr Diabetiker wollen sich sportlich betätigen und sehen ihre Stoffwechselstörung nicht als Behinderung dafür an.

Bei der Zuckerkrankheit werden prinzipiell zwei Typen unterschieden, **Diabetes Typ I** und **Typ II**. Das Unterscheidungskriterium ist die Insulinbildung in der Bauchspeicheldrüse und die Empfindlichkeit der Gewebezellen auf Insulin bei Glukoseaufnahme.

DIABETES TYP I (INSULINABHÄNGIGER DIABETES)

Der Diabetiker vom Typ I ist auf eine ständige Insulinzufuhr angewiesen, weil seine Bauchspeicheldrüse kein Insulin produziert. Die Erkrankung tritt meist im Kindes- oder Jugendalter auf. Der Typ I Diabetiker muss ständig Insulin spritzen und dabei seinen Blutzucker mehrmals am Tag kontrollieren.

Als Ursache dieser Erkrankung wird die Selbstzerstörung der Betazellen der Bauchspeicheldrüse (Pankreas) infolge einer Autoimmunerkrankung angesehen. Die Schwere der Erkrankung drückt sich in der Menge des Insulinbedarfs und in der Häufigkeit der täglichen Insulinzufuhr aus. In Deutschland sind inzwischen über 7 Millionen an Diabetes erkrankt. Davon gehören über 90 % zum Typ II und etwa 5-10 % zum Diabetes Typ I. Daneben existiert eine Dunkelziffer von 1-2 Millionen durch eine noch nicht entdeckte Diabeteserkrankung, meist eine Vorstufe des Diabetes vom Typ II (Prädiabetes). Bewegungsarmut und Übergewicht sind für die meisten Diabetiker vom Typ II typisch. Während der Typ I Diabetiker täglich Insulin spritzen muss, können beim Typ II Diabetiker noch andere Medikamente eingesetzt werden.

Die Insulinpflichtigkeit hindert den Typ I Diabetiker heute nicht mehr, Leistungssport zu betreiben. Bei Langzeitbelastungen kommen Insulinpumpen zum Einsatz.

Ein nicht gut eingestellter Diabetes (zu hoher oder stark wechselnder Blutzucker, erkennbar am glykierten Hämoglobin, dem HbA1C-Wert, führt im Laufe der Erkrankung zu zahlreichen Komplikationen, die sich hauptsächlich an den Blutgefäßen äußern. Hierzu gehören z. B. Bluthochdruck, Netzhautschäden, Schlaganfall, Nierenschwäche, koronare Herzkrankheit u. a.).

Die Aufforderung zur erhöhten körperlichen Aktivität, bei Einhaltung von Diätrichtlinien, nehmen zu wenig Diabetiker an. Die sportliche Belastung führt zur Abnahme der Blutglukose und steigert die Empfindlichkeit der Muskelzellen gegenüber Insulin. Der Athlet mit Diabetes Typ I ist gezwungen, vor, während und nach der Belastung ständig seinen Blutzucker zu kontrollieren, damit es zu keiner Unterzuckerung (Hypoglykämie) kommt. In der Regel sollte beim Training oder längerer körperlicher Belastung die Blutglukose nicht unter 4 mmol/l (72 mg/dl) abfallen. Der Sport treibende Diabetiker muss ständig eine Reserve an Glukose mitführen. Der Traubenzucker eignet sich als *Notfallglukose* am besten, weil er schnell aufgenommen wird. Auch Apfelschorle oder Coca Cola® sind als Kohlenhydratträger im Notfall geeignet.

Bei Einführung neuer Belastungsformen, einer Intensitätssteigerung oder Streckenverlängerung im Training sind engmaschige Kontrollen der Blutglukose notwendig. Durch die Glukosemessung kann der Sportler die Wirkungen von Trainingseinheiten besser abschätzen. Unterzuckerungen sind bei Belastungen bis zu einer Stunde Dauer kaum zu erwarten, weil dafür das Leber- und Muskelglykogen ausreicht. Ausdauerbelastungen über 90 min senken eindeutig den Blutzucker, sodass Glukose zugeführt werden muss. Ohne Zuckerreserven und Insulin dürfen mehrstündige Belastungen nicht ausgeführt werden. Sicherheitshalber sollte immer ein kleines tragbares Blutzuckermessgerät mitgeführt werden.

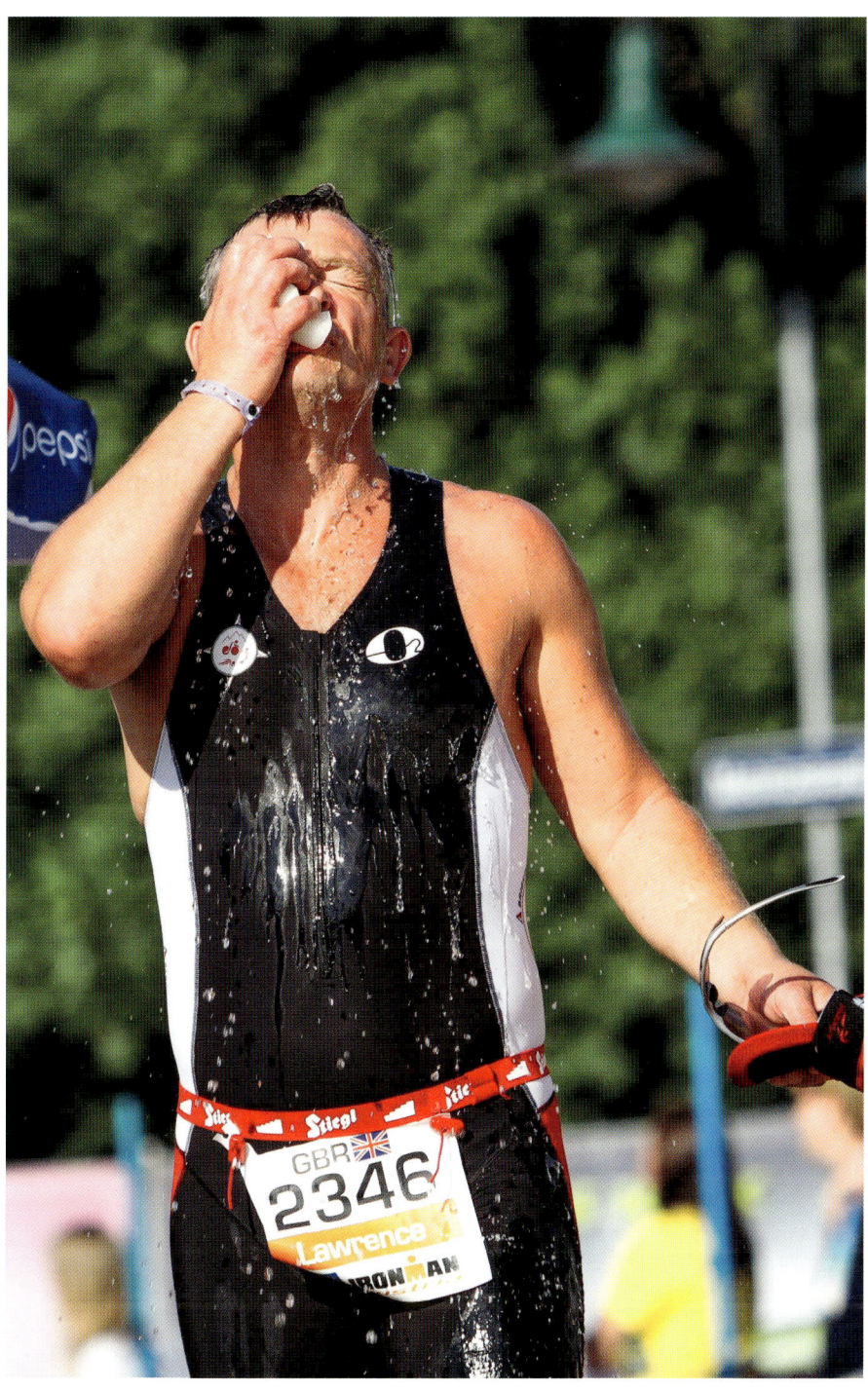

Aus zahlreichen Einzelbeispielen ist bekannt, dass Diabetiker vom Typ I bei Olympischen Spielen oder Weltmeisterschaften erfolgreich starteten.

Gegenwärtig sind *Insulinpumpen* im Gebrauch, die nach Bedarf den Insulinspiegel aufrechterhalten. Mit einer neuen Insulinpumpe und ständiger Blutzuckermessung haben beim Frankfurt-Ironman seit 2002 mehrere Athleten den Langtriathlon erfolgreich absolviert. Inzwischen haben die Athleten mit Diabetes Typ I den Langtriathlon (3,8 km Schwimmen, 180 km Rad fahren und Marathonlauf) mehrmals komplikationslos unter ärztlicher Aufsicht absolviert.

DIABETES TYP II (INSULINUNABHÄNGIGER DIABETES)

Der Typ II Diabetiker hat noch eine begrenzte Insulinbildung in der Bauchspeicheldrüse. Die Insulinsekretion der Bauchspeicheldrüse genügt nicht mehr den Anforderungen bei der Nahrungsaufnahme. Meist ist das Muskelgewebe unempfindlich gegenüber der Wirkung des Insulins. Beim Typ II Diabetiker bleibt die Bildung und Freisetzung des Insulins aus den Betazellen der Bauchspeicheldrüse hinter dem Bedarf bei Kohlenhydrataufnahme zurück.

Die Diabetiker vom Typ II sind eindeutig die Mehrzahl bei den Diabetesformen. Bevor es zum Ausbruch der Erkrankung kommt, wird meist eine Vorstufe durchlaufen. Die Vorstufe ist eine **Glukosetoleranzstörung**, die sich durch einen ständig zu hohen Blutzucker auszeichnet. Der Betroffene muss sehr viel trinken und ermüdet leicht.

Beim Typ II Diabetiker ist die Menge des GLUT-4 Rezeptors normal, aber das Insulin ist nicht in der Lage, den intrazellulären GLUT-4 Rezeptor an die Zellmembran zur Glukoseeinschleusung zu transportieren (ETGEN et al., 1996). Damit wird die Zelle gegenüber Insulin unempfindlicher. Jedoch erhöht jede muskuläre Belastung die Insulinempfindlichkeit der Muskelzelle und schwächt damit die Insulinresistenz ab (KOIVISTO et al., 1986; ETGEN et al., 1997).

Für die sportliche Aktivität hat in der Regel nur der jüngere, normal- oder leicht übergewichtige Typ II Diabetiker ein Interesse. Die Typ II Diabetiker stellen mit über sieben Millionen Betroffenen in Deutschland das Hauptkontingent. Die Typ II Diabetiker werden in Normalgewichtige und Übergewichtige eingeteilt. Der Typ II a ist der normalgewichtige Diabetiker, der etwa 20 % von der Gesamtheit der Typ II Diabetiker ausmacht. Die erhöhte körperliche Aktivität und besonders der Ausdauersport sind ideale Stützen in der Behandlung. Bei der sportlichen Belastung gelangt die Blutglukose bevorzugt durch die insulinunabhängigen Rezeptoren in das Innere der Muskelzellen oder Gewebe. Damit wird der Insulinbedarf für die Funktion des GLUT-4 Rezeptors vermindert. Die Betroffenen kommen mit einer geringeren Dosis blutzuckersenkender Medikamente oder Insulin aus. In nicht wenigen Fällen kann durch Sport und Einhalten einer dosierten Kohlenhydrataufnahme die Blutglukosekonzentration so gesteuert werden, dass eine Medikamenteneinnahme zeitweise nicht notwendig ist (**Tab. 1/13.2**).

Tab. 1/13.2: Blutglukose beim Diabetiker und Sportler

Beurteilung	Glukosekonzentration** [mmol/l (mg/dl)]	HbA1c [%]*
Unterzuckerung (Hypoglykämie)	< 3,5 (< 63)	< 6,0
Normale Blutglukose (nüchtern)	< 5,3 (< 95)	< 6,0
Grenzwertige Blutglukose nüchtern (mögliche Kohlenhydrat-Toleranzstörung)	5,3-6,1 (95-110)	6,5-7,5
Grenzwertige Blutglukose 2 h nach 75 g-Glukosebelastung	7,8-11,1 (140-200)	> 6,5
Zu hoher Blutzucker nüchtern (Hyperglykämie)	> 6,1 (110)	> 7,5 (Diabetes)
Pathologische Blutglukose 2 h nach 75 g Glukosebelastung	> 11,1 (200)	> 7,5 (Diabetes)
Belastungshyperglykämie bei gesunden Sportlern (Belastungen unter 60 min)	6-12 (108-216)	< 6,0

*   Durchschnittlicher Glukosewert im Hämoglobin (HBA1c) in den letzten Monaten (Langzeitblutzuckerwert).

** Glukosekonzentration ist im venösen Blut etwa 1 mmol/l niedriger als im Kapillarblut

Nicht selten werden gesunde Sportler nach einem Virusinfekt zu Diabetikern. Durch eine Autoimmunreaktion wurden bei ihnen die insulinproduzierenden Betazellen im Pankreasgewebe zerstört. Meist wird diese Komplikation nicht sofort bemerkt, sondern erst bei Blutglukosewerten von über 16,7 mmol/l (> 300 mg/dl). Wenn der Sportler nach einem Infekt eine deutliche Leistungsabnahme bemerkt, ständig Durst hat und leicht ermüdet, dann sollten die Blutzuckerwerte mehrfach kontrolliert werden. Als Beispiel dafür wird ein Typ II Diabetiker angeführt, der nach festgestellter Erkrankung weiterhin seinen Ausdauersport (Triathlon) betreibt (**Abb. 1/13.2**). Aus der Abbildung wird ersichtlich, dass nach einer Ergometerbelastung von 230 W der Blutzucker auf 3 mmol/l bei unverändertem Insulinspiegel absank. Die danach in der Erholungszeit erfolgte Aufnahme von 100 g eines

Komplexkohlenhydrats überforderte seine Insulinfreisetzung und die Blutglukose blieb über drei Stunden deutlich erhöht. Nach 90 min betrug die Glukosespitze 18 mmol/l (324 mg/dl). Dieser Zustand störte den trainierten Diabetiker nicht und er fühlte sich wohl. Als Konsequenz sollte in der Regeneration die Glukose verteilt auf kleinere Mengen (24-48 g pro Stunde, entsprechend 2-4 Broteinheiten) aufgenommen werden. Die früher sehr gebräuchliche **Broteinheit (BE)** bei Diabetikern entspricht der Aufnahme von 12 g verdaulicher Kohlenhydrate. Die anstelle von BE eingeführte **Kohlenhydrateinheit (KHE oder KE)** entspricht 10 g verdaulicher Kohlenhydrate.

Für längere Ausdauerbelastungen genügt die Aufnahme von 3-5 KE oder 5 BE pro Stunde.

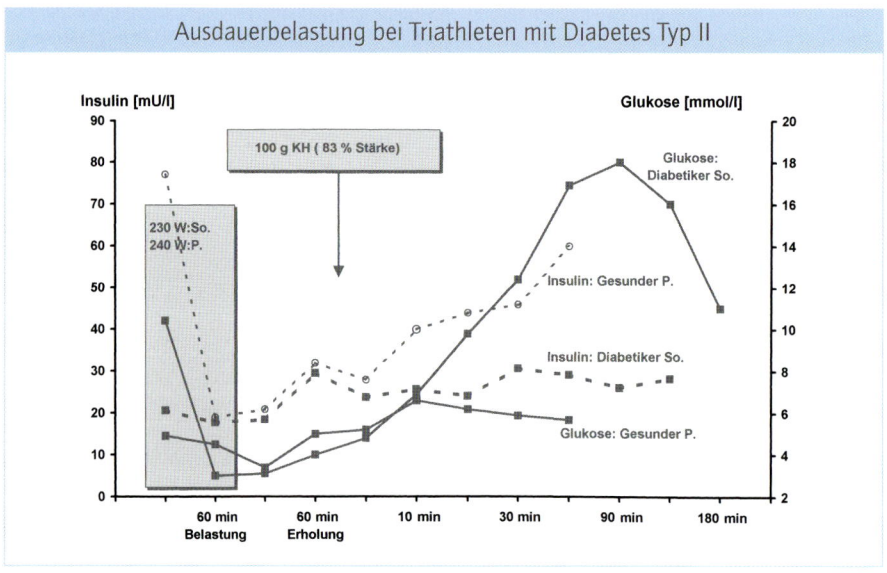

Abb. 1/13.2: Nach 60 min Ergometervorbelastung nehmen Diabetiker (So.) und Radsportler (P.) 100 g Kohlenhydrate auf. Während beim Radsportler mit Diabetes die Blutglukose ansteigt, bewirkt Insulin beim gesunden Radsportler eine Unterdrückung des Blutglukoseanstiegs. Eigene Daten

Die Resorptionsgrenze im Darm beträgt für Kohlenhydrate (Glukose) während der Belastung 60 g; bei zusätzlicher Fruktoseaufnahme liegt diese höher.

Auch der *Typ II Diabetiker* sollte bei Ausdauerbelastungen über eine Stunde Dauer stets *Glukose für Notfälle mitführen*, damit er bei sich anbahnender Unterzuckerung sofort handeln kann. Durch das Mitführen von handlichen Blutzuckermessgeräten, die nach der

Papierstreifenmethode sicher arbeiten, ist eine Kontrolle der Glukosekonzentration möglich. Die Gefahr der Unterzuckerung besteht besonders bei Marathonläufen und beim Radfahren sowie Marathonlauf beim Langtriathlon.

Hat ein Sportler grenzwertige Glukosekonzentrationen in Ruhe, dann kann durch einen **Glukosebelastungstest** (75 g oder 1 g Glukose pro kg Körpergewicht) die *Insulinantwort* geprüft werden (**Abb. 2/13.2**). Zum Beispiel sollte bei Gabe von 75 g Glukose bei einer Person von 75 kg die Blutglukose zwei Stunden nach Aufnahme nicht über 11,1 mmol/l (200 mg/dl) ansteigen. Werte darüber sind verdächtig auf die Zuckerkrankheit. Ein im Stoffwechsel gut geführter Sportler mit einem Diabetes Typ II hat einen relativ niedrigen Blutzuckerspiegel mit geringen Schwankungen. Eine repräsentative Messgröße dafür ist der **Glukosegehalt** im **Hämoglobin**, der als **HbA1c-Wert** gemessen wird. Der trainierende Diabetiker setzt vermehrt Fettsäuren zur Energiegewinnung um, weil die bremsende Wirkung des Insulins auf den Fettstoffwechsel minimal ist.

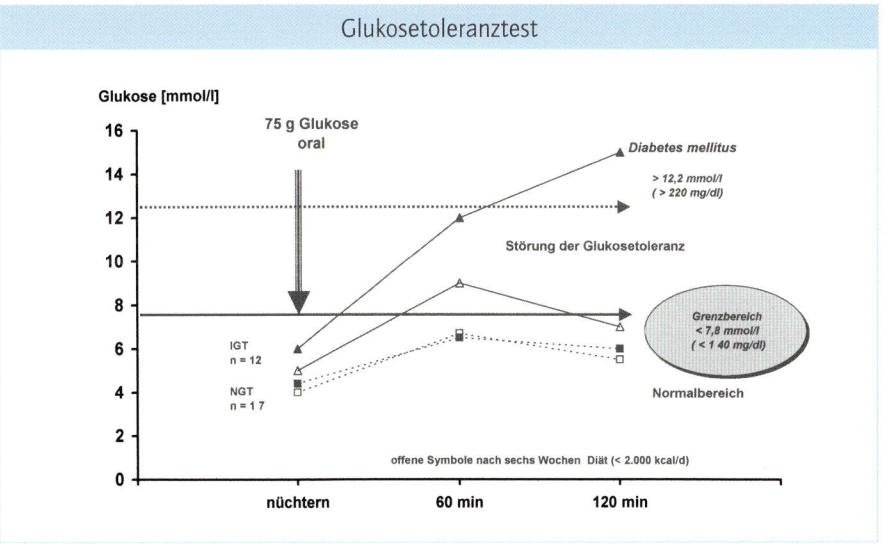

Abb. 2/13.2: Glukosetoleranztest (Aufnahme von 75 g Glukose) bei Typ II Diabetikern (IGT) und Normalpersonen (NGT). Der Diabetiker hat aufgrund des Insulinmangels einen überdurchschnittlich hohen Glukoseanstieg. Nach einer Diät von über sechs Wochen mit nur 2.000 kcal/Tag hatte sich die Glukosetoleranz deutlich verbessert.

KAPITEL 14

OPTIMALES KÖRPERGEWICHT

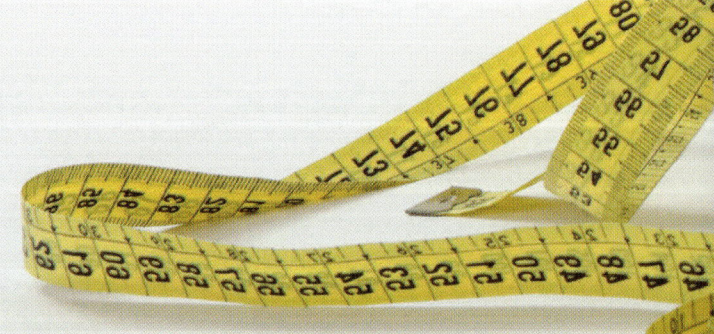

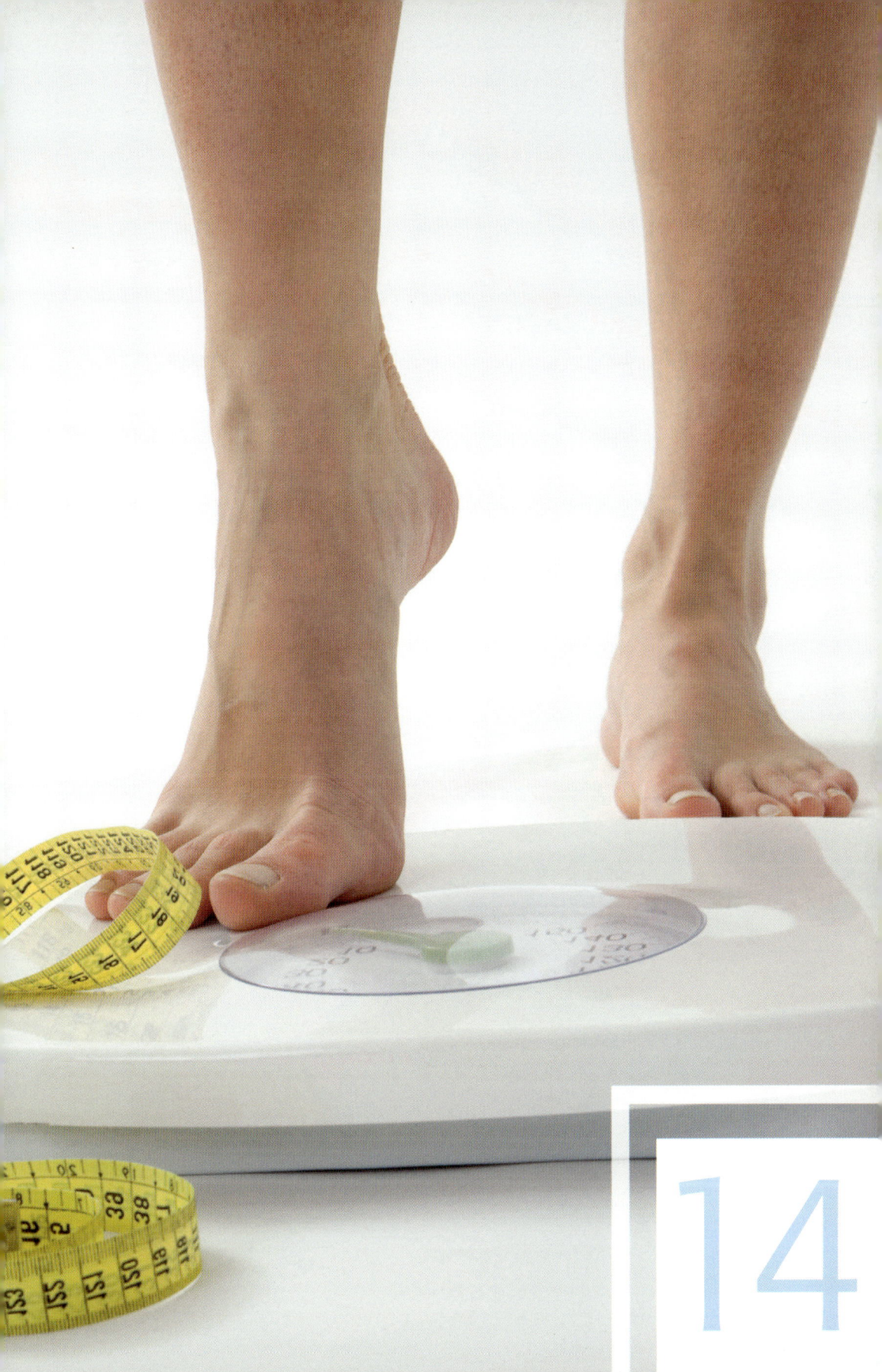

14

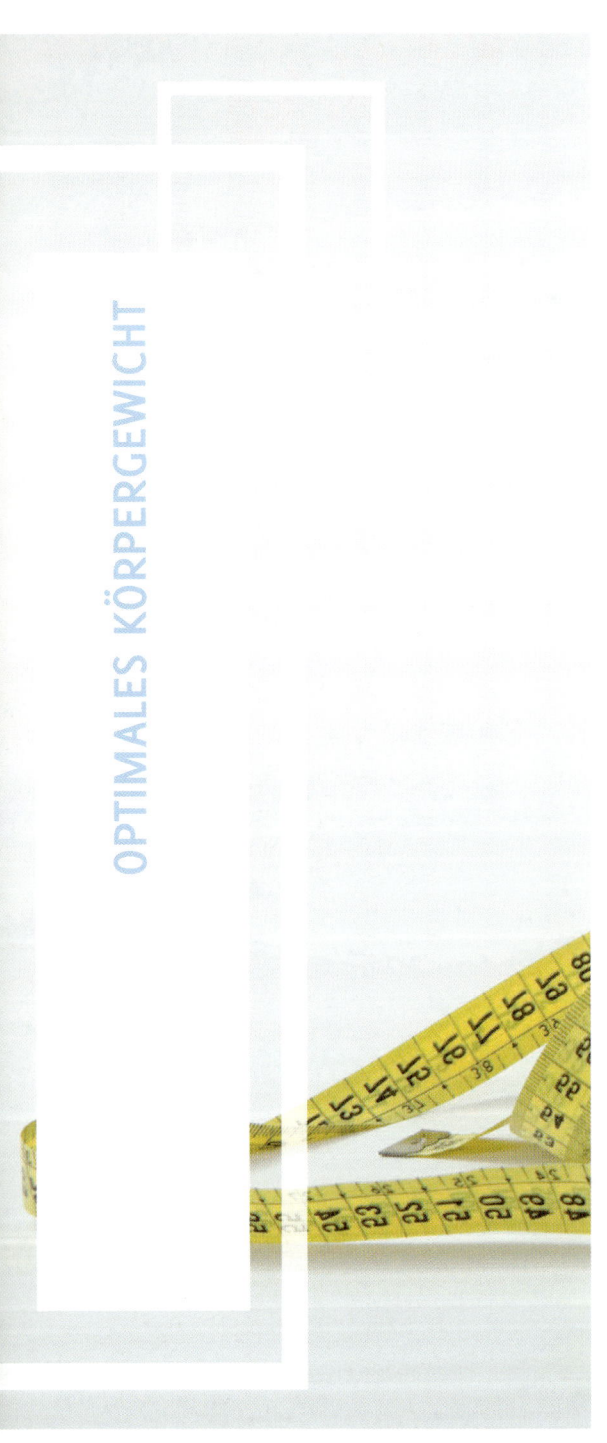

OPTIMALES KÖRPERGEWICHT

Das optimale Körpergewicht hängt nicht von allgemeinen *Idealgewichtstabellen* ab. Zahlreiche Faktoren beeinflussen das Körpergewicht. Einen vordergründigen Einfluss auf die Körpermasse (Körpergewicht) übt der **Körperbau** aus, der von den Eltern vererbt wird. Der objektive Zugang zur Beschreibung des Körperbaus sind Körperhöhe und Körpergewicht (Körpermasse). Aus diesen beiden Größen wurden zahlreiche Indices entwickelt.

Die üblichen Maßeinheiten für die **Körperhöhe** sind im europäischen Raum Meter oder Zentimeter.

Die **Körpermasse** wird mit der Maßeinheit Kilogramm (Gramm) bestimmt.

Sowohl Körperhöhe als auch Körpermasse beeinflussen die Leistungsfähigkeit in zahlreichen Sportarten. Durch den Körperbau wird der *Körperschwerpunkt* festgelegt, der in den Sportarten horizontal oder vertikal beschleunigt bzw. bewegt werden muss. Ein hoher Körperwuchs bringt z. B. Sportlern im Basketball, Volleyball, Schwimmen, Hochsprung oder Hürdenlauf Leistungsvorteile.

Die Körpermasse ist ein Klassifizierungsmerkmal in den Kampfsportarten, die deshalb auch als **Gewichtsklassensportarten** bezeichnet werden. Hierzu gehören z B. Boxen, Judo, Ringen und Gewichtheben. Weiterhin ist eine große Körpermasse zum Beschleunigen von Sportgeräten vorteilhaft, wie im Kugelstoßen, Diskuswurf oder Hammerwurf. In den technisch-komposito-rischen (akrobatischen) Sportarten (Eiskunstlauf, Turnen, Rhythmische Sportgymnastik) und Ballett ist eine große Körpermasse leistungsbehindernd. Das betrifft auch einen zu hohen Körperwuchs. Diese Grunderkenntnisse haben bei der Auswahl von Kindern für diese Sportarten oder für den Beruf einer Balletttänzerin perspektivische Bedeutung.

Zunehmend zeigt sich, dass auch in anderen Sportarten leichtgewichtige Sportler ein-deutige Vorteile haben, das betrifft z. B. Skispringer, Radrennfahrer für Bergauffahrten, Jockeys, Steuermänner in Booten u. a. Um auch leichtgewichtigen Sportlern bestimmte Sportarten nicht zu verschließen, wurden die Leichtgewichtsklassen eingeführt, wie z. B. im Rudern.

Nicht nur Masse oder Länge allein können den Athleten Vorteile verschaffen. Auch einzel-ne *Extremitätenlängen* wirken leistungsbegünstigend. Ohne eine bestimmte Beinlänge ist der Hochspringer im Spitzenbereich chancenlos. Turner, die längere Arme haben, kommen besser am Seitpferd zurecht. Für Boxer bieten lange Arme Vorteile.

Der Einfluss von Körperbauproportionen auf die berufliche oder sportliche Leistungsfä-higkeit ist lange bekannt. Zahlreiche Wissenschaftler haben daher versucht, aus Körper-höhe und Körperlänge einen Einzelwert zu errechnen und diesen als **Index** bezeichnet.

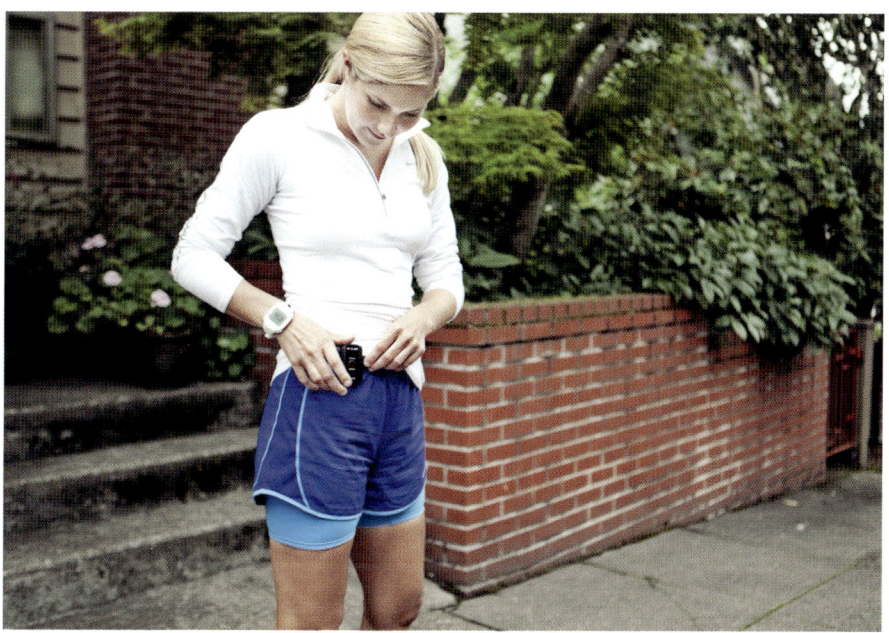

Folgende Indices sind erarbeitet worden:

$$\text{ROHRER-INDEX (RI)} = \frac{\text{Körpermasse (g)}}{\text{Körperhöhe}^3 \text{ (cm)}}$$

Der *ROHRER-Index* wird auch als **Körperfüllindex** bezeichnet. Die Sportler in den Sportspielarten (z. B. Tennis, Handball, Basketball) haben einen Rohrer-Index von 1,32-1,20.

Eine größere Körperfülle weisen Boxer (1,30) und Ringer (1,40) auf. Mit den höheren Gewichtsklassen in den Zweikampfsportarten steigen ROHRER-Index und Körperfett parallel an, d. h., es besteht eine enge Korrelation zwischen beiden Größen.

$$\text{BROCA-INDEX} = \frac{\text{Körpermasse (kg)}}{\text{Körperhöhe (cm)} - 100}$$

Der *BROCA-Index* war über viele Jahre zur Abschätzung von Normal- und Übergewicht im Gebrauch. Als übergewichtig gilt, wer mehr wiegt, wenn von der Körperhöhe in Zentimetern 100 abgezogen wird. Bei 80 kg Körpergewicht und 170 cm Körperhöhe resultiert ein BROCA-Index von 1,14 (80 : (170-100) = 1,14). Der BROCA-Index kann zur Abschätzung des Gesundheitsrisikos genutzt werden. Das Überschreiten des BROCA-Index von 1,2 bei Männern und 1,3 bei Frauen birgt Gesundheitsrisiken in sich, indem mit überdurchschnittlicher Häufigkeit ein metaboles Syndrom auftritt (Diabetes Typ II, Dislipoproteinämie, Gicht, Hypertonie, koronare Herzkrankheit).

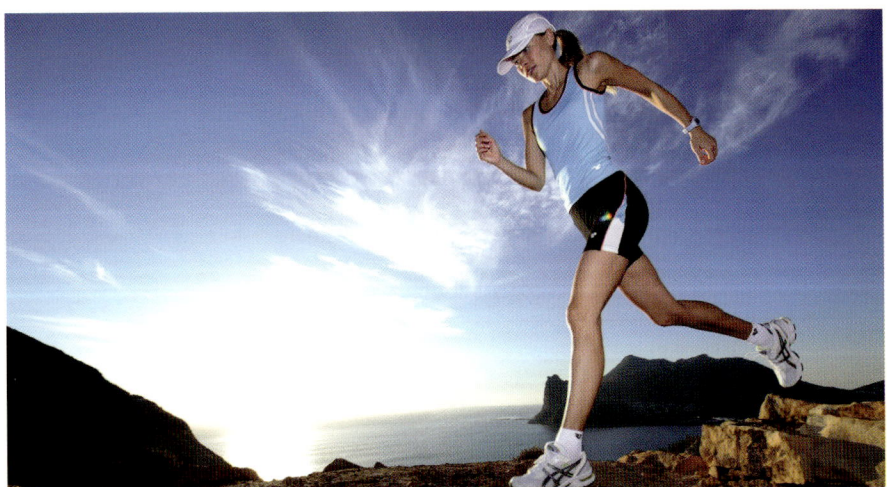

Eine vereinfachte Berechnung im Sinne des BROCA-Index liegt vor, wenn von der Körperhöhe in Zentimetern 100 abgezogen wird. Bei *Normalgewicht* sollte man nicht mehr wiegen als bei Abzug von 100 von der Körperhöhe (z. B. 170 cm – 100 = 70 kg). Ein *Übergewicht* läge dann vor, wenn beim Körpergewicht von 80 kg die Körperhöhe nur 170 cm beträgt. Neben dem BROCA-Normalgewicht kann noch ein Idealgewicht abgeschätzt werden. Das läge dann vor, wenn nach Abzug von 100 von der Körperhöhe in cm zusätzlich 10 % bei Männern oder 15 % bei Frauen subtrahiert werden. Im Sport ist es kaum möglich, sich nach diesen Vorgaben zu orientieren, wenn die Muskelmasse der leistungsbeeinflussende Faktor wird.

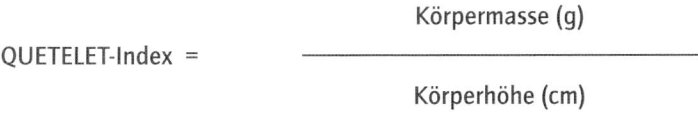

$$\text{QUETELET-Index} = \frac{\text{Körpermasse (g)}}{\text{Körperhöhe (cm)}}$$

Der *QUETELET-Index* wird auch als relative Körpermasse bezeichnet und bewegt sich z. B. in den Sportspielarten zwischen 350-395. Bei 177 cm Körperhöhe und 69 kg Körpergewicht hätte ein Volleyballspieler einen QUETELET-Index von 389,8.

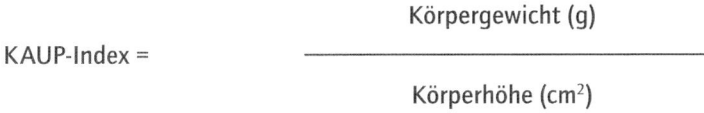

$$\text{KAUP-Index} = \frac{\text{Körpergewicht (g)}}{\text{Körperhöhe (cm}^2)}$$

Der *KAUP-Index* ist ein Körperbauindex, der in dieser Berechnungsform kaum mehr gebräuchlich ist. Dafür wurde eine andere Umrechnung zwischen Höhe und Masse eingeführt, die sich als *Body-Mass-Index (BMI)* allgemein durchgesetzt hat. Das Komma im Zahlenwert des BMI hat sich im Vergleich zum KAUP-Index um eine Stelle nach rechts verschoben. Ein KAUP-Index von 2,3 entspricht einem BMI von 23,0.

$$\text{BODY-MASS-INDEX (BMI)} = \frac{\text{Körpermasse (kg)}}{\text{Körperhöhe (m}^2)}$$

In den letzten Jahren wird der *BMI* international als ein Orientierungsmaß für Norm-, Über- oder Untergewicht bevorzugt angewandt. Der Normalwert des BMI für Frauen liegt zwischen 22-22,5 und für Männer zwischen 24-24,5. *Normalgewichtige Schulkinder* (7-15 Jahre) haben einen BMI von 15,6-20,2. Ein BMI über 23 bei Frauen und über 25 bei Männern gilt als beginnendes Übergewicht. Sportler liegen mit ihrem BMI überwiegend zwischen 18-22. Wenn in der Normalpopulation ein BMI von > 30 gemessen wird, dann liegt eindeutig ein Übergewicht vor, welches zur Vermeidung gesundheitlicher Komplikationen im Herz-Kreislauf-System und Stoffwechsel behandelt bzw. vermindert werden sollte.

Ein Untergewicht liegt vor, wenn der BMI 18 unterschreitet.

Magersüchtige Athleten (Anorexia nervosa; Bulimia nervosa) zeigen BMI-Werte von < 17,5 auf, wobei aber der Körperbautyp zu beachten ist. Sportler mit leptomorphem Körperbau sind weniger anorexiegefährdet als jene mit metromorphem Körperbau (FRÖH-NER & WAGNER, 2002).

TAILLEN-HÜFTUMFANG-QUOTIENT (WAIST-HIP-RATIO)

Dieser *Quotient aus Taillen- und Hüftumfang (WHR)* ist ein einfaches *Schätzmaß* für das Vorliegen von Übergewicht. Beim Vermessen von Bauchumfang und Hüftumfang (cm) sollte bei Frauen der Quotient nicht über 0,85 und bei Männern nicht über 1,0 ansteigen, da bei höheren Werten eine *Bauchfettsucht* vorliegt und die Gesundheitsrisiken steigen. Bei Normalgewicht haben Frauen WHR-Werte von < 0,80 und Männer von < 1,0.

TAILLENUMFANG (WAIST CIRCUMFERENCE)

Der *Taillenumfang (Bauchumfang)* steht mit dem BMI oder dem WHR in einem engen Zusammenhang. Übersteigt der Taillenumfang 94 cm bei den Männern und 80 cm bei den Frauen, dann sind die Betroffenen zu dick und ihr allgemeines Erkrankungsrisiko steigt an. Ein erhöhtes Gesundheitsrisiko liegt vor, wenn Männer einen Bauchumfang über 102 cm und Frauen einen über 88 cm aufweisen.

KÖRPERFETTBESTIMMUNG

Das Körperfett wird klassisch aus der *Hautfaltendicke* bestimmt. Bevorzugt werden 4-12 Körperstellen, an denen die **Hautfaltendicke** in mm mittels eines **Kalipers** gemessen wird. Zur Umrechnung der Summe der gemessenen Hautdicke, in Prozent Körperfett, werden Tabellen genutzt (PARIZKOVA, 1974). Die Zahl der Messpunkte richtet sich nach der Sportart oder dem Untersuchungsziel. Da die Hautfaltenbestimmung zeitaufwändig ist, wurden weitere Verfahren entwickelt. Dies sind die **Impedanzmessung**, die **Körperdichtemessung** oder die **Sonografie**. Von diesen Verfahren wird die Impedanzmessung in der Praxis bevorzugt, weil sie über die Gewebswiderstände relativ schnell Angaben zur allgemeinen Körperfettverteilung liefert. Dieses Verfahren, welches an 2-6 Stellen die *Körperleitfähigkeit (Impedanz)* messen kann, überschätzt die Fettmasse gegenüber der Hautfaltenmessung systematisch um 8-10 %. Die repräsentativste Messmethode ist nach wie vor die **Kalipermetrie**, zumal wenn wissenschaftliche Fragestellungen zu klären sind.

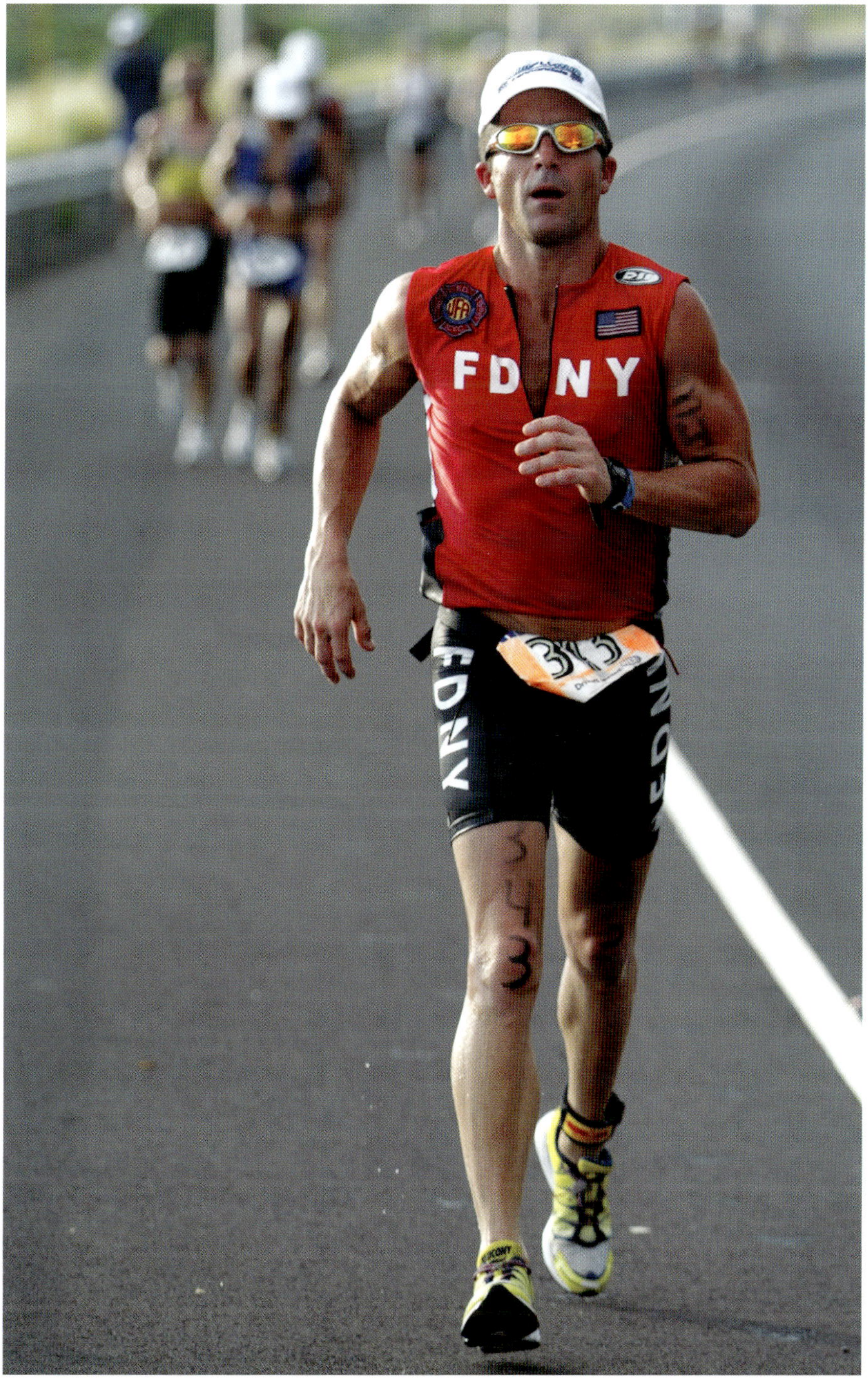

Das *Gesamtkörperfett* der Leistungssportler beträgt 5-15 % vom Körpergewicht. Während sich die Läufer und Skilangläufer mit 5-7 % im unteren Bereich befinden, haben Radsportler, Ruderer oder Schwimmer einen höheren Fettanteil (8-12 %). Die Frauen haben in den vergleichbaren Sportarten 2 % mehr Fett als die Männer. Während z. B. in den Sportspielarten die Spieler 12 % Fett aufweisen, habe die Frauen 14 % Fett. In den oberen Gewichtsklassen der Gewichtheber weisen die Athleten über 20 % Fett auf. Damit befinden sie sich im Normbereich der Normalpopulation.

ÜBERGEWICHT

Ein *Übergewicht* liegt in der Normalpopulation vor, wenn die Männer > 23 % und die Frauen > 31 % Fettanteil aufweisen. Als objektives Maß zur Einordnung der Übergewichtigkeit wird der **BMI** genutzt. Ein BMI zwischen 25 und 30 kennzeichnet ein Übergewicht, das inzwischen 48 % der deutschen Gesamtpopulation aufweist (DITTRICH, 2001). Der BMI von > 30 ist das Kennzeichen des gesteigerten Übergewichts, das als **Adipositas** bezeichnet wird und im Jahr 1999 bereits 11,5 % der Erwachsenen kennzeichnete (**Tab. 1/14**).

Tab. 1/14: Definition von Normal- und Übergewicht nach Vorgaben der Welt-Gesundheitsorganisation (WHO)

Gewichtsklassifizierung	Body-Mass-Index (kg/m$_2$)
Normalgewicht	18,5-24,9
Übergewicht	> 25
Vorstufe Fettsucht (Adipositas)	25,0-29,9
Adipositas Grad 1	30,0-34,9
Adipositas Grad 2	35,0-39,9
Adipositas Grad 3	> 40

Trotz aller Warnungen vor den gesundheitlichen Gefahren des Übergewichts steigt dieses in breiten Bevölkerungskreisen weiter an. Im Prinzip gibt es für die Massenabnahme ein breites Interesse (s. Kap. 12). Die empfohlenen Maßnahmen zeigen bislang wenig Wirkung, weil die Methoden der restriktiven bzw. optimierten Ernährung wenig anhaltend wirksam sind. Zudem werden zusätzliche Bewegungsprogramme zum Substanzabbau nicht oder unvollkommen realisiert.

Erst wenn die aufgenommene Nahrungsenergie den Grundumsatz unterschreitet, besteht die objektive Möglichkeit der Massenverminderung. Das bedeutet eine Nahrungsaufnahme von 1.000-1.500 kcal/Tag. Wird die unterkalorische Ernährung mit erhöhter körperlicher oder sportlicher Aktivität verbunden, dann kommt es sicher zu einer deutlichen Massenreduktion.

Zur Unterstützung der Gewichtsabnahme werden zahlreiche Mittel oder Verfahren (Abmagerungskuren) von Firmen, Institutionen oder Kliniken angeboten. Ihre Wirksamkeit ist aber für die Gesamtbevölkerung begrenzt, da sich an der Massenzunahme insgesamt wenig verändert hat.

Derzeit gibt es zur *Behandlung der Übergewichtigkeit* zwei anerkannte Wirkstoffe, das *Sibutramin* und das *Orlistat*.

Das Sibutramin (z. B. Reductil®) ist ein Serotonin- und Noradrenalin-Wiederaufnahmehemmer und wirkt über das Gehirn als Appetitzügler und Bewegungsaktivator. Während der Einnahme kommt es zu einem stärkeren Sättigungsgefühl bzw. einer Zügelung des Appetits. Zugleich wird der Energieumsatz durch zentrale Anregung der Bewegungsaktivität gesteigert. Der gewichtsvermindernde Effekt des Medikaments ist wissenschaftlich belegt.

Aufgrund von Nebenwirkungen auf das Herz-Kreislauf-System (z. B. Blutdruckanstieg) wird die Einnahme in Deutschland nicht mehr empfohlen.

Das Orlistat (Xenical®) ist ein *„Fettblocker"*. Orlistat vermindert die Fettresorption im Darm, indem etwa 30 % der aufgenommenen Fette wieder ausgeschieden werden. Als Nebenwirkungen sind Blähungen und Durchfall bekannt, sodass sich die Nutzung in Grenzen hält.

Nur von diesen beiden Substanzen gibt es wissenschaftlich ausgewiesene Studien, die eine anhaltende und sichere Massenabnahme von etwa 4-6 kg in einem halben Jahr belegen. Der so genannte *Jojoeffekt*, d. h. ein erneutes Ansteigen des Gewichts nach Beendigung der Medikamenteneinnahme oder Kur, ist nicht so drastisch wie bei anderen Abmagerungskuren. In Verbindung mit einer Diätumstellung oder Änderung des Lebensstils hält die Wirkung der beiden Medikamente länger an.

Bei extrem Übergewichtigen (BMI > 40) sind durch eine operative Magenverkleinerung (Magenband und weitere operative Verkleinerungsmethoden der Magen-Darmverbindung) sichere Erfolge in der Gewichtsabnahme, auch bei Kindern, möglich.

Das Werben und Agitieren zum Erhalt eines normalen oder optimalen Körpergewichts ist nach wie vor notwendig, weil fast die Hälfte der erwachsenen Bevölkerung die Normvorstellungen durch ein Zuviel an Körpermasse verfehlt. Jedes über längere Zeit anhaltende, größere Übergewicht fördert mit hoher Wahrscheinlichkeit Stoffwechselentgleisungen (z. B. Diabetes Typ II) und Funktionsstörungen im Herz-Kreislauf-System (z. B. Bluthochdruck). Im deutschen Gesundheitswesen müssen inzwischen 30 % der zur Behandlung verfügbaren Finanzmittel für die Behandlung der Folgeerkrankungen der Fehlernährung und der Bewegungsarmut ausgegeben werden.

KÖRPERBAUTYP

Der Körperbautyp kann nicht allein aus den Tabellen entnommen werden, die sich auf Körperhöhe und Körpermasse stützen. Die Proportionen von Körperhöhe und Körperlänge werden wesentlich vom Körperbautyp beeinflusst (**s. Abb. 1/14**). Für praktische Belange kann der **Körperbau in fünf Typen** eingeteilt werden (NOACK et al., 1985, MÖHR, 1988):

Typ I: Stark schlankwüchsig, sehr geringe aktive Körpersubstanz (Muskulatur).

Typ II: Mäßig schlankwüchsig, wenig aktive Muskulatur.

Typ III: Mittlere Statur, ausgewogene Muskulatur.

Typ IV: Mäßig gedrungen, große aktive Muskelmasse.

Typ V: Stark gedrungen (auch athletisch), sehr viel aktive Muskelmasse.

Die Einordung von Sportlern und Personen in bestimmte Körperbautypen lässt Schwankungen von 10 % zu.

In der vergleichenden Anthropometrie ist die *Körperbautypologie* von CONRAD (1963) gebräuchlich. Das Typologieschema nach CONRAD stützt sich auf ein Koordinatensystem mit 81 Feldern. Nach Zuordnung typischer Merkmale werden ein leptomorpher, pyknomorpher, hyperplastischer und hypoplastischer Körperbautyp unterschieden. Dieses **CONRAD-Schema** wird zur Darstellung von Körperbauentwicklungen, d. h. vom Kindes- bis zum Erwachsenenalter, bevorzugt genutzt (FRÖHNER & WAGNER, 1996).

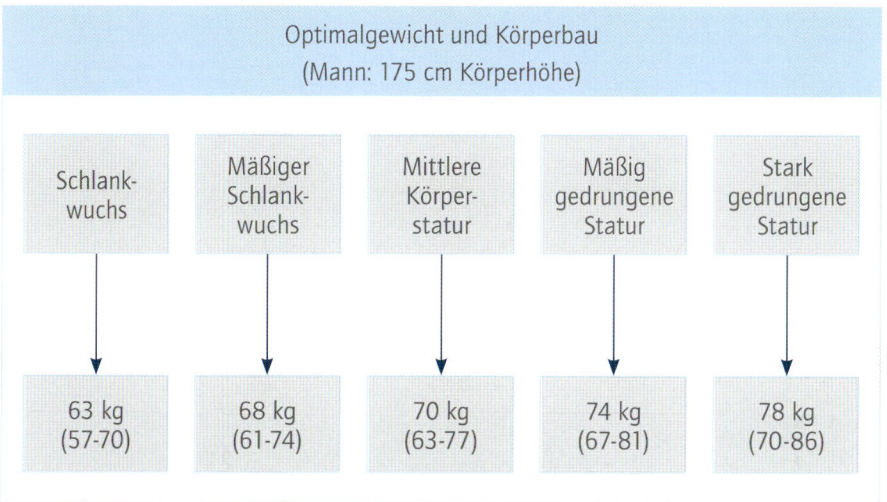

Optimalgewicht und Körperbau (Mann: 175 cm Körperhöhe)				
Schlank-wuchs	Mäßiger Schlank-wuchs	Mittlere Körper-statur	Mäßig gedrungene Statur	Stark gedrungene Statur
63 kg (57-70)	68 kg (61-74)	70 kg (63-77)	74 kg (67-81)	78 kg (70-86)

Abb. 1/14: Zusammenhang zwischen Optimalgewicht und Körperbau. Bei gleicher Körperhöhe kann das Optimalgewicht in Abhängigkeit vom Körperbau (Körperstatur) stark variieren.

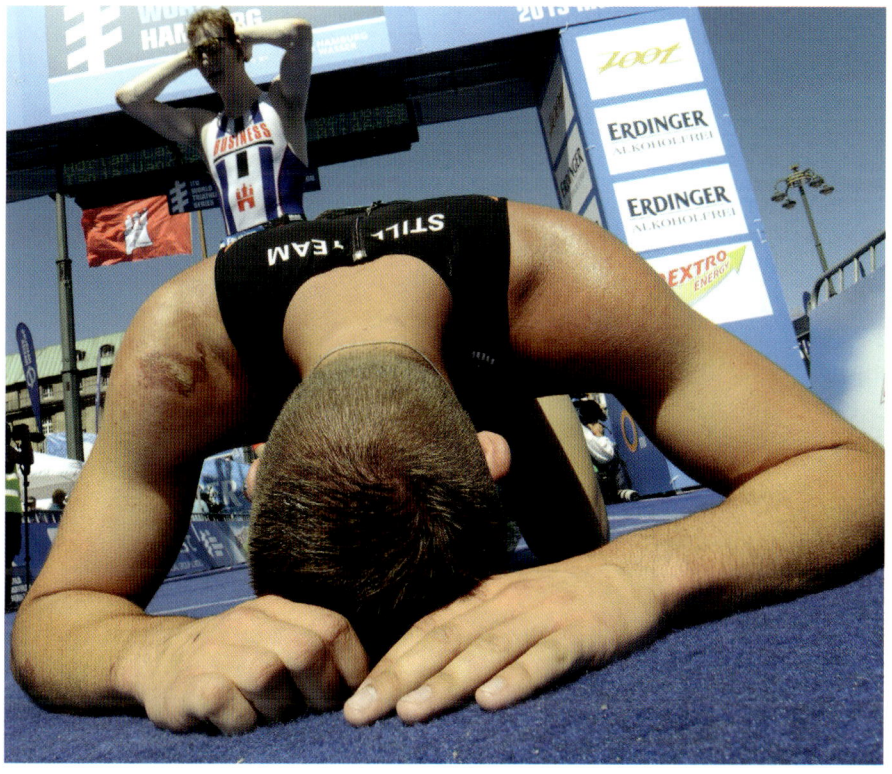

ANHANG

LITERATUR

- ALMOND, C. S., SHIN, A. Y., FORTESCUE, E. B., MANNIX, R.C., WYPIJ, D., BIRNSTADT, B. A., DUNCAN, C. N., OLSON, D. P., SALERNO, A. E., NEWBURGER, J. W. & GREENES, D. S. (2005): Hyponatremia among runners in the Boston Marathon. *New Engl. J. Med. 352*, 1550-1556.

- AMERICAN DIETETIC ASSOCIATION (1993): Position of the American Dietetic Association: Vegetarians Diets. *J. Amer. Dietetic Assoc. 93*, 1317-1319.

- ANDERS, R./MULLER, D. C./SORKIN, J. D. (1993): Long-Term Effects of Change in Body Weight on all Cause Mortality. *Ann. Intern. Med. 119*, 737-743.

- ANDERSON, R. A. (1991): New Insights on the Trace Elements Chromium, Copper, Zinc, and exercise. In: BROUNS, F., SARIS, W. H. M. & NEWSHOLME, E. A. (eds). *Advances in Nutrition and Top Sport*. Med. Sports Sci. 32. pp. 38-58. Basel: Karger.

- ANDING, J. D.; WOLINSKY, I., & KLIMIS-TAVANTZIS, D. J. (1997): Chromium. In: WOLINSKY, I. & DRISKELL, J. A. (eds.) *Sports Nutrition: Vitamin and Trace Elements*. Boca Raton, CRC Press.

- ANGELLINI, C., VERGANI, L., COSTA, L., MARTINUZZI, A., DUNNER, E., MARESCOTTI, C. & NOSALSDI, R. (1986): Use of Carnitine in Exercise Physiology. *Adv. Clin. Enzymol. 4*,103-110.

- ANKE, M., GLEI, M., GROPPEL, B., ROTHER, C. & GONZALES, D.(1998): Mengen-, Spuren- und Ultraspurenelemente in der Nahrungskette. *Nova acta Leopoldina NF 79*, Nr. 309, 157-190.

- ARMAS, L: A. G., HOLLIS, B. W. & HEANEY, R. P. (2004): Vitamin D_2 is much less effective than Vitamin D3 in humans. *J. Clin, Endocrinol. Metab. 89*, 5387-5391.

- ARNDT (1999): *Handbuch Nahrungsergänzungen*. Arnsberg, Novagenics Verlag.

- ARNDT, K. & ALBERS, T. (2001): *Handbuch Protein und Aminosäuren*. Arnsberg, Novagenics Verlag.

- ARENAS, J., RICOY, J. R., ENCINAS, A. R., POLA, P., D'IDDIO, S., ZEVIANI, M., DIDONATO, S. & CORSI, M. (1991): Carnitine in Muscle, Serum, and Urine of Nonprofessional Athletes:Effects of Physical Exercise, Training, and L-Carnitine Administration. *Muscle & Nerve 14*, 598-604.

- ARMSTRONG, L. E. (2007). Assessing Hydratation Status: The Elusive Gold Standard. *J. Amer. College. Nutr. 26*, Suppl. 5, S755-S845.

- ASP, S., DAUGAARD, J. R., ROHDE, T., DAMO, K. & GRAHAM, T. (1999): Muscle Glycogen Accumulation after a Marathon: Roles of Fiber Type and Pro- and Macroglycogen. *J. Appl. Physiol. 86*, 474-478.

ASTORINO, T. A. & ROBERTSON, D. W. (2010): Efficacy of acute caffeine ingestion for short-term high-intensity exercise performance: a systematic review. *J. Strength. Cond. Res. 24 (1)*, 257-265.

BÄSSLER, K.-H., GRÜHN, E., LOEW, D. & PIETRZIK, K. (1992): *Vitamin-Lexikon.* Stuttgart, G. Fischer.

BALSOM, P. D., EKBLOM, B., SJÖDERLUND, K., SJÖDIN, B. & HULTMAN, E. (1993): Creatine Supplementation and Dynamic High-intensity Intermittent exercise. *Scand .J. Med. Sci. Sports 3*, 143-149.

BALSOM, P. D., SJÖDERLUND, K. & EKBLOM, B. (1994): Creatine in Humans with Special Reference to Creatine Supplementation. *Sports Med. 18*, 268-280.

BASSIT, R. A., SAWADA, L.A., BACURAU, R. F. P., NAVARRO, F. & COSTA ROSA L.F.B. P. (2000): The Effect of BCCA Supplementation Upon the Immune Response of Triathletes. *Med. Sci. Sports Exerc. 32*, 1214-1219.

BALLWIESER, D. (2012): Gesundheitsstudie DEGS: So krank ist Deutschland. Aus Gesundheitssurvey des Robert-Koch-Instituts 2012.

BAUM, M. & WEISS, M. (2001): The Influence of a Taurine Containing Drink on Cardiac Parameters before and after Exercise Measured by Echocardiography. *Amino Acids. 20*, 75-82.

BASSIT, R. A., SAWADA, L. A., BACURAU, R. F. P., NAVARRO, F. & L. F. B. P. BAYNES, R. D. (1996): Refining the Assessment of Body Iron Status. *Am. J. Clin. Nutr. 64*, 793-794.

BEEK, E. J., VAN DER (1991): Vitamin Supplementation and Physical Exercise Performance. *J. Sports Sci. 9*, 77-89.

BERG, A. & KÖNIG; D. (2008). *Optimale Ernährung des Sportlers.* 4. Aufl., Stuttgart, Hirzel.

BERG, A., SIMON-SCHNAß, I., ROKITZKI, L. & KEUL, J. (1987): Die Bedeutung des Vitamin E für den Sportler. *Dtsch. Z. Sportmed. 38*, 416-422.

BERGER, M. M., HESSE, C., DEHNERT, C., SIEDLER, H., BARDENHEUER, H. J., BÄRTSCH, P. & HAEFLI, W. (2005). Hypoxia impairs systemic enothelial function in individuals prone to high-altitude pulmonary edema. *Am. J. Respir. Crit. Care Med. 172*, 763-765.

BERGHOLD, F. & PALLASMAN, K. (1983): Aspekte der Höhenanpassung und der akuten Adaptationsstörung beim Bergsport in extremen Höhenlagen. *Dtsch. Z. Sportmed. 34*, 237-244.

BERGSTRÖM, I., HERMANSEN, L., HULTMAN, E. & SALTIN, B. (1967): Diet, Muscle Glycogen and Physical performance. *Acta Physiol. Scand. 71*, 140-150.

BESSMAN, S. P. & CARPENTER, C. L. (1985): The Creatine-Creatine Phosphat Shuttle. *Annual Rev. Biochem. 54*, 831-862.

BEUKER, F. (1992): Veränderungen der Haut und Hautanhangsorgane durch Missbrauch anabol er Steroide bei Sportlern. *Haut 5*, 6-15.

BIGARD, A. X., SATABIN, P., LAVIER, P., CANNON, P., TAILLANDER, D.,& GUEZENNEC, C. Y. (1993): Effect of Protein Supplementation during Prolonged Exercise at Moderate Altitude on Performance and Plasma Amino Acid Pattern. *Eur. J. Appl. Physiol. 66*, 5-10.

BRIGELIUS-FLOHÉ, R., KELLY, F. J., SALONEN, J. T., NEUZIL, J., ZINGG, J. M. & AZZI, A. (2002): The European perspective on vitamin E: current knowledge and future research. *Am. J. Clin. Nutr. 76 (4)*, 703-716. PMID: 12324281.

BIRD, S. R., WILES, J. & ROBBINS, J. (1995): The Effect of Sodium Bicarbonate Ingestion on 1.500-m Racing Time. *J. Sports Sci. 13*, 399-403.

BIESALSKI, H. K., KÖHRLE, J., SCHÜMANN, K. (2002): *Vitamine, Spurenelemente und Mineralstoffe. Prävention und Therapie mit Mikronährstoffen.* Stuttgart: Thieme.

BLANCHARD, J., TOZE, T. N. & ROWLAN, M. (1997): Pharmacokinetic perspectives on megadoses of ascorbic acid. *Am. J. Clin. Nutr. 66*, 1165-1171.

BJERKAN, K., HELLE, C. & HOLM, H. (2000): Nutritional Supplement Use in Norwegian Elite Athletes. *Med. Sci. Sports Exerc. 33*, Suppl. S62.

BLOCK, K. P. & BUSE, M. G. (1990): Glucocorticoid Regulation of Muscle Branched-chain Amino Acid Metabolism. *Med. Sci. Sports Exerc. 22*, 316-324.

BLOMSTAND, E., HASSEM, P., ECKBLOM, B. & NEWSHOLME, E.A. (1991): Administration of Amino Acids during Sustained Exercise-effects on Performance and Plasma Concentration of Some Amino Acids. *Eur. J. Appl. Physiol. 63*, 83-88.

BLOMSTRAND, E., ELIASSON, J., KARLSSON, H. K. R.& KÖHNKE, R. (2006). Branched-Chain Amino Acids Activate Key Enzymes in Protein Synthesis after Physical Exercise. *J. Nutr. 136*, 269S-273S.

BÖHMER, D. (1981): Der Einfluss des Hochleistungstrainings auf den Wasser-Salz-Gehalt. In: RIECKERT, H. (Hrsg.): *Sport an der Grenze der menschlichen Leistungsfähigkeit.* Berlin-Heidelberg-New York, Springer.

BOHÉ, J., LOW, J. F. A., WOLFE, R. R. & RENNIE, M. J. (2001). Latency and duration of stimulation of human muscle protein synthesis during continuous infusion of amino acids. *J. Physiol. 532*, 575-579.

BRAUMANN, K.-M. & URHAUSEN, A. (2002): Gewichtmachen. *Dt. Z. Sportmed. 9*, 254-255.

BRESLOW, J. L. (2006): n-3 Fatty acids and cardiovascular disease. *Am. J. Clin. Nutr. 83 (6)*, 1477-1482.

BROOKS, S. M., SANBORN, C. F., ALBRECHT, B. H. & WAGNER, W. W. (1984): Diet in Athletic Amenorrhoea (letter). *Lancet 1*, 559-660.

BROOKS, G. A. (1987): Amino Acid Protein Metabolism During Exercise and Recovery. *Med. Sci. Sports Exerc.19*. (Suppl.). S150-S156.

BROUNS, F. (1993): *Die Ernährungsbedürfnisse des Sportlers.* Berlin, Springer.

BROUNS, F. & KOVACS, E. (1996): Rehydratationsgetränke für Sportler. *TW Sport + Medizin 8*, 167-174.

BROWN. E., HURD, N. S., McCALL, S. & CEREMUGA, T. E. (2007): HYPERLINK „http://www.ncbi.nlm.nih.gov/pubmed/17966676" Evaluation of the anxiolytic effects of chrysin, a Passiflora incarnata extract, in the laboratory rat. *AANA J. 75 (5)*, 333-337.

BUCCI, L., HICKSON, J. F., PIVARNIK, J. M., WOLINSKI, J. C., MCMAHON, J. C. & TURNER, S. D., Ornithine Ingestion and Growth Hormone Release in Bodybuilders. *Nutrition Res. 10*, 239-245.

BURKE, L. M. & READ, S. D. (1993): Dietary Supplements in Sport. *Sports Medicine. 15*, 43-65.

BURKE, D. M., HAWLEY, J. A., WONG, S. H. & JEUKENDRUP, A. E. (2011): Carbohydrates for training and competition. *J. Sports Sci. 29*, Suppl. 1, S 17-27. doi: 10.1080/02640414.2011.585473.

BYERS, D. M. & GONG, H. (2007): Acyl carrier protein: structure-function relationships in a conserved multifunctional protein family. *Biochem Cell Biol. 85 (6)*, 649-662.

CALDER, P. C. (2006). Branched-Chain Amino Acids and Immunity. *J. Nutr. 136*, 288S-293S.

CAM, M. C., BROWSEY, R. W. & McNEILL, J. H. (2000): Mechanisms of vanadium actions: insulin-mimetic or insulin-enhancing agent? *Can. J. Physiol. Pharmacol, 78 (10)*, 829-847.

CAMPBELL, W. W. & ANDERSON, R. A. (1987): Effects of Aerobic Training on the Trace Minerals, Chromium, Zinc and Copper. *Sports Med. 4*, 9-18.

CANDOW, D: G., LITTLE, J. P., CHIILÖIBECK, P. D., ABEYSEKARA, S., ZELLO, G. A., KAZACHKOV, M., CORNISH, S. M. & Yu, P. H. (2008). Low-Dose Creatine Combined with Protein during Resistance Training in Older Men. *Med. Sci. Sports Exerc. 40 (9)*, 1645-1652.

CARLIN, J.-L., REDDAN, W. G., SANJAK, M. & HODACH, R. (1986): Carnitine Metabolism During Exercise and Recovery in Humans. *J. Appl. Physiol. 61*, 1275-1278.

CASA, D. J., STEARNS, R. L., LOPEZ, R. M., GANIO, M.S., McDERMOTT, B. P., WALKER YEARGIN, S., YAMAMOTO, L. M., MAZEROLLE, S. M., ROTI, M. W., ARMSTRONG, L. E. & MARESH, C. M. (2010). Influence of hydration on physiological function and performance during trail running in the heat. *J. Athl. Train. 45*, 147-156.

CASA, D. J., CLARCSON, P. M. & ROBERTS, W. O. (2005): American College of Sports Medicine. Roundtable on Hydration and Physical Activity: Consensus Statements. *Current Sports Medicine Reports 2005, 4*, 115–127.

CASEY, A., CONSTANTIN-TEODOSU, D., HOWELL; S. HULTMAN, E. & FANCAUX, M. & POORTMANS, J. R. (1999): Effects of Training and Creatine Supplement on Muscle Strength and Body Mass. *Eur. J. Appl. Physiol. 80*, 165-168.

CASTELL, L. M.., POORTMANS, J. R., LECLERQ, R., BRASSEUR, M., DUCHATEAU, J., NEWSHOLME, E. A. (1997): Some Aspects of the Acute Phase Response after a Marathon Race, and the Effects of Glutamine Supplementation. *Eur. J. Appl. Physiol. 75*, 47-53.

CAVANAGH, P. R. & KRAM, R. (1985): Mechanical and Muscular factors Affecting the Efficiency of Human Movements. *Med. Sci. Sports Exerc. 17*, 326-331.

CERETELLI, & MARCONI, C. (1990): L-Carnitine Supplementation in Humans. The Effects on Physical Performance. *Int. J. Sports. Med. 1*, 1-14.

CHAN, K. M., DECKER, E. A. & FEUSTMAN, C. (1994): Endogenous skeletal muscle antioxidants. *Cri. Rev. Food Sc. Nutr. 34 (4)*, 403-26.

CLARK, N., TOBIN, J. & ELLIS, C. (1992). Feeding the ultraendurance athlete. Practical Tipps and a case study. *J. Am. Dietetic Ass. 92*, 1258-1262.

CLARKS, N. (1990): *Sports Nutrition Guide Book*. Champaign (IL), Human Kinetics Publishers.

CLARKSON, P. M. (1995): Antioxydants and Physical Performance. Critical Reviews. *Food Sci. Nutr. 35*, 131-141.

CLASING, D. (1996): *Die essgestörte Athletin* (Hrsg.) Köln, Sport und Buch Strauß.

CLARK, J. F. (1997): Creatine and Phosphocreatine: a Review of their Use in Exercise and Sport. *J. Athl. Training. 32*, 45-50.

COGGAN, A. R. & SWANSON, S. C. (1992): Nutritional Manipulation Before and During Endurance Exercise: Effects on Performance. *Med. Sci. Sports Exerc. 24*, Suppl. 331-335.

CONRAD, K. (1963): Der Konstitutionstypus. Seine Grundlage und praktische Anwendung. Berlin, Springer.

CONVERTINO, V. A., ARMSTRONG, L.E., COYLE, E. L., MACK, G. W., SAWKA, M. N. & SENAY, M. N. (1996): American College of sports medicine position stand. Exercise and fluid replacement. *Med. Sci. Sports Exerc. 28*, 1-7.

COOKE, W. H., GRANDJEAN, P. W. & BARNES, W. S. (1995): Effects of Oral Creatine Supplementation on Power Output and Fatigue During Bicycle Ergometry. *J. Appl. Physiol. 78*, 670-673.

COSTA ROSA, W. (2000): The effect of BCCA Supplementation Upon the Immune Response of Triathletes. *Med. Sci. Sports Exerc. 32*, 1214-1219.

COYLE, E. F., HAGENBERG, J. M., HURLEY, B. H., MARTIN III, W.H.,EHSANI, A. A. & HOLLOSZY, J. O. (1983): Carbohydrate Feeding during Prolonged Strenous Exercise Can Delay Fatigue. *J. Appl. Physiol. 15*, 466-471.

CRIPP, P. J., WILLIAMS, A. D. & HAVES, A. (2007): A creatine-protein-carbohydrate supplement enhances responses to resistance training. *Med. Sci. Sports Exerc. 39 (11)*, 1960-1968.

CURETON, K. J., WARREN, G. L., MILLARD-STAFFORD, M. L., WINGO, J. E., TRIL, J. & BUYCKX, M. (2007): Caffeinated sports drink: Ergogenic effects and possible mechanisms. *Int. J. Sport Nutr. Exerc. Metab. 17 (1)*, 35-55.

DAVIS, J. K. & GREEN, J. M. (2009): Caffeine and anaerobic performance: ergogenic value and mechanism of action. *Sports. Med. 39 (10)*, 813-832.

DE FLORA, S. & RAMEL, C. (1988): Mechanisms of Inhibitors of Mutagenesis and Carcinogenesis – Classification and Over-View. *Mutat. Res. 202*, 285-306.

DELANGHE, J., DE SLYPERE, J. P., DE BUYZERE, M., ROBBRECHT, J. WIEME, R. & VERMEULEN, A. (1989). Normal Reference Values Creatine, Creatinine and Carnitine are Lower in Vegetarians. *Clin. Chem. 35*, 1802-1803.

DESBROW, B., HENRY, M., & SCHEELINGS, P. (2012): An examination of consumer exposure to caffeine from commercial coffee and coffee-flavoured milk. *J. Food Composition Analysis, 28*, 114-118.

DELDICQUE, L., LUIS, M., THEISEN, D., NIELENS, H., DEHOUX, M., THISSEN, J. P., RENNIE, M. J., & FANCAUX, M. (2005): Increased IGF mRNA in human skeletal muscle after creatine supplementation. *Med. Sci. Sports Exerc. 37*, 731-736.

DE LEIRIS, J., DE LORGERIL, M. & BOUCHER, F. (2009): Fish oil and heart health. *J. Cardiovasc. Phamacol. 54 (5)*, 378-384.

DENNING, H. (1937): Über die Steigerung der körperlichen Leistungsfähigkeit durch Eingriffe in den Säurebasenhaushalt. *Medizin. Wschr. 19*, 733-736.

DGE (2012): *Referenzwerte für die Nährstoffzufuhr.* 3. Aufl., Frankfurt: Umschau Buchverlag.

DI BONA, K. R., LOVE, S., RHODES, N. R., McADORY, D., SINHA, S. H., KERN, N., KENT, J., STRICKLAND, J., WILSON, A: BEAIRD, J., RAMAGE, J., RASCO, J. F. & VINCENT, J. B. (2011): Chromium is not an essential trace element for mammals: effects of a „low-chromium" diet. *J. Biol. Inorg. Chem. 2011, 16 (3)*, 381-390. doi: 10.1007/s00775-010-734-y.

DICKSON, D.N., WILKINSON, R. L. & NOAKES, T. D. (1982): Effects of Ultra-Marathon Training and Racing on Hematologic Parameters and Serum Ferritin Levels in Well-Trained Athletes. *Int. J. Sports Med. 3*, 111-117.

DIEBSCHLAG, W.(1985): Die optimale Ernährung für Sportler. *Leistungssport 1*, 15-22.

DILUIGGI, L., GUIDETTI, L., PIGOZZI, F., BALÖDARI, C., CASINI, A., NORDIO, M., & ROMANELLI, F. (1999): Acute Amino Acids Supplementation Enhances Pituary Responsivness in Athletes. *Med. Sci. Sports Exerc. 31*, 1748-1754.

DILUIGGI, L., PIGOZZI, F., CASINI, A. et al. (1994): Effects of Prolonged Amino Acid Supplementation on Hormonal Secretion in Male Athletes. *Med. Sport 47*, 529-539.

DI PRAMPERO, P. E. (1986): The Energy Cost of Human Locomotion on Land and Water. *Int. J. Sports Med. 7*, 55-72.

DRAGAN, G, VASILIU, A., GEORGESCU, E. & DUMAS, I. (1987): Studies Concerning Chronic and Acute Effects of L-Carnitine on some Biological Parameters in Elite Athletes. *Physiology 24*, 23-28.

DUARD, V. & FERRARIS, R. P. (2008): Regulation of fructose transporter GLUT 5 in health and disease. Am. *J. Physiol. Endocrin. Metab. 295*, E227-E237.

DURNIN, J. V., GARLICK, P., JACKSON, A. A., SCHÜRCH, B., SHETTY, P. S. & WATERLOW, J. C. (1999): Report of the IDECG Working Group on lower Limits of Energy and Protein and upper Limits of Protein Intakes. International Energy Consultative Dietary Group. *Eur. J. Clin. Nutr. 53 (Suppl. 1)*, S. 174-S. 176.

DOMBROWSKI, D. A. (1984): *The Philosophy of Vegetarianism.* Amherst (MA), University Massachusetts Press.

DORGAN, J. F., JUDD, J. T., LONGCOPE, C., BROWN, C., SCHATZKIN, A., CLEVIDENCE, B. A., CAMPBELL, W. S., NAIR, P. P., FRANZ, C., KAHLE, L. & TAYLOR, P. R. (1996): Effect of Dietary Fat and Fiber on Plasma and Urine Androgens and Estrogens in Men: a Controlled Feeding Study. *Am. J. Clin. Nutr. 64*, 850-855.

DOWLING, E., REDONDO, D., BRANCH, J. JONES, S., MCNABB, G. & WILLIAMS, M. (1996): Effect of Eleutheroccocus Senticosus on Submaximal and Maximal Exercise Performance. *Med. Sci. Sports Exerc. 28*, 482-489.

EATON, S. B. & EATON III, S. B. (2000): Paleolitic vs. Modern Diet-Selected Pathophysiological Implications. *Eur. J. Nutr. 39*, 67-70.

EISENMAN, P., P. A., JOHNSON, S. C. & BENSON, J. E. (1990). *Coaches Guide to Nutrition and Weight Control.* Champaign (IL), Leiser Press.

EISINGER, M. (1990): Vergleichende Untersuchung der Ernährungszufuhr zweier Kostformen (konventionelle Sportkost) und ovo-lacto-vegetarische Vollwertkost bei einem Ultralangstreckenlauf (Deutschlandlauf 1987). *Ernährungswissenschaftliche Schriftenreihe.* Gießen, Wissenschaftlicher Fachverlag.

EISINGER, M. & LEITZMAN,C. (1992): Ernährung und Sport- eine Übersicht. *Dtsch. Z. Sportmed. 43,* 472-493.

ELLROTT, T. (1997): Erfolgskriterien für Gewichtsmanagement-Programme. *Münchner Med. Wschr. 241,* 244-245.

ENGELHARDT, M., NEUMANN, G., BERBALK, A. & REUTER, I. (1998): Creatine Supplementation in Endurance Sports. *Med. Sci Sports Exercise 18,* 1123-1129.

ESSIG, D., COSTILL, D.L. & VAN HANDEL, P. J. (1980): Effects of Caffeine Ingestion on Utilization of Muscle Glycogen and Lipid During Leg Ergometer Cycling. *Int. J. Sports Medicine 1,* 86-90.

ETGEN, G. J., JENSEN, J., WILSON, C. M., HUNT, D. G:, CUSMAN, S. W. & IVY, J.L. (1997): Exercise Training Reverses Insulin Resistance in Muscle by Enhanced Recruitment of GLUT-4 to the Cell Surface. *Am. J. Physiol. 272,* E864-E869.

ETGEN, G. J., WILSON, C. M., JENSEN, J., CUSMAN, S.W. & IVY, J. L. (1996): Glucose Transport and Cell Surface GLUT-4 protein in Skeletal Muscle of the Obese Zucker Rat. *Am. J.. Physiol. 271,* E294-E301.

FAWCETT, J. P., FARQUHAR, S. J., WALKER, R. J. , THOU, T. LOWE, G. & GOULDING, A. (1996): The effect of oral vanadyl sulfate on body composition and performance in weight-training athletes. *Int. J. Sport Nutr. 6,* 382-390.

FINE, K. D., SANTA ANA, C. A.. PORTER, J. L. & FORDTRAN, J. S.(1991): Intestinal absorption of magnesium from food and supplements. *J. Clin. Invest. 88,* 396-402.

FLECK, S. J. & REIMERS, K. J. (1994): The Practice of Making Weight: Does It Affect Performance? *Strength and Conditioning* (Colorado Spring) 16, 66-67.

FREUND, B. J. & YOUNG, A. J. (1996): *Environmental Influences on Body Fluid Balance During Exercise: Cold Exposure.* In: BUSKIRK, E. R. & PUHL, S. M. (eds.): Body Fluid Balance .Exercise and Sport. Pp. 183-196. Boca Raton Boson: CRC Press.

FREUND, B. J., MONTAIN, S. J., YONG, A.J. et al. (1995): Glycerol hyperhydration hormonal, renal, and vascular fluid responses. *J. Appl. Physiol. 79,* 2069-2077.

FRICK, J., JUNGWIRTH, A. & ROVAN, E. (1998): In: E. NIESCHLAG, E. & H. M. BEHRE (Eds.): Testosterone. P. 273. Berlin: Springer.

FRIEDMAN, J. E. & LEMON, P. W. R. (1989): Effect of chronic endurance exercise on retention of dietary protein. *Int. J. Sports med. 10,* 118-123.

FRIEDMANN, B., WELLER, E., MAIRBÄURL, H. & BÄRTSCH, P. (2001): Effects of Iron Repletion of Bood Volume and Performance Capacity in Young Athletes. *Med. Sci. Sports Exerc. 33,* 741-746.

FRIEDRICH, W. (1987): *Handbuch der Vitamine*. München, Urban und Schwarzenberg.

FRÖHNER, G. & WAGNER, K. (1976): Anwendungsorientierungen der Anthropometrie in der Betreuung von Sportlern. *Leistungssport 26*, 12-16.

FRÖHNER, G.(1993): *Die Belastbarkeit als zentrale Größe im Nachwuchstraining*. Trainerbibliothek 30. Münster; Philippka-Sportverlag.

FRÖHNER, G. & WAGNER, K. (2002): Körperbau und Sport unter Beachtung des Körpergewichts. *Leistungssport 32*, 33-40.

FUCHS, U. & REIß, M. (1990): *Höhentraining*. Münster, Philippka.

FUJITA, S & VOLPI, E. (2006). Amino Acids and Muscle Loss with Aging. *J. Nutr. 136*, 277S-280S.

GANIO, M. S., KLAU, J. F., CASA, D. J., ARMSTRONG, D. E. & MARESH, L. M. (2009): Effect of Caffeine on sport-specific endurance performance: a systematic review. *J. Strength Cond. Res. 23 (1)*, 315-324.

GANZ, T. & NEMETH, E. (2005): Iron imports. IV. Hepcidin and regulation of body iron metabolism. *Am. J. Gastrointest. Liver Physiol. 190*, G199-G203; doi:10.1152, ajpgi.00412.2005.

GEISS, K.-R. & HAMM, M. (1990): *Handbuch der Sportler-Ernährung*. Hamburg, Behrs Verlag.

GERSHOFF; S. N. (1993): *Vitamin C* (ascorbic acid): new roles, new requirements? Rev. Nutr. 51 811), 313-326.

GLASER, R. (2000): Elektrische und magnetische Felder in der Therapie. *Humbold-Spektrum 2*, 26-32.

GLEDHILL, N. (1984): Bicarbonate Ingestion and Anaerobic Performance. *Sports Medicine 1*, 177-180.

GOLDSTEIN, E. R., ZIEGENFUSS, T., KALMAN, D., KREIDER, R., CAMPBELL, B., WILBORN, C., TAYLOR, L., STOUT, J., GRAVES, B. S., WILDMAN, R., IVY, J. L. SPANO, M., SMITH, A. E. & ANTONIO, J. (2010): International society of sports nutrition position stand: caffeine and performance: *J. Int. Sci. Sports Nutr. 7:5*. www.jissn.com/content 7/1/5.

GRAHAM, T. E. & SPRIET; L. L. (1991): Performance and Metabolic Responses to a High Caffeine Dose during Prolonged Exercise. *J. Appl. Physiol. 71*, 2292-2298.

GREEN, N. R. & FERRADO, A. A. (1994): Plasma boron and the effects of boron supplementation in males. Eviroment. *Health Perspectives 102*, 73-77.

GREEN, A. L., HULTMAN, E., MACDONALD, I. A. , SEWELL, D. A. & GREENHAFF, P. L. (1996): Carbohydrate Feeding Augments Skeletal Muscle Creatine Accumulation during Creatine Supplementation in Man. *Am. J. Physiol. 271*, 821-823.

GREENHAFF, P. L. (1996): Creatine Supplementation: Recent Devolepments (Editoral). *Br. J. Sports Med. 30*, 276-281.

GREENHAFF, P. L., GLEESON, M. & MAUGHAN, R. J. (1981): The Effect of Diet on Muscle pH and Metabolism During High Intensity Exercise. *Eur. J. Appl. Physiol. 57*, 531-539.

GREENHAFF, P. L., BODIN, K., SJÖDERLUND, K. & HULTMAN, E. (1994): Effect of Oral Creatine Supplementation on Skeletal Muscle Phosphocreatine Resynthesis. *Am. J. Physiol. 266*, E725-E730.

GREENHAFF, P. L., CASEY, A.,& GREEN, A. (1996): Creatine Supplementation Revisited: a Uptake. *Insider Special 4,* 1-2.

GREENHAFF, P. L., CASEY, A., SHORT, A. H., HARRIS, R., SJÖDERLUND, K. & HULTMAN, E. (1993): Influence of Oral Creatine Supplementation of Muscle Torque During Repeaded Bouts of Maximal Voluntary Exercise in Man. *Clin. Sci. 84,* 565-571.

GREENHAFF, P. L., GLEESON, M. & MAUGHAM, R. J. (1987): The Effects of Dietary Manipulation on Blood Acid-Base Status and the Performance on High intensity Exercise in. *Eur. J. Appl. Physiol. 56,* 331-337.

GREENHAFF, P. L., GLEESON, M. & MAUGHAM, R. J. (1988): Diet-Induced Metabolic Acidosis and the Performance on High intensity Exercise in Man. *Eur. J. Appl. Physiol. 57,* 583-590.

GREENHAFF, P. L., HULTMAN, E. & HARRIS, R. L. (2004). In: Poortmans, J. R. (ed.) *Principles of Exercise Biochemistry.* Basel: Karger, S. 109-151.

GRUBE, W. (1993). *Der Kaliumgehalt von Läufern.* In: Ausdauersport H. 5: Schriftenreihe des Verbandes langlaufender Ärzte. S.35-56. Augsburg, Presse-Druck.

GUIOTTO, A., CALDERAN, A., RUZZA, P. & BORIN, G. (2005): Carnosine and carnosine-related antioxidants: a review. *Curr. Med. Chem. 12, (2),* 293-315.

HAAS, R. (1986a). *Dr. Haas Top Diät.* München, BLV Verlagsgesellschaft.

HAAS, R. (1986). *Die Dr. Haas Leistungsdiät.* München, BLV Verlagsgesellschaft.

HAHN, A., STÖHLE, A. & WOLTERS, M. (2006): Ernährung. *Physiologische Grundlagen, Prävention, Therapie.* Stuttgart: Wissenschaftliche Verlagsgesellschaft.

HALLMARK, M. A., REYNOLDS, T. H., DESOUZA, C. A. DOTSON, C. O. ANDERSON, R. A. & ROGER, M. A. (1996): Effects of Chromium and Resistive Training on Muscle Strength and Body Composition. Med. *Sci. Sports Exerc. 28,* 139-144.

HAMALAINEN, E., ADLERCREUTZ, H., PUSKA, P. & PIETINEN, P. (1984): Diet and Serum Sex Hormones in Healthy Men. *J. Steroid. Biochem. 20,* 459-464.

HAMM, M. (1991): Ernährung des (Hoch) Leistungssportlers in der Trainings- und Wettkampfphase. *Akt. Ernährungs. Med. 16,* 73-77.

HAMM, M. & WEBER, M. (1988). Sporternährung. 2.Aufl. Weil der Stadt, Walter Hädecke Verlag.

HARGREAVES, M., COSTILL, D.L., COGGAN, A. R., FINK, W. J. & NISHIBATA, I. (1984): Effect of Carbohydrate Feedings on Muscle Glycogen Utilization and Exercise and Performance. *Med. Sci. Sports Exerc. 16,* 219-222.

HARGREAVES, M., COSTILL, D.L., ., FINK, W. J. KING, D. S. & FIELDING, R. A. (1987):Effect of Pre-exercise Carbohydrate Feedings on Endurance Cycling Performance. *Med. Sci. Sports Exerc. 19,* 33-36.

HARGREAVES, M. (1999): Metabolic Responses to Carbohydrate Ingestion: Effects on Exercise Performance. In: D.R. LAMB & R. MURRAY (eds.). *The Metabolic Basis of Performance in Exercise and Sport.* Carmel (USA), Cooper Publ. Group. 12, 93-124.

HARRIS, R., SJÖDERLUND, K. & HULTMAN, E. (1992): Elevation of Creatine in Resting and Exercised Muscle of Normal Subjects by Creatine Supplementation. *Clin. Sci. 83,* 367-374.

HARRIS, R. C., TALLON, M. J., DUNNETT, M., BOOBIS, L., COAKLEY, J., KIM, H. J., FALLOWFIELD, J. L., HILL, C. A., SALE, C. & WISE, J. A. (2006): The absorption of orally supplied beta-alanine and its effect on muscle carnosine synthesis in human vastus lateralis. *Amino Acids 30,* 279-89.

HARRISON, P. M. & AROSIO, P. (1996): *The ferritins: molecular properties, iron storage function and cellular regulation.* Biochim. Biophys. Acta 31/1275/161-203. PMID 8695634.

HASSAN, Y. I. & ZEMPLENI, J. (2006): Epigenetic regulation of chromatin structure and gene function by biotin. *J. Nutr. 136 (7),* 1763-1765.

ZEMPLENI J. HEINRICH, J, GROTE, V., PETERS, A & WICHMANN, H.-E. (2002): Gesundheitliche Wirkungen von Feinstaub: Epidemiologie der Langzeiteffekte. *Umweltmedizin in Forschung und Praxis. 7 (2),* 91-99.

HELFER, S. K., WIDEMAN, L., GAESSER, G. A. & WELTMAN, A. (1995): Branched-Chain Amino Acids (BCCA) Supplementation Improves Endurance Performance in Competitive Cyclists. *Med. Sci. Sports Exerc. 27,* Suppl. S 149.

HEMILA, H. (1996): Vitamin C and Common Cold Incidence: a Review of Studies with Subjects under Heavy Physical Stress. *Int. J. Sports Med. 17,* 379-383.

HILL, C. A., HARRIS, R. C., KIM, H. J., HARRIS, B. D., SALE, C., BOOBIS, L. H., KIM, C. K. & WISE, J. A. (2007): Influence of beta-alanine supplementation on skeletal muscle carnosine concentrations and high intensity cycling capacity. *Amino Acids. 32,* 225-233.

HILL; J. O. (2006): Understanding and Addressing the Epidemic of Obesity: An Energy Balance Perspective. *Endocrine Reviews 27 (7),* 750-761.

HIPKISS, A. R. (2006). Does Chronic Glycolysis Accelerate Aging? Could This Explain How Dietary Restriction Works?. *Annals of the New York Academy of Sciences 1067,* 361–368.

HOBSON, R. M., SAUNDERS, B., BALL, G., HARRIS, R. C. & SALE, C. (2012): Effects of ß-alanine supplementation on exercise performance: a meta-analysis. *Amino Acids.43 (1),* 25-37.

HOLTMEIER, H.-J. (1995): *Gesunde Ernährung von Kindern und Jugendlichen.* 3. Auflage. Berlin, Springer.

HOFFMANN, D. (1995): *Der Körpereisenstatus bei Sporttreibenden und seine Beziehung zur körperlichen Belastung und Leistungsfähigkeit.* Frankfurt, Verlag Shaker.

HOOD, D. A. & TERJUNG, R. L. (1990): Amino Acid Metabolism during Exercise and Following Endurance Training. *Sports Med. 9,* 23-35.

HOTTENROTT, K. (1994): *Duathlontraining.* Aachen., Meyer & Meyer.

HOTTENROTT, K. & SOMMER, H.-M. (2001): Aktivierung des Fettstoffwechsels in Abhängigkeit von Nahrungskarenz, Kohlenhydratkost und Ausdauerleistungsfähigkeit. *Dtsch Z. Sportmed 52,* Sonderheft 7-8.

HOYT, R. W. & HONIG, A. (1996): Environmental Influences on Body Fluid Balance During Exercise: Altitude. In: BUSKIRK, E. R. & PUHL, S. M. (eds.): *Body Fluid Balance .Exercise and Sport.* Pp. 183-196. Boca Raton Boson, CRC Press.

HOYT, R. W., JONES, T. E., STEIN, T. P., MCANICH, G., LIEBERMAN, H. R., ASKEW, E. W. & CYMERMAN, A. (1991): Doubly Labeled Water Measurement of Human Energy Expenditure During Strenuous Exercise. *J. Appl. Physiol. 71*, 16-22.

HU, K. & YAO, T. (2003): The cytotoxicity of methyl protoneogracillin (NSC-698793) and gracillin (NSC-698787), two steroidal saponins from the rhizomes of Dioscorea collettii var. hypoglauca, against human cancer cells in vitro. *Phytother. Res.17, (6),* 620-626.

HÜBSCHER, J. (2002): Einfluss von elektromagnetischen Feldern auf die belastungsinduzierte Entzündungs- und muskuläre Stressreaktion bei gesunden Probanden. *Vortrag,* 2. World Health & Sports Promotion vom 30.08. bis 01.09.02 Seefeld, Österreich.

HULTMAN, E. (1993): Influence of Oral Creatine Supplementation of Muscle Torque During Repeaded Bouts of Maximal Voluntary Exercise in Man. *Clin. Sci. 84,* 565-571

HULTMAN, E., SODERLUND, K., TIMMONS, K., CEDERBLAD, G. & GREENHAFF, P. L. (1996): Muscle Creatine Loading in Man. *J. Appl. Physiol. 81,* 232-237.

HULTMAN, E. & GREENHAFF, P. L: (2000): Carbohydrat metabolism in Exercise. In: MAUGHAN, R. J. (ed.) *Nutrition in Sport.* pp. 85-96. Oxford, Blackwell Science.

HUNT, S. M. & GROFF, J. L. (1990): *Advanced Nutrition and Human Metabolism.* pp. 286-348. St. Paul (MN), West publishing.

IOM (2001): Institute of Medicine. Food and Nutrition Board: Dietary Reference Intakes for Vitamin A, Vitamin K, Arsenic, Boron, Chromium, Copper, Iodine, Iron, Manganese, Molybdenum, Nickel, Silicon, Vanadium and Zinc. Washington DC: *National Academy Press.*

IVY, J.L. (1998): Glycogen resynthesis after exercise: effect of carbohydrate intake. *Int. J. Sports Med. 19* Suppl. 2, S 142-S 145.

IVY, J.L. (2000): Optimization of Glycogen Stores. In: MAUGHAN, R.J. (ed.): *Nutrition in Sport.* Blackwell Science, Oxford, 97-111.

IVY, J.L., MILLER, W., DOVER, V., GOODYEAR, L.G., SHERMAN, W.H. & WILLIAMS, H. (1983): Endurance Improved by Ingestion of a Glucose Polymer Supplement. *Med. Sci. Sports Exerc. 15,* 466-471.

JENTJENS, R. L. P. G., MOSELEY, L., WARING, R. H., HARDING, L. K. & JEUKENDRUP, A. E. (2004). Oxidation of combined ingestion of glucose and fructose during exercise. *J. Appl. Physiol. 96,* 1277-1284.

JENTJENS, R. L. & JEUKENDRUP, A. E. (2005): High rates of exogenous carbohydrate oxidation from a mixture of glucose and fructose ingested during prolonged cycling exercise. *Br. J. Nutr. 93 (4),* 485-492.

JERRETT, M., BURNETT, R. T., POPE III, C. A., Ito, K., THURSTON, G., KREWSKI, D., SHI, Y., CALLE, E. & THUN, M. (2009): Long-Term Ozone Exposure and Mortality. *New Engl. J. Med. 360 (11),* 1085-1095.

JEUKENDRUP, A.E. (1999): Dietary Fat and Physical Performance. *Curr. Opin. Clin. Nutr. Metab. Care 2,* 521-526.

JEUKENDRUP, A. E. & GLEESON, M. (2004): *Sport Nutrition.* Champaign, IL, Human Kinetics.

JEUKENDRUP, A.E. & WALLIS, G. A. (2005). Measurement of Substrate Oxidation. *Int. J. Sports Med. 26*, 28-37.

JEUKENDRUP, A.E. (2010): Carbohydrate and exercise performance: the role of multiple transportable carbohydrates. *Curr. Opin. Clin. Nutr. Metab. Care. 13 (4)*, 452-457. doi: 10.1097/MCO.0b013e328339de9f.

JUNG, K. (1984): *Sport und Ernährung.* Aachen, Meyer & Meyer.

KAGAN, V., NOHL, H. & QUINN, P. J. (1996): Coenzyme q: its Role in Scavenging and Generation of Radicals in Membranes. In: CADENS, C. & PACKER, L. (eds.): *Handbook of Antioxidants*, pp 157-201. New York, Marcel Decker.

KALMAN, D., COLKER, C. M., ANTONIO, J., TORINA, G. C., BRINK, W. D. & SHI, Q. (1999): Effect of a Guggulsterones Extract-Phosphate Salt Based Product on Body Composition and Energy Levels in Overweight Adults. *Med. Sci. Sports Exerc. 31* (Suppl.): Abstract 469.

KALMAN, D., COLKER, C. M., STARK, R., MINSCH, A., WILETS, I. & ANTONIO, J. (1998): Effect of Pyruvate Supplementation on Body Composition and Mood. *Current Ther. Res. 59*, 793-802.

KAMBER, M., KOSTER, M., KREIS, R., WALKER, G., BOESCH, C. & HOPPELER, H. (1999): Creatine Supplementation-Part I: Performance, Clinical Chemistry, and Muscle Volume. *Med. Sci. Sports Exerc. 31*, 1763-1769.

KASSIRER, J.P. & ANGELL, M. (1998): Losing Weight-all Ill-Fasted New Year's Resolution. *N. Engl. J. Med. 338*, 52-54.

KELLIS, J. T. Jr. & VICERY, L. E. (1988): Inhibition of human estrogen synthetase (aromatase) by flavones. *Science, 225* (4666), 1032 -1034.

KEUL, J., KÖNIG, D., HUONKER; M. & BERG, A. (1996): Ernährung, Sport und muskuläre Belastbarkeit. *Dtsch. Z. Sportmed. 47*, 228-237.

KEUL, J. & WITZIGMANN, E. (1988): *Olympia-Diät.* München, W. Heyne-Verlag.

KING, D. S., SHARP, R. L., VUKOVICH, M. D. , BROWN, G. A., REIFENRATH, T. A., UHL, N. L., PARSONS, N. L. & PARSONS, K. A. (1999): Effect of oral androstenedione on serum testosterone and adaptations to resistance training in young men: a randomized controlled trial. *JAMA 281 (21)*, 2020-2028.

KLEBANOY, G. I., TESELKIN, Y. O., BANENKOVA, I. V., LYUBITSKY, O. B., REBROVA, O. Y., BOLDYREV, A. A., VLADIMIROV, Y. A. (1998). Effect of carnosine and its components on free-radical reactions". *Membrane & Cell Biology. 12 (1)*, 89-99.

KNECHTLE, B & MÜLLER, G. (2002): Ernährung bei einem Extremausdauerwettkampf. *Dtsch. Z. Sportmed. 53*, 54-57.

KNECHTLE, B. (2005). Kann Fatloading die Ausdauerleistungsfähigkeit verbessern? Schweiz. *Z. Sportmed. 53 (4)*, 179-184.

KNECHTLE, B. & KNECHTLE, P. (2006): Das Energiedefizit bei Extremausdauerbelastungen-Pathophysiologische Aspekte und therapeutische Konsequenzen. *Österr. J. Sportmedizin 36 (1)*, 20-31.

KNECHTLE, B. & BIRCHER; S. (2005). Veränderung der Körperzusammensetzung bei einem Ultralauf. *Praxis 94*, 371-377.

KNECHTLE, A. (2008). *Energiedefizit bei langen Ausdauerbelastungen.* In: M. ENGELHARDT, B: FRANZ, G. NEUMANN & A. PFÜTZNER (Hrsg.). 21. und 22. Internationales Triathlonsymposium. Bd. 19. S. 99-111. Hamburg: Czwalina

KNECHTLE, B., DUFF, B., SCHULZE, I.,& KOHLER, G. (2008): The Effekts of Running 1.2000 km within 17 Days on Body Composition in a Female Ultrarunner-Deutschlandlauf 2007. *Res. Sports Medicine 16*, 167-188.

KNECHTLE, B., ADONIE, J. L., FRAIRE SALAS, O., KNECHTLE, P. & KOHLER, G. (2008): Der Einfluss von zehn aufeinander folgenden Langdistanz-Triathlons auf Körperfett und Muskelmasse-World Challenge Deca Iron 2006. *Praxis 97*, 885-892.

KOHEN, R., YAMAMOTO, Y., CUNDY, K, C. & AMES, B. N. (2013): Antioxidant activity of carnosine extracted from various poultry tissues Poult. *Sci. 92 (2)*, 444-453.

KOIVISTO, V. A., YKI,-JÄRVINEN, H. & DEFRONZO, R. A. (1986): Physical Training and Insulin Sensivity. *Diabetes Metabolism Reviews 1*, 445-481.

KONOPKA, P. (2001): *Sportlernährung.* 8. Aufl., München, BLV-Verlag.

KRAEMER, W. J., RATAMESS, N. A., VOLEK, J. S., HÄKKINEN, K., RUBIN, M. R., FRENCH, D. N. GOMEZ, A. L., McGUIGAN, M. R:, SCHEETT, T. P., NEWTON, R. U., SPIERING, B. A., IZQUIERO, M. & DIOGUARDI, F. S. (2006). The effects of amino acid supplementation on hormonal responses to resistance training overreaching. *Metabolism 55*, 282-291.

KREIDER, R. B. (1991). Physiological considerations of ultraendurance performance. *Int. J. Sports Nutr. 1*, 3-27.

KURDAK, S. S., SHIRREFS, S. M., MAUGHAM, R.J., OZGÜNEN, K. T., ZEREN, C., KORKMAZ, S., YAZIKI, Z., ERSÖZ, G., BINNET, M. S. & DVORAK, J. (2010): Hydration and sweating responses to hot-weather football competition. *Scand. J. Med. Sci. Sports Suppl 3*, 133-139. doi: 10.1111/j.1600-0838.2010.01218.x.

LAAKSONEN, R., FOLGELHOLM, M., HIMBERG, J.-J., LAAKSO, J. & SALORINNE, Y. (1995): Ubiquinone Supplementation and Exercise Capacity in Trained Young and Older Men. *Eur. J. Appl. Physiol. 72*, 95-100.

LAIRD, R. H. (1989): Medical Care at Ultradistance Triathlons. *Med. Sci. Sports Exerc. 21 (Suppl.)*, 222-225.

LATZKA, A. & SAWKA, M. N. (2000): Hyperhydratation and Glycerol: Thermoregulatory Effects During Exercise in Hot Climates. *Can. J. Physiol. 25*, 536-545.

LATZKA, A. & SAWKA, M. N., MONTAIN, S., SKRINAR, G. S., FIELDING, R. A., MATTOT, R. P. & PANDOLF, K. B. (1997): Hyperhydration: Thermoregulatory Effects During Compensable exercise-Heat Stress. *J. Appl. Physiol. 83*, 860-866.

LAYMAN, D. K. (2009): Dietary Guidelines should reflect new understandings about adult protein needs. *Nutr. Metab. 139 (6)*, 1103-1109.

LEHMANN, M., HUONKER, M., DIMEO, F., HEINZ, N., GASTMANN, U., TREIS, N., STEINACKER, J. M., KEUL, J., KAJEWSKI, R. & HÄUSSINGER, D. (1995): Serum Amino Acid Concentrations in Nine Athletes before and after the Colmar Ultra Triathlon. *Int. J. Sports Med. 16*, 155-159.

LEIBOVITZ, B. E. (1993): *L-Carnitine*. Basel, Lonza.

LINDEMAN, A. K. (1991): Nutrient Intake of a Ultradurance Cyclist. *Int. J. Sport Nutr. 1*, 79-85.

LINDERMAN, J. K. & GOSSELINK, K. L. (1994): The Effects of Sodium Bicarbonate Ingestion on Exercise Performance. *Sports Medicine 18*, 75-80.

LLOYD, T., SNYDER, A. C., WALKER, M. A. & DEMERS, L. M. (1991): Urinary Hormonal Concentrations and Spinal Bone Densities of Premenopausal Vegetarian and Nonvegetarian Women. *Am. J. Clin. Nutrit. 54*, 1005-1010.

LUHTANEN, P., RAHKILA, P., RUSKO, H. & VIITASALO, J. T. (1987): Mechanical work and Efficiency in Ergometer bicycling at Aerobic and Anaerobic Threshold. *Acta Physiol. Scand. 131*, 331-337.

LOUIS, M., POORTMANS, J. R. & FRANCAUX, M. (2003): Creatine supplementation on human myofibrilar and sarcoplasmatic protein synthesis after resistance training. *Am. J. Physiol. Endocrinol. Metab. 285*, E1098-1094.

LOVE, S. T., DI BONA, K. R., SINHA, S. M., McANDROY, D., SKINNER, B. R., RASCO, J. F. & VINCENT, J. B. (2013): Urinary Chromium Rxcretion in Response to an Insulin Challenge Is Not a Biomarker for Chromium Status. Biol. Trace Elem Res. 2013, Jan 8 (Epup ahead of print: PMID: 23296902).

LUKASKI, H. C. (1997): Zinc. In: WOLINSKY, I. & DRISKELL, J. A. (eds): *Sports Nutrition: Vitamin and Trace Elements*. Pp. 157-175. Boca Raton, CRP Press.

LUKASKI, H. C., BOLONCHUK, W. W., SIDERS, W. A. & MILNE, D. B. (1996): Chrom Supplementation and Resistance Training: Effects of Body Composition, Strength, Trace Element Status of Men. *Am. J. Clin. Nutr. 63*, 954-965.

LUKASKI, H. C., SIDERS, W. A. HOVERSON, B. S. & GAKLLAGHER, S. K. (1996): Iron, Cupper, Magnesium, and Zinc Status as Predictors of Swimming Performance. *Int. J. Sports Med. 17*, 535-540.

LYONS, T. P., RIEDESEL, M. L., MEULI, L. E., & CHICK, T. W. (1990): Effect of Glycerol-Induced Hyperhydration Prior to Exercise in the Heat on Sweating and Core Temperature. *Med. Sci. Sports Exercise 22*, 477-483.

MACDONALD, L., THUMSER, A. E. & SHARP, P. (2002): Decreased expression of the vitamin C transporter SVCT1 by ascorbic acid in a human intestinal epithelial cell line. *Br. J. Nutr. 87*, 97-100.

MADER, A. (1990): Aktive Belastungsadaptation und- regulation der Proteinsynthese auf zellulärer Ebene. *Dtsch. Z. Sportmed. 41*, 40-58.

MØLHAVE, L., KJAERGARD, S. K. & ATTERMANN, J. (2000): Sensory and other neurogenic effects of exposures to airborne office dust. *Atmosphere Environment. 34*, 4755-4766.

MARCONI, C., SASSI, G., CARPINELLI, A. & CERITELLI, P. (1985): Effects of L-Carnitine Loading on the Aerobic and Anaerobic Performance of Endurance Athletes. *Eur. J. Appl. Physiol. 54*, 131-135.

MARKMANN, P. & GRØNBAEK, M. (1999): Fish consumption and coronary heart disease mortality. A systematic review of prospective cohort studies. *Eur. J. Clin. Nutr. 53 (8),* 585-590.

MARMY-CONUS, N., FABRIS, S. PROIETTO, S. E. & HARGREAVES, M. (1996):Preexercise Glucose Ingestion and Glucose Kinetics during Exercise. *J. Appl. Physiol. 81,* 853-857.

MASSAD, S. J. (1994): Caffeine and Exercise Update. *IPCHER J. 30 (2),* 43-47.

MAUGHAN, R.J. (2000): Nutrition in Sport. Oxford, Blackwell science Ltd.

MAUGHAN, R.J. & GREENHAFF, P. L. (1991): High Intensity Exercise Performance and Acid-Base Balance. In: BROUNS, F. (Hrsg.): Advances in Nutrition and Top Sport. Basel, Karger. *Med. Sport Sci. 32,* 147-165.

MENSINK, K., SCHIENKIEWITZ, A. & SCHEIDT-NAVE, CH. (2012). Übergewicht und Adipositas in Deutschland: Werden wir immer dicker?. *Berlin: Robert-Koch-Institut (RKI).*

MCNAUGHTON, L.R. & CERADO, R. (1991): Sodium Citrate Ingestion and its Effects on Maximal Anaerobic Exercise of Different Durations. *Eur. J. Appl. Physiol. 64,* 36-41.

MCNAUGHTON, L.R. (2000): Bicarbonate and Citrate. In: MAUGHAN J. (ed.): *Nutrition in Sport.* pp. 393-404. Oxford; Blackwell Science.

MIHIC, S., MACDONALD, J. R., MCKENZIE, S. & TARNOPOLSKY, M.A. (2000): Acute Creatine Loading Increases Fat-Free Mass, but does not Affect Blood Pressure, Plasma Creatine, or CK Activity in Men and Women. *Med. Sci. Sports Exerc. 32,* 291-296.

MÖHR; M. (1988): Körpergewicht Erwachsener (Optimalgewicht). In: DITTMER, A. & ARKONA, S. (Hrsg.): *Ärztetaschenbuch.* 2. Aufl. Berlin, Verl. Volk und Gesundheit.

MONTNER, P., STARK, D. M., RIEDESEL, M., L., MURATA, G., ROBERGS, R., TIMMS, M. & CHICK, T. W. (1996): Pre-exercise Glycerol Hydratation Improves Cycling Endurance Time. *Int. J. Sports Med. 17,* 27-33.

MONTAIN, S. J. & COYLE, E. F. (1992): Influence of Graded Dehydratation on Hypothermia and Cardiovascular Drift During Exercise. *J. Appl. Physiol. 73,* 1340-1350.

MORRIS, A., JACOBS, I., MCLELLAN, T. KLUGERMAN; A., WANG, L. & ZAMECNIK, J. (1996): No Ergogenic Effect of Ginseng Ingestion. *Int. J. Sports Med. 6,* 263-271.

MURPHY, C., GLACE, B., KOLSTAD, K. & GLEIM, G. (1999): Food and Fluid Intake During a 100 mile Trail Run. Med. Sci. *Sports Exerc. 31,* Suppl. 81.

NAHES, R. & MOHRER, M. (2009): Complementary and alternative medicine for treatment of type 2 diabetes. *Can. Fam. Physician 55 (6),* 591-596.

NAIDU, K. A. (2003): Vitamin C in human health and disease is still a mystery ? An overview. *Nutr J. 21, (2),* 7. doi: 10.1186/1475-2891-2-7.

NISSEN, S., SHARP, R., RAY, M., RATHMACHER, J. A., RICE, D., FULLER, Jr. J. C., CONNELLY, A. S. & ABUMRAD; N: (1996): Effect of Leucine Metabolite ß-hydroxy-ß-Methylbutyrate on Muscle Metabolism during Resistance-exercise Training. *J. Appl. Physiol. 81,* 2095-2104.

NELSON, A. G., AMALL, D. A., KOKKONEN, J., DAY, R. & EVANS, J. (1999): Muscle glycogensupercompensation is enhanced by prior creatine supplementation. *Med. Sci. Sports Exerc. 33,* 1096-1100.

NEUMANN, G., DIEFENBACH, M, BÖHME, P. (2000): Einfluss eines Kalium-Eisen-Phosphat-Citrat-Komlexes auf metabole Messgrößen bei Fahrradergometrie. *Sportmedizin und Sporttraumatologie. 48,* 70-75.

NEUMANN, G., PFÜTZNER, A. & BERBALK, A. (1999): *Optimiertes Ausdauertraining.* Aachen: Meyer & Meyer.

NEUMANN, G. & HOTTENROTT, K. (2002): *Das große Buch vom Laufen.* Aachen, Meyer & Meyer.

NEUMANN, G. & PÖHLANDT, R. (1994): Einfluss von Kohlenhydraten während Ergometerausdauerleistung auf die Fahrzeit. *Schriftenreihe Angewandte Trainingswissenschaft.* IAT Leipzig. 1, 7-26.,

NEUMANN; G: & HOTTENROTT, K. (2008). Bedeutung essenzieller Aminosäuren für Muskelkraft und Ausdauer. In: M. ENGELHARDT, B: FRANZ, G. NEUMANN & A. PFÜTZNER (Hrsg.). 21. und 22. Internationales Triathlonsymposium. Bd. 19. S. 17-26. Hamburg: Czwalina.

NEWELL, M., NEWLL, J. & GRANT, S. (2008): Fluid and electrolyte balance in elite gaelic football players. *Ir. Med. J. 101 (8),* 236-239.

NEWSHOLME, E. A. & LEECH, A. R. (1983): *Biochemistry for the Medical Sciences.* Cichester: Wiley.

NIEUVENHOFEN, M., VRIENS, B., BRUMMER, F. & BROUNS, F. (2000): Effect of Dehydratation on Gastrointestinal Function at Rest during Exercise in Humans. *Eur. J. Appl. Physiol. 83,* 578-584.

NISHIYAMA, S., INOMOTO, T., NAKAMURA, T., HIGASHI, A. & MATSUDA, I. (1996): Zink Status Related to Hematological Deficits in Women Endurance Runners. *Am. Coll. Nutr. 4,* 359-363.

NISSEN, S., SHARP, R., RAY, M., RATHMACHER, J. A., RICE, D., FULLER, J. C. Jr., CONNELLY, A. S. & ABUMRAD, N. (1996): Effect of Leucin Metabolite Beta-hydroxy-methylbutyrate on Muscle Metabolism during Resistance-Exercise Training. *J. Appl. Physiol. 81,* 2095-2104.

NOACK, R., MÖHR, M. & AUST, L. (1985): Das wünschenswerte Körpergewicht. *Ernährungsforschung 30,* 1144-149.

NOAKES, T. (1992): *Lore of Running.* 3. Aufl. Oxford, Oxford University Press.

NOAKES, T. D., ADAMS, B. A., MYBURGH, K. H., GREEF, C., LOTZ, T. & NATHAN, M. (1988): The danger of an inadequate water intake during prolonged exercise. *Eur. J. Appl. Physiol. Occ. Physiol. 57,* 210-219.

NOAKES, T. (1993): Fluid Replacement during Exercise. In: HOLLOSZY, J. O. (ed.) *Exercise and Sport Sciences Reviews. Vol. 21,* 297-330. Baltimore, Williams & Wilkins.

NOAKES, T. D. (2004): Food and fluid intake and disturbances in gastrointestinal and mental function during an ultramarathon. *Int. J. Sport Nutr. Exerc. Metab. 14 (3),* 249-252.

NOAKES, T. D., GOODWIN, N., RAYNER, B. L., BRANKEN, T. & TAYLOR, R. K. (1985): Water intoxication: a possible complication during endurance exercise. *Med. Sci. Sports Exerc. 17,* 370-375.

NOAKES, T. D. & SPEEDY, D. B: (2006): Case proven: exercise associated hyponatraemia is due to overdrinking. So why did it take 20 years before the original evidence was accepted? *Br. J. Sports Med. 40 (7),* 567–572. doi. 10.1136/bjsm.2005.020354.

NOSE, H., MACK, G. W., XIANGRONG, S. & NADEL, E. R. (1994): Role of Osmolarity and Plasma Volume during Rehydratation in Humans. In: MARIOT, B. M. (ed.): *Fluid Replacement and Heat Stress. 143.* Washington, DC, National Academy Press.

NOTHACKER, S. M. (1992): Besonderheiten in der Ernährung des Leistungssportlers in der Trainigs- und Wettkampfphase. *Ernähr. Umschau 39*, 113-116.

OLSEN, S., AAGAARD, P., KADI, P., TUFEKOVIC, G., VERNEY, J., OLESEN, J. L., SUETTA, Ch. & KJAER, M. (2005): Creatine supplementation augments the increase in satellite cell and myonuclei number in human skeletal muscle induced by strength training. *J. Physiol. 573*, 525-534.

O'NEAL, E. K., WINGO, J. E., RICHARDSON, M. T. LEEPER, J. D. NEEGERS, Y. H. & BISHOP, P. A. (2011): Half-Marathon and Full-Marathon Runners' Hydration Practices and Perceptions. *Athl. Train. 46 (6)*, 581-591. PMCID: PMC3418934.

PAFFENBARGER, JR., R. S. (1982): Die Rolle der körperlichen Aktivität in der primären und sekundären Prävention der koronaren Herzkrankheit. In: WEIDEMANN, H. & SAMEK, J. (Hrsg.): *Bewegungstherapie in der Kardiologie.* Darmstadt: Steinkopf.

PALL, M. L. (2001): Cobalamin used in chronic fatigue syndrome therapy is a nitric oxide scavenger. *J. Chron. Fatigue Syndrome. 8 (2)*, 39-44.

PARDO SILVA, M. C., DE LAET, C., NUSSELDER, W. J., MAMUN, A. A. & PETERS, A. (2006): Adult obesity and number of years lived with and without cardiovascular disease. *Obesity 14 (7)*, 1264-1273.

PARISE, G., PARSHARD, A., WALLIMANN, T., & TARNOPOLSKY, M. A. (2000): The Effect of Creatine mtCK and CreaT Protein Expression Following Resistance Training. *Can. J. Appl. Physiol. 25*, 396

PARISE, G., MIHIC, S., MacLENNAN, D., YARASHEKI, K. E. & TARNOPLSKY, M. A. (2001): Effects of acute creatine monohydrate supplementation on leucine kinetics and mixed-muscle proteinsynthesis. *J. Appl. Physiol. 91*, 1041-1047.

PARIZKOVA, J. (1974): Body Composition, Nutrition and Exercise. *Med. dello Sport. 27*, 2-33.

PARRY-BILLINGS, M., BLOMSTRAND, E. MCANDREW, N. & NEWSHOLME, E. A. (1990): A Communatio-nal Link between Skeletal Muscle, Brain, , and Cells of the Immune System. *Int. J. Sports Med. 11* (Suppl.) S122-S128.

PARRY-BILLINGS, M., BUDGETT, R., KOUTEDAKIS et al.(1992): Plasma Amino Acid Concentrations in the Overtraining Syndrome: Possible Effects on the Immune System. *Med. Sci. Sports Exerc. 24*, 1353-1358.

PASMAN; W.J., VANBAAK, M. A., JEUKENRUO, A. E. & DEHAAN, A. (1995): The Effect of Different Do-sages of Caffeine on Endurance Performance Time. *Int. J. Sports Medicine 16*, 225-230.

PETERSON, M. K. & PETERSON, O. (1988). *Eat to Compete.* Chicago, Year Book medical Publishers.

PENUMATSA, S. V. THIRUNAVUKKARASU, H., ZHAN; L., MAULIK, G., MENON; V. P., GAGCHI, D. & MAU-LIK, N. (2008): Resveratrol enhances GLUT-4 translocation to the caveolar lipid raft fractions through AMPK/Akt/eNOS signalling pathway in diabetic myocardium. *J. Cell. Mol. Med. 12 (6A)*, 2350-2361.

PIETRZIK, K., GOLLY, I.& LOEW, D. (2008): *Handbuch Vitamine. Für Prophylaxe, Beratung und Therapie.* München: Urban & Fischer.

PLATEN, P. (2000). Standards der Sportmedizin, Essstörungen. *Dtsch. Z. Sportmed. 51*, 105-106.

POORTMANS, J.R.(1988): Protein metabolism. In: POORTMANS, J.R. (ed.): *Principles of Exercise Biochemistry*, pp. 164-193. Basel, S. Karger.

POORTMANS, J. R. & FRANCAUX, M. (2000): Adverse Effects of Creatine Supplementation Fact or Fiction? *Sports Med. 30,* 177-170.

POTTEIGER, J. A., NICKRL; G.L., WEBSTER, M. J. & HAUB, M. D. & PALMER, R. J. (1996): Sodium Citrate Ingestion Enhances 30 km Cycling Performance. *Int. J. Sports Med. 17,* 7-11.

RAMADORI, G., GAUTON, L., FUJIKAVA, T., VIANNA, C. R., ELMQUIST, J. K. & COPPARI, R. (2009): Central administration of resveratrol improves diet-induced diabetes. *Endocrinology, 150 (12)*, 5326-5333.

RASTAD, T., HOSTMARK, A. T. & STROMME, S. B. (1997): Omega-3 fatty Acid Supplementation Does not Improve Maximal Aerobic Power, Anaerobic Threshold and Running Performance in Well-trained Soccer Players. *Scand. J. Med. Sci. Sports 7,* 25-31.

RAWSON, E. S. & PERSY, A. M. (2007): Mechanisms of muscular adaptations to creatine supplementation. *Int. Sportmed. J. 8 (2),* 43-53.

REDDY, V. P., GARRETT, M. R., PERRY, G. & SMITH, M. A. (2005): Carnosine: A Versatile Antioxidant and Antiglycating Agent. *Sci. Aging Know. Environ. 2005 (18),* 12.

REDERSDORF, M., KROL, A. & LESCURE, A. (2006): Understanding the importance of selenium and selenoproteins in muscle function. *Cell. Biol. Life 63,* 52-59.

REFERENZWERTE für die NÄHRSTOFFZUFUHR (2001): *Deutsche Gesellschaft für Ernährung.* 1. Aufl. Frankfurt, Umschau Braus GmbH.

RENNIE; M. J., BOHÉ, J., SMITH, K., WACKERHAGE, H. & GREENHAFF, P. (2006). Branched-Chain Amino Acid as Fuels and Anabolic Signals in Human Muscle. *J. Nutr. 136,* 264S-268S

REUSS, F. (1992): Elektrolyt und Flüssigkeitssubstitution beim Sportler in der Trainings- und Wettkampfphase. *Ernähr. Umschau 39,* 117-122.

ROBINSON, T.M., SEWELL, D. A., HULTMAN, E. & GREENHAFF, P.L. (1999): Role of submaximal exercise in promoting creatine and glycogen accumulation in human skeletal muscle. *J. Appl. Physiol. 87,* 598-604.

RODRIGUEZ, N. (2008): Exploring the Impact of High-Quality Protein on Optimal Health. *Am. J. Clin. Nutr. 87,* 1551S-1553S.

ROKITZKI, L. (1994): Kalzium-nicht nur ein potentes Osteoporose-Antidot. *TW Sport + Medizin 6,* 53-56.

ROKITZKI, L., SAGREDOS, A. N., KECK, E. SAUER, B. & KEUL, J.. (1994a): Assessment of Vitamin B2 Status in Performance Athletes of Varios Types of Sports. *J. Nutr. Sci. Vitaminol. 40,* 11-22.

ROKITZKI, L., ANDEE, N., SAGREDOS, A. N., REUß, F. BÜCHNER, M. & KEUL, J. (1994b): Acute Changes in Vitamin B_6 Status in Endurance Before and After a Marathon. *Int. J. Sports Nutr. 4,* 154-165.

ROSE, B. D. & POST, T. W. (2001): *Clinical Physiology of Acid-Base and Electrolyte Disorders.* pp 285- 296. New York: McGraw Hill.

ROWBOTTOM, D. G., KEAST, D., GOODMAN, C. & MORTON, A. R. (1995): The Haematoligical, Biochemical and Immunological Profile of Athletes Suffering from the Overtraining Syndrome. *Eur. J. Appl. Physiol. 70,* 502-509.

RUDD, J. (1989): Vegetarism: Implications for Athlete. US Olympic Commitee, Sports Medicine and Science Division and International Center for Sports Nutrition, Ohama (NB

SABATÉ, J. (2001): *Vegetarian Nutrition.* Florida, CRC Press.

SANDSTEAD, H. H.; KLEVAY, L. M., JACOB, R. A. MUNOZ, J. M., LOGAN, G. M., & RECK, S. L.(1979): Effects of Dietary Fiber and Protein Level on Minimal Element Metabolism. In: INGLETT, G. E. & FALKE-HAGED, S. J. (eds): *Diatary Fibers, Chemistry and Nutrition.* pp. 147-156. New York.

SARIS, W. H. M., VAN ERP-BAART, M. A., BROUNS, F., WESTERTERP, K. R. & TEN HOOR, F.(1989): Study on Food Uptake and Energy Expenditure during Extreme Sustained Exercise: the Tour de France. *Int. J. Sports Med. 10,* S25-S31.

SARIS, W. H. M. (2003). Influence of prolonged endurance cycling and recovery diet on intramuskular triglyceride content in trained males. *Am. J. Physiol. Endocrinol. Metab. 285,* E804-E811.

SAWKA, M. N. & PANDOLF, K. B. (1990): Effects of Body Water Loss on Exercise Performance and Physiological Funktion. In: *Perspectives in Exercise Science and Sports Medicine.* Vol. 3. pp 1-38. Fluid Homeostasis During Exercise. GISOLFI, C. V & LAMB, D. R. (eds.). Indianapolis, Benchmark Press.

SAWKA, M. N., BURKE L. M., EICHNER, E. R., MAUGHAM, R. J., MONTAIN, S. J. & STACHENFELD, N. S. (2007): American College of Sports Medicine position stand: exercise and fluid replacement. *Med Sci Sports Exerc. 39 (2),* 377–390.

SCHECK, A. (2002): *Top-Leistungen im Sport durch bedürfnisgerechte Ernährung.* Trainerbibliothek 36. Münster, Philippka-Sportverlag.

SCHMIDT, E. & SCHMIDT, N. (2004): *Leitfaden Mikronährstoffe. Orthomolekulare Prävention und Therapie.* 1. Auflage. München: Urban & Fischer.

SCHRANZER, G. M. (1997): *Selen.* 3. Aufl. Leipzig, J. A. Barth.

SCHENA, F., GUERRINI, F., TREGNAGHI, P. & KAYSER, B. (1992): Brached-chain Amino Acids Supplementation during Trekking at High Altitude. *Eur. J. Physiol. Occup. Physiol. 65,* 394-398.,

SCHOENE, M. L. (2000): Magnets Attract Enthusiasts - But Little Scientific Support. *Sports Medicine Digest 22,* 51.

SCHWARZ, M. W. & BRUNZELL; J. D. (1997): Regulation of Body Adiposity and the Problem of Adiposity. *Artriosklerosis Thrombosis 17,* 233-238.

SCHWELLNUS, M. P., NICOL, J., LAUBSCHER, R. & NOAKES, T. D. (2003): Serum electrolyte concentrations and hydration status are not associated with exercise associated muscle cramping (EAMC) in distance runners. *Br. J. Sports Med. 38,* 488-492.

SHAO, L., LI, Q. H. & TAN, Z. (2004): L-Carnosine reduces telomere damage and shortening rate in cultured normal fibroblasts. Biochem. *Biophysical Res. Com. 324 (2),* 931-936.

SHARP, R. L. (2006): Role of sodium in fluid homeostasis with exercise. *J. Am. Col. l Nutr. 25 (3)*, 231S-239S.

SHUKLA, R. & BHONDE, R. R. (2008): Adipogenetic action of vanadium: a new dimension in treating diabetes. *Biometals 21 (2)*, 205-210.

SIMON, C. (1998): *Zur Effizienz und Ökonomie des Mittel- und Langstreckenlaufs.* Bundesinstitut Sportwissenschaft 1. Köln, Buch Strauß.

SIMON, J. A. & HUDES, E. S. (1998): Relation of Serum Ascorbic Acid to Serum Lipids and Lipoproteins in US Adults. *J. Am. Coll. Nutr. 17*, 250-255.

SLAVIN, J., LUTTER, J. & CUSHMAN, S. (1984): Amenorrhoea in Vegetarian Athletes (letter). *Lancet 1*, 1474-1475.

SMITH, D. M., PICKERING, R. M. & LEWITH, G. T. (2008): A systematic review of vanadium oral supplements for glycaemic control in type 2 diabetes mellitus. *QJM 101 (5)*, 351-358. doi: 10.1093/qjmed/hcn003.Epub 2008 Mar 4.

SMITH, A. E., WALTER, A. A, GRAEF, J. L., KENDALL, K. L., MOON, J. R., LOCKWOOD , Ch. M. www.jissn.com/content/6/1/5/" \l „ins1" D. H. BECK, T. W., CRAMER, J. T. & STOUT, J. R. (2009): Effects of ß-alanine supplementation and high-intensity interval training on endurance performance and body composition in men; a double-blind trial. *J. Int. Soc. Sports Nutr. 6:5.* doi: 10.1186/1550-2783-5-6.

SOUCI, S. W., FACHMANN, W.,& KRAUT, H. (2000): *Die Zusammensetzung der Lebensmittel.* Nährwerttabellen. 6. Aufl. Stuttgart, Medpharm Scientific Publishers.

SPRIET, L.L. & HOWLETT, R. (2000): Caffeine . In: MAUGHAN, R.J.(ed.): *Nutrition in Sport.* pp. 379-392. Oxford, Blackwell Science.

STATISTISCHES BUNDESAMT (StBA) 2010. Mikrozensus 2009-Fragen der Gesundheit-Körpermaße der Bevölkerung. www.destatis.de.

STEENGE, G. R., LAMBOURNE, J., CASEY, A., MACDONALD, I. A. & GREENHAFF; P. (1998): Stimulatory Effect of Insulin in Creatine Accumulation in Human Skeletal Muscle. *Am. J. Physiol. 275*, 974-979.

STEINACKER, J. M., LIU, Y, LORMES, W. & LEHMANN, M. (2001): Bedeutung und Mechanismen der Regeneration. *Dtsch. Z. Sportmed. 52*, S 22.

STOUT, J. R., CRAMER, J. T., MIELKE, M., O'KROY, J., TOROK, D. J. & ZOELLER, R. F. (2006): Effects of twenty-eight days of beta-alanine and creatine monohydrate supplementation on the physical working capacity at neuromuscular fatigue threshold. *J. Strength Cond. Res. 20*, 928-931.

STOUT, J. R., SUE-GRAVES, B., SMITH, A. E., HARTMAN, M. J., CRAMER, J. T., BECK, T. W. & HARRIS, R. C. (2008): The effect of beta-alanine supplementation on neuromuscular fatigue in elderly (52-92 Years): a double-blind randomized study. *J. Int. Soc. Sports Nutr. 7*, 21.

SOUCI, S. W., FACHMANN, W. & KRAUT, H. (2000): *Die Zusammensetzung der Lebensmittel. Nährwerttabellen.* 6. Aufl. Stuttgart, Medpharm Scientific Publishers.

SZUKUDELSKI, T. &. SZKUDELSKA, K. (2011). Anti-diabetic effects of resveratrol. *Ann N Y Acad Sci 1215*, 34-39.

SPEEDY, D. B.& NOAKES, T. D. (1999): Belastungsbedingte Hyponatriämie: Eine Übersicht. *Dtsch. Z. Sportmed. 50*, 368-374.

SPEEDY, D. B., NOAKES, T. D., ROGERS, I. R., THOMPSON, J. M. D., CAMPBELL, R. G. D., KUTTNER, J. A., BOSWELL; D. R., WRIGHT, S. & HAMLIN, M. (1999a): Hyponatremia in Ultradistance Triathletes. *Med. Sci. Sports Exerc. 31*, 809-815.

STANKO, R. T., REYNOLDS, H. R., LONCHAR, K. D. & ARCH, J. E. (1992): Plasma Lipid Concentration in Hyperlipidipidemic Patients Consuming a High-fat Diet Supplemented with Pyruvate for 6 wk. *Am J. Clin. Nutr. 56*, 950-954.

STANKO, R. T., ROBERTSON, R. J., GALBREATH, R. W., REILLY, Jr., J. J.., GREENAWALT, K. D. & GOSS, F. L. (1990a): Enhanced Leg Exercise Endurance with a High-carbohydrate Diet and Dihydroxyacetone and Pyruvate,. *J. Appl. Physiol. 69*, 1651-1656.

STANKO, R. T., ROBERTSON, R. J., SPINA, R. J.; REILLY, Jr. J. J., GREENAWALT, K. D. & GOSS, F. L. (1990b): Enhancement of Arm Exercise Endurance Capacity with Dihydroxyacetone and Pyruvate. *J. Appl. Physiol. 68*, 199-124.

TARNOPLSKY, M. (1999): Protein Metabolism in Strength and Endurance Activities. In: LAMB, D. R. & MURRAY, R. (eds.): *The Metabolic Basis of Performance in Exercise and Sport.* Vol. 12. pp. 125-163. Carmel (IN), Cooper Publishing Group.

TAIK KO YUN, YUN-SIL LEE, YOU HUI LEE, SIN ILL KIM & HYO YUNG YUN (2001): Anticarcinogenic Effect of Panax ginseng F. A. Meyer and Identification of Active Compounds. *J. Korean Med. Sci. 16* (Suppl), 8-18.

TESSIER, F., MARGARITIS, I., RICHARD, M. MOYNOT, C. & MARCONNET, P. (1995): Selenium and Training Effects of the Glutathione System and Aerobic Performance. *Med. Sci. Sports Exerc. 27*, 390-396.

THAM, M., ELLERT, U., THIERFELDER, W. LIESENKÖTTER, K.-P. & VÖLZKE, H. (2007): Gesundheitsblatt, Gesundheitsforschung, Gesundheitsschutz 2007, 50, 744-749. DOI 10.1007/s100103-007-0236-4. Springer Medizin Verl. 2007.

THOMAS; C., PERREY, S., BEN SAAD, H., DELAGE, M. DUPNUY, A. M:, CRISTOL, J. P. & MERCIER, J. (2007). Effects a Supplementation during Exercise and Recovery. *Int. J. Sports Med. 28*, 703-712.

TOMAKIDIS, S. P. & VOLAKIS; K. A. (2000): Pre-Exercise Glucose Ingestion at Different TIME Periods and Blood Glucose Concentrations During Exercise. *Int. J. Sports Med. 21*, 453-457.

THUILE, C. (2001): *Studienbuch Magnetfeldtherapie. MRS: Grundlagen, Studien, Erfahrungen.* St. Gallen, Biomedic Media AG.

UHLENBRUCK, G. & VAN MILL, A. (1992): Immunologische Experimente mit L-Carnitin: Neue, sportmedizinisch relevante Aspekte? *Dtsch. Z. Sportmed. 43*, 502-510.

VAN LOON, L. J. V., SCHRAUWEN-HINDERLING, V. B., KOOPMAN, R., WAGENMAKERS, A. J. M. HESSE-LINK, M. K. C., SCHAART, G., KOOI, M. E. & SARIS, W. H. M. (2003). Influence of prolonged endurance cycling and recovery diet on intramuskular triglyceride content in trained males. *Am. J. Physiol. Endocrinol. Metab. 285*, E804-E811.

VAN MEEUWEN, J. A., KORTHAGEN, de JONG, P. C.; PIERSMA, H. & VAN DEN BERG, M. (2007): Antiestrogenic effects of phytochemicals on human primary mammary fibroblasts, MCF-7 cells and their co-culture. *Toxicol Appl Pharmacol., 221 (3)*, 372-378.

VAN LOON, L. J., SARIS, W. H., KRUIJSHOOP, M. & WAGENMAKERS, A. J. (2000): Maximizing postercise muscle glycogen synthesis carbohydrate supplementation and the application of amino acid proteinhydrolysate mixtures. *Am. J. Clin. Nutr. 72 (1)*, 106-111.

VENABLES, M. C., ACHTEN, J. & JEUKENDROP, A. E. (2005). Determinants of fat oxidation during exercise in healthy men and women: across-sectional study. *J. Appl. Physiol. 98 (1)*, 160-167.

VINCENT, J. B. (2003): The Potential Value and Toxicity of Chromium Picolinate as a Nutritional Supplement, Weight Loss Agent and Muscle Development Agent. *Sports Med. 33 (3)*, 213-230.

VOLEK, J. S., KRAEMER, W. J., BUSH, J. A., INCLEDON, T., & BOETES, M. (1997): Testosterone Cortisol in Relationship to Dietary Nutrients and Resistance Exercise. *J. Appl. Physiol. 82*, 49-54.

VOLPE, S. L., POULE, K. A. & BLAND, E. G. (2009): Estimation of Prepractice Hydration Status of National Collegiate Athletic Association Division I Athletes. *Athl Train. 44 (6)*, 624–629. doi: 10.4085/1062-6050-44.6.624.

VUKOVICH, M. D. & ADAMS, G. D. (1997): Effect of ß-hydroxy ß-methylbutyrate (HMB) on VO$_2$peak and Maximal Lactate in Endurance Trained Cyclists. *Med. Sci. Sports Exerc. (Abstract) 29*, S252.

WAGENMAKERS, A. J. M. (1998): Muscle Amino Acid Metabolism at Rest and during Exercise: Role in Human Physiology and Metabolism. *Exerc. Sport Sci. Rev. 26*, 287-314.

WAGENMAKERS, A. J. M. (1998): Protein Amino Acid Metabolism in Human Muscle. In: RICHER et al. (Eds.). *Skeletal Muscle Metabolism in Exercise and Diabetes*. New York, Plenum Press..

WAGENMAKERS, A. J. M. (2000): Amino Acid Metabolism in Exercise. In: MAUGHAM, R. J. (ed.) *Nutrition in Sport*. pp.119-132. Oxford, Blackwell Science.

WANG, A. M., MA, C., XIE, Z. H. & SHEN, F. (2000): Use of carnosine as a natural anti-senescence drug for human beings. *Biochem. Biok. 65 (7)*, 869-871.

WATKINS, D. & ROSENBLATT, D. S. (2010): Vitamin B$_{12}$: Disorders of Absorption and Metabolism. DOI: 10.1002/9780470015902.a0002267.pub2. NY: John Wiley & Sons.

WEAVER, C. M., HEANEY, R. P., TEEGARDEN, D. & HINDERS, S. M. (1996): Wheat Bran Abolishes the Inverse Relationship between Calcium Load Size and Absorption Fraction in Women. *J. Nutrition 126*, 303-307.

WEMPLE, R. D., LAMB, D. R. & MCKEEVER, K. H. (1997): Caffeine vs. Caffeine-free Sports Drinks: Effects on Urine Production at Rest and During Prolonged Exercise. *Int. J. Sports Medicine 18*, 40-46.

WESSLING-RESNICK, M. (2006): Iron imports. III. Transfer of iron from the mucosa into circulation. *Am. J. Physiol. Gastrointest. Liver Physiol. 290 (1)*, G1-G6; doi: 10.1152, ajpgi.00415.2005.

WESTERP-PLANTENGA , M. S., NIENWENHUIZEN, A., TOME, D., SOENEN, S.& WESTERNTER; K. R. (2009): Dietary protein, weight loss, and weight maintenance. *Ann. Rev. Nutr. 29*, 21-41.

WESTON, S. B., ZHON, S., WEATHERBY, R. P. & ROBSON, S. J. (1997): Does Exogenus Coenzyme Q10 Affect Capacity in Endurance Athlets? *Int. J. Sport Nutr. 7*, 197-206.

WICHMANN, H.-E. (2005). Feinstaub: Lufthygienisches Problem Nr. 1 – eine aktuelle Übersicht. *Umweltmedizin in Forschung und Praxis. 10 (3)*, 157-162.

WILLIAMS, M. H. (1986): *Nutritional Aspects of Human Physical and Athletic Performance.* Springfield (USA, IL), Charles C. Thomas.

WILLIAMSON, D. F. (1996): „Weight cycling" and Mortality: How do Eepidemiologists Explain the Role Intentional Weight Loss. *J. Am. Coll. Nutrition 15*, 6-13.

WOLFRAM, G.(1988): Vollwerternährung, vollwertige Ernährung. *Akt. Ernährung 13*, 43-46.

WORM, N. (1988). *Die Top-Sport-Diät für alle.* München, Mary-Hahn-Verlag.

WORM, N. (1992): *Ratgeber Ernährung.* 2. Aufl. München, TR-Verlagsunion.

WORM, N. (1998): *Diätlos Glücklich.* Bern/Stuttgart, Hallwag Verlag.

WORM, N. (2000): *Nie wieder Diät.* Bern, Hallwag AG

WORM, N. & SCHRÖDER; E.-M. (1987): *Die Ausdauer-Vollwerternährung. Oberhaching.* Sportinform Verlag Wöllzenmüller.

WUNDERER; E. & SCHNEBEL, A.(2008). Interdisziplinäre Ernährungstherapie. Psychotherapie, Medizinische Behandlung, Sozialpädagogische Begleitung, Ernährungstherapie. München: Beltz Verlag. :

WYNDHAM, C. H. & STRYDOM, N. B. (1986): Körperliche Arbeit bei hoher Temperatur. In: HOLLMANN, W. (Hrsg.): *Zentrale Themen der Sportmedizin.* 3. Aufl. Berlin-Heidelberg-New York, Springer.

YQUEL, R. J., ARSAC, L. M., THIAUDIERE, E., CANIONI, P. & MANIER, G. (2002): Effect of creatine supplementation on phosphocreartine resynthesis, inorganic phosphate accumulation and pH during intermittent maximal exercise. *J. Sports Sci. 20*, 427-437.

ZANDER, R. (1993): Physiologie und Klinik des extrazellulären Bicarbonat-Pools: Plädoyer für einen bewußten Umgang mit HCO^-_3 .Infusionsther. *Transfusionsmed. 20*, 217-235.

ZANDER, R. (1995): Lebermetabolismus und Säure-Basen-Haushalt. *Anästhesiol. Intensivmed. Notfallmed. Schmerzther.* Sonderh. 1, 30, S48-S51.

ZAPF, J (1996) L-Carnitin im Leistungssport ein defizitärer Mikronährstoff? *TW Sport + Medizin 8*, 176-180.

ZAPF, J., SCHMIDT, W., LOTSCH; M. & HEBER, U. (1999): Die Natrium- und Flüssigkeitsbilanz bei Langzeitbelastungen- Konsequenzen für die Ernährung. *Dtsch. Z. Sportmed. 50*, 375-379.

ZAPF, J., SKUTSCHIK, R., FRÖHLICH, H., BAUMGARTNER, G., VOLK, O., NEUMANN, G., GFRÖRER, W., FUSCH, C., & SCHMIDT, W. (2002): Ernährungsanalysen von 6 Teilnehmern während Weltmeisterschaften im Triple-Ironman Triathlon 2000. *Int. J. Sports Med. 23,* Suppl. S2 , S129.

ZEMPLENI, J., RUCKER, R. B., McCORMICK, D. B. & SUTTIL, J. W. (2007): Handbook of Vitamins. Boca Raton, London: CRS Taylor & Francis Group.

ZOELLER, R. F., SOUT, J. R., O`KROY, J. A., TOROK, D. J. & MIELKE, M. (2007): Effects of 28 days of beta-alanine and creatine monohydrate supplementation on aerobic power, ventilatory and lactate thresholds and time to exhaustion. *Amino Acids 33 (3),* 505-510.

YOUNG, C. S., Yil K. H., BIN, K. O., HOON, K. J. (1999): Hydrogen peroxide-mediated Cu, Zn-superoxide dismutase fragmentation: Protection by carnosine, homocarnosine and anserine. *Biochim. Biophys. Acta (BBA) 1472 (3),* 651.

ABKÜRZUNGSVERZEICHNIS

- AcetylCoA   aktivierte Essigsäure
- ADP   Adenosindiphosphat
- AMP   Adenosinmonophosphat
- ATP   Adenosintriphosphat
- ATUE   Abbreviated Therapeutic Use Exemption (verkürzte Dopingaus-
                   nahmegenehmigung)
- BE   Broteinheit (12 g Kohlenhydrate)
- BMI   Body-Mass-Index
- Ca   Kalzium
- CAS   Court of Arbitration for Sport (Sportgericht)
- CO   Kohlenmonoxid
- CoA   Coenzym A
- CP (PCr)   Kreatinphosphat
- BCAA   Verzweigtkettige Aminosäuren (Valin, Leucin und Isoleucin)
- DGE   Deutsche Gesellschaft für Ernährung
- DNA (DNS)   Desoxiribonukleinsäure
- 2,3-DPG   2,3-Diphosphoglyzerat
- EPO   Erythropietin
- FDA   Food and Drug Administration (Behördliche Lebensmittelüber-
                   wachung und Arzneimittelbehörde der USA)
- GI   Glykämischer Index
- GH (GRH), STH   Wachstumshormon
- GLUT-Transporter Glukose- und Fruktosetransporter (GLUT 1-14) in
                   Zellmembranen
- HbA1C   glykolisiertes Hämoglobin
- IMP   Inosinmonophosphat
- IOC   Internationales Olympisches Komitee
- K   Kalium
- KH   Kohlenhydrate
- KM (KG)   Körpergewicht
- Fe   Eisen
- FFS   freie Fettsäuren

	FTF	schnell kontrahierende Muskelfasern
	MCT	Mittelkettige Fettsäuren
	Mg	Magnesium
	Na	Natrium
	NAD	Nicotinsäureamid-Adenin-Dinucleotid
	NADA	Nationale Antidopingagentur (www.nada-bonn.de)
	NADP	Nicotinsäureamid-Adenin-Dinucleotid-Phosphat
	NO	Stickmonoxid
	NO$_2$	Stickoxide
	O$_3$	Ozon
	P	anorganisches Phosphat
	PAL	physical activity level
	ppb	pars per billion
	RNA (RNS)	Ribonucleinsäure
	SGLT 1	Natrium-Glukose-Co-Transporter im Darm
	STH	Wachstumshormon
	STF	langsam kontrahierende Muskelfasern
	TG	Triglyzeride
	TUE	Therapeutic Use Exemption (Standard Ausnahmegenehmigung bei Dopingmitteln)
	UV	Ultraviolett (Licht)
	WADA	Welt-Antidoping-Agentur (World Anti-Doping Agency)
	WHO	Weltgesundheitsorganisation
	Zn	Zink
	ZNS	Zentralnervensystem

VERZEICHNIS WICHTIGER FACHBEGRIFFE

ANOREXIE ATHLETICA

Essstörung bei Leistungssportlern infolge Fehlvorstellung zur Leistungsverbesserung durch Gewichtsabnahme. Bei Massenabnahme bei BMI unter 17,5 lässt Leistung nach und Sportkarriere endet.

BODY-MASS-INDEX (BMI)

Quotient aus Körpergewicht (kg) und Körperhöhe (m) ins Quadrat (kg/m^2). Der BMI wird international als ein Orientierungsmaß für Norm-, Über- oder Untergewicht angewandt. Normalwert des BMI für Frauen liegt zwischen 22-22,5 und für Männer zwischen 24-24,5. Normalgewichtige Schulkinder (7-15 Jahre) haben einen BMI von 15,6-20,2. Ein BMI über 23 bei Frauen und über 25 bei Männern kennzeichnet beginnendes Übergewicht. Sportler weisen überwiegend einen BMI zwischen 18-22 auf. Ein BMI unter 18 kann Hinweis für Essstörung sein.

BULIMIE (ESS-FRESSSUCHT/ESS-BRECHSUCHT)

Wiederholte Fressanfälle wechseln mit Nahrungserbrechen, Abführmaßnahmen oder Fasten ab.

ELEKTROLYTE

Mineralstoffe, die aufgrund ihrer elektrischen Ladung zur Anode (Anionen) oder zur Kathode (Kationen) wandern. Die einfach oder mehrfach positiv geladenen Elektrolyte sind die Kationen, zu denen Natrium (Na^+), Kalium (K^+), Kalzium (Ca^{2+}) und Magnesium (Mg^{2+}) gehören. Die Anionen sind negativ geladen und wandern zur Anode. Anionen sind Chloride, Bicarbonate, Phosphate, Zitrate, organische Säuren. Die Kationen sichern zusammen mit den Anionen das Ionengleichgewicht im Körper.

FAST FOOD ERNÄHRUNG

Diese schnelle Ernährungsform ist schmackhaft sowie kalorienreich und weist aber eine geringe Nährstoffdichte (z. B. Hamburger, Colagetränke) auf. Der Gehalt an Vitaminen und Mineralien ist gering.

FEHLERNÄHRUNG

Abweichung von normaler (optimaler) Nährstoffaufnahme, die zu Übergewicht, Leistungseinschränkung oder Erkrankungen (z. B. Magersucht) führen kann.

FORMULA-DIÄT

Industriell hergestellte Präparate zur Gewichtsabnahme. Sie enthalten alle lebensnotwendigen Wirkstoffe (z. B. Vitamine, Mineralien, Fettsäuren) in einer Energiemenge von 400-800 kcal/Tag. Sie haben eine Proteinmindestversorgung von 50 g/Tag zu sichern.

FRUKTOSE

Verbreiteter Einfachzucke in Pflanzen und Honig. Bestandteil des Hauszuckers (Rohr oder Rübenzucker). Fruktose wird bei Aufnahme in der Leber zu Glukose abgebaut und gelangt über das Blut zur Muskulatur. Fruktose führt zu keinem Insulinanstieg. Höhere Fruktosekonzentrationen (über 3,5 %) können bei sportlichen Belastungen eine Unverträglichkeit (Durchfall) auslösen. Eine Mischung von Glukose und Fruktose (2:1) kann die Kohlenhydratoxidationsrate bis auf 1,75 g/min steigern.

FUNKTIONELLE LEBENSMITTEL (FUNCTIONAL FOOD)

Sind Lebensmittel, die Körperfunktionen zielgerichtet beeinflussen. Die Inhaltsstoffe wirken auf physiologische Funktionen und beeinflussen die Gesundheit positiv. Der Nährwertcharakter dieser Lebensmittel ist verändert. Funktionelle Lebensmittel enthalten, industriell angereichert, Folsäure, Kalzium, Kalium, Sojaprotein, Vitamin A, D oder andere Wirkstoffe. In den USA heißen diese zugelassenen Produkte „Health Claims".

GEWICHTSABNAHME

Verminderung der Körpermasse (Körpergewicht) durch Fasten oder energiereduzierte Nahrungsaufnahme. Angeboten werden viele Diäten (extreme Nährstoffrelationen, einseitige Ernährung, energiearme Ernährung u. a.) sowie industriell hergestellte energiearme Nährstoffgemische *(Formula-Diät)*. Nachhaltig wirksam sind nur zwei Medikamente und operative Eingriffe.

GLUCAGON

Peptidhormon, welches in den A-Zellen der Bauchspeicheldrüse gebildet wird. Regt beim Absinken des Blutzuckers die Freisetzung der freien Fettsäuren (FFS) aus den Geweben und die Bildung der Ketonkörper in der Leber an. Wenn Insulin bei Ausdauerbelastungen abfällt, steigt das Glucagon an.

GLUKONEOGENESE

Neubildung von Glukose in Leber und Nieren aus Aminosäuren, Glyzerin und Laktat. Umgekehrter Stoffwechselweg der Glykolyse.

GLUKOSE

Wichtiger Einfachzucker (Monosaccarid) in Körpergeweben und Blut (Blutglukose). Ist mit Fruktose Bestandteil des Haushaltzuckers. Speicherform der Glukose in Leber und Muskulatur ist das Glykogen. Alle Kohlenhydrate werden vor der Verstoffwechslung zu Glukose abgebaut.

GLYKÄMISCHER INDEX (GI)

Auswirkung aufgenommener Kohlenhydrate auf den Anstieg der Blutglukosekonzentration. Beim GI wird nach Aufnahme reiner Glukose (Traubenzucker) der nachfolgende Anstieg der Blutglukose als 100 gewertet und alle geringeren Anstiege von Kohlenhydraten proportional weniger. Nahrungsmittel mit hohem GI sind Traubenzucker, Haushaltszucker, Fruchtzucker, Kuchen, Gebäck, Pralinen, Limonaden, Cola-Getränke u. a. Sie wirken bei abgefallenem Blutzucker am schnellsten. Lebensmittel mit hohem GI haben meist eine niedrige Nährstoffdichte. Ernähungsphysiologisch sind Nahrungsmittel mit niedrigem GI zu bevorzugen.

GLYKOGEN

Speicherform der Glukose in Muskulatur, Leber und Geweben. Die Glykogenspeicher werden durch Ausdauertraining erhöht und sichern Belastungen bis etwa 2 Stunden Dauer energetisch ab.

GLYKOGENDEPLETION

Entleerung der Glykogenspeicher in Muskulatur und Leber bei Ausdauerbelastungen. Die Speicher werden nur in der belasteten Muskulatur entleert.

GLYKOLYSE

Abbau von Glykogen oder Glukose bis zur Stufe des Pyruvats (Brenztraubensäure) ohne Sauerstoff. Bei unzureichender Sauerstoffverfügbarkeit wird aus Pyruvat Laktat gebildet.

GRUNDNÄHRSTOFFE

Zu den drei Grundnährstoffen gehören Kohlenhydrate, Proteine (Eiweiße) und Fette (Fettsäuren). Nicht ersetzbare Nährstoffe (essenzielle) sind bestimmte Aminosäuren, Fettsäuren, Vitamine, Mineralstoffe, Spurenelemente und Wasser. Funktionsfördernde Nährstoffe sind Ballaststoffe, Aromastoffe, Geschmacksstoffe, Farbstoffe und zahlreiche Wirkstoffe.

GRUNDUMSATZ

Mindestenergieumsatz zur Erhaltung der normalen Lebensfähigkeit, er beträgt, abhängig vom Körpergewicht 1.200-1.700 kcal. Körperliche Belastung erhöht den Energieverbrauch, der als Leistungsumsatz zum Grundumsatz hinzukommt. Der Leistungsumsatz kann den Grundumsatz um den Faktor 2-3 übersteigen.

INSULIN

Hormon der B-Zellen der Bauchspeicheldrüse. Unterstützt die Einschleusung der Blutglukose in die Muskelzellen und Organe in Ruhe und teilweise bei Belastung. Insulinmangel oder Unempfindlichkeit der Gewebe für Insulin (geringe Insulinsensitivität) führen zu Formen der Zuckerkrankheit (Diabetes mellitus).

JETLAG

Zustand starker Ermüdung und Leistungsbehinderung nach Transkontinentalflügen. Stärker ausgebildet nach Flügen entgegen dem Sonnenlauf (von West nach Ost). Pro Stunde Zeitverschiebung ist ein Tag der Umstellung im Tag-Wach-Rhythmus einzuplanen. Zu kurzzeitige Anreise vor Wettkämpfen auf andere Kontinente führt zu deutlicher Leistungseinbuße im Spitzensport, weil die „innere Uhr" nachgeht.

LAKTAT (MILCHSÄURE)

Laktat ist das Salz der Milchsäure. Stoffwechselzwischenprodukt beim Abbau von Glukose, ohne Anwesenheit von Sauerstoff. Anstieg des Blutlaktats über 2 mmol/l ist das Kennzeichen des anaeroben Stoffwechsels und damit für eine intensive Muskelarbeit. Im Leistungssport wird Laktat bei der Belastungssteuerung und Bewertung von Trainingsmitteln bei intensiven Belastungen bevorzugt eingesetzt. In der Laborleistungsdiagnostik dient Laktat als Kriterium für Stoffwechselschwellen.

MAGERSUCHT (ANOREXIA NERVOSA):

Störung der eigenen Körperwahrnehmung, meist bei jungen Mädchen. Eingeschränktes Essverhalten bei psychophysischer Fehlhaltung. Im Leistungssport *(Anorexia athletica)* gleichbedeutend mit Karriereende. BMI meist unter 17,5.

MELATONIN

Hormon der Zirbeldrüse. Sichert die Aufrechterhaltung des Tag-Nacht-Rhythmus. In Deutschland als Medikament ab 2008 erst zugelassen. In den USA als diätetisches Lebensmittel erhältlich. Melatoninaufnahme erleichtert das Einschlafen und beseitigt Zustände des Jetlags schneller.

MIKRONÄHRSTOFFE

Kennzeichnen den Mineral- und Vitamingehalt (Mikronährstoffe) in der Ernährung. Der Ausdruck der Menge zugeführter Mikronährstoffe ist die Nährstoffdichte. Die Fast Food-Ernährung ist kalorienreich, hat aber eine geringe Nährstoffdichte, weil der Gehalt an Vitaminen und Mineralien gering ist. Natürliche Obstsäfte oder Vollkornprodukte haben eine hohe Nährstoffdichte, sie sind reich an Vitaminen und Mineralien.

NAHRUNGSERGÄNZUNGSMITTEL

Dienen der Ernährung und sollen herkömmliche Lebensmittel ergänzen, weil sie Stoffe enthalten, die für die Gesunderhaltung nützlich sind. Nach Richtlinien der EU sind Nahrungsergänzungsmittel isolierte, meist chemisch definierte Stoffe oder Stoffgemische, die Nährstoffcharakter oder physiologische Wirkungen haben. Sie dürfen keine pharmakologische Wirkung aufweisen oder mit solcher beworben werden. Aktualisierung in „Health-Claims-Verordnung von 2013. Mit Prohormonen (Testosteronabbau oder -umbauprodukte) verunreinigte Nahrungsergänzungsmittel, meist aus Internet bezogen, führen zu positiven Dopingproben.

NÄHRSTOFFDICHTE

Die Nährstoffdichte (Nutrient Density) repräsentiert den Nährstoffgehalt (Vitamine, Mineralien, essenzielle Fettsäuren) in Gramm pro 1.000 kcal. Der Zucker hat eine niedrige Nährstoffdichte („leere Kalorien"). Vollkornprodukte, Getreideprodukte, Milchprodukte sowie Obst und Gemüse haben eine hohe Nährstoffdichte. Sie sind reich an Vitaminen und Mineralien.

NÄHRSTOFFRELATION

Anteile von Kohlenhydraten, Proteinen und Fetten in der Nahrung, die den Energiebedarf abdecken. Angaben als Energieprozente am Gesamtenergieverbrauch (Kalorienbedarf).

NUTRACEUTICAL

Neue Form der Lebensmittelherstellung. Enthalten nichtgiftige Zusatzstoffe, von denen wissenschaftlich ein gesundheitsfördernder, krankheitsbehandelnder oder vorbeugender Effekt belegt ist. Die Unterscheidung zwischen Nahrungsergänzungsmitteln (diätetischer Supplemente), funktionellen Lebensmitteln und Nutraceuticals ist nicht eindeutig gesetzlich geregelt. Die Produkthersteller dürfen nicht mit den Anforderungen an Arzneimittel werben.

OSTEOPOROSE

Verminderte Knochenmasse oder Knochenstruktur, die zur Abnahme der Knochenbelastbarkeit führt; oft verbunden mit Schmerzen. Häufig treten Spontanfrakturen auf. Frauen sind häufiger betroffen als Männer. Auslösend sind Hormonstörungen (z. B. Östrogenmangel), Vitamin D- und Kalziummangel sowie Bewegungsarmut.

RISIKOFAKTOREN

Entwickeln sich durch Abweichungen von normaler Lebensweise, wie Fehlernährung (Übergewicht), Bewegungsmangel, Stoffwechselstörungen, Diabetes, Rauchen, Stress u. a. Über die Zwischenstufe des metabolen Syndroms kommt es zu Herz-Kreislauf-Erkrankungen (z. B. Bluthochdruck, Durchblutungsnot am Herzen, Rhythmusstörungen, Infarkt). Mehrere Risikofaktoren erhöhen die vorzeitige Sterblichkeit.

SPORTLERANÄMIE

Durch Training und besonders durch Ausdauertraining hervorgerufene Zunahme der flüssigen Blutbestandteile, die zur Scheinabnahme des Hämatokrits oder Hämoglobins führt. Eine trainingsbedingte Zunahme des Plasmavolumens von 10-20 % kann zu einer Abnahme des Hämoglobins um 1-2 g/dl führen. Diese *Pseudoanämie* Trainierter, die auf der Hypervolämie beruht, darf nicht zur Fehldiagnose eines Eisenmangels führen. Zum Ausschluss eines Eisenmangels ist das Ferritin zu bestimmen.

SPURENELEMETE

Anorganische Stoffe (Mineralien), die meist lebensnotwendig sind und deren Bedarf unter 20 mg/Tag beträgt. Von den 14 bekannten essenziellen Spurenelementen stehen fünf in Beziehung zur körperlichen Belastung: Eisen, Kupfer, Zink, Selen, und Vanadium. Chrom wird derzeit als entbehrlich angesehen.

SUPPLEMENTATION

Ergänzung der natürlichen Ernährung durch Vitamine, Mineralien und bestimmter Wirkstoffe. Supplementation mit Wirkstoffen ist beim Leistungstraining gerechtfertigt, dort, wo eine Unterversorgung durch Schweißverlust, natürliche Ernährung und muskuläre Strukturzerstörung wahrscheinlich ist.

VEGETARISMUS

Kohlenhydratbetonte Ernährungsweise und Aufnahme von Proteinen pflanzlichen Ursprungs. Vom Tier werden nur Milch, Milchprodukte und/oder Eier verzehrt. Extremvegetarier verzichten auf sämtliche Tierprodukte und nehmen nur pflanzliche Nahrung auf. Mangelerscheinungen an Vitaminen und Mineralien sind die Folge des Vegetarismus. Vegetarische Lebensweise im Leistungssport erfordert gezielte Supplementation bestimmter Wirkstoffe.

VITAMINE

Lebensnotwendige (essenzielle) Wirkstoffe, die ständig in bestimmten Mengen zugeführt werden müssen. Unterversorgungen und Mangel bewirken Leistungsminderung und Erkrankungen. Gesteigerte Zufuhr einzelner Vitamine erhöht die sportliche Leistungsfähigkeit nicht.

VOLLWERTERNÄHRUNG

Variante in der vegetarisch orientierten Ernährungsweise, welche die Aufnahme naturbelassener und wenig bearbeiteter Lebensmittel oder Fertigprodukte propagiert.

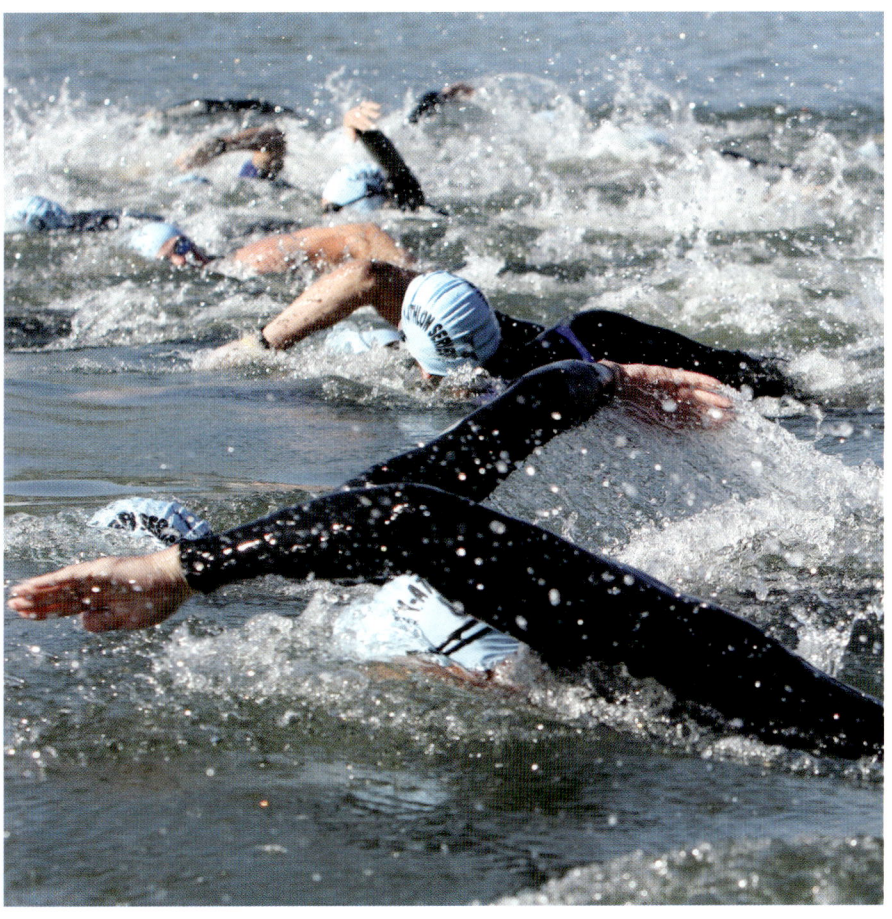

SACHWORTVERZEICHNIS

Adenosindiphosphat (ADP) 25, 266
Adenosintriphosphat (ATP) 20, 206f, 266
Adipositas 358
Acetyl-CoA 30, 183, 251
Akute-Phase-Reaktion 217
Alkalische Salze 262f
Alkalisierung 263, 298
Alkalose 262, 299f
Alaktazid 246, 266f
Amenorrhoe 120, 210, 340f
Aminosäuren 36, 98, 235ff, 255, 264, 285f
Aminosäuren, essenzielle 243, 271
Aminosäurenaufnahme 29, 238, 247
Aminosäurenpool 236f
Ammoniak 263
Amphetamin 305f, 313
Amylose 48
Anabole Steroide 54, 306
Anabolika 54
Anabolikanebenwirkungen 55
Anämie 188, 190, 222, 225
Anionen 200, 298, 388
Anorexie 50f
Anorexia athletica 49ff, 391
Anorexia nervosa 49ff, 356
Aromatasehemmer 294, 311
Arzneimittelgesetz 17, 318
Aufbaukost 75f
Ausdauersportarten 66, 71f, 152
Außenseiterdiäten 322ff
Arzneimittel 234, 318

Ballaststoffe 78, 283, 340

BCAA (verzweigtkettige Aminosäuren) 98, 235ff

Beta-2-Mimetika 134, 136

Bekleidung, Hitze 132f

Beta Alanin 286f

Beta-Alanyl-Histidin 285

Betablocker 315

Bicarbonatpuffer 298

Bodybuilding 53ff

Body-Mass-Index (BMI) 15, 52, 355

Bor 224, 228

Brenztraubensäure 183, 276

Broca-Index 354f

Bromantan 305, 313

Broteinheit 348

Bulimie 49ff

Calzium 177f, 200f, 203, 205ff, 210ff, 276f, 340

Cannaboide 312

Carnitin 248ff

Carnosin 285ff

Chrom 224, 226f

Chrompicolinat 227

Chrysin 294

Coenzym Q 10 254

Coeruloplasmin 216, 225

Coffein 256ff

Conrad-Schema 360f

Cortisol 242, 244

Dehydratation 75, 122f, 127, 142ff, 167f, 273f

Diät 42, 97f, 276, 322ff

Diätetische Maßnahmen 104, 114, 324f

Diabetes mellitus 278, 328, 343f

Diabetes Typ I 343ff

Diabetes Typ II 12, 239, 323, 325, 346ff, 354, 360

Diuretika 64, 75, 311

Doping 304ff

Dopingdefinition 307ff

Dreifachlangtriathlon 62f, 154, 241

Durstgefühl 122, 144f

Eisen 203, 216f

Eisenaufnahme, Nahrungsmittel 220f

Eisenversorgung 218, 220

Eisenreserven 216

Eisenresorption 195, 220

Eisenspeicher 195, 214, 216, 219, 220, 250

Elektrolyte 64f, 93, 127, 142ff, 149, 155, 164, 200

Eleuterococcus 282

Energieäquivalent 72

Energieaufnahme 40ff

Energiebedarf 62, 71f, 76, 91

Energiedichte 44, 77f, 201

Energieprozente 15, 44, 62, 73, 75, 79, 324

Energiereiche Phosphate 26

Energiespeicher 20f, 27

Energiestoffwechsel 20ff

Energiestoffwechsel, aerob 100, 184f, 205, 250f

Energiestoffwechsel, anaerob 73

Energiesubstrate 71, 73, 271

Energieverbrauch 22f, 31, 36, 68, 70ff, 91, 115

Energievorräte 154, 194, 249, 273

Entmineralisierung 210f

Ephedrin 305, 307, 311, 314

Ergogene Substanzen 259, 262, 270

Ernährungsweisen 40f, 46, 66ff, 332f

Ernährungsformen, abweichende 332ff

Erythropoetin 220

Ess-Brechsucht (Bulimie) 12, 50f

Essstörungen 49ff
Extrembelastung 13, 27, 51, 61ff, 240, 342

Fasten 77, 192, 254, 324f, 327
Fast-Food-Ernährung 201
Fehlernährung 15, 47, 325, 360
Ferritin 195, 216ff, 250
Ferroportin 216
Fette 30ff
Fettstoffwechsel 31ff, 60, 83, 85, 88ff
Fettstoffwechseltraining 32, 83
Fitnesssport 67ff
Flüssigkeitsaufnahme 77, 93, 126ff, 142ff
Flüssigkeitsaufnahme, Hitze 142, 147ff
Flüssigkeitsaufnahme, Höhentraining 158ff
Flüssigkeitsaufnahme, Sportartengruppen 152ff
Flüssigkeitsverlust 68, 113, 121ff, 144f, 152
Folsäure 182ff, 189f
Formula Diät 327ff
Freie Fettsäuren (FFS) 23, 25, 31ff, 82f
Functional Foods 44, 169, 233

Galaktose 48
Gewichtsabnahme 49, 64f, 75, 77, 79, 156, 159, 322ff
Gewichtheben 53ff, 75
Gewichtsklassen 76f, 352
Ginseng 282
Glukoneogenese 82, 98, 183, 188, 236, 242f
Glukoseaufnahme 29, 60, 84ff, 90, 92, 96, 276, 295, 343
Glukosetoleranztest 349
Glycerol 273f
Glykämischer Index 92
Glykogen 21, 26ff, 35, 83, 87, 91, 96f, 105, 250, 268
Glykogendepletion 390
Glykolyse 21, 26, 28, 112, 129f, 192, 250

Glyzerin 82, 149, 273

Guarana 257

Guggulsterone 295

Hautfaltendicke 356

Hämatokrit 54, 120, 123, 148, 159, 217f

Hämodilution 219, 336

Hämoglobin 134, 193, 216ff, 227, 262, 298, 300, 336, 344, 349

Hämoglobin, glykolisiert 227

HbA1c 344, 347, 349

Hämosiderin 216

Haptoglobin 217, 219

Hepadicin 216

HIF (Hypoxie induzierbarer Faktor) 310

Hitzeakklimatisation 119ff

Hitzekollaps 122

Hitzeschäden 122ff

Hitzetraining 119ff

Höhe 56f, 98, 111ff, 135, 155, 158ff

Höhentraining 98, 111ff, 135, 158ff, 170, 319

Hydroxymethylbutyrat (HMB) 277

Hyponatriämie 124, 148, 164, 203ff

Immunsystem 96, 106, 117, 222, 239, 243f, 254, 279

Index 14f, 44

Inosin 284

Insulin 28f, 34, 54, 85ff, 89, 226f, 238, 266, 268, 343ff

Jetlag 106, 138f

Jod 224, 228f, 334f

Kalipermetrie 356

Kalium 54, 64, 200f, 203, 205ff, 214, 276f

Kalium-Natrium-Pumpe 64, 201

Kaliumgehalt, Nahrungsmittel 205, 208

Kaltwasserschwimmen 116f

Kaloriengehalt 45

Kalziumaufnahme 210, 212

Kationen 200

Kaup-Index 355

Klima 110, 123, 132f, 145, 169, 319

Kohlenhydrataufnahme 13, 28, 35, 83, 88, 96, 114, 132, 333, 340, 342, 346f

Kohlenhydrataufnahme, nach Belastung 90f, 100

Kohlenhydrataufnahme, vor Belastung 83ff

Kohlenhydrataufnahme, vor Start 85

Kohlenhydrataufnahme, während Belastung 85, 89, 96

Kohlenhydrataufnahme, während Training 86f

Kohlenhydratstoffwechsel 28, 183

Kohlenhydrate 28f

Kohlenhydrateinheit 348

Kokain 305

Körperbautyp 356, 360

Körperfettbestimmung 356

Körpergewicht 21, 43, 46, 64, 122, 352ff

Körperhöhe 352ff

Körpermasse 43, 46, 49, 56, 352ff

Krafttraining 53, 104, 242, 244, 268, 270, 277

Kreatin 264f

Kreatinsupplementation 266ff

Kupfer 224f

Laktat 21, 28, 30ff, 79, 82f, 91, 102f, 112, 210, 222, 243, 250, 262f, 286, 299f

Langtriathlon 31, 56, 58, 63, 90, 104, 124, 204, 346, 349

Langzeitausdauerleistungsfähigkeit 56ff

L-Carnitin 248ff, 304

Lebensmittel 44f, 74, 77ff, 168f, 181ff, 193, 201f, 212, 233ff

Leberglykogen 28, 43, 76, 84f, 91, 100

Leistungssteigerung 96, 244, 262, 269, 273, 283, 305, 307

Linolsäure 46, 179, 279, 280f, 342

Linolensäure 46, 179, 279, 280f, 342

Luftverschmutzung 134ff

Lycophen (Lycopin) 293

Magenverdauungsraten 126

Magersucht 13, 50f, 356, 389

Magnesium 200f, 203ff, 207f

Magnesiumaufnahme, Nahrungsmittel 209

Magnesiummangel 207f

Magnetfeldtherapie 106f

Maltose 87, 94f

Marihuana 314

Mate 256

Marathonlauf 56, 67, 102, 104f, 121, 142, 147, 150, 154

Massenveränderungen 64f

Mehrfachlangtriathlon 13, 31, 100

Mineralbedarf 77, 200ff

Mineraldrink 131

Mineralgetränke 215

Mineralien 200ff

Mineralien, Unterversorgung 201

Mineralverluste 113, 119, 121, 126, 139, 146, 202

Mineralwasser 203, 209

Mittelkettige Fettsäuren (MCT) 278

Muskelaufbau 53ff, 242f, 245, 277

Muskelglykogen 26, 28, 86, 91, 114, 259, 344

Muskelkrämpfe 105, 205, 222, 267

NADA 308, 318

Nährstoffdichte 44ff, 92, 191, 201, 283, 341

Nahrungsergänzungsmittel 17, 36, 42, 44, 139, 188, 201, 207, 227, 233ff, 275, 306, 319, 338

Nahrungsmittel, proteinreiche 36, 42, 46, 53f, 298

Nandrolon 17, 306, 309

Narkotika 307, 314

Natrium 203ff

Natriumbicarbonat 263, 301

Nährstoffrelation 15, 72ff, 79, 81

Niacin 168, 170ff, 182, 184f, 190ff, 248, 253

Nicotinamid 190, 192

Nicotinsäure 190, 192, 226

Normalkost 75f, 265

Nüchterntraining 33, 83

Nutraceuticals 169, 232, 234

Omega-Fettsäuren 279

Optimalgewicht 361

Orlistat 359

Osteoporose 181, 210, 239

Ozon 110, 134f

Pantothensäure 182, 193

Pektin 283

Peptidhormone 310

Pflanzenstoffe, sekundäre 170, 233, 290

Pollenflug 134ff

Prohormone 17, 55, 177f, 228, 306

Proteinabbau 92, 96, 101, 113, 158, 237f, 270, 277, 310

Proteinaufnahme 36, 53, 58, 82ff, 90, 98, 114, 236ff, 332f

Proteine 35ff, 53, 63, 98, 113, 235ff, 298

Proteinstoffwechsel 186, 237, 277, 298

Proteinsynthese 63, 179, 186, 222, 238f, 243ff, 255, 267f, 270f, 310

Pseudoanämie 217

Puffersysteme 262

Pyruvat 183, 242, 276

Quetelet-Index 355

Reduktionskost 75f, 156

Regeneration 15, 63, 90f, 99, 102, 106f, 113, 245

Regeneration, zeitlicher Ablauf 100f

Regenerationsmaßnahmen, physiotherapeutische 103

Regenerationsmaßnahmen, sportmethodische 102ff

Regenerationsmaßnahmen, sportmedizinische 103ff

Respiratorischer Quotient (RQ) 72

Resveratrol 290, 295

Risikogruppen 41ff

RKI = Robert-Koch-Institut (gibt Bundes-Gesundsheitssurveys heraus) 322

Rohrer-Index 354

Saccharose 48, 95

Salzmangel 160, 205f

Säure-Basen-Haushalt 298ff

Saponine 293f

Sauerstoffaufnahme 23f, 26, 70ff, 89ff, 134f, 162, 250f, 269, 327

Schnellkraftsportarten 66, 73, 154f

Schlaf 58, 103, 106, 138f, 189, 245

Schwefelabbauprodukte 134

Schweiß 119ff, 132f, 144f, 152, 158, 162, 164, 183, 197

Schweißbildungsrate 119, 123, 127, 132, 256

Schwimmen, Kaltwasser 116f

Selen 224ff

Serumeisen 217

Serumferritin 216f, 220f

Serumferritinrezeptor (bei Eisen) 216f

Serumharnstoff 101, 113, 240, 269

Sibutramin 314, 359

Spielsportarten 138

Sportartengruppen 40, 66ff, 71, 152

Sportleranämie 217f

Sportmethodische Maßnahmen Regeneration 102ff

Sportrecht 316ff

Sprays 136

Spurenelementbedarf 201f

Spurenelemente 201ff, 224ff, 282, 324

Steinzeit 12f, 325, 332f

Stimulanzien 305, 313
Stoffwechselzwischenprodukte 275ff
Stressfraktur 210
Supplemente 17, 104, 220, 233f, 245f, 319

Taillen-Hüftumfang 356
Taillenumfang 356
Taurin 193, 255ff
Technische Sportarten 66, 81, 156ff
Testosteron 101, 174, 228, 238, 244, 280f, 294, 306, 309
Training, Kälte 115ff
Training, Hitze 119ff
Trainingsumfang 36
Trehalose 48
Tribosteron 294
Tribulus terrestris 293, 294
Trijodthyronin (T3) 228, 295
Trinklösungen 93, 163
Tryptophan 168, 190, 193, 235, 241f, 245f

Ubichinon 254
Übergewicht 12, 14f, 40, 46, 68f, 77, 276, 322f, 337, 344, 354ff, 358ff
Übertrinkphänomen 123f
Umwelteinflüsse , Ernährung 110ff
UV-Strahlung 134f, 177

Vanadium 224, 227f
Vanadylsulfat 227
Veganer 336f
Vegetarier 187f, 206, 249, 264f, 285, 332ff, 340f
Vegetarische Ernährungsweise 332ff
Vegetarsimus 333, 336, 341
Verbotene Methoden 312f
Verweildauer, Speisen im Magen 80, 84, 127, 236
Vitaminbedarf 168ff

Vitamin A 169ff, 173ff

Vitamin D 168, 173ff, 177f

Vitamin E 135, 173, 175f, 179f

Vitamin K 168, 173, 175, 180f

Vitamin B1 .... 171, 182f, 201

Vitamin B2 .... 171, 177, 184f, 192

Vitamin B6 .... 46, 184, 186, 190, 248, 250, 253

Vitamin B12 .... 187ff, 334ff, 341

Vitamin C 182, 193ff

Vitamin H (Biotin) 188f

Vitamin M (Folsäure) 189f

Vitamine 168ff

Vitaminwirkungen 171f

Vollwerternährung 181, 337f

Vorstarterwärmung 26

WADA 136, 308, 316

Wachstumshormon 54, 174, 238, 281, 310

Wettkampf, Hitze 126ff

Wiederherstellung 91f, 98, 101

Windchilltemperatur 115

Wirkungsgrad 22ff

Wirkstoffe 232ff, 313ff

Zink 203ff, 221ff, 340

Zinkgehalt, Nahrungsmittel 221f

Zitratzyklus 30, 250, 298

Zeitzonen 138f

Zuckerkrankheit 343, 349

Zweikampfsportarten 75ff

Zytokine 217

BILDNACHWEIS

Covergestaltung: Cornelia Knorr

Innenlayout: Claudia Sakyi

Fotos (Innenteil):
Digital Vision/Thinkstock: 10-12, 26, 140-142,
iStock/Thinkstock: 15, 16, 18-20, 29, 34, 38-40, 43, 47, 59, 61, 93, 99, 108-110, 144, 146, 166-168, 174, 229, 234, 248, 288-290, 320-322, 330-332, 337, 342, 350-352, 395
Monkey Business/Thinkstock: 31, 211
Blend Images/Thinkstock: 55
Photodisc/Thinkstock: 97
Fuse/Thinkstock: 81, 102, 198-200
Hemera/Thinkstock: 107, 302-304, 323
Wavebreak Media/Thinkstock: 157
Pixland/Thinkstock:296-298

imago: 37, 57, 120, 125, 129, 151, 165, 245, 257, 263, 277, 279, 285, 291, 299, 313, 345, 354, 361

Olaf Rieck: 258

Georg Neumann: 92, 118, 143, 153, 161, 247, 261, 292, 317, 319, 327, 339, 357, 274

Polar Electro GmbH, Büttelborn: 9, 14, 22, 41, 116, 130, 132, 197, 204, 218, 219, 223, 230-232, 253, 272, 287, 301, 329, 334, 353

Fotos Umschlag: iStock/Thinkstock

Satz: www.satzstudio-hilger.de